实用常见病护理进展

SHIYONG CHANGJIANBING HULI JINZHAN

郭宏 等 主编

上海科学普及出版社

图书在版编目（CIP）数据

实用常见病护理进展／郭宏等主编. —上海：上海科学普及出版社，2023.8
ISBN 978-7-5427-8517-6

Ⅰ.①实… Ⅱ.①郭… Ⅲ.①常见病-护理 Ⅳ.①R47

中国国家版本馆CIP数据核字（2023）第139402号

统　　筹　张善涛
责任编辑　陈星星
助理编辑　郝梓涵
整体设计　宗　宁

实用常见病护理进展

主编　郭　宏　等

上海科学普及出版社出版发行

（上海中山北路832号　邮政编码200070）

http://www.pspsh.com

各地新华书店经销　　山东麦德森文化传媒有限公司印刷

开本 787×1092 1/16　印张 31.5　插页 2　字数 806 000

2023年8月第1版　　2023年8月第1次印刷

ISBN 978-7-5427-8517-6　定价：198.00元

本书如有缺页、错装或坏损等严重质量问题

请向工厂联系调换

联系电话：0531-82601513

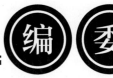

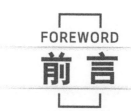

FOREWORD

前言

　　随着循证医学的进一步深化,循证科学和转化科学成为全球卫生保健实践和研究方法学快速发展的领域,对提升护理学科和护理实践也产生了深远的影响。与此同时,越来越多与健康相关的高科技产品和新技术在护理领域应用,使得以个体为中心的优质精准护理服务成为可能。如何加快循证护理知识转化,普及最新科研成果,成为护理领域面临的主要问题之一。鉴于此,我们特邀请多位护理专家从自身工作经验出发,结合现阶段疾病护理发展现状,共同编写了《实用常见病护理进展》一书。

　　本书在内容方面,重视对临床常见病的护理评估、护理诊断和护理措施,以科学证据为基础来制订疾病的相关照护决策,既发扬了自然科学实验与理性的传统,又体现了现代医学对患者个人针对性照护的重视。本书在编写过程中侧重于将循证护理理论与护理实践相结合,展现了临床护理发展的前沿内容,反映了护理学的发展新趋势。此外,本书重视对医护工作者通过运用交叉学科知识解决关键问题的介绍,适合全国广大临床护理工作者、护理教育工作者、在校学生和其他医务工作者阅读及参考。

　　鉴于成书仓促,加之编者水平有限,书中存在不足甚至错误之处,恳请读者不吝赐教。

《实用常见病护理进展》编委会

2023 年 3 月

CONTENTS
目 录

第一章 绪 论

第一节 临床护理的发展趋势

医学是伴随着社会的发展与人类的进步而发展的,医学模式的转变和人类对健康观念的不断更新也是医学发展的必然产物。随着医学模式从单纯的生物模式发展到生物-心理-社会模式,护理也在渐渐地由一门技术性学科向艺术和科学性学科转变。人们对于护理也相应地提出了更新和更高的要求,以往的以医疗为中心、以执行医嘱为工作任务的临床护理已经不能满足患者的需要。疾病谱的不断变化向临床护理提出了新的挑战,人们对于生活质量的追求也为临床护理赋予了新的使命与价值。

一、重视护患交流,实施整体护理

随着生物-心理-社会医学模式和心身医学的发展,以患者为中心的整体护理已在逐步取代以往的功能制护理。整体护理的开展对护患交流提出了新的要求,要求临床护士更注重各种患者的心理感受,以及能够采用相应的交流技巧去应对患者的感受,以利于患者身心健康的恢复。护理工作不仅把人看成一个由各器官组成的有肌体进行医疗性照顾,还要体现人的整体性,这种整体性不只体现在肌体各个系统之间的协调关系上,还体现在心理、生理状态与周围社会、环境变化的适应性上。

(一)整体护理的定义、内涵及意义

1.定义

整体护理是以患者为中心,以现代护理观为指导,以护理程序为基础框架,并把护理程序系统化地用于临床护理和护理管理的工作模式。

2.内涵

整体护理是对于以往护理模式的发展,其理解如下。

(1)生物-心理-社会模式,即从单纯地照顾患者的生活和疾病护理拓展为全面照顾患者的生理、心理、社会方面的需要。

(2)患者不光在住院期间需要护理,在出院后同样需要指导康复,指导自我保护,预防疾病的复发。

(3)护理的对象不只是帮助患者恢复健康,还应包括使健康人更健康。

（4）在人生命的全过程,生、老、病、死的各个阶段都需要护理。

（5）在疾病的全过程中,除患病需要恢复外,如何使垂危患者减少痛苦及平静地离开人世,也是整体护理开展的范畴。

（6）护理的对象已从个人发展到家庭和集体场所。同时,在对患者进行护理时,临床护士除发挥个人的护理技巧外,还要动员患者所处的家庭、集体给予其充分的关怀和支持。

3.意义

（1）适应疾病谱的变化:由于生活方式的变化和科学技术的进步,由生物病原引起的急性传染性疾病逐渐减少,而与心理、社会因素关系较为密切的心、脑血管病和肿瘤的发病率却明显增高,并成为主要死亡原因。整体护理的开展,满足了患者在心理、社会方面的需要。

（2）适应人类健康观念的转变:健康是每个人所特有的,应具有个人的特征。每个年龄段有不同的生理、心理、社会发展规律,每个人有不同的健康标准,开展整体护理,把患者个体化,能够根据不同患者的需要提供相适应的护理措施。

（3）适应人类对预防重要性的认识:预防工作包括改善卫生条件、免疫接种、合理营养,以及改变生活方式等。整体护理的开展,通过对患者进行健康教育,教会患者及家属如何创造最利于健康的条件,为预防并发症及其他疾病打下基础。

（二）整体护理的现状与具体实施办法

1.现状

目前,整体护理的开展在我国仍处于摸索期,各大医院都在探索一条符合本院特点的发展道路。一般先在医院里设立试点病房,积累一定经验后再逐步扩大试点范围,经过总结改进后再全面展开。三级医院整体护理模式病房率＞30％,二级医院＞20％,并在以后医院分级管理评审中要求逐渐扩展整体护理。整体护理正在蓬勃开展,必将更适应我国的国情。

2.具体实施办法

（1）制定护理哲理:哲理是探究现实问题的原则和人类行为的本质,也就是一个人思想与行为的价值取向与信念。制定护理哲理,要求护理人员时刻明确自己的工作目标和目的,围绕着这一信念,主动地从思想与业务上完善自我,提高为患者解决问题的能力。

（2）护理人员组织结构:根据病床数、工作人员总数、患者照顾的需要、工作人员的能力及预测工作量表等考虑分组和派班。病房护士长根据病房护士的年资、经验、工作能力等情况将护士分组,每组可设小组长1名,下设组员,组长与组员共同负责一组患者的全面护理。在分派晚夜班时,也要注意各组组员交替轮派,同时注意组员的相对固定,以利于护士对所管患者的病情及其他情况的掌握。

（3）运用护理程序进行整体护理:护理程序是整体护理的基本框架,它包括护理评估、护理诊断、护理计划、执行计划及护理评价5个步骤。护士做的工作都是有理有据的,为准确评价护理的效果,也为了能给护理教学及科研提供有力的事实依据,护士要将所做的工作记录在案。为了让护士把更多的时间投入到对患者的护理中去,可制定相应的表格。护士依据患者情况,选择适合患者情况的内容填写,遇有特殊情况时另作补充。

入院评估表:较全面地反映患者入院时身体各个系统的基本状况,既往的健康状况,以及心理、社会各个方面的情况,为护理评估打下基础。

标准护理计划:临床科室可根据本科室的病种、患者常见的并发症,以及患者较普遍存在的问题,制订出标准护理计划。

标准教育计划:对主要收治范围内的患者进行健康教育。体现一切以患者为中心的思想,提高患者及家属的防病、治病能力。包括入院宣教,检查前、中、后的教育,心理、饮食、锻炼的咨询,以及疾病的科普知识宣教。

护理记录表:能够简单明了地体现患者病情的动态发展。

护理质量评价表:由小组长或护士长对护理效果进行评价后填写,力求评价客观、准确。评价结果可为制订新的护理计划提供依据。

出院评估及指导:根据出院评估的结果,有针对性地为患者提供出院指导,如在饮食、运动、服药、复查及性生活等方面提供全面指导。

(三)护患交流的技巧

护士与患者之间是一种特殊的关系。护士作为一个提供帮助者,她的每一句话、每一个动作,都会对接受帮助者产生不同的影响。作为在护患关系中占主导地位的护士,应对患者多产生正面影响,尽量避免产生负面影响。

1.提高自身素质,搞好护患关系

(1)护士本身应该有健康的生活方式。

(2)保持健康乐观的情绪,护士应注意不把生活中的不愉快情绪带到工作中来。

(3)要诚恳,给以温暖和适当的移情。护理工作中护士要以诚为本,让患者感受到你是真心愿意帮助他。适当的移情是护士应尽量了解患者的感觉和经验,并接受和理解他的感觉。

(4)不断丰富与护理有关的人文、社会和行为科学知识。

2.运用沟通技巧,促进护患交流

沟通是遵循一系列共同的原则,将信息从一个人传递到另一个人的过程。有效的沟通应是接受者所收到的信息与发出者所表达的正好相同。掌握并熟练运用沟通技巧,将有效地促进护患交流,也是整体护理对临床护士的一个要求。

(1)语言性沟通。语言在整体护理工作中是一个十分重要的工具。它是护士与患者进行沟通最基本、最重要的工具,也是沟通护士与患者间感情、思想的重要媒介,在进行语言性沟通时应注意:①语言应通俗易懂、简单明确。避免过于专业化的术语和医院常用的省略句,对于严格要求的注意事项,必须明确无误地强调,绝不含糊。②使用礼貌性语言,尊重患者的人格。③使用安慰性的语言,对于患者,护士应给予同情,让患者感觉到护士和蔼可亲。④应用科学的语言。本着对患者负责的态度,实事求是,对疾病的解释和病情的判断要有根据,回答患者问题要合理,不可胡编乱造。⑤语言要有针对性,即要求根据患者个体差异选择相适应的语言,如对于急性重症患者,语言要少而稳重,对于慢性病患者,要给予支持和鼓励性语言。

(2)非语言性沟通。非语言行为又称身体语言,如面部表情、身体姿势、手势及眼神等。非语言信息是一种不很清楚的信息,但往往比语言信息更真实。

(3)沟通的常用技巧。①倾听是为了收集和掌握患者的相关信息。倾听不只是简单地聆听对方的词句,更重要的是在听的同时带来心理活动,注意患者的声音、语调、面部表情、身体姿势、手势等行为,把全部注意力放到患者身上,收集患者全方位的信息。常使用的倾听技巧:注意或参与,为表示在全神贯注地倾听患者的谈话,护士应与患者保持适当的距离(1.0~1.5 m);维持松弛、舒适的体位和姿势;保持眼神的交流;避免分散注意的动作,如不时地往窗外看;不打断对方的话或转换话题;不评论对方所谈的内容;重视反馈信息;倾听的同时,用不同的语言或微笑表示在听患者的谈话,表示你很有兴趣听他继续讲下去。②核实是为了确认所听到和观察到的信息。可采用：复述，即不加判断地把对方的话重复一遍；意述，即用不同的词句复述对方原句所表达的意思；澄清，将一些模棱两可的、不够完整的陈述弄清楚，并试图得到更多的信息；小结，用简单的总结方式将患者的内容复述一遍；反映：是将患者的"言外之意，弦外之音"摆到桌面上来，使他更加明确护士的真实感情。

解决问题的沟通技巧：指以解决问题为目的的沟通技巧，包括收集信息、集中主要问题、总结和提供信息。

其他沟通技巧：①沉默。沉默可给患者思考的时间，让他体会到护士很能理解患者的心情。②自我暴露。一般人喜欢和能开放自我的人相处，并能向自我暴露的人分享自己的感受。因而，在护患交流中，护士适当的自我暴露，能更拉近护患间的距离。③抚摸。在不适于用语言表示关怀的情况下，可用轻轻的抚摸代替，抚摸可使不安的人平静下来。但抚摸要注意性别、社会文化背景等影响因素，以免因抚摸产生负面影响。

（四）护患交流在整体护理中的作用

整体护理把患者看作是一个整体的、社会化的人，这就要求护士在整个护理程序中都能有效地运用沟通技巧。只有在建立了良好的护患关系的基础上，才能全面、准确地收集患者信息，从而为患者提供全面、系统的照顾。

1.改善护患关系，取得患者信任

护理工作的开展，离不开患者的支持与配合。当护士的工作能力在护患交流中得到患者的认可之后，无疑会增加患者对护士的信任度。有效的护患交流可以改善护患关系，帮助护士取得患者的信任。

2.准确收集资料，完善护理

护理工作的目的就是给患者从生理、心理、社会各方面创造最佳的治疗条件，从而促进患者的康复。通过良好的护患交流，取得了患者的信任，在很大程度上帮助护士全面、准确地收集患者资料。在整个护理程序中，收集资料是第一步，也是能否真正护理好一个患者的基础。因而运用一定的沟通技巧，全面获得患者资料就显得至关重要。

3.建立良好的护患关系，增强临床护理效果

作为一名临床护士，在以患者为中心的整体护理中，为患者提供良好的护理，促进患者的健康，同时也可以体现护士本身的人生价值。整体护理的探索性实施，使得患者对护士的看法在逐渐改变。通过护患交流，患者可以感觉到护士除了亲切、细致以外，也有广博的知识和护理的艺术；也是通过护患交流，护士在主动为患者做一些有意义的事情后，会感到自己人生价值的升华。因而，良好的护患关系是良好的临床护理效果的基础。

重视护患交流，实施整体护理，是现代临床护理发展的总趋势。护患交流不仅仅是生活上的对话，更重要的是护士要通过提高自身素质，在护患交流中为患者解决实际存在的或有可能发生的问题。

二、老人、慢性病及癌症患者的护理

由于生活水平的提高及医疗科技的进步，人类寿命普遍延长，人口老龄化已经成为全人类关注的焦点。而社会文明和环境污染的影响，使慢性病、癌症患者与日俱增。中国计划生育工作的开展，不但给家庭赡养老人、照顾慢性病患者和癌症患者带来巨大的压力，同时也会给这类特殊人群增加孤独感与无所适从感。因而，重视对老年人、慢性病及癌症患者的护理，摸索出一套针

对这类特殊人群有实用价值的护理方案,从而分别将他们集中进行临床护理,也是现代临床护理的新趋势。它不但可以减轻社会的负担,同时也在提高这类人群生活质量、促进其康复上起到积极作用。

(一)重视老年人的护理

1.老年人的特点

(1)生理特点。人过中年以后,身体功能逐渐改变,器官组织逐渐出现退行性变化。此外,人的年龄越大,受外在因素如物理性、化学性、微生物性的损伤也越多,这些因素都会对老年人的生理造成伤害。

(2)社会特点。进入老年后,人类的社会角色都会发生较大的变化。退休,朋友及家人的去世,子女的离开,都会给老年人带来特殊的心理压力。

(3)心理特点。由于生理上和社会角色的变化,老年人的心理也相应会发生很大的变化。做好老年人心理护理在老年人的护理中占有很大比重,因而,了解老年人的心理特点也就至关重要。①失落感:老年人曾经是社会的中流砥柱,在工作中往往处于主导地位。当他们从原来的工作岗位退下来时,他们会觉得自己再也不能如年轻时一样做事情了。这种主导地位也随之消失,这一切都会增加老年人的失落感。②孤独感:老年人是一个特殊的群体,他们面临着更多的分离,这些都会给老年人带来悲伤和孤独的感觉。③落伍感:现代科技突飞猛进的发展带给年轻人的是新鲜和刺激,给老年人带来的则是落伍感。他们的生理特征决定了他们反应较慢,接受新事物的能力相对较差,导致了老年人的落伍感。④遗憾感:步入老年后,闲暇时间多了,以往生活中的遗憾会重新浮现到现实生活中来。而要实现年轻时未曾实现的梦想,则比年轻时更难。这种遗憾感不仅体现在老年人有自己未完成的事,还体现在没有兑现他们给别人的承诺。⑤恐惧感:生老病死虽说是大自然的规律,但当死亡临近时,人会有一个对死亡恐惧的阶段,老年人也不例外。

2.老年人护理的要点

(1)生活上的指导与照顾:由于生理功能的退化,老年人的饮食起居在维护健康上显得更为重要。原则上,护士要指导老年人如何养成良好的生活习惯、合理膳食、适当运动及去掉不良嗜好与习惯。护士要根据老人的不同情况,制订不同的照顾计划。老年人常患慢性疾病,护士要指导老年人如何用药及观察药物的疗效与不良反应。

(2)心理上的安慰与支持:对待老年人,首先要有爱心。在爱心的驱使下,护士要尊敬老人,耐心地倾听老人的倾诉,体贴关怀他们,尊重他们的爱好与习惯,使他们在离开自己的亲人时,仍能从护士这里获得亲切感。由于相同的生活经历,对于生活的相同看法,使得老年人与老年人更易于相处。作为临床护士,要帮助老年人提供寻找同伴的机会,并且协调好老年人之间的关系,让他们在愉快的相处中保持良好的心境。

(3)家庭与社会的支持:人是社会的,老年人也不例外,动员家庭和社会力量来关心、爱护老年人,使老年人得到被认同感和幸福感。给他们创造一定的条件,使他们继续为社会作出贡献。护士还要督促老年人家属与之接触,让老年人感觉自己没有被遗弃。与此同时,护士应鼓励老年人把自己当成生活的一部分,并且保持与各年龄人的联系,使他们拥有自己美好的生活目标。

(二)慢性病患者的护理

1.慢性病患者的特点

(1)生理特点:由于慢性病的长期存在,会导致发病器官的功能逐渐减退直至消失。而一个器官的疾病常会影响其他器官的功能,从而导致慢性病患者肌体功能降低,逐渐衰竭。

(2)心理特点:①负罪感。由于长期生病在床,给家人、社会带来了经济、精神上的负担,这些带给患者负罪感。②孤独感。由于健康人都有自己的事业和生活,因而家人在对慢性病患者的照顾上难以面面俱到。家人、朋友的离开,会加重患者的孤独感。③焦虑感。许多慢性病患者在病前身居要职或在家里是领头雁,久病在床,患者会担心家庭、工作方面的情况。由于久病不愈,患者对治疗疾病的信心也会下降,从而对自身状况的焦虑与日俱增。④恐惧感。慢性病患者对死亡的恐惧感。

2.慢性病患者的护理要点

(1)增强患者对护理人员的信赖感:慢性病患者对于自身的疾病都有一定了解,从而提出一些专业性较强的问题,这就给护理人员提出了更高的要求。要增强患者的信赖,必须提高自身的素质,要求护士有扎实的医学基础知识,能准确地回答患者提出的各种问题。

(2)增强患者战胜疾病的信心:疾病并不可怕,可怕的是患者意志的崩溃。护理人员有责任帮助患者建立坚强的战胜疾病的信心。

(3)体贴关怀、耐心周到地护理患者:帮助患者去掉孤独、负罪感,让他们感到自己没有被遗弃,同时也让患者感到自身存在的价值。

(4)注意护理操作的准确性:增强患者的安全感,减少患者的痛苦。慢性病患者长期接受治疗护理,这给护理操作带来很大的挑战性。准确的护理操作能减少患者的痛苦,增强患者的安全感与信赖感。

(三)癌症患者的护理

1.癌症患者的特点

(1)生理变化:①受癌细胞浸润的器官功能减退直至消失。②癌细胞转移到其他器官影响其功能。③疼痛。④癌症恶病质综合征是指癌症患者健康情形非常不好及营养状态非常差的一种状态,患者体重减轻,肌肉松软无力,食欲缺乏,严重酸中毒及败血症,此时患者开始生命的倒计时。

(2)心理变化:①否认。初听诊断为癌症,患者都不愿接受事实,进而到处求医,以期否认患癌这一事实。②磋商。在确认自己的确患了癌症以后,患者从理智上开始接受癌症,但仍希望有奇迹出现,企图挽回生命。③抑郁。当奇迹没有出现、幻想破灭时,患者的病情也在逐步加重,但此时患者仍不愿面对癌症及其所带来的痛苦,从而企图逃避现实,甚至有自杀的倾向。④接受。经过长时间的冲突与思考之后,患者接受命运的安排,平和地面对各种治疗,安详地生活着。

(3)社会变化:由于患病,患者的家庭角色、社会角色都会发生变化,离开了自己喜爱的工作岗位,离开了对家人所负的责任,而转变成了患者,需要接受他人的关心与爱护。

2.癌症患者的护理要点

(1)采取适当的方式让患者及家属接受身患癌症这一事实,不要谈癌色变。

(2)压缩磋商期,向患者介绍最近的医学进展,使患者增强战胜疾病的希望和信心,而不要寄希望于非科学的力量,也可向患者介绍类似病例的成功经验。

(3)去除抑郁期,给患者营造一个积极的治病环境,让患者乐观地接受各种治疗,充分体现自己的生存价值。

(4)动员家庭、社会力量共同给予癌症患者精神慰藉。

(5)护理操作准确,增强患者的信赖感与安全感。

(6)教会患者应对与克服放疗、化疗等所带来的不良反应,减少其不适应感,增加其自信心。

三、重视临终关怀,提高生活质量

(一)临终的定义

患者已接受治疗性或姑息性治疗而病情无明显改善,或发现病灶时间太晚及诊断太迟而错过治疗的有效时机,此时患者虽意识清晰,但由于病情加速恶化,种种迹象已表示生命即将终结,这一段时期一般在去世前的 3~6 个月,通常称为临终。

(二)临终患者的特征

1.生理特征

(1)肌张力的丧失:肛门括约肌张力的丧失可能导致临终患者的大小便失禁,如此期护理不好,则易导致压疮。也由于肌肉张力的减弱或丧失,导致患者吞咽困难,妨碍患者进食和吞咽咽喉部分泌的黏性液体,使痰液显得格外多。

(2)胃肠道蠕动减弱:胃肠道蠕动减弱导致患者食欲缺乏、营养不良、脱水或便秘。

(3)循环、呼吸系统衰竭。

(4)感觉的改变:临终患者眼角分泌物增多,视觉模糊,听觉逐渐钝化,触觉也更不灵敏。

(5)疼痛。

2.心理特征

(1)渴望生存,期盼救护。

(2)哀伤:对于老年临终患者来说,即将离开人世,他们都会感到哀伤。而哀伤在年轻临终患者的身上则表现得更为突出,过早地面对死亡更加无可奈何。

(3)孤独与恐惧:虽说经过长时间的心理挣扎,已经逐步接受了即将死亡这一事实,但对于死亡的恐惧感仍是不可避免的,对于死后事情的未知会使患者产生孤独感。

由于即将面对亲人的永远离去,家人也会由于哀伤而显得束手无策。

(三)护理人员对于临终患者的常见不当态度

死亡是件恐怖、不详而又不可避免的事,它带给人哀伤、沉闷及痛苦,所以一般人听到"死",总是避免谈论它。护理人员在医院中工作,接触临终患者是经常的事,护理人员同样也不愿面对,因而常出现一些不应有的典型行为。

(1)减少与患者接触的时间,甚至避免与患者交流。

(2)避免与患者谈论将来。

(3)保持忙忙碌碌。

(4)利用选择性听觉,只听自己想听的。

(5)不让自己与患者有更进一步的人际关系。

(6)不和患者讨论他的疾病。

护理人员的这些态度常影响护理工作的质量,对于提高临终患者的生活质量也起到负面作用。

(四)临终患者的护理要点

1.提供安全、舒适的生活条件

根据临终患者的生理特征,护士要给患者极大的关心,为患者提供干爽、空气流通好、清洁的生活环境。

2.控制生理症状

(1)为患者提供易于消化的食物,适当协助患者做肢体锻炼。

(2)根据患者的实际情况给予相应的治疗措施,如呼吸困难者给予吸氧。

(3)止痛:在患者无法忍受疼痛时,医护人员要想办法帮助止痛。

3.加强与临终患者的沟通,减少其心理上的不适

恰到好处地与临终患者沟通,减少其孤独、恐惧,让他们不消极地等待死亡的到来,而是到生命的最后都保持积极向上的生活态度。

(五)临终患者的安乐死

安乐死意为"无痛苦的幸福死亡"或"无痛苦致死术",是指患者有不治之症、在危重临终状态时,由于精神与躯体的痛苦,在其本人及家属的要求下,经过医师认可,用人为的方法使患者在无痛苦的状态下度过临终阶段而终结生命的全过程。

医务人员对待安乐死要持慎重态度,社会对安乐死的认识受风俗习惯、传统文化、文明程度等诸多因素的影响,在没有对安乐死进行立法前,不得随意执行安乐死。安乐死不只是一个医学问题,更是一个复杂的社会问题,临床护理人员应该深刻理解安乐死的意义。

对于临终患者要加以关怀和爱护,精心护理他们,满足他们的最后愿望,通过护理活动给予临终者家属安慰,使患者安心地、无痛苦地去世。

四、重视护理教育,培养专科护士

(一)我国专科护理的现状

由于医疗分科越来越细,每一位医学专家的研究范围越来越小,而对此一极小范围的学问越钻越深,此时,护理领域也随之出现临床护理专家。专科护师不但要掌握基础护理的各项技能,还要熟悉所在专科的特殊护理要求,不同的专科护理对专科护师有不同的要求,如ICU的护士要能熟悉各种监护仪的使用,并且能够观察和分析所监测到的结果,骨髓移植监护室的护士则更强调患者接受移植后预防感染的护理。在同一个专科也有不同疾病的患者,这些都对临床专科护士的理论与实践水平提出了更高要求。

在党和国家的关怀下,护理教育正蒸蒸日上,目前我国护理教育的方向是发展专科教育,稳定本科教育,萎缩中专教育,扩大研究生教育,这一举措势必为临床护理输送更多、更优秀的护理人才,让他们在临床实践中逐步成长为专科护士。

(二)临床专科护士的特点及优势

1.具有易被接受的表率作用

专科护士整洁的仪表,合适的体态,和蔼可亲及自然的表情,都使患者感到容易接受而产生亲近的感觉。

2.有很强的责任心

专科护士工作认真负责,敢于承担责任,取得患者的信任。

3.有移情和敏感的态度

能理解患者的心情,体贴患者,观察仔细,善于发现存在于患者身体上的各种问题。

4.有解决问题的能力

根据所发现的问题,作出正确决策,采取积极措施。

5.掌握建立在坚实基础知识上的技能

有牢固的基础知识,能正确解释工作中出现的各种情况,有熟练的护理操作技能,并能予以解释。

6.有沟通和教育的能力

能运用各种沟通技巧与患者进行交流,采取有效措施对患者及家属进行各种健康教育。

7.有主动性和进取心

有志于在护理专业领域中不断创新和拓展。

8.有独立学习的能力

在遇到专业护理方面的问题时,能自己设法寻找正确答案。

9.能正确进行自我评价

正确评价自己,发挥长处,改正缺点。

在医学领域分科越来越细的今天,护理的专科化也被提到日程上来。重视护理教育,培养专科护士,既适应了医学的发展,也为护理学迎接新的挑战打下了基础,成为现在临床护理学发展的趋势。

(三)临床专科护理师的培养途径

1.学校教育中的后期分流

护生在校学习早期,学习各门医学基础及临床护理课程,全面扎实的医学基础知识及社会学方面的知识,是一个优秀的临床专科护士的基础。学校教育的后期,根据护生的性格、兴趣与特长,进行专科教育,见习期间进行专科培养。

2.在职培养

护理是一门实用型的学科,光有理论知识而缺乏实践的经历是远远不够的,因而,在职培养是学校教育的继续和发展。在职培养中,一方面要有经验丰富的专科护士对新来护士进行帮助与指导;另一方面,专科护士还要根据所学的各专科知识,合理发展专科思想,积极积累经验,为将自己培养成优秀的专科护士打下基础,也为培养后来的临床护士做好准备。

3.研究生教育进一步深造

临床专科护士要对本专科的护理有独到见解,专科护理研究生的培养,将为临床专科护理输送高等的管理、科研及教育人才。

4.国际合作的联合培养

目前我国专科护理还处于相对落后的水平,加强国际合作,学习国际上专科护理的经验,结合我国临床实际,培养出符合中国国情的专科护士。

（郭　宏）

第二节　临床护理的一般原则

19世纪以前,临床护理工作的原则是照顾患者生活,并无条件地服从医师的指挥,因而当时人们头脑中护士的形象是家人、仆人及修女。现在,护士的形象随着临床护理原则的改进而发生了变化,但以往的类似仆人、修女的形象,在社会上甚至护士自身心目中仍留有痕迹,这在很大程度上阻碍了护理专业的发展和护士地位的提高。作为护理人员,更进一步地了解临床护理的原则,从而将这些原则运用到临床实际工作中,将有利于护士自身素质的提高和护理学科的发展,同时也有利于提高护士的社会地位。

一、协助诊断、治疗

临床医学迅速发展的同时,新的诊断检查技术和治疗方法亦不断涌现。临床护理学必须适应医学发展的需要,这对临床护理学提出了新的挑战。

(一)了解诊断、治疗技术的新进展

1.诊断检查与病情监测方面的进展

多种内镜技术通过直接观察病变、摄像,进行脱落细胞或活组织检查,为早期诊断消化道、呼吸道疾病提供了有效方法。现代诊断技术如电子计算机断层扫描(CT)、磁共振成像(MRI)已广泛用于全身器官的检查。超声诊断技术日新月异,广泛用于许多软组织器官的实时断层显像和观察脏器的三维结构。彩色和频谱多普勒超声可对心血管系统和全身脏器进行血流动力学探测和研究。心脏监护仪的不断更新,可连续监测患者的血压、心率、心律、呼吸及氧分压等,而且可以设定报警范围,当某项指标超出设定范围时,监护仪会自动报警,从而可以协助早发现、早诊断、早治疗。

2.治疗技术方面的进展

急性心肌梗死患者的溶栓疗法已被广泛使用。人工心脏起搏、心脏电复律也在临床广泛开展。目前,我国使用的埋藏式自动起搏复律除颤器,可同时治疗缓慢、快速心律失常,并有除颤作用,可以有效地治疗病态窦房结综合征所致的快慢性心律失常。球囊心导管用以扩张狭窄的动脉及心脏瓣膜,经心导管的射频、激光消融术和支架置入术,可以帮助患严重冠状动脉狭窄及预激综合征的患者获得有效治疗。

近年来采用联合化疗及骨髓移植已大大提高了白血病的疗效,使患者存活时间明显延长,甚至彻底治愈。脏器移植术在国内已经蓬勃开展起来。血液净化术使急慢性肾衰竭和某些中毒的患者获得了新生。

内镜不仅可作为检查手段,也广泛用于治疗,如止血、取结石等,并取得了满意效果。

临床护理人员必须学习新的诊断和治疗方法的基本原理和操作过程。积极与医师配合,制订出一套符合患者自身情况的检查与治疗前、中、后的完整护理计划。

(二)了解接受诊断检查、治疗患者的心理反应

1.恐惧

诊疗仪器有的很小,有的却很庞大,这些或大或小的仪器对于医护人员来说很熟悉,但对于

患者而言则是恐怖的世界,常导致患者恐惧不安。检查过程中,医护人员戴着口罩,表情很严肃,这在很大程度上增加了患者的恐惧感。

2.焦虑

当患者接受检查治疗时,由于面对的是未知的事物,在内心深处往往有极强烈的不安。若医护人员在诊疗过程中有表情的变化或言语的踌躇,都会加重患者的担心,在诊疗过程中对于诊断结果患者会表现出焦虑。

3.预感性悲哀

一般患者都认为,简单的病只要医师看看就行了,只有复杂的疾病或难以治疗的疾病才会借助机器。因而在机器面前,患者会以为自己已经病入膏肓、不可救药了,从而产生预感性悲哀。

4.疼痛

目前许多的诊断、治疗性措施都是创伤性的,这在很大程度上带给了患者身体上的伤害,一则产生疼痛,二则有日后感染的危险。

(三)诊疗过程中护士的职责

1.诊疗内容的说明

要求护士本身对于检查的目的、检查前要做的准备、检查的时间、疼痛情况,以及检查中可能有的感觉有充分了解,然后才能根据患者的要求予以详细说明,并教会患者如何应对检查过程中的不适。

2.患者的指导

(1)有时间限制的检查:如患者晨起空腹抽血、晨起留尿等,首先要告诉患者该怎样做,再根据患者的要求告之为什么那样做。

(2)标本容器的使用方法及留取标本的方法:如当患者留痰液做细菌培养时,应告诉患者怎样使用容器及如何留到有效的痰液。

(3)有饮食限制的检查:有许多检查都必须在禁食以后才能进行,如空腹血糖、肝功能、B超等,因而在检查前 8～10 小时一定要患者禁食,以免影响检查的结果。

(4)检查所需药物的使用方法:有些检查必须有药物协助,如施行胃肠道造影时,应指导钡餐的服用法,而且也应告诉患者,检查后应多喝水,以促使钡剂尽快排出体外,预防便秘的发生。

(5)其他动作的指导:如做腹部触诊时,需要患者腹式呼吸或屏气的配合,因而要指导患者以取得合作。

(6)协助患者对检查治疗器械熟悉与了解,以减轻其陌生、恐惧感。

(7)指导患者在接受诊疗时保持乐观、轻松的情绪,并指导患者如何缓解诊疗所带来的不适,如给患者插胃管时,患者感到恶心,可嘱其深呼吸以减轻恶心感。

3.准备检查治疗所需的用物

包括诊疗全过程中所需要的器械、药物。

4.准备并保护患者

(1)为患者准备恰当的诊疗环境,如接受一般性的诊断与治疗可在病床上进行,但如涉及患者隐私部位时,则应安排单独的环境,依检查部位准备适当的检查姿势。

(2)如果男医师检查女患者,护士可依患者要求站在旁边协助,以使患者有安全感。

(3)如果时间允许的话,协助患者以最好的状态接受诊断与治疗。

5.临时事故的预防和处理

在许多检查与治疗过程中,由于用药的关系可能会发生变态反应。此外,各种创伤性检查与治疗在其过程中或之后有可能发生出血、休克等危险,应密切观察患者的反应以便采取紧急措施。

(四)对于拒绝接受检查或治疗患者的护理

这类患者,其在接受检查或治疗时的恐惧感尤为突出,或者是对检查、治疗的结果感到绝望,也或者是对于医疗费用的担心,总之,他们在检查时畏缩不前,甚至拒绝。对于这类患者,护士应给予更多、更周全、更耐心的解释与说明,给予心理上的支持,以取得他们的配合。

(五)协助检查和治疗时与其他专业人员的合作

协助检查与治疗关系到护士与医务人员之间的合作,这种合作过程中,护士不仅要在用药、器械等方面予以协助,还要与其他医务人员一起共同创造一个和谐的检查、治疗氛围,以减轻患者的心理压力。

了解接受诊断与治疗的患者的心理,不断提高自身对于检查与治疗的认识程度,并提高自己的治疗技能,以积极协助患者检查和治疗,是对临床护士的更高要求,也是临床护理的一般原则。

二、评估及满足患者的基本需要

所有的人都必须满足一些基本的需要,包括生理的、心理的及社会的需要,才能维持生命,患者也有其不同的需要。因而,评估及满足患者的基本需要,是维持患者生命、促进其康复的基本条件之一,也是当代临床护理的一般原则。

(一)关于马斯洛的人类基本需要层次论

马斯洛理论认为,人的需要共有5个层次。

1.生理的需要

包括食物、空气、水、温度、阳光、排泄、休息、避免疼痛等。

2.安全的需要

包括安全、保障、受到保护、没有焦虑和恐惧。

3.爱与归属的需要

即爱、被爱和有所属的需要。

4.尊敬的需要

包括受到别人尊敬和自尊的需要。

5.自我实现的需要

指个人的潜能和能力得到充分发挥的过程。

(二)马斯洛理论对于临床护理的意义

当一个人的大部分需要都能得到满足时,就能保持平衡的状态,而当基本需要得不到满足时,就会导致失衡,甚至疾病。护理的领域也就是满足患者的各种需要,因而马斯洛理论在临床护理中得到了广泛应用。

(1)帮助护士识别患者未满足的需要,这些未满足的需要就是需要进行帮助和解决的护理问题。

(2)帮助护士更好地领悟和理解患者的言行,如有的患者希望别人称呼其职位,这是一种尊敬与自尊的需要。

(3)帮助护士预测患者尚未表达的需要或可能出现的问题,从而使护士采取相应的措施,以达到预防的目的。

(4)帮助护士识别问题的轻重缓急,以便在制订护理计划时排列先后顺序。

(5)帮助护士采取行之有效的措施来满足患者的需要,促进患者的康复。

(6)作为护理评价的依据。

(三)患者的基本需要

一个人在健康状态下,其需要可由自己来满足,但在患病时就有许多需要不能满足,影响需要满足的因素有生理状况、情绪、智力、环境、社会、个人信念、文化因素等。当患者自身的需要未得到满足时,就需要护士的照顾,包括:明确患者有哪些需要未满足,提出护理问题;了解这些问题对患者所造成的影响;制订和执行一些护理措施,帮助患者满足需要以恢复健康。患者可能出现的未满足的需要有以下几条。

1.生理的需要

(1)氧:缺氧,呼吸道阻塞。

(2)水:脱水,水肿,水、电解质及酸碱平衡失调。

(3)营养:肥胖,消瘦,各种营养缺乏症及不同疾病(如糖尿病、高血压)的饮食需要。

(4)体温:过高、过低或失调。

(5)排泄:便秘,腹泻,尿崩,少尿或无尿及大小便失禁等。

(6)休息与睡眠:过于疲劳及各种睡眠形态紊乱(如嗜睡、入睡困难等)。

(7)避免疼痛:包括疾病所致的疼痛及各种医疗手段所致的疼痛。

2.安全的需要

包括要帮助患者避免身体上的伤害及心理上的威胁,首先要求建立良好的护患关系,以取得患者对护士的信任,其次要注意防止意外事故的发生,如地板过滑、床无护栏等,再者要鼓励患者增强对治疗和康复的信心。

3.爱与归属的需要

这种需要不仅只是爱情,更是亲密和归属感,在患病的时候,这种需要更加强烈。一般说来,患者在情感上比较脆弱,更希望得到亲人、朋友及周围人们亲切的关怀和理解,虽说护理人员能够在生理需要上提供全面的帮助,但在感情上不能完全替代家属,因而适当允许亲友探视,可让患者得到心理上的安慰。患者只有在安全感和归属感得到满足后,才能真正地接受护理与照顾。

4.自尊与被尊敬的需要

在爱与归属感得到满足的同时,患者就会感到被尊敬和重视。患病会影响患者的自尊,患者会觉得因为有病而失去自身的价值或成为他人的负担。因而,护士应帮助患者确信自己是重要的,是被接受的。尊重患者的隐私及理解患者的个性,都能有效地增加患者的自尊感与被尊敬感。

5.自我实现的需要

疾病常严重影响人们发挥能力,特别是在丧失一些能力时,自我实现的需要在不同的患者中有很大的差异。护士的职责是切实保证低层次需要的满足,使患者意识到自己还有能力并能加强学习,为自我实现创造条件。

(四)护士如何帮助患者满足基本需要

根据奥瑞姆自理模式理论,依据患者的不同情况予以不同方面的满足。

(1)对暂时或永久需要依赖护理者的患者,护士应对其生理和心理需要进行帮助,如吸出痰液以保持呼吸道通畅,静脉输液维持水、电解质、酸碱及营养平衡。

(2)协助患者做到独立,尽可能由他们自己满足自己的需要,如帮助患者康复,即协助患者发挥最大的潜能以满足其自身生活的需求。

(3)通过教育的方法预防潜在的、可能发生的基本需要得不到满足的问题的发生。

所有的人都有共同的基本需要,但每一个人都是不同的个体,因而对各种需要的要求也因人而异。故此我们的护理工作不能千篇一律,而应根据不同的患者,评估其独特的需要和问题,从而针对具体情况采取不同措施,以达到满足患者基本需要的目标。

三、预防并发症

许多疾病在其诊断和治疗的过程中,或者由于疾病本身的发展,常会衍生出许多其他的并发症,如糖尿病患者可能并发酮症酸中毒、心血管病变、肾脏病变、眼部病变或神经病变。并发症的发生都有或长或短的过程,也有直接或间接的诱发因素。在护理过程中,护理人员加强对患者病情变化的警觉性,密切观察是否有异常情况发生,并在发现异常时做出紧急处理,对于预防并发症将起到决定性的作用。

(一)了解疾病及常见的并发症

由于每一种器官系统的疾病所并发的疾病会有较大的差异,而且由于个体的差异,同一种疾病可能会在不同的人身上出现不同的并发症,因而,预防并发症也就要求护士对于每一种疾病及其可能发生的并发症有较详尽的了解,这样在观察护理患者的过程中才能有针对性,而不是盲目的、不知所措的。

因此,对护士提出了更高的要求,临床护士不仅要执行医嘱,还要能主动了解病情的动态发展。

(二)加强警觉、密切观察病情变化

在临床中,与患者接触最多的是护士,进行治疗、护理、健康教育,护士始终都与患者在一起,当为患者进行护理时,不仅是手动、脚动,更重要的还要眼动、心动。不但要观察患者身体上的变化,还要观察其心理状态的变化,这样才能观测到治疗护理的效果,同时发现治疗、护理中的疏漏之处。发现异常情况要积极思考,这样护理工作才会变得主动和更有意义,而不能对异常情况听之任之,任其发展。

因而,这就要求临床护理工作者加强对病房的巡视,密切观察每一位患者的病情变化,时时刻刻保持警觉性,做到有异常情况能早发现、早诊断、早治疗。

(三)采取措施,切实预防并发症

发现患者的异常情况,根据观察所得出的结论,采取切实有效的措施,防止并发症的发生,从而帮助患者战胜疾病、恢复健康,是医务工作者的最终目的。

有些并发症是通过护理手段就能预防的,如长期卧床的患者有可能发生压疮,压疮的发生会导致患者身心的痛苦及经济负担的加重。预防压疮的发生是一项重要的任务,它由护理工作来完成,有更多的并发症是需要与医师配合共同来预防的。这就包括了对原发病的治疗和对出现异常情况时的医疗处理,但无论哪种情况都需要护士去执行,执行的结果直接影响着并发症的情况。

在预防并发症的过程中,护士起着积极、主动的作用,积极预防并发症的发生是三级预防的重点,它成为现代临床护理的一大原则,同时也对临床护士提出了更高的要求。要做好预防并发

症的工作,不仅要求护士有扎实的医学知识,而且要求护士有责任心、洞察力及判断力。

四、促进康复

康复是综合协调地应用各种措施,以减少病伤残者身心功能障碍,使病伤残者能重返社会。康复针对病伤残者的功能障碍,以提高功能水平为主线,以整体的人为对象,以提高生活质量和最终回归社会为目标。护士作为促进康复者,对康复过程的参与将在很大程度上影响康复的结果。

(一)接受治疗患者的特点

康复医学的主要对象是由于损伤与急、慢性疾病和老龄带来的功能障碍者,以及先天发育障碍的残疾者。

1.生理特点

根据疾病对个体赖以生存的主要能力的影响,可将接受康复治疗的主要对象划分为3类。

(1)残损:指生理或解剖结构上或功能上的任何丧失或异常,是生物器官系统水平上的残疾。

(2)残疾:由于残损使能力受限或缺乏,以致不能按正常的方式和范围进行活动,是个体水平上的残疾。

(3)残障:由于残损或残疾限制或阻碍一个人完成正常情况下(按年龄、性别、社会和文化因素等)应能完成的社会作用,是社会水平的残疾。

无论是这3类残疾中的哪一类,患者在其生理上都会有器官结构和功能的丧失或异常,或在语言、听力、视力方面出现异常或丧失,或是骨骼、肌肉、内脏的损坏,或是畸形。种种异常或妨碍了患者与他人的交流,或影响患者自身的活动,从而影响了患者适应社会和独立自主,进而在心理上给患者带来很大的压力。

2.心理特点

(1)功能障碍性悲哀:由健康到疾病到留下后遗症需要康复治疗,是一个或长或短的过程,当患者的功能发生障碍时,将出现功能障碍性悲哀。

(2)自我形象紊乱:个人对自我形象的认识受到干扰。

(3)无能为力:个人感到自己的行动将无法对结果产生重要影响,对当时的情境或即将发生的事情感到缺乏控制能力。

(4)绝望:个人认为选择机会受限或没有选择余地,以及不能发挥自己的力量以达到目标。

(二)康复患者的护理

美国医院协会曾对临床医疗中的康复介入过程列成一图,其中强调了护理对于促进康复的作用。护理贯穿在疾病的全过程,急性期采用的是治疗护理手段,康复期除治疗护理手段外,护士还采用与日常生活活动有密切联系的运动治疗、作业治疗的方法,以及帮助患者生活自理的护理方法。如在病房中为防止肌肉萎缩和关节僵直而对患者进行被动运动、按摩;在病房中训练,患者利用自助工具进食、穿衣、梳饰、排泄等。

1.心理支持

患者因为器官或功能的异常,常担心自己成为家庭和社会的拖累,故产生悲观、焦虑、抑郁及厌倦等不良心理反应,部分患者产生依赖医护人员的帮助和其家属的照料的强化心理。为此,应为患者制订治疗方案及预后的指导,帮助其树立耐心和自立、自强的信心,督促患者主动参与诊疗和护理。帮助患者排除不利于康复的因素及有意识地学会调节自己的情绪,如鼓励患者工作之余参加一定的社交和娱乐活动,保持积极乐观的情绪,视身体状况适当地自理和料理家务,指导患者家属关心、体贴、爱护和照顾他们,建立和睦的家庭关系,以促进良好心境,积极完成治疗和自理,最终回归社会。

2.指导患者服药

许多患者在接受康复药疗时需要服药以控制病情的发展,护士应指导患者熟悉各种药物的性质、使用目的及不良反应,教会患者掌握所用药物的维持剂量、应用方法和时间,体验药效及观察轻微的不良反应。

3.指导和帮助患者坚持康复运动

运动疗法是治疗和预防的手段,不仅能对许多疾病起治疗作用,而且能防止一些疾病可能发生的并发症或不良后果,还能增强全身的体力和抗病能力,是广为使用的康复治疗手段。有一部分是患者的自我治疗,但要有护士的指导与评价,护士还可通过被动运动及按摩等治疗患病局部,同时也对全身脏器产生积极影响。

4.协助康复医师进行其他康复治疗

除运动疗法外,康复治疗还包括物理疗法(电疗、光疗、超声波疗、磁疗、水疗等)、作业疗法、言语矫治、心理治疗等多种疗法。这种种治疗都离不开护士的合作,有效的合作可以为患者创造一个良好的治疗环境,促进患者进一步恢复健康。

5.鼓励并指导患者带残自立

协助鼓励患者进行康复治疗,增强其战胜残疾的信心,可以帮助残疾人获得其独特的健康,不仅有利于残疾人的身心健康,也为社会积累了一大笔物质和精神财富。

伤残并不可怕,可怕的是一个人的意志丧失,在临床护理工作中,把人当作一个整体的人,在身体上、心理上、社会上、职业上帮助伤残患者调整提高,使患者恢复到尽可能高的水平,加强对这类人群的健康教育,帮助他们学会带着残疾生活在家庭、工作和社会中,也是临床护理的一般原则。

对住院患者,根据其一般情况,评估其基本需要是否获得满足,对基本需要未获得满足的患者,应设法协助其满足,对需要康复者则提供身心各方面的协助,使他们回到家庭与社会。临床护理涉及的范围很广,护士应了解其意义,认识到未来的发展趋势,努力充实自己,以协助患者接受各种诊断、检查和治疗,并预防并发症的发生。

(郭　宏)

第二章　西医护理技术

第一节　皮下注射

一、目的

(1)注入小剂量药物,用于不宜口服给药而需在一定时间内发生药效时。

(2)预防接种。

(3)局部供药,如局部麻醉用药。

二、评估

(一)评估患者

(1)双人核对医嘱。

(2)核对患者床号、姓名、住院号和腕带(请患者自己说出床号和姓名)。

(3)评估患者病情、意识状态、配合能力、用药史、药物过敏史、不良反应史等。

(4)向患者解释操作目的和过程,取得患者配合。

(5)查看注射部位皮肤情况(皮肤颜色,有无皮疹、感染)。

(6)协助患者取舒适坐位或卧位。

(二)评估环境

安静整洁,宽敞明亮,必要时遮挡。

三、操作前准备

(一)人员准备

仪表整洁,符合要求。洗手,戴口罩。

(二)按医嘱配制药液

(1)操作台上放置注射盘、纸巾、无菌治疗巾、无菌镊子、2 mL 注射器、医嘱用药液、安尔碘、75％乙醇、无菌棉签。

(2)双人核对药液标签、药名、浓度、剂量、有效期、给药途径。

（3）检查瓶口有无松动、瓶身有无破裂、药液有无浑浊、沉淀、絮状物和变质。

（4）检查注射器、安尔碘、75％乙醇、无菌棉签等，包装无破裂，在有效期内。

（5）按正规操作抽吸药液，并贴好标识，置于无菌盘内。

（6）再次核对药液，记录时间并签名。

（三）物品准备

治疗车上层放置无菌盘（内置抽吸好的药液）、治疗盘（安尔碘、75％乙醇）、注射单、快速手消毒剂，以上物品符合要求，均在有效期内。治疗车下层放置生活垃圾桶、医疗废物桶、锐器盒。

四、操作程序

（1）携用物推车至患者床旁，核对床号、姓名、住院号和腕带（请患者自己说出床号和姓名）。

（2）根据注射目的选择注射部位（上臂三角肌下缘、两侧腹壁、后背、股前侧和外侧等）。

（3）常规消毒皮肤，待干。

（4）二次核对患者床号、姓名和药名。

（5）排尽空气；取干棉签夹于左手示指与中指之间。

（6）一手绷紧皮肤，另一手持注射器，示指固定针栓，针头斜面向上，与皮肤呈30°～40°（过瘦患者可捏起注射部位皮肤，并减少穿刺角度）快速刺入皮下，深度为针梗的1/2～2/3；松开紧绷皮肤的手，抽动活塞，如无回血，缓慢推注药液。

（7）注射毕用无菌干棉签轻压针刺处，快速拔针后按压片刻。

（8）再次核对患者床号、姓名和药名，注射器按要求放置。

（9）协助患者取舒适体位，整理床单位，并告知患者注意事项。

（10）快速手消毒剂消毒双手，记录时间并签名。

（11）推车回治疗室，按医疗废物处理原则处理用物。

（12）洗手，根据病情书写护理记录单。

五、注意事项

（1）遵医嘱和药品说明书使用药品。

（2）长期注射者应注意更换注射部位。

（3）注射中、注射后观察患者不良反应和用药效果。

（4）注射＜1 mL药液时须使用1 mL注射器，以保证注入药液剂量准确无误。

（5）持针时，右手示指固定针栓，但不可接触针梗，以免污染。

（6）针头刺入角度不宜超过45°，以免刺入肌层。

（7）尽量避免应用对皮肤有刺激作用的药物做皮下注射。

（8）若注射胰岛素时，需告知患者进食时间。

（王艳芬）

第二节 皮 内 注 射

一、目的

(1)进行药物过敏试验,以观察有无变态反应。

(2)预防接种。

(3)局部麻醉的起始步骤。

二、评估

(一)评估患者

(1)双人核对医嘱。

(2)核对患者床号、姓名、住院号和腕带(请患者自己说出床号和姓名)。

(3)评估患者病情、意识状态、配合能力、用药史、药物过敏史、不良反应史。

(4)向患者解释操作目的和过程,取得患者配合。

(5)查看注射部位皮肤情况(皮肤颜色,有无皮疹、感染和皮肤划痕阳性)。

(6)协助患者取舒适坐位或卧位。

(二)评估环境

安静整洁,宽敞明亮,必要时遮挡。

三、操作前准备

(一)人员准备

仪表整洁,符合要求。洗手,戴口罩。

(二)按医嘱配制药液

(1)操作台(治疗室):注射盘、无菌治疗巾、无菌镊子、1 mL 注射器、药液、安尔碘、75%乙醇、无菌棉签等。

(2)双人核对药液标签,药名、浓度、剂量、有效期、给药途径。

(3)检查瓶口有无松动、瓶身有无破裂、药液有无浑浊、沉淀、絮状物和变质。

(4)检查注射器、安尔碘、75%乙醇、无菌棉签、包装无破裂、是否在有效期内。

(5)按正规操作抽吸药液,并贴好标识,置于无菌盘内。

(6)再次核对皮试液,并签名。

(三)物品准备

治疗车上层放置无菌盘(内置已抽吸好的药液)、治疗盘(75%乙醇、无菌棉签)、备用(1 mL 注射器1支、0.1%盐酸肾上腺素1支,变态反应时用)、快速手消毒剂、注射单,以上物品符合要求,均在有效期内。治疗车下层放置生活垃圾桶、医疗废物桶、锐器盒。

四、操作程序

(1)携用物推车至患者床旁,核对床号、姓名、住院号、腕带和药物过敏史(请患者自己说出床号和姓名)。

(2)选择注射部位(过敏试验选择前臂掌侧下 1/3;预防接种选择上臂三角肌下缘;局部麻醉则选择麻醉处)。

(3)75%乙醇常规消毒皮肤。

(4)二次核对患者床号、姓名和药名。

(5)排尽空气,药液至所需刻度,且药液不能外溢。

(6)一手绷紧局部皮肤,一手持注射器,针头斜面向上,与皮肤呈 5°刺入皮内。

(7)待针头斜面完全进入皮内后,放平注射器,固定针栓并注入 0.1 mL 药液,使局部形成一个圆形隆起的皮丘(皮丘直径 5 mm,皮肤变白,毛孔变大)。

(8)迅速拔出针头,勿按揉和压迫注射部位。

(9)20 分钟后观察患者局部反应,做出判断。

(10)协助患者取舒适体位,整理床单位。

(11)快速手消毒剂消毒双手,签名。

(12)推车回治疗室,按医疗废物处理原则处理用物。

五、20 分钟后判断结果

(1)核对患者床号、姓名、住院号和腕带(请患者自己说出床号和姓名)。

(2)须经两人判断皮试结果,并将结果告知患者和家属。

(3)洗手,皮试结果记录在病历、护理记录单和病员一览表等处。阳性用红笔标记"＋",阴性用蓝色或黑笔标记"－"。

六、皮内试验结果判断

(一)阴性
皮丘无改变,周围无红肿,并无自觉症状。

(二)阳性
局部皮丘隆起,局部出现红晕、硬块,直径>1 cm 或周围有伪足;或局部出现红晕,伴有小水疱者;或局部发痒者为阳性。严重时可出现过敏性休克。观察反应的同时,应询问有无头晕、心慌、恶心、胸闷、气短、发麻等不适症状,如出现上述症状时不可使用青霉素。

七、注意事项

(1)皮试药液要现用现配,剂量准确。

(2)备好相应抢救设备与药物,及时处理变态反应。

(3)行皮试前,尤其行青霉素过敏试验前必须询问患者家族史、用药史和药物过敏史,如有药物过敏史者不可做试验。

(4)药物过敏试验时,患者体位要舒适,不可采取直立位。

(5)选择注射部位时应注意避开瘢痕和皮肤红晕处。

(6)皮肤试验时禁用碘剂消毒,对乙醇过敏者可用生理盐水消毒,避免反复用力涂擦局部皮肤。

(7)拔出针头后,注射部位不可用棉球按压揉擦,以免影响结果观察。

(8)进针角度以针尖斜面全部刺入皮内为宜,进针角度过大易将药液注入皮下,影响结果的观察和判断。

(9)如需做对照试验,应用另一注射器和针头,抽吸无菌生理盐水,在另一前臂相同部位皮内注射0.1 mL,观察20分钟进行对照。告知患者皮试后20分钟内不要离开病房。如对结果有怀疑,应在另一侧前臂皮内注入0.1 mL生理盐水做对照试验。

(10)正确判断试验结果,对皮试结果阳性者,应在病历、床头或腕带、门诊病历和患者一览表上醒目标记,并将结果告知医师、患者和家属。

(11)特殊药物皮试,按要求观察结果。

(郭　宏)

第三节　肌　内　注　射

一、目的

注入药物,用于不宜或不能口服或静脉注射,且要求比皮下注射更快发生疗效时。

二、评估

(一)评估患者
(1)双人核对医嘱。
(2)核对患者床号、姓名、住院号和腕带(请患者自己说出床号和姓名)。
(3)评估患者病情、治疗情况、意识状态、用药史、药物过敏史、不良反应史、肢体活动能力和合作程度。
(4)向患者解释操作目的和过程,取得患者配合。
(5)查看注射部位皮肤情况(皮肤颜色,有无皮疹、感染和皮肤划痕阳性)。
(6)协助患者取舒适坐位或卧位。
(二)评估环境
安静整洁,宽敞明亮,必要时遮挡。

三、操作前准备

(一)人员准备
仪表整洁,符合要求。洗手,戴口罩。
(二)按医嘱配制药液
(1)操作台:注射盘、无菌盘、2 mL注射器、5 mL注射器、医嘱所用药液、安尔碘、无菌棉签。如注射用药为油剂或混悬液,需备较粗针头。
(2)双人核对药物标签、药名、浓度、剂量、有效期、给药途径。
(3)检查瓶口有无松动、瓶身有无破裂、药液有无浑浊、变质。
(4)检查无菌注射器、安尔碘、无菌棉签等,包装无破裂,在有效期内。

(5)按正规操作抽吸药液,并贴好标识,置于无菌盘内。

(6)再次核对药液,记录时间并签名。

(三)物品准备

治疗车上层放置无菌盘(内置抽吸好药液)、安尔碘、注射单、无菌棉签、快速手消毒剂,以上物品符合要求,均在有效期内。治疗车下层放置生活垃圾桶、医疗废物桶、锐器盒。

四、操作程序

(1)携用物推车至患者床旁,核对床号、姓名、住院号和腕带(请患者自己说出床号和姓名)。

(2)协助患者取舒适体位,暴露注射部位,注意保暖,保护患者隐私,必要时可遮挡。

(3)选择注射部位(臀大肌、臀中肌、臀小肌、股外侧和上臂三角肌)。

(4)常规消毒皮肤,待干。

(5)再次核对患者床号、姓名和药名。

(6)拿取药液并排尽空气,取干棉签,夹于左手示指与中指之间,以一手拇指和示指绷紧局部皮肤,另一手持注射器,中指固定针栓,将针头迅速垂直刺入,深度约为针梗的2/3。

(7)松开紧绷皮肤的手,抽动活塞。如无回血,缓慢注入药液,同时观察反应。

(8)注射毕,用无菌干棉签轻按进针处,快速拔针,按压片刻。

(9)再次核对患者床号、姓名和药名。

(10)协助患者取舒适体位,整理床单位,注射后观察用药反应。

(11)快速手消毒剂消毒双手,记录时间并签名。

(12)推车回治疗室,按医疗废物处理原则处理用物。

(13)洗手,根据病情书写护理记录单。

五、常用肌内注射定位方法

(一)臀大肌肌内注射定位法

注射时应避免损伤坐骨神经。

1.十字法

从臀裂顶点向左或右侧画一水平线,然后从髂嵴最高点做一垂线,将一侧臀部被划分为4个象限,其外上象限并避开内角为注射区。

2.连线法

从髂前上棘至尾骨做一连线,其外1/3处为注射部位。

(二)臀中肌、臀小肌肌内注射定位法

(1)以示指尖和中指尖分别置于髂前上棘和髂嵴下缘处,在髂嵴、示指、中指之间构成一个三角形区域,示指与中指构成的内角为注射部位。

(2)髂前上棘外侧三横指处(以患者手指的宽度为标准)。

(三)股外侧肌内注射定位法

在股中段外侧,一般成人可取髋关节下10 cm至膝关节的范围。此处大血管、神经干很少通过,且注射范围广,可供多次注射,尤适用于2岁以下的幼儿。

(四)上臂三角肌内注射定位法

取上臂外侧,肩峰下2～3横指处。此处肌肉较薄,只可做小剂量注射。

(五)体位准备

1.卧位

臀部肌内注射时,为使局部肌肉放松,减轻疼痛与不适,可采用以下姿势。

(1)侧卧位:上腿伸直,放松,下腿稍弯曲。

(2)俯卧位:足尖相对,足跟分开,头偏向一侧。

(3)仰卧位:常用于危重和不能翻身的患者,采用臀中肌、臀小肌肌内注射法较为方便。

2.坐位

为门诊患者接受注射时常用体位。可供上臂三角肌或臀部肌内注射时采用。

六、注意事项

(1)遵医嘱和药品说明书使用药品。

(2)药液要现用现配,在有效期内,剂量要准确。选择两种药物同时注射时,应注意配伍禁忌。

(3)注射时应做到"两快一慢"(进针、拔针快,推注药液慢)。

(4)选择合适的注射部位,避免刺伤神经和血管,无回血时方可注射。

(5)注射时切勿将针梗全部刺入,以防针梗从根部衔接处折断。若针头折断,应先稳定患者情绪,并嘱患者保持原位不动,固定局部组织,以防断针移位,同时尽快用无菌血管钳夹住断端取出;如断端全部埋入肌肉,应速请外科医师处理。

(6)对需长期注射者,应交替更换注射部位,并选择细长针头,以避免减少硬结的发生。如因长期多次注射出现局部硬结时,可采用热敷、理疗等方法予以处理。

(7)2岁以下婴幼儿不宜选用臀大肌肌内注射,因其臀大肌尚未发育好,注射时有损伤坐骨神经的危险,最好选择臀中肌和臀小肌肌内注射。

(孔春华)

第四节 静 脉 注 射

一、目的

(1)所选用药物不宜口服、皮下及肌内注射,又需迅速发挥药效时。

(2)注入药物做某些诊断性检查,如对肝、肾、胆囊等造影时需静脉注入造影剂。

二、评估

(一)评估患者

(1)双人核对医嘱。

(2)核对患者床号、姓名、住院号和腕带(请患者自己说出床号和姓名)。

(3)了解患者病情、意识状态、配合能力、药物过敏史、用药史。

(4)评估患者穿刺部位的皮肤状况、肢体活动能力、静脉充盈度和管壁弹性。选择合适的静脉注射部位,评估药物对血管的影响程度。

(5)向患者解释静脉注射的目的和方法,告知所注射药物的名称,取得患者配合。

(二)评估环境

安静整洁,宽敞明亮。

三、操作前准备

(一)人员准备

仪表整洁,符合要求。洗手,戴口罩。

(二)物品准备

1.操作台

治疗单、静脉注射所用药物、注射器。

2.按要求检查所需用物,符合要求方可使用

(1)双人核对药物名称、浓度、剂量、有效期、给药途径。

(2)检查药物的质量、标签,液体有无沉淀和变色,有无渗漏、浑浊和破损。

(3)检查注射器和无菌棉签的有效期、包装是否紧密无漏气,安尔碘的使用日期是否在有效期内。

3.配制药液

(1)安尔碘棉签消毒药物瓶口,掰开安瓿,瓶帽弃于锐器盒内。

(2)打开注射器,将外包装袋置于生活垃圾桶内,固定针头,回抽针栓,检查注射器,取下针帽置于生活垃圾桶内,抽取安瓿内药液,排气,置于无菌盘内。在注射器上贴上患者床号、姓名、药物名称、用药方法的标签。

(3)再次核对空安瓿和药物的名称、浓度、剂量、用药方法和时间。

4.备用物品

治疗车上层治疗盘内放置备用注射器一支、安尔碘、无菌棉签,无菌盘内放置配好的药液、垫巾。以上物品符合要求,均在有效期内。治疗车下层放置生活垃圾桶、医疗废物桶、锐器盒,含有效氯 250 mg/L 消毒液桶。

四、操作程序

(1)携用物推车至患者床旁,核对床号、姓名、住院号和腕带(请患者自己说出床号和姓名)。

(2)向患者说明静脉注射的方法、配合要点、注射药物的作用和不良反应。

(3)协助患者取舒适体位,充分暴露穿刺部位,放垫巾于穿刺部位下方。

(4)在穿刺部位上方 5~6 cm 处扎压脉带,末端向上,以防污染无菌区。

(5)安尔碘棉签消毒穿刺部位皮肤,以穿刺点为中心向外螺旋式旋转擦拭,直径>5 cm。

(6)再次核对患者床号、姓名和药名。

(7)嘱患者握拳,使静脉充盈,左手拇指固定静脉下端皮肤,右手持注射器与皮肤呈 15°~30°自静脉上方或侧方刺入,见回血可再沿静脉进针少许。

(8)保留静脉通路者,安尔碘棉签消毒静脉注射部位三通接口,以接口处为中心向外螺旋式旋转擦拭。

(9)静脉注射过程中,观察局部组织有无肿胀,严防药液渗漏,如出现渗漏立即拔出针头,按

压局部,另行穿刺。

(10)拔针后,指导患者按压穿刺点3分钟,勿揉,凝血功能差的患者适当延长按压时间。

(11)再次核对患者床号、姓名和药名。

(12)将压脉带与输液垫巾对折取出,输液垫巾置于生活垃圾桶内,压脉带放于含有效氯250 mg/L消毒液桶中。整理患者衣物和床单位,观察有无不良反应,并向患者讲明注射后注意事项。快速手消毒剂消毒双手,推车回治疗室,按医疗废物处理原则处理用物。

(13)洗手,在治疗单上签名并记录时间。按护理级别书写护理记录单。

五、注意事项

(1)严格执行查对制度,需双人核对医嘱。

(2)严格遵守无菌操作原则。

(3)了解注射目的、药物对血管的影响程度、给药途径、给药时间和药物过敏史。

(4)选择粗直、弹性好、易固定的静脉,避开关节和静脉瓣。常用的穿刺静脉为肘部浅静脉、贵要静脉、肘正中静脉、头静脉。小儿多采用头皮静脉。

(5)根据患者年龄、病情和药物性质掌握注入药物的速度,并随时听取患者主诉,观察病情变化。必要时使用微量注射泵。

(6)对需要长期注射者,应有计划地由小到大、由远心端到近心端选择静脉。

(7)根据药物特性和患者肝、肾功能或心脏功能,采用合适的注射速度。随时听取患者主诉,观察体征和其病情变化。

(孔春华)

第三章　中医护理技术

第一节　中医一般护理

中医一般护理涉及患者日常生活的各个方面,直接影响着疾病的治疗效果和预后,做好一般护理,在疾病的治疗和康复过程中有着重要的意义。一般护理包括病情观察、生活起居护理、情志护理、饮食调护、用药护理等方面。

一、病情观察

中医护理学的基本特点是整体观念和辨证施护。密切观察病情,收集有关病史、症状和体征,进行分析、综合,辨清疾病的原因、性质、部位及邪正关系,概括判断为某种性质的证;根据辨证的结果,才能确立相应的治疗和护理方法。

(一)内外详察

人体是一个有机的整体,在疾病状态下,局部的病变可以影响全身,精神的刺激可以导致气机的变化。在观察病情时,必须从整体上进行多方面的考察,对病情进行详细的询问及检查,广泛而详细地收集临床资料,才能为护理提供客观依据。这是一种从局部到整体、从现象到本质的辨证思维方法。

(二)四诊合参

望、闻、问、切四诊是中医收集病情资料的基本方法,每一种方法都各有特点,同时也存在一定的局限性。所以观察病情时必须四诊合参,才能对病证做出正确的判断,从而采取正确的护理措施。

(三)病证结合

"病"和"证"不是同一个概念。辨病是对疾病的认识,有利于从疾病的全过程和体征上认识疾病;辨证则是对疾病的进一步深化,重在从疾病当前的表现中明确病变的部位和性质。只有将二者有机结合,才能准确认识疾病的发展规律,为正确的护理指明方向。"病证结合"是中医临床的自然选择。

(四)甄别真假

由于病情的发展、病机的变化、邪正消长的差异、肌体的表现不同或处于不同的发展阶段,护理时应密切观察病情变化,具体问题具体分析,运用不同的方法进行护理。一般情况下,疾病的临床表现与其本质属性是一致的,但有的疾病却出现某些和本质相矛盾,甚至相反的临床症状,即在证候上出现假象,临床护理时应细加甄别,勿犯虚虚实实之弊。

二、生活起居护理

生活起居护理是指针对患者的病情给予特殊的环境安排和生活照料。

(一)顺应自然

1.顺应四时

春、夏、秋、冬四季交替变化,人体的生理活动也会随之变化。春季阳气生发,应早起健身以舒发气机,吸取新鲜空气;但初春天气寒暖不一,应防止风寒侵袭,随时增减衣服。夏季阳气旺盛,应晚卧早起,保持心境平和;但由于暑湿较重,白天当避暑,夜晚不贪凉。秋天万物成熟,人体阳气逐渐内收,阴气渐长,应注意收敛精气;由于燥气较甚,昼夜温差悬殊,还要注意冷暖适宜,保养阴津。冬季阴寒极盛,阳气闭藏,应注意养精固阳,防寒保暖。

2.调适昼夜

人体的阳气随着昼夜晨昏的变化,呈现朝生夕衰的规律。患者肌体阴阳失去平衡,自身调节能力随之减弱,对于昼夜晨昏的变化,也会出现较为敏感的反应,从而出现"昼安""夜甚"的现象。特别对一些危重的患者应加强夜间观察,防止出现意外的情况。

3.平衡阴阳

人体患病的根本原因,则是阴阳失去了平衡。因此,护理疾病,首要的是调理阴阳,应根据肌体阴阳偏盛偏衰的具体情况采取护理措施,从日常起居、生活习惯、居处环境等各方面贯彻平衡阴阳的思想,以使人体达到"阴平阳秘,精神乃治"的境地。

(二)适宜环境

1.病室环境

病室应安静、整洁、舒适,使患者身心愉快。如心脏疾病患者,常可因突闻巨响而引起心痛发作;失眠患者稍有声响就难以入眠或易醒等。因此,病室的陈设要简单、适用,保持地面、床、椅子等生活用品的清洁卫生;出入病室人员应做到"四轻",即说话轻、走路轻、关门轻、操作轻。

2.病室通风

保持空气清新是病室应有的基本条件之一,室内应经常通风。通风应根据季节和室内的空气状况,决定每天通风的次数和每次持续的时间,一般每天应通风1~2次,每次30分钟左右。通风时应注意勿使患者直接当风。

3.病室温度、湿度

病室温度一般以18~20℃为宜,阳虚和寒证患者多畏寒肢冷,室温宜稍高;阴虚及热证患者多燥热喜凉,室温可稍低。病室的相对湿度以50%~60%为宜。阴虚证和燥证患者,湿度可适当偏高;阴虚证和湿证患者,湿度宜偏低。

4.病室光线

一般病室要求光线充足,以使患者感到舒适愉快。但应根据病情不同宜适当调节,如感受风寒、风湿、阳虚及里寒证患者,室内光线宜充足;感受暑热之邪的热证、阴虚证、肝阳上亢、肝风内动的患者,室内光线宜稍暗;长期卧床的患者,床位尽量安排到靠近窗户的位置,以得到更多的阳光,有利于患者早期康复。

（三）生活规律

起居有常即日常生活有一定规律并合乎人体的生理功能活动。

1.作息合理

作息时间的制订应因时、因地、因人、因病情而不同。一般应遵循"春夏养阳，秋冬养阴"的原则。具体言之，春季宜晚睡早起，以应生发之气；夏季宜晚睡早起，以应长养之气；秋季宜早睡早起，以应收敛之气；冬季宜早睡晚起，以应潜藏之气。常言道"日出而作，日入而息"，在护理患者时，要督促其按时起居，养成有规律的睡眠习惯。

2.睡眠充足

充足的休息和睡眠，可促进患者身体康复，每天睡眠时间一般不少于8小时，故有"服药千朝，不如独眠一宿"之说。睡眠时间过长会导致精神倦怠，气血郁滞；睡眠时间过短则易使正气耗伤。更要避免以夜作昼，阴阳颠倒。

3.劳逸适度

在病情允许的情况下，凡能下地活动的患者，每天都要保持适度的活动，以促进气血流畅，增强抵御外邪的能力，有利于肌体功能的恢复。患者的活动要遵循相因、相宜的原则，根据不同的病证、病期、体质、个人爱好以及客观环境等进行安排。活动场地以空气清新为好，应避免剧烈运动。

三、情志护理

七情六欲，人皆有之，情志活动属于人类正常生理现象，是肌体对外界刺激和体内刺激的保护性反应，有益于身心健康。

情志护理是指在护理工作中，注意观察、了解患者的情志变化，观察其心理状态，减少或消除不良情绪的影响，使患者处于治疗中的最佳心理状态，以利于身体的康复。

（一）关心体贴

患者的情志状态和行为不同于正常人，常常会产生各种心理反应，如依赖性增强，猜疑心加重，主观感觉异常，情绪容易激动或不稳定，表现为寂寞、苦闷、忧愁、悲哀、焦虑等。护理人员应善于体察患者的疾苦，态度要和蔼，语言要亲切，动作要轻盈，衣着要整洁，使患者从思想上产生安全感，从而以乐观的情绪、良好的精神状态面对自己的病情，增强战胜疾病的信心。

（二）因人制宜

患者的体质有强弱之异，性格有刚柔之别，年龄有长幼之殊，性别有男女之分，同时家庭背景、生活阅历、文化程度、所从事的职业和所患疾病等都有不同，面对同样的情志刺激，会有不同的情绪反应。

1.体质差异

患者的体质有阴阳禀赋之不同，对情志刺激反应也各有不同，阳质多恼怒，阴质多忧愁；体质瘦弱之人，多郁而寡欢，而体质强悍之人，则感情易于暴发。

2.性格差异

一般而言，性格开朗乐观之人，心胸宽广，遇事心气平静而自安，故不易生病，病后也易于康复；性格抑郁之人，心胸狭窄，感情脆弱，情绪易于波动，易酿成疾病，病情缠绵。

3.年龄差异

儿童脏腑娇嫩，形气未充，易为惊、恐致病；成年人血气方刚，又处在各种复杂的环境中，易为怒、思致病;老年人,常有孤独感,易为忧郁、悲伤、思虑致病。

4.性格差异

男性属阳,以气为主,感情粗犷,刚强豪放,易为狂喜大怒而致病;女性属阴,以血为先,感情细腻而脆弱,一般比男性更易为情志所患,多易因忧郁、悲哀而致病。

(三)清静养神

七情六欲是人之常情,然喜、怒、忧、思、悲、恐、惊七情过激,均可引起人体气血紊乱,导致疾病的发生或加重。因此,精神调摄非常重要,要采取多种措施,保持患者情绪稳定,及时提醒探视者不要给患者不必要的精神刺激,危重患者尽量谢绝探视。

(四)移情易性

针对不同患者,应分别施予不同的情志护理方法,如情志相胜法、以情制情法、发泄解郁法、移情疗法、暗示疗法、释疑疗法等。消除患者对疾病的疑惑,解除或减轻患者的不良情绪,转移其对疾病的注意力,给予其合理的宣泄渠道,促进肌体的康复。

(五)怡情畅志

保持乐观愉快的情绪能使人体气血调和,脏腑功能正常,有益于健康。对于患者而言,不管其病情如何,乐观的心情均可以促使病情的好转,所以医护人员要从言语、行为等各个方面,给予患者全方位的关心,使其能保持乐观的情绪和愉悦的心情。

四、饮食调护

利用饮食调护配合治疗,是中医护理的一大特色。在疾病治疗过程中,饮食调护得当,可以缩短疗程,提高疗效,有的食物还具有直接治疗疾病的作用。

(一)饮食宜忌

一般来讲,患病期间宜食清淡、易消化、营养丰富的食品,忌食生冷、油腻、辛辣等食物;具体而言,应根据患者的证型进行合理的饮食指导。如寒证患者宜食温热性食物,忌食寒凉和生冷之品;热证患者宜食寒凉及平性食物,忌食辛辣、温燥之品;虚证患者饮食宜清淡而营养,忌食滋腻、硬固之品;实证患者饮食宜疏利、消导,忌食补益之品。

(二)辨证施食

1.因人、因病施食

饮食调护应根据不同的年龄、体质、个性等方面的差异,分别予以不同的调摄。体胖者多痰湿,饮食宜清淡,宜多食健脾除湿、润肠通便的食物;体瘦者多阴虚内热,宜食滋阴生津的食物;妊娠期妇女,宜食性味甘平、甘凉的补益之品,即所谓“产前宜凉”;哺乳期宜食富有营养、易消化、温补而不腻之物,即所谓“产后宜温”;小儿身体娇嫩,为稚阴稚阳之体,宜食性味平和,易于消化,又能健脾开胃的食物,而且食物宜品种多样,粗细结合,荤素搭配;老年人脾胃功能虚弱,运化无力,气血容易亏损,宜食清淡、熟软之物。

2.因时、因地施食

由于春、夏、秋、冬四时气候的变化对人体的生理、病理有很大影响,因此应当在不同的季节合理选择调配不同的饮食。如春季应适当食用辛温升散的食品;夏季应进食清淡、解暑、生津之品;秋季饮食应以滋阴润肺为主,可适当食用一些柔润食物,以益胃生津;冬季宜食用具有滋阴补阳作用且热量较高的食物,而且宜热饮热食,以保护阳气。此外,饮食调护还应注意地理位置的差异,如南北不仅温差较大,生活习惯也不相同,应灵活调配饮食。

（三）调配食物

1.荤素搭配

各种食物中所含的营养成分各有不同,只有做到食物的合理搭配,才能使人体得到均衡的营养,满足各种生理活动的需要。《素问·脏气法时论》中指出:"五谷为养,五果为助,五畜为益,五菜为充,气味合而服之,以补精益气",就说明了饮食护理和全面概括了谷类、肉类、蔬菜、果品等食物在体内补益精气的作用。

2.饮食调和

饮食调和包括五味调和、寒热调和。饮食是否调和,对于人的身体健康至关重要。

（1）谨和五味:五味调和是中国传统饮食的最高法则。《吕氏春秋》记载"调合之事,必以甘、酸、苦、辛、咸"。五行学说认为五味与五脏有密切的关系,即酸入肝,苦入心,甘入脾,辛入肺,咸入肾。五脏可因饮食五味的太过或不及受到影响,五味调和适当,肌体就会得到充分的营养;反之,如果长期偏食,就会引起肌体阴阳平衡失调而导致疾病。如过食酸味的食物,可致肝木旺盛乘脾土,而见皮肉变皱、变厚、口唇肥厚等。另一方面饮食不当则会加重病情,如根据五行相克理论,肝病忌食辛味食物,否则会使肝气更盛,病必加剧。

（2）寒热调和:食物有寒热温凉之异,若过分偏嗜寒或热,会导致人体阴阳的失调,发生某些病变。如过食生冷、寒凉之物,可以损伤脾胃阳气,使寒湿内生,发生腹痛、泄泻等症;多食煎炸、温热之物,可以耗伤脾胃阴液,使肠胃积热,发生口渴、口臭、嘈杂易饥、便秘等症。因此,饮食须注意寒热调和,不可凭自己的喜恶而偏嗜。

（四）饮食有节

《黄帝内经》有"饮食有节,度百岁乃去",而"饮食自倍,脾胃乃伤"之记载。饮食有节包括定时和定量:定时是指进食要有相对固定的时间,有规律的定时进食,可以保证消化、吸收功能有节奏地进行,脾胃可协调配合,纳运正常;定量是指进食宜饥饱适中恰到好处,不可忍饥不食,更不可暴饮暴食。过饥则肌体营养来源不足,无以保证营养供给,使肌体逐渐衰弱,影响健康;过饱则会加重胃肠负担,使食物停滞于胃肠,不能及时消化,影响营养的吸收和输布。

（五）饮食卫生

新鲜清洁的食物,可以补充肌体所需要的营养,而腐烂变质的食物易使人出现腹痛、泄泻、呕吐等中毒症状,严重者可出现昏迷或死亡。大部分食物需经过烹调加热后方可食用,其目的在于使食物更容易被肌体消化吸收,且食物在加热过程中,通过清洁、消毒,可祛除一些致病因素。

（六）饮食有方

1.进食宜缓

进食时应该从容和缓,细嚼慢咽,这样既有利于各种消化液的分泌,又能稳定情绪。

2.进食宜专致

进食时,应尽量将头脑中的各种琐事抛开,把注意力集中到饮食上来,这样有利于消化吸收。

3.进食宜乐

进食前后应保持良好的环境和愉快的心情。进食的环境宜宁静整洁,进食的气氛宜轻松愉快,进食时可适当配以轻松舒缓的音乐。

五、用药护理

药物治疗是中医治疗疾病最常用的手段,护理人员除了要具备中药的基本知识外,更要正确地掌握给药时间和用药方法。

（一）用药原则

1.遵医嘱用药

药物不同，剂型不同，用药的途径、方法和时间也各有不同，用药时应严格遵医嘱。

2.执行查对制度

用药时查对的内容包括患者姓名、住院号、病名、药物种类和剂型、给药途径、煎煮方法、给药时间及饮食宜忌等，对于药性峻烈甚至有毒的药物，尤其要加以注意。

3.正确安全用药

用药是否正确，不仅关系到药物疗效，还可能出现毒副反应。用药时要特别注意了解患者有无药物过敏史及配伍禁忌，用药后要密切观察患者的用药反应，一旦发现毒副反应，应立即停药，报告医师，配合抢救。

（二）药物的用法及护理

1.解表类药物的用药护理

服药时宜热服，服药后即加盖衣被休息，并啜热饮，以助药力。发汗应以遍身微汗为宜，即汗出邪去为度，不可发汗太过。汗出过多时，应及时用干毛巾或热毛巾擦干，注意避风寒。如果出现大汗不止，易致伤阴耗阳，应及时报告医师，采取相应措施。

2.泻下类药的用药护理

服用寒下剂，不能同时服用辛燥及滋补药；逐水剂有恶寒表证或正气虚者忌服；润下剂宜在饭前空腹或睡前服用；攻下剂苦寒、易伤胃气，应以邪去为度，得效即止，慎勿过剂。用药期间，应密切观察生命体征及病情变化，注意排泄物的色、量、质等，如果泻下太过，出现虚脱，应及时报告医师，配合抢救。

3.温里类药的用药护理

使用温里药时，要因人、因时、因地制宜。若素体火旺之人，或属阴虚失血之体，或夏天炎暑之季，或南方温热之域，剂量一般宜轻，且中病即止；若冬季气候寒冷或素体阳虚之人，剂量可适当增加。温中祛寒药适用于久病虚证，由于药力缓，见效时间长，应嘱咐患者坚持服药。温经散寒药适用于寒邪凝滞经脉之证，服药后，应注意保暖，尤以四肢及腹部切忌受凉。回阳救逆药适用于阳气衰微，阴寒内盛而致的四肢厥逆、阳气将亡之危证。

4.清热类药的用药护理

宜饭后服药，服药后应注意休息，调畅情志，以助药力顺达。清热类药多属苦寒，易伤阳气，故服药期间，应注意观察病情变化，热清邪除后宜停药，以免久服损伤脾胃。饮食宜清淡，忌食黏腻厚味之品。脾胃虚寒者及孕妇禁用或慎用。

5.消导类药的用药护理

消食剂不可与补益药及收敛药同服，以免降低药效。服药期间，观察大便次数和形状，若泻下如注或出现伤津脱液，应立即报告医师。服药期间，饮食宜清淡，勿过饱，鼓励适当运动，有助于脾的升清和胃的降浊。

6.补益类药的用药护理

补益药宜饭前空腹服用，以利药物吸收。服药期间，应注意观察精神、面色、体重等变化，随时增减药量。由于补益药见效缓慢，故应做好心理护理，鼓励患者坚持用药，同时要注意饮食调护，忌食白萝卜和纤维素含量多的食物。

7.化痰止咳平喘类药的用药护理

温肺化痰类药物大多有毒,服用剂量不可过大;祛痰药物系行消之品,宜饭后服用,中病即止;平喘药宜在哮喘发作前或发作时服用;治疗咽喉疾病宜少量多次频服,缓缓咽下。用药期间注意观察病情变化,指导患者进行适度的户外活动,呼吸新鲜空气,使肺气通达。忌食生冷、辛辣、肥腻及过咸、过甜等助湿生痰之品,严禁烟酒。

8.安神类药的用药护理

安神类药宜在睡前半小时服用,病室应保持安静,做好情志护理,尤其是睡前要消除紧张和激动的情绪。

(刘　霞)

第二节　毫针疗法及护理

一、毫针的构造、规格、检查

(一)毫针的构造

毫针分为针尖、针身、针根、针柄、针尾五个部分(图 3-1)。

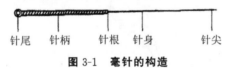

针尾　针柄　针根　针身　针尖

图 3-1　毫针的构造

针尖亦称针芒,是针身的尖端锋锐部分;针身亦称针体,是针尖至针柄间的主体部分;针根是针身与针柄连接的部分;针柄是针根至针尾的部分;针尾亦称针顶,是针柄的末端部分。

(二)毫针的规格

毫针的规格,是以针身的直径和长度区分的。毫针的长度规格见表 3-1。毫针的粗细规格见表 3-2。

表 3-1　毫针的长度规格表

规格(寸)		0.3	1	1.5	2	2.5	3	4	4.5	5	6
针身长度(mm)		15	25	40	50	65	75	100	115	125	150
针柄长	长柄(mm)	25	35	40	40	40	40	55	55	55	56
	中柄(mm)	—	30	35	35	—	—	—	—	—	—
	短柄(mm)	20	25	25	30	30	30	40	40	40	40

表 3-2　毫针的粗细规格表

号数	26	27	28	29	30	31	32	33	34	35
直径(mm)	0.45	0.42	0.38	0.34	0.32	0.30	0.28	0.26	0.24	0.22

一般临床以粗细为 28～32 号(0.38～0.28 mm),长短为 1～3 寸(25～75 mm)的毫针最为

常用。

(三)毫针的检查

1.检查针尖

检查针尖主要检查针尖有无卷毛或钩曲现象。

2.检查针身

检查针身主要检查针身有无弯曲或斑剥现象。

二、针刺法的练习

针刺法的练习,主要包括指力练习、手法练习和实体练习。

(一)指力练习

用松软的纸张,折叠成长约8 cm、宽约5 cm、厚2～3 cm的纸块,用线如"井"字形扎紧,做成纸垫。练针时,左手平执纸垫,右手拇、示、中三指持针柄,如持笔状地持1～1.5寸毫针,使针尖垂直地抵在纸块上,然后右手拇指与示、中指交替捻动针柄,并渐加一定的压力,待针穿透纸垫后另换一处,反复练习。纸垫练习主要是锻炼指力和捻转的基本手法(图3-2)。

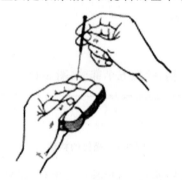

图 3-2　纸垫练习法

(二)手法练习

手法的练习主要在棉团上进行。

取棉团,用棉线缠绕,外紧内松,做成直径为6～7 cm的圆球,外包白布一层缝制即可练针。可练习提插、捻转、进针、出针等各种毫针操作手法。做提插练针时,以执笔式持针,将针刺入棉球,在原处做上提下插的动作,要求深浅适宜,幅度均匀,针身垂直。在此基础上,可将提插与捻转动作配合练习,要求提插幅度上下一致,捻转角度来回一致,操作频率快慢一致,达到动作协调、得心应手、运用自如、手法熟练的程度(图3-3)。

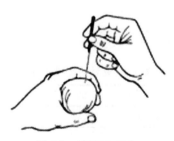

图 3-3　棉团练习法

（三）实体练习

通过纸垫、棉团练针掌握了一定的指力和手法后，可以在自己身上进行试针练习，亲身体会指力的强弱、针刺的感觉、行针的手法等。自身练针时，要求能逐渐做到进针无痛或微痛，针身挺直不弯，刺入顺利，提插、捻转自如，指力均匀，手法熟练。同时仔细体会指力与进针、手法与得气的关系及持针手指的感觉和受刺部位的感觉。

三、针刺前的准备

（一）针具选择

选择针具时，应根据患者的性别、年龄、形体的肥瘦、体质的强弱、病情的虚实、病变部位的表里深浅和腧穴所在的部位，选择长短、粗细适宜的针具。《灵枢·官针》曰："九针之宜，各有所为，长短大小，各有所施也"。

（二）体位选择

针刺时，患者体位的选择原则是要有利于腧穴的正确定位，便于针灸的施术操作和较长时间的留针而不致疲劳。临床常用体位主要有以下几种。

1.仰卧位

患者身体平卧于床，头面、胸腹朝上的体位。适宜于取头、面、胸、腹部腧穴和上、下肢部腧穴（图 3-4）。

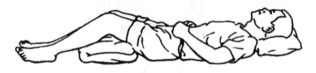

图 3-4 仰卧位

2.侧卧位

患者身体一侧着床，头面、胸腹朝向一侧的体位。适宜于取身体侧面少阳经腧穴和上、下肢部分腧穴（图 3-5）。

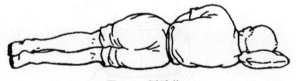

图 3-5 侧卧位

3.俯卧位

患者身体俯伏于床，头面、胸腹朝下的体位。适宜于取头、项、脊背、腰骶部腧穴和下肢背侧及上肢部分腧穴（图 3-6）。

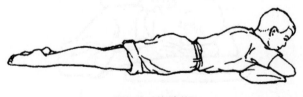

图 3-6 俯卧位

4.仰靠坐位

患者身体正坐,背靠于椅,头后仰,面朝上的体位。适宜于取前头、颜面和颈前等部位的腧穴(图 3-7)。

5.俯伏坐位

患者身体正坐,两臂屈伏于案上,头前倾或伏于臂上,面部朝下的体位。适宜于取后头和项、背部的腧穴(图 3-8)。

6.侧伏坐位

患者身体正坐,两臂侧屈伏于案上,头侧伏于臂,面部朝向一侧的体位。适宜于取头部的一侧、面颊及耳前后部位的腧穴(图 3-9)。

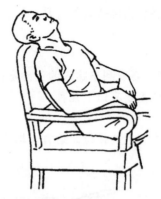

图 3-7　仰靠坐位

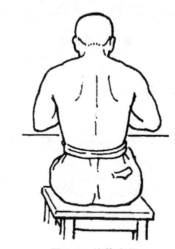

图 3-8　俯伏坐位

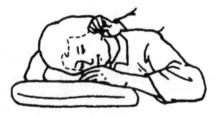

图 3-9　侧伏坐位

在临床上除上述常用体位外,对某些腧穴则应根据腧穴的具体不同要求采取不同的体位。同时也应注意根据处方所取腧穴的位置,尽可能用同一种体位针刺取穴。如因治疗要求和某些腧穴定位的特点而必须采用两种不同体位时,应根据患者的体质、病情等具体情况灵活掌握。对初诊、精神紧张或年老、体弱、病重的患者,有条件时应尽量采取卧位,以防患者感到疲劳或晕针等。

(三)消毒

针刺治病要有严格的无菌观念,切实做好消毒工作。针刺前的消毒范围包括针具器械、医者的双手、患者的施术部位、治疗室用具等。

1.针具器械消毒

目前国内外在有条件的地区提倡使用一次性针具,对于普通针具、器械的消毒以高压蒸汽灭菌法较常用。

(1)高压蒸汽灭菌法:将毫针等针具用布包好,放在密闭的高压蒸汽锅内灭菌。一般在 $1\sim1.4$ kg/cm^2 的压力,$115\sim123$ ℃的高温下,保持 30 分钟以上,可达到消毒灭菌的要求。

(2)药液浸泡消毒法:将针具放入 75％乙醇内浸泡 $30\sim60$ 分钟,取出用消毒巾或消毒棉球擦干后使用。也可置于器械消毒液内浸泡,如"84"消毒液,可按规定浓度和时间进行浸泡消毒。直接和毫针接触的针盘、针管、针盒、镊子等,可用 2％戊二醛溶液浸泡 $15\sim20$ 分钟后,达到消毒目的时才能使用。经过消毒的毫针,必须放在消毒过的针盘内,并用消毒巾或消毒纱布遮盖好。

(3)环氧乙烷气体消毒法:根据国际 ISO 标准,提倡使用环氧乙烷气体消毒。一般多采用小型环氧乙烷灭菌器。灭菌条件:温度 $55\sim60$ ℃,相对湿度 60％～80％,浓度 800 mg/L,时间 6 小时。已消毒的毫针,应用时只能一针一穴,不能重复使用。

2.医者手指消毒

针刺前,医者应先用肥皂水将手洗刷干净,待干,再用 75％乙醇棉球擦拭后,方可持针操作。持针施术时,医者应尽量避免手指直接接触针身,如某些刺法需要触及针身时,必须用消毒干棉球作隔物,以确保针身无菌。

3.针刺部位消毒

在患者需要针刺的穴位皮肤上用 75％乙醇棉球擦拭消毒,或先用 2％碘酊涂擦,稍干后,再用 75％乙醇棉球擦拭脱碘。擦拭时应从腧穴部位的中心点向外绕圈消毒。当穴位皮肤消毒后,切忌接触污物,保持洁净,防止重新污染。

4.治疗室内的消毒

针灸治疗室内的消毒,包括治疗台上的床垫、枕巾、毛毯、垫席等物品,要按时换洗晾晒,如采用一人一用的消毒垫布、垫纸、枕巾则更好。治疗室也应定期消毒净化,保持空气流通,环境卫生洁净。

四、进针法

针刺操作时,一般应双手协同操作,紧密配合。《难经·七十八难》说:"知为针者信其左,不知为针信其右。"《标幽赋》更进一步阐述其义:"左手重而多按,欲令气散;右手轻而徐入,不痛之因。"临床上一般用右手持针操作,主要是拇、示、中指夹持针柄,其状如持笔(图 3-10),故右手称为"刺手"。左手爪切按压所刺部位或辅助针身,故称左手为"押手"。

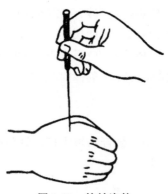

图 3-10　持针姿势

刺手的作用主要是掌握针具,施行手法操作;进针时,运指力于针尖,而使针刺入皮肤,行针时便于左右捻转、上下提插和弹震刮搓及出针时的手法操作等。

押手的作用主要是固定腧穴的位置,夹持针身协助刺手进针,使针身有所依附,保持针垂直,力达针尖,以利于进针、减少疼痛和协助调节、控制针感。

临床常用进针方法有以下几种。

(一)单手进针法

单手进针法多用于较短的毫针。右手拇、示指持针,中指端紧靠穴位,指腹抵住针体中部,当拇、示指向下用力时,中指也随之屈曲,将针刺入,直至所需的深度(图 3-11)。此法三指并用,尤适宜于双穴同时进针。此外,还有用拇、示指夹持针体,中指尖抵触穴位,拇、示指所夹持的针沿中指尖端迅速刺入,不施捻转。针入穴位后,中指即离开应针之穴,此时拇、示、中指可随意配合,施行补泻。

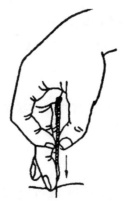

图 3-11　基本单手进针法

(二)双手进针法

1.指切进针法

指切进针法又称爪切进针法,用左手拇指或示指端切按在腧穴位置的旁边,右手持针,紧靠左手指甲面将针刺入腧穴(图 3-12)。此法适用于短针的进针。

2.夹持进针法

夹持进针法或称骈指进针法,即用左手拇、示二指持捏消毒干棉球,夹住针身下端,将针尖固定在所刺腧穴的皮肤表面,右手捻动针柄,将针刺入腧穴(图 3-13)。此法适用于长针的进针。

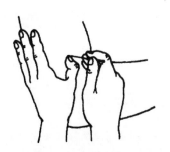

图 3-12　指切进针法

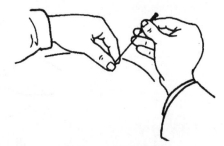

图 3-13　夹持进针法

临床上也有采用插刺进针的,即单用右手拇、示二指夹持消毒干棉球,夹住针身下端,使针尖露出 2～3 分,对准腧穴的位置,将针迅速刺入腧穴,然后将针捻转刺入一定深度,并根据需要适当配合押手行针。

3.舒张进针法

用左手拇、示二指将针刺入腧穴部位的皮肤向两侧撑开,使皮肤绷紧,右手持针,使针从左手拇、示二指的中间刺入。此法主要用于皮肤松弛部位的腧穴(图 3-14)。

4.提捏进针法

用左手拇、示二指将针刺入腧穴部位的皮肤提起,右手持针,从捏起的上端将针刺入。此法主要用于皮肉浅薄部位的腧穴,如印堂穴等(图 3-15)。

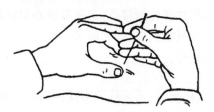

图 3-14　舒张进针法

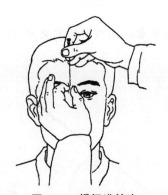

图 3-15　提捏进针法

(三)针管进针法

针管进针法即备好塑料、玻璃或金属制成的针管,针管长度比毫针短 2～3 cm,以便露出针柄。针管的直径,以能顺利通过针尾为宜。进针时左手持针管,将针装入管内,针尖与针管下端平齐,置于应刺的腧穴上,针管上端露出针柄 2～3 cm,用右手示指叩打针尾或用中指弹击针尾,即可使针刺入,然后退出针管,再运用行针手法(图 3-16)。

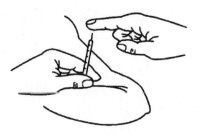

图 3-16　针管进针法

五、针刺的方向、角度和深度

(一)针刺的方向

针刺的方向是指进针时针尖对准的某一方向或部位,一般依经脉循行的方向、腧穴的部位特点和治疗的需要而定。

1.依循行定方向

依循行定方向即根据针刺补泻的需要,为达到"迎随补泻"的目的,在针刺时结合经脉循行的方向,或顺经而刺,或逆经而刺。一般认为,当行补法时,针尖与经脉循行的方向一致;行泻法时,针尖与经脉循行的方向相反。

2.依腧穴定方向

为保证针刺安全,根据腧穴所在部位的特点,某些部位必须朝向某一特定方向或部位。如针刺哑门穴时,针尖应朝向下颌方向缓慢刺入;针刺廉泉穴时,针尖应朝向舌根方向缓慢刺入;针刺背部的某些腧穴,针尖要朝向脊柱等。

3.依病情方向

依病情方向即根据病情的治疗需要,为使针刺的感应到达病变所在的部位,针刺时针尖应朝向病所,以使"气至病所"。

(二)针刺的角度

针刺的角度是指进针时针身与皮肤表面所形成的夹角(图 3-17),一般分为以下 3 种。

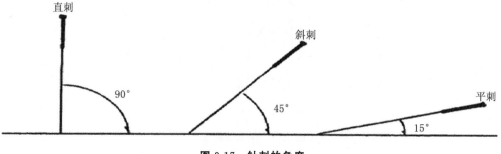

图 3-17　针刺的角度

1.直刺

针身与皮肤表面成 90°左右垂直刺入。此法适用于人体大部分腧穴。

2.斜刺

针身与皮肤表面成 45°左右倾斜刺入。此法适用于肌肉浅薄处或内有重要脏器,或不宜直刺、深刺的腧穴。

3.平刺

针身与皮肤表面成15°左右沿皮刺入,又称横刺、沿皮刺。此法适用于皮薄肉少部位的腧穴,如头部腧穴等。

(三)针刺的深度

临床常根据患者的体质、年龄、病情、部位等方面确定进针的深度。

(1)年龄:年老体弱,气血衰退;小儿娇嫩,稚阴稚阳,均不宜深刺。中青年身强体壮者,可适当深刺。

(2)体质:形瘦体弱者宜浅刺;形盛体强者宜深刺。

(3)病情:阳证、新病宜浅刺;阴证、久病宜深刺。

(4)部位:头面、胸腹及皮薄肉少处的腧穴宜浅刺;四肢、臀、腹及肌肉丰满处的腧穴宜深刺。

六、行针与得气

毫针进针后,为使患者产生针刺感应,或进一步调整针感的强弱及使针感向某一方向扩散、传导而采取的操作方法,称为"行针",亦称"运针"。行针手法包括基本手法和辅助手法两类。

(一)基本手法

行针的基本手法是毫针刺法的基本动作,古今临床常用的主要有提插法和捻转法两种。两种基本手法临床施术时既可单独应用,又可配合应用。

1.提插法

将针刺入腧穴一定深度后,施以上提下插的操作手法。针由浅层向下刺入深层的操作谓之插,从深层向上引退至浅层的操作谓之提,如此反复地上下纵向运动的行针手法,称为提插法(图3-18)。提插幅度的大小、层次的变化、频率的快慢和操作时间的长短,应根据患者的体质、病情、腧穴部位和针刺目的等不同灵活掌握。使用提插法时,指力一定要均匀一致,幅度不宜过大,一般以3~5分为宜;频率不宜过快,每分钟60次左右,保持针身垂直,不改变针刺角度、方向和深度。一般认为行针时提插的幅度大,频率快,刺激量就大;反之,提插的幅度小,频率慢,刺激量就小。

2.捻转法

将针刺入腧穴一定深度后,施以向前向后捻转动作的操作手法。这种使针在腧穴内反复前后来回旋转的行针手法,称为捻转法(图3-19)。捻转角度的大小、频率的快慢、时间的长短等,需根据患者的体质、病情、腧穴的部位、针刺目的等具体情况而定。使用捻转法时,指力要均匀,角度要适当,一般应掌握在180°左右,不能单向捻针,否则针身易被肌纤维所缠绕,引起局部疼痛和导致滞针而出针困难。一般认为捻转角度大,频率快,刺激量大;捻转角度小,频率慢,刺激量小。

(二)辅助手法

行针的辅助手法,是行针基本手法的补充,是为了促使得气和加强针刺感应的操作手法。临床常用的行针辅助手法有以下几种。

1.循法

针刺不得气时,可以用循法催气。其法是医者用顺着经脉的循行径路,在腧穴的上下部轻柔地按揉或叩打(图3-20)。《针灸大成·三衢杨氏补泻》指出:"凡下针,若气不至,用指于所属部分经络之路,上下左右循之,使气血往来,上下均匀,针下自然气至沉紧。"说明此法能推动气血,激发经气,促使针后易于得气。

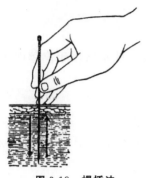

图3-18 提插法

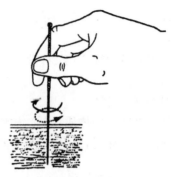

图3-19 捻转法

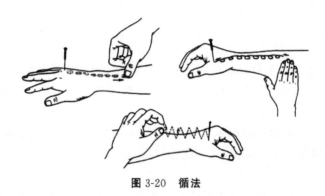

图3-20 循法

2.弹法

弹法是指在留针过程中,以手指轻弹针尾或针柄,使针体微微振动,以加强针感,助气运行的方法(图3-21)。《针灸问对》曰:"如气不行,将针轻弹之,使气速行。"本法有催气、行气的作用。

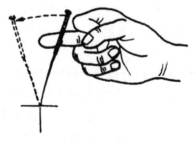

图3-21 弹法

3.刮法

刮法是指毫针刺入一定深度后,经气未至,以拇指或示指的指腹抵住针尾,用拇指或示指或中指指甲,由下而上或由上而下频频刮动针柄,促使得气的方法。本法在针刺不得气时用之可激发经气,如已得气者可以加强针刺感应的传导和扩散(图3-22)。

4.摇法

摇法是指毫针刺入一定深度后,手持针柄,将针轻轻摇动,以行经气的方法。《针灸问对》有"摇以行气"的记载。其法有二:一是直立针身而摇,以加强得气的感应;二是卧倒针身而摇,使经气向一定方向传导(图3-23)。

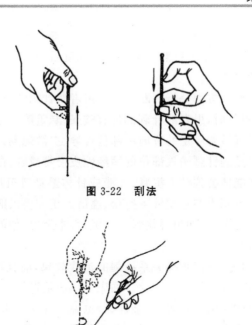

图 3-22　刮法

图 3-23　摇法

5.飞法

针后不得气者,用右手拇、示指执持针柄,细细捻搓数次,然后张开两指,一搓一放,反复数次,状如飞鸟展翅,故称飞法(图 3-24)。《医学入门·杂病穴法》载:"以大指次指捻针,连搓三下,如手颤之状,谓之飞。"本法的作用在于催气、行气,并使针刺感应增强。

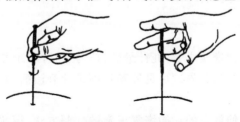

图 3-24　飞法

6.震颤法

震颤法是指针刺入一定深度后,右手持针柄,用小幅度、快频率的提插手法,使针身轻微震颤的方法。本法可促使针下得气,增强针刺感应(图 3-25)。

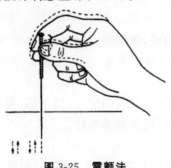

图 3-25　震颤法

(三)得气

古称"气至",近称"针感",是指毫针刺入腧穴一定深度后,施以提插或捻转等行针手法,使针刺部位获得"经气"感应,谓之得气。

针下是否得气,可以从两个方面分析判断。一是患者对针刺的感觉和反应,另一是医者对刺手指下的感觉。针刺腧穴得气时,患者的针刺部位有酸胀、麻重等自觉反应,有时出现热、凉、痒、痛、抽搐、蚁行等感觉,或呈现沿着一定的方向和部位传导、扩散现象。少数患者还会出现循经性肌肤震颤等反应,有的还可见到针刺腧穴部位的循经性皮疹带或红、白线等现象。当患者有自觉反应的同时,医者的刺手亦能体会到针下沉紧、涩滞或针体颤动等反应。若针刺后未得气,患者无任何特殊感觉或反应,医者刺手亦感觉针下空松、虚滑。正如窦汉卿《标幽赋》所说:"轻滑慢而未来,沉涩紧而已至……气之至也,如鱼吞钩饵之浮沉;气未至也,如闲处幽堂之深邃。"这是对得气与否所作的最形象的描述。

得气与否以及气至的迟速,不仅直接关系针刺的治疗效果,而且可以借此推测疾病的预后。《灵枢·九针十二原》说:"刺之要,气至而有效。"临床上一般是得气迅速时疗效较好,得气较慢时效果就差,若不得气时就可能无治疗效果。《金针赋》也说:"气速效速,气迟效迟。"在临床上若刺之而不得气时,要分析经气不至的原因。或因取穴定位不准确,手法运用不当,或为针刺角度有误,深浅失度,对此就应重新调整腧穴的针刺部位、角度、深度,运用必要的针刺手法,以促使得气。如患者病久体虚,正气虚惫,以致经气不足;或因其他病理因素,感觉迟钝、丧失而不易得气时,可采用行针催气,或留针候气,或用温针,或加艾灸,以助经气的来复,而促使得气。若用上法而仍不得气者,多属正气衰竭,当考虑配合或改用其他治疗方法。临床上常可见到,初诊时针刺得气较迟或不得气者,经过针灸等方法治疗后,逐渐出现得气较速或有气至现象,说明肌体正气渐复,疾病向愈。

七、针刺补泻

《灵枢·九针十二原》说:"虚实之要,九针最妙,补泻之时,以针为之。"《备急千金要方·用针略例》指出:"凡用针之法,以补泻为先。"可见针刺补泻是针刺治病的一个重要环节,也是毫针刺法的核心内容。

补法,泛指能鼓舞正气,使低下的功能恢复正常的针刺方法;泻法,泛指能疏泄邪气,使亢进的功能恢复正常的针刺方法。针刺补泻是通过针刺腧穴,采用适当的手法激发经气以补益正气、疏泄邪气,调节人体的脏腑经络功能,促使阴阳平衡而恢复健康的方法。古代医家在长期的医疗实践中,创造和总结出不少针刺补泻手法,现择要简述如下。

(一)单式补泻手法

1.捻转补泻

针下得气后,捻转角度小,用力轻,频率慢,操作时间短者为补法;捻转角度大,用力重,频率快,操作时间长者为泻法。也有以左转时角度大,用力重者为补;右转时角度大,用力重者为泻。

2.提插补泻

针下得气后,先浅后深,重插轻提,提插幅度小,频率慢,操作时间短者为补法;先深后浅,轻插重提,提插幅度大,频率快,操作时间长者为泻法。

3.疾徐补泻

进针时徐徐刺入,少捻转,疾速出针者为补法;进针时疾速刺入,多捻转,徐徐出针者为泻法。

4.迎随补泻

进针时针尖随着经脉循行去的方向刺入为补法;针尖迎着经脉循行来的方向刺入为泻法。

5.呼吸补泻

患者呼气时进针,吸气时出针为补法;吸气时进针,呼气时出针为泻法。

6.开阖补泻

出针后迅速揉按针孔为补法;出针时摇大针孔而不揉按为泻法。

7.平补平泻

进针得气后,施以均匀的提插、捻转手法,适用于虚实不明显或虚实夹杂的病证。

(二)复式补泻手法

1.烧山火法

将针刺入腧穴应刺深度的上 1/3(天部),得气后行捻转补法或紧按慢提九数;再将针刺入中 1/3(人部),如上施术;然后将针刺入下 1/3(地部),如上施术;继之退至浅层,称为一度。如此反复操作数度,使针下产生热感。在操作过程中,可配合呼吸补法(图 3-26)。多用于治疗冷痹顽麻、虚寒性疾病等。

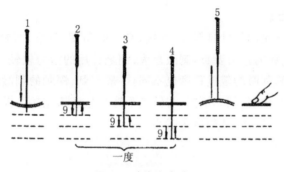

图 3-26　烧山火法

2.透天凉法

先将针刺入腧穴应刺深度的下 1/3(地部),得气后行捻转泻法或紧提慢按六数;再将针紧提至中 1/3(人部),如上施术;然后将针紧提至上 1/3(天部),如上施术,称为一度。如此反复操作数度,使针下产生凉感。在操作过程中,可配合呼吸泻法(图 3-27)。多用于治疗热痹、急性痈肿等实热性疾病。

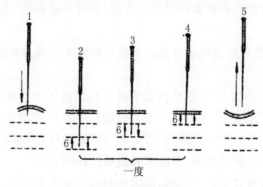

图 3-27　透天凉法

(三)影响针刺补泻效应的因素

1.肌体所处的功能状态

在不同的病理状态下,针刺可以产生不同的调整作用(即补泻效果)。当肌体处于虚惫状态而呈虚证时,针刺可以起到扶正补虚的作用。若肌体处于虚脱状态时,针刺还可以起到回阳固脱的作用;当肌体处于邪盛状态而呈实热、邪闭的实证时,针刺可以起到清热启闭、祛邪泻实的作用。例如,胃肠功能亢进而痉挛疼痛时,针刺可解痉止痛;胃肠功能抑制而蠕动缓慢、腹胀纳呆时,针刺可加强胃肠蠕动,提高消化功能,消除腹胀、增进食欲。大量的临床实践和实验研究表明,针刺当时的肌体功能状态,是产生针刺补泻效果的主要因素。

2.腧穴作用的相对特异性

腧穴的主治功用不仅具有普遍性,而且具有相对特异性。人体不少腧穴,如关元、气海、命门、膏肓、背俞穴等,都能鼓舞人体正气,促使功能旺盛,具有强壮作用,适宜于补虚益损。此外,很多腧穴,如水沟、委中、十二井、十宣等穴,都能疏泄病邪,抑制人体功能亢进,具有祛邪作用,适宜于祛邪泻实。当施行针刺补泻时,必须结合腧穴作用的相对特异性,才能产生针刺补泻的效果。

3.针具及手法轻重因素

影响针刺补泻因素与使用的针具粗细、长短,刺入的角度、深度,行针时的幅度、频率等有直接关系。一般来说,粗毫针的指力要重,刺激量大;细毫针用的指力较轻,刺激量就小。毫针刺入腧穴的角度、深度不同,其刺激的轻重程度也不同,一般直刺、深刺的刺激量要大些,平刺、浅刺的刺激量要小些。行针时的幅度、频率不同,与针刺手法轻重密切相关。提插幅度大、捻转角度大、频率快者,其刺激量就大。反之,其刺激量就小。

八、留针与出针

(一)留针法

留针指将针刺入腧穴施术后,使针留置穴内。留针的目的是为了加强针刺的作用和便于继续行针施术。留针的方法有静留针和动留针两种。静留针法指在留针过程中不再行针;动留针法指在留针过程中作间歇性行针。一般病证只要针下得气而施以适当的补泻手法后,即可出针或留针10~20分钟。但对一些特殊病证,如急性腹痛,破伤风、角弓反张,寒性、顽固性疼痛或痉挛性病证,需适当延长留针时间,有时留针可达数小时,以便在留针过程中作间歇性行针,以增强、巩固疗效。在临床上留针与否或留针时间的长短,不可一概而论,应根据患者具体病情而定。

(二)出针法

出针又称起针、退针,指将针拔出的方法。在施行针刺手法或留针达到预定针刺目的和治疗要求后,即可出针。

出针的方法,一般以左手拇、示二指持消毒干棉球轻轻按压于针刺部位,右手持针做轻微地小幅度捻转,并将针缓慢提至皮下(不可单手用力过猛),静留片刻,然后出针。出针时,依补泻的不同要求,分别采取"疾出"或"徐出"以及"疾按针孔"或"摇大针孔"的方法出针。出针后,除特殊需要外,都要用消毒棉球轻压针孔片刻,以防出血或针孔疼痛。

当针退出后,要仔细查看针孔是否出血,询问针刺部位有无不适感,检查核对针数有否遗漏,还应注意有无晕针延迟反应现象。

九、针刺意外的护理与预防

(一)晕针

在针刺过程中患者出现头晕目眩,面色苍白,胸闷心慌,恶心,甚至四肢厥冷,出冷汗,脉搏微弱或神志昏迷,血压下降,大便失禁等晕厥现象,称为晕针。

1.原因

多见于初次接受治疗的患者,可因精神紧张,体质虚弱,过度劳累、饥饿,或大汗、大泻、大失血后,或体位不适,或操作者手法过重,刺激量过大而引起。

2.护理

立即停止针刺,将针迅速取出。患者平卧,头部放低,松开衣带,注意保暖。清醒者给饮温开水或糖水,即可恢复。如已发生晕厥,用指掐或针刺急救穴,如水沟、素、内关、足三里,灸百会、关元、气海等穴。若症状仍不缓解,可配合其他急救措施。

3.预防

对初次接受针治者,要做好解释工作,解除恐惧、紧张心理;正确选取舒适持久的体位,尽量采用卧位,选穴宜少,手法要轻;对劳累、饥饿、大渴的患者,应嘱其休息、进食、饮水后再予针治;针刺过程中,应随时注意观察患者的神色,询问其感觉,有头晕心慌时应停止操作或起针,让患者卧床休息。此外,应注意室内空气流通,消除过冷、过热等因素。

(二)滞针

在针刺入腧穴后,操作者感觉针下涩滞,捻转、提插、出针均感困难,而患者则感觉疼痛的现象。

1.原因

患者精神紧张,针刺后局部肌肉强烈挛缩,或因行针时捻转角度过大过快和持续单向捻转等,而致肌纤维缠绕针身所致。

2.护理

嘱患者消除紧张,使局部肌肉放松,操作者揉按穴位四周,或弹动针柄。如仍不能放松时,可在附近再刺一针,以宣散气血、缓解痉挛,将针起出。若因单向捻针而致者,需反向将针捻回。

3.预防

对精神紧张及初诊者,应先做好解释工作,消除顾虑。进针时应避开肌腱,行针手法宜轻巧,捻转角度不宜过大过快,避免连续单向捻转。

(三)弯针

弯针是指进针时或将针刺入腧穴后,针身在体内发生弯曲的现象。

1.原因

进针手法不熟练,用力过猛过快;或针下碰到坚硬组织;或因患者在留针过程中改变了体位;或因针柄受外力碰撞;或因滞针处理不当。

2.护理

发生弯针后,切忌用力捻转、提插。应顺着针弯曲的方向将针慢慢退出,若患者体位改变,则应嘱患者恢复原来的体位,使局部肌肉放松,再行退针。

3.预防

操作者手法要熟练,指力要轻巧,避免进针过猛、过速。患者的体位要舒适,留针期间不得随意变动体位。针刺部位和针柄不得受外物碰压。

(四)断针

又称折针,是指针体折断在人体内。

1.原因

多由于针具质量差,或针身、针根有剥蚀损伤,术前疏丁检查;或钊刺时将钊身全部刺入,行针时强力提插、捻转;或留针时患者体位改变;或遇弯针、滞针未及时正确处理,并强力抽拔;或因外物碰压。

2.护理

嘱患者不要惊慌,保持原有体位,以免残端向深层陷入。若断针尚有部分露于皮肤之外,可用镊子或血管钳拔出。若断端与皮肤相平,可轻轻下压周围组织,使针体显露,再拔。若折断部分全部深入皮下,须在 X 线下定位,手术取出。

3.预防

针前仔细检查针具,不符合要求者剔除不用;针身不可全部刺入;避免过猛过强的捻转、提插;针刺和留针时患者不能随意更换体位;发生弯针、滞针时应及时处理,不可强行硬拔。

(五)血肿

血肿是指针刺部位出现的皮下出血而引起肿痛的现象。表现为出针后皮肤青紫或肿起,局部疼痛。

1.原因

针尖弯曲带钩,使皮肉受损,或刺伤血管所致。

2.护理

若微量的皮下出血而出现小块青紫时,一般不必处理,可自行消退。若局部肿胀疼痛较剧,青紫面积大而且影响活动功能时,可先做冷敷止血后,再做热敷,促使瘀血消散吸收。

3.预防

仔细检查针具,熟悉人体解剖部位,针刺时避开血管;针刺手法不宜过重,切忌强力捣针,并嘱患者不可随便移动体位。出针时立即用消毒干棉球揉按压迫针孔。容易出血的穴位有太阳、百会、合谷等。

(六)气胸

1.原因

凡胸背部或锁骨上窝针刺过深或角度不当,均可能造成创伤性气胸。症状表现为胸闷、胸痛、咳嗽,重则呼吸困难、面色苍白、发绀、晕厥等,处理不当可造成死亡。

2.护理

发现气胸后应立即报告医师,让患者卧床或半坐卧位休息,配合医师进行对症处理,如吸氧、输液、观察生命体征,必要时行胸腔穿刺抽气。

3.预防

凡是胸背部或锁骨上窝腧穴均应浅刺或斜刺,切忌刺入过深。

(七)大出血

1.原因

由于腧穴定位不正确,刺入较大动脉,如颈、腹腔、股动脉均可造成大出血。

2.护理

立即用消毒纱布压迫出血部位,同时报告医师进行抢救,观察患者生命体征,必要时输液、输血。

3.预防

进针时避开大血管处。

十、注意事项

(1)患者在饥饿、疲劳、精神高度紧张时不宜立即进行针刺,体弱者(身体瘦弱、气血亏虚)不宜用强刺激。孕妇、妇女行经期尽量不采用针刺法。

(2)针刺时尽量取卧位,进针后立即盖好衣被,以防感冒。

(3)针刺时严格按无菌技术进行操作,一个穴位使用一枚针,防止交叉感染。

(4)针刺时应避开皮肤瘢痕、感染、溃疡、肿瘤部位,有自发出血倾向者不宜针刺。

(5)对胸、胁、腰、背脏腑所居之处的腧穴,以及眼区、项部、脊椎部的腧穴应严格掌握进针的深度、角度,以防止事故的发生。

(6)针刺过程中应随时观察患者全身状态,有无不良反应。

(刘　霞)

第三节　耳针疗法及护理

耳针是指在相应的耳穴上采用针刺或其他方法进行刺激以防治疾病的方法。耳穴是指分布在耳郭上与脏腑经络、组织器官、四肢躯干相互沟通的特定区域。当人体发生疾病时,常会在耳穴出现"阳性反应",如压痛、变形、变色、结节、丘疹、凹陷、脱屑、电阻降低等,这些反应点是耳针防治疾病的刺激点。耳针治疗范围广泛,操作方便,且对疾病诊断有一定的参考意义。

一、耳与经络脏腑的联系

耳与经络之间有着密切的联系。《阴阳十一脉灸经》记载了"耳脉",《内经》对耳与经脉、经别、经筋的关系做了较详细的阐述。手太阳、手足少阳、手阳明等经脉、络脉、经别均入耳中,足阳明、足太阳的经脉则分别上耳前、至耳上角。六阴经虽不直接入耳,但也通过经别与阳经相合,而与耳相联系。因此,十二经脉均直接或间接上达于耳。奇经八脉中阴跷、阳跷脉并入耳后,阳维脉循头入耳。故《灵枢·口问》曰:"耳者,宗脉之所聚也。"

耳与脏腑之间也有着密切的联系。《灵枢·脉度》曰:"肾气通于耳,肾和则耳能闻五音矣。"《难经·四十难》曰:"肺主声,故令耳闻声。"《证治准绳·杂病》曰:"肾为耳窍之主,心为耳窍之客。"《厘正按摩要术》曰:"耳珠属肾,耳轮属脾,耳上轮属心,耳皮肉属肺,耳背玉楼属肝""耳上属心……耳下属肾……耳后耳里属肺……耳后耳外属肝……耳后中间属脾",进一步将耳郭分为心、肝、脾、肺、肾五部,说明耳与脏腑在生理、病理上是息息相关的。

二、耳郭表面解剖

(1)耳郭:分为凹面的耳前和凸面的耳背,其表面解剖如下(图 3-28、图 3-29)。

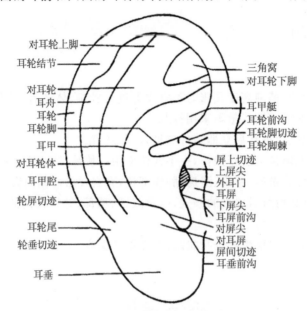

图 3-28　耳郭表面的解剖(前)

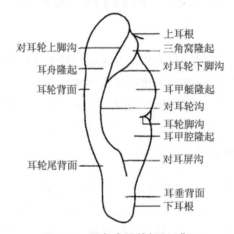

图 3-29　耳郭表面的解剖(背)

(2)耳轮:耳郭卷曲的游离部分。

(3)耳轮结节:耳轮后上部的膨大部分。

(4)耳轮尾:耳轮向下移行于耳垂的部分。

(5)轮垂切迹:耳轮和耳垂后缘之间的凹陷处。

(6)耳轮脚:耳轮深入耳甲的部分。

(7)耳轮脚棘:耳轮脚和耳轮之间的软骨隆起。

(8)耳轮脚切迹:耳轮脚棘前方的凹陷处。

(9)对耳轮:与耳轮相对呈"Y"字型的隆起部,由对耳轮体、对耳轮上脚和对耳轮下脚三部分组成。

(10)对耳轮体：对耳轮下部呈上下走向的主体部分。

(11)对耳轮上脚：对耳轮向前上分支的部分。

(12)对耳轮下脚：对耳轮向前下分支的部分。

(13)三角窝：对耳轮上、下脚与相应耳轮之间的三角形凹窝。

(14)耳舟：耳轮与对耳轮之间的凹沟。

(15)耳屏：耳郭前方呈瓣状的隆起。

(16)屏上切迹：耳屏与耳轮之间的凹陷处。

(17)对耳屏：耳垂上方，与耳屏相对的瓣状隆起。

(18)屏间切迹：耳屏与对耳屏之间的凹陷处。

(19)轮屏切迹：对耳轮与对耳屏之间的凹陷处。

(20)耳垂：耳郭下部无软骨的部分。

(21)耳甲：部分耳轮和对耳轮、对耳屏、耳屏及外耳门之间的凹窝。由耳甲艇、耳甲腔两部分组成。

(22)耳甲腔：耳轮脚以下的耳甲部。

(23)耳甲艇：耳轮脚以上的耳甲部。

(24)外耳门：耳甲腔前方的孔窍。

三、耳穴的分布特点

耳穴是指分布在耳郭上的一些特定区域。耳穴在耳郭的分布犹如一个倒置在子宫内的胎儿，头部朝下臀部朝上。分布规律为：与头面相应的耳穴在耳垂和对耳屏；与上肢相应的耳穴在耳舟；与躯干和下肢相应的耳穴在对耳轮体部和对耳轮上、下脚；与内脏相应的耳穴集中在耳甲，其中与腹腔脏器相应的耳穴多在耳甲艇，与胸腔脏器相应的耳穴多在耳甲腔，与消化道相应的耳穴多在耳轮脚周围(图 3-30)。

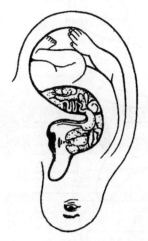

图 3-30　耳穴形象分布规律图

四、耳穴的定位和主治

为了方便准确取穴，《耳穴名称与部位的国家标准方案》按耳的解剖将每个部位划分成若干个区，并依区定穴，共计 91 个穴位(图 3-31、图 3-32)。

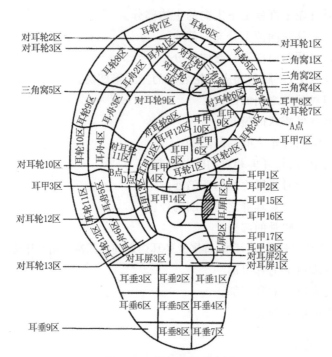

图 3-31　耳郭分区示意图

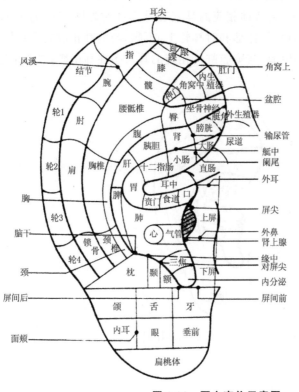

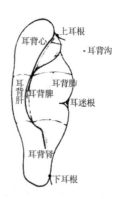

图 3-32　耳穴定位示意图

(一)耳轮穴位

耳轮分为 12 个区。耳轮脚为耳轮 1 区;将耳轮脚切迹到对耳轮下脚上缘之间的耳轮分为 3 等份,自下向上依次为耳轮 2 区、3 区、4 区;对耳轮下脚上缘到对耳轮上脚前缘之间的耳轮为耳轮 5 区;对耳轮上脚前缘到耳尖之间的耳轮为耳轮 6 区;耳尖到耳轮结节上缘为耳轮 7 区;耳轮结节上缘到耳轮结节下缘为耳轮 8 区;耳轮结节下缘到轮垂切迹之间的耳轮分为 4 等份,自上而下依次为耳轮 9 区、10 区、11 区和 12 区。耳轮的穴位定位及主治见表 3-3。

表 3-3 耳轮穴位定位及主治

穴名	部位	主治
耳中	在耳轮脚处,即耳轮 1 区	呃逆、荨麻疹、皮肤瘙痒症、小儿遗尿、咯血、出血性疾病
直肠	在耳轮脚棘前上方的耳轮处,即耳轮 2 区	便秘、腹泻、脱肛、痔疮
尿道	在直肠上方的耳轮处,即耳轮 3 区	尿频、尿急、尿痛、尿潴留
外生殖器	在对耳轮下脚前方的耳轮处,即耳轮 4 区	睾丸炎、附睾炎、阴道炎、外阴瘙痒症
肛门	在三角窝前方的耳轮处,即耳轮 5 区	痔疮、肛裂
耳尖	在耳郭向前对折的上部尖端处,即耳轮 6 区、7 区交界处	发热、高血压病、急性结膜炎、睑腺炎、牙痛、失眠
结节	在耳轮结节处,即耳轮 8 区	头晕、头痛、高血压病
轮 1	在耳轮结节下方的耳轮处,即耳轮 9 区	发热、扁桃体炎、上呼吸道感染
轮 2	在轮 1 下方的耳轮处,即耳轮 10 区	发热、扁桃体炎、上呼吸道感染
轮 3	在轮 2 下方的耳转处,即耳轮 11 区	发热、扁桃体炎、上呼吸道感染
轮 4	在轮 3 下方的耳轮处,即耳轮 12 区	发热、扁桃体炎、上呼吸道感染

(二)耳舟穴位

将耳舟分为 6 等份,自上而下依次为耳舟 1 区、2 区、3 区、4 区、5 区、6 区,耳舟的穴位定位及主治见表 3-4。

表 3-4 耳舟穴位定位及主治

穴名	部位	主治
指	在耳舟上方处,即耳舟 1 区	甲沟炎、手指麻木和疼痛
腕	在指区的下方处,即耳舟 2 区	腕部疼痛
风溪	在耳轮结节前方,指区与腕区之间,即耳舟 1 区、2 区交界处	荨麻疹、皮肤瘙痒症、过敏性鼻炎
肘	在腕区的下方处,即耳舟 3 区	肱骨外上髁炎、肘部疼痛
肩	在肘区的下方处,即耳舟 4 区、5 区	肩关节周围炎、肩部疼痛
锁骨	在肩区的下方处,即耳舟 6 区	肩关节周围炎

(三)对耳轮穴位

对耳轮分为 13 个区。将对耳轮上脚分为上、中、下 3 等份,下 1/3 为对耳轮 5 区,中 1/3 为对耳轮 4 区;再将上 1/3 分为上、下 2 等份,下 1/2 为对耳轮 3 区;再将上 1/2 分为前后 2 等份,后 1/2 为对耳轮 2 区,前 1/2 为对耳轮 1 区。将对耳轮下脚分为前、中、后 3 等份,中、前 2/3 为对耳轮 6 区,后 1/3 为对耳轮 7 区。将对耳轮体从对耳轮上、下脚分叉处至轮屏切迹分为 5 等份,再沿对耳轮耳甲缘将对耳轮体分为前 1/4 和后 3/4 两部分,前上 2/5 为对耳轮 8 区,后上 2/5 为对耳轮 9 区,前中 2/5 为对耳轮 10 区,后中 2/5 为对耳轮 11 区,前下 1/5 为对耳轮 12 区,后下 1/5 为对耳轮 13 区。对耳轮的穴位定位及主治见表 3-5。

表 3-5　对耳轮穴位部位及主治

穴名	部位	主治
跟	在对耳轮上脚前上部,即对耳轮 1 区	足跟痛
趾	在耳尖下方的对耳轮上脚后上部,即对耳轮 2 区	甲沟炎、趾部疼痛
踝	在趾、跟区下方处,即对耳轮 3 区	踝关节扭伤
膝	在对耳轮上脚的中 1/3 处,即对耳轮 4 区	膝关节疼痛、坐骨神经痛
髋	在对耳轮上脚的下 1/3 处,即对耳轮 5 区	髋关节疼痛、坐骨神经痛、腰骶部疼痛
坐骨神经	在对耳轮下脚的前 2/3 处,即对耳轮 6 区	坐骨神经痛、下肢瘫痪
交感	在对耳轮下脚末端与耳轮内缘相交处,即对耳轮 6 区前端	胃肠痉挛、心绞痛、胆绞痛、输尿管结石、自主神经功能紊乱
臀	在对耳轮下脚的后 1/3 处,即对耳轮 7 区	坐骨神经痛、臀筋膜炎
腹	在对耳轮体前部上 2/5 处,即对耳轮 8 区	腹痛、腹胀、腹泻、急性腰扭伤、痛经、产后宫缩痛
腰骶椎	在腹区后方,即对耳轮 9 区	腰骶部疼痛
胸	在对耳轮体前部中 2/5 处,即对耳轮 10 区	胸胁疼痛、肋间神经痛、胸闷、乳腺炎
胸椎	在胸区后方,即对耳轮 11 区	胸痛、经前乳房胀痛、乳腺炎、产后泌乳不足
颈	在对耳轮体前部下 1/5 处,即对耳轮 12 区	落枕、颈项疼痛
颈椎	在颈区后方,即对耳轮 13 区	落枕、颈椎综合征

(四)三角窝穴位

将三角窝由耳轮内缘至对耳轮上、下脚分叉处分为前、中、后 3 等份,中 1/3 为三角窝 3 区;再将前 1/3 分为上、中、下 3 等份,上 1/3 为三角窝 1 区,中、下 2/3 为三角窝 2 区;再将后 1/3 分为上、下 2 等份,上 1/2 为三角窝 4 区,下 1/2 为三角窝 5 区。三角窝穴位定位及主治见表 3-6。

表 3-6　三角窝穴位定位及主治

穴名	部位	主治
角窝前	在三角窝前 1/3 的上部,即三角窝 1 区	高血压病
内生殖器	在三角窝前 1/3 的下部,即三角窝 2 区	痛经、月经不调、白带过多、功能性子宫出血、阳痿、遗精、早泄
角窝中	在三角窝中 1/3 处,即三角窝 3 区	哮喘
神门	在三角窝后 1/3 的上部,即三角窝 4 区	失眠、多梦、戒断综合征、癫痫、高血压病、神经衰弱、痛证
盆腔	在三角窝后 1/3 的下部,即三角窝 5 区	盆腔炎、附件炎

(五)耳屏穴位

耳屏分成 4 区。将耳屏外侧面分为上、下 2 等份,上部为耳屏 1 区,下部为耳屏 2 区;将耳屏内侧面分为上、下 2 等份,上部为耳屏 3 区,下部为耳屏 4 区。耳屏的穴位定位及主治见表 3-7。

(六)对耳屏穴位

对耳屏分为 4 区。由对屏尖及对屏尖至轮屏切迹连线的中点,分别向耳垂上线做两条垂线,将对耳屏外侧面及其后部分成前、中、后 3 区,前为对耳屏 1 区、中为对耳屏 2 区、后为对耳屏 3 区;对耳屏内侧面为对耳屏 4 区。对耳屏的穴位定位及主治见表 3-8。

表 3-7　耳屏穴位定位及主治

穴名	部位	主治
上屏	在耳屏外侧面上 1/2 处,即耳屏 1 区	咽炎、鼻炎
下屏	在耳屏外侧面下 1/2 处,即耳屏 2 区	鼻炎、鼻塞
外耳	在屏上切迹前方近耳轮部,即耳屏 1 区上缘处	外耳道炎、中耳炎、耳鸣
屏尖	在耳屏游离缘上部尖端,即耳屏 1 区后缘处	发热、牙痛、斜视
外鼻	在耳屏外侧面中部,即耳屏 1、2 区之间	鼻前庭炎、鼻炎
肾上腺	在耳屏游离缘下部尖端,即耳屏 2 区后缘处	低血压、风湿性关节炎、腮腺炎、链霉素中毒、眩晕、哮喘、休克
咽喉	在耳屏内侧面上 1/2 处,即耳屏 3 区	声音嘶哑、咽炎、扁桃体炎、失语、哮喘
内鼻	在耳屏内侧面下 1/2 处,即耳屏 4 区	鼻炎、上颌窦炎、鼻衄
屏间前	在屏间切迹前方耳屏最下部,即耳屏 2 区下缘处	咽炎、口腔炎

表 3-8　对耳屏穴位定位及主治

穴名	部位	主治
额	在对耳屏外侧面的前部,即对耳屏 1 区	偏头痛、头晕
屏间后	屏间切迹后方对耳屏前下部,即对耳屏 1 区下缘处	额窦炎
颞	在对耳屏外侧面的中部,即对耳屏 2 区	偏头痛、头晕
枕	在对耳屏外侧面的后部,即对耳屏 3 区	头晕、头痛、癫痫、哮喘、神经衰弱
皮质下	在对耳屏内侧面,即对耳屏 4 区	痛证、间日疟、神经衰弱、假性近视、失眠
对屏尖	在对耳屏游离缘的尖端,即对耳屏 1、2、4 区交点处	哮喘、腮腺炎、睾丸炎、附睾炎、神经性皮炎
缘中	在对耳屏游离缘上,对屏尖与轮屏切迹的中点处,即对耳屏 2、3、4 区交点处	遗尿、内耳性眩晕、尿崩症、功能性子宫出血
脑干	在轮屏切迹处,即对耳屏 3、4 区之间	眩晕、后头痛、假性近视

(七)耳甲穴位

将耳甲用标志点、线分为 18 个区。在耳轮的内缘上,设耳轮脚切迹至对耳轮下脚间中、上 1/3 交界处为 A 点;在耳甲内,由耳轮脚消失处向后作一水平线与对耳轮耳甲缘相交,设交点为 D 点;设耳轮脚消失处至 D 点连线的中、后 1/3 交界处为 B 点;设外耳道口后缘上 1/4 与下 3/4 交界处为 C 点。从 A 点向 B 点作一条与对耳轮耳甲艇缘弧度大体相仿的曲线;从 B 点向 C 点作一条与耳轮脚下缘弧度大体相仿的曲线。

将 BC 线前段与耳轮脚下缘间分成三等分,前 1/3 为耳甲 1 区,中 1/3 为耳甲 2 区,后 1/3 为耳甲 3 区。ABC 线前方,耳轮脚消失处为耳甲 4 区。将 AB 线前段与耳轮脚上缘及部分耳轮内缘间分成 3 等份,后 1/3 为 5 区,中 1/3 为 6 区,前 1/3 为 7 区。将对耳轮下脚下缘前、中 1/3 交界处与 A 点连线,该线前方的耳甲艇部为耳甲 8 区。将 AB 线前段与对耳轮下脚下缘间耳甲 8 区以后的部分,分为前、后 2 等份,前 1/2 为耳甲 9 区,后 1/2 为耳甲 10 区。在 AB 线后段上方的耳甲艇部,将耳甲 10 区后缘与 BD 线之间分成上、下二等分,上 1/2 为耳甲 11 区,下 1/2 为耳甲 12 区。由轮屏切迹至 B 点作连线,该线后方、BD 线下方的耳甲腔部为耳甲 13 区。以耳甲腔中央为圆心,圆心与 BC 线间距离的 1/2 为半径作圆,该圆形区域为耳甲 15 区。过 15 区最高点及最低点分别向外耳门后壁作两条切线,切线间为耳甲 16 区。15、16 区周围为耳甲 14 区。将外耳门的最低点与对耳屏耳甲缘中点相连,再将该线以下的耳甲腔部分为上、下二等分,上 1/2 为耳甲 17 区,下 1/2 为耳甲 18 区。耳甲的穴位定位及主治见表 3-9。

表 3-9 耳甲穴位定位及主治

穴名	部位	主治
口	在耳轮脚下方前 1/3 处,即耳甲 1 区	面瘫、口腔炎、胆囊炎、胆石症、戒断综合征、牙周炎、舌炎
食管	在耳轮脚下方中 1/3 处,即耳甲 2 区	食管炎、食管痉挛
贲门	在耳轮脚下方后 1/3 处,即耳甲 3 区	贲门痉挛、神经性呕吐
胃	在耳轮脚消失处,即耳甲 4 区	胃痉挛、胃炎、胃溃疡、消化不良、恶心呕吐、前额痛、牙痛、失眠
十二指肠	在耳轮脚及耳轮与 AB 线之间的后 1/3 处,即耳甲 5 区	十二指肠溃疡、胆囊炎、胆石症、幽门痉挛
小肠	在耳轮脚及部分耳轮与 AB 线之间的中 1/3 处,即耳甲 6 区	消化不良、腹痛、腹胀、心动过速、心律不齐
大肠	在耳轮脚及部分耳轮与 AB 线之间的前 1/3 处,即耳甲 7 区	腹泻、便秘、咳嗽、牙痛、痤疮
阑尾	在小肠区与大肠区之间,即耳甲 6、7 区交界处	单纯性阑尾炎、腹泻
艇角	在对耳轮下脚下方前部,即耳甲 8 区	前列腺炎、尿道炎
膀胱	在对耳轮下脚下方中部,即耳甲 9 区	膀胱炎、遗尿、尿潴留、腰痛、坐骨神经痛
肾	在对耳轮下脚下方后部,即耳甲 10 区	腰痛、耳鸣、神经衰弱、肾盂肾炎、遗尿、遗精、阳痿、早泄、哮喘、月经不调
输尿管	在肾区与膀胱区之间,即耳甲 9、10 区交界处	输尿管结石绞痛
胰胆	在耳甲艇的后上部,即耳甲 11 区	胆囊炎、胆石症、胆管蛔虫症、偏头痛、带状疱疹、中耳炎、耳鸣、急性胰腺炎
肝	在耳甲艇的后下部,即耳甲 12 区	胁痛、眩晕、经前期紧张症、月经不调、更年期综合征、高血压病、假性近视、单纯性青光眼
艇中	在小肠区与肾区之间,即耳甲 6、10 区交界处	腹痛、腹胀、胆管蛔虫症
脾	在 BD 线下方,耳甲腔的后上部,即耳甲 13 区	腹胀、腹泻、便秘、食欲缺乏、功能性子宫出血、白带过多、内耳眩晕症
心	在耳甲腔正中凹陷处,即耳甲 15 区	心动过速、心律不齐、心绞痛、无脉症、神经衰弱、癔症、口舌生疮
气管	在心区与外耳门之间,即耳甲 16 区	哮喘、支气管炎
肺	在心、气管区周围处,即耳甲 14 区	咳嗽、胸闷、声音嘶哑、皮肤瘙痒症、荨麻疹、便秘、戒断综合征
三焦	在外耳门后下,肺与内分泌区之间,即耳甲 17 区	便秘、腹胀、上肢外侧疼痛、水肿、耳鸣
内分泌	在屏间切迹内,耳甲腔的前下部,即耳甲 18 区	痛经、月经不调、更年期综合征、痤疮、间日疟、甲状腺功能减退或亢进症

（八）耳垂穴位

将耳垂分为 9 区。在耳垂上线至耳垂下缘最低点之间作两条等距离平行线,于上平行线上引两条垂直等分线,将耳垂分为 9 个区,上部由前到后依次为耳垂 1 区、2 区、3 区;中部由前到后依次为耳垂 4 区、5 区、6 区;下部由前到后依次为耳垂 7 区、8 区、9 区。耳垂的穴位定位及主治见表 3-10。

表 3-10　耳垂穴位定位及主治

穴名	部位	主治
牙	在耳垂正面前上部,即耳垂 1 区	牙痛、牙周炎、低血压
舌	在耳垂正面中上部,即耳垂 2 区	舌炎、口腔炎
颌	在耳垂正面后上部,即耳垂 3 区	牙痛、颞下颌关节炎
垂前	在耳垂正面前中部,即耳垂 4 区	神经衰弱、牙痛
眼	在耳垂正面中央部,即耳垂 5 区	急性结膜炎、电光性眼炎、睑腺炎、假性近视
内耳	在耳垂后面正中部,即耳垂 6 区	内耳性眩晕症、耳鸣、听力减退、中耳炎
面颊	在耳垂正面,眼区与内耳区之间,即耳垂 5、6 区交界处	周围性面瘫、三叉神经痛、痤疮、扁平疣、面肌痉挛、腮腺炎
扁桃体	在耳垂正面中部,即耳垂 7、8、9 区	扁桃体炎、咽炎

（九）耳背穴位

将耳背分为 5 区。分别过对耳轮上、下脚分叉处耳背对应点和轮屏切迹耳背对应点作两条水平线,将耳背分为上、中、下三部,上部为耳背 1 区,下部为耳背 5 区;再将中部分为内、中、外三等分,内 1/3 为耳背 2 区,中 1/3 为耳背 3 区,外 1/3 为耳背 4 区。耳背的穴位定位及主治见表 3-11。

（十）耳根穴位

将耳根分为上、中、下 3 区。耳根穴位定位及主治见表 3-12。

表 3-11　耳背穴位定位及主治

穴名	部位	主治
耳背心	在耳背上部,即耳背 1 区	心悸、失眠、多梦
耳背肺	在耳背中内部,即耳背 2 区	哮喘、皮肤瘙痒症
耳背脾	在耳背中央部,即耳背 3 区	胃痛、消化不良、食欲缺乏
耳背肝	在耳背中外部,即耳背 4 区	胆囊炎、胆石症、胁痛
耳背肾	在耳背下部,即耳背 5 区	头痛、头晕、神经衰弱
耳背沟	在对耳轮沟和对耳轮上、下脚沟处	高血压病、皮肤瘙痒症

表 3-12　耳根穴位定位及主治

穴名	部位	主治
上耳根	在耳根最上处	鼻衄
耳迷根	在耳轮脚后沟的耳根处	胆囊炎、胆石症、胆管蛔虫症、腹痛、腹泻、鼻塞、心动过速
耳根下	在耳根最下处	低血压、下肢瘫痪、小儿麻痹后遗症

五、临床应用

(一)适应范围

耳针在临床上应用十分广泛,不仅用于许多功能性疾病,而且对一部分器质性疾病也有一定的疗效。

1.疼痛性疾病

如各种扭挫伤、头痛和神经性疼痛等。

2.炎性疾病及传染病

如急慢性牙周炎、咽喉炎、扁桃体炎、胆囊炎、肠炎、流感、百日咳、菌痢、腮腺炎等。

3.功能紊乱及内分泌代谢紊乱性疾病

如胃肠神经症、心脏神经症、心律不齐、高血压病、眩晕症、多汗症、月经不调、遗尿、神经衰弱、癔症、甲状腺功能亢进或低下症、糖尿病、肥胖症、围绝经期综合征等。

4.过敏及变态反应性疾病

如荨麻疹、哮喘、过敏性鼻炎、过敏性结肠炎、过敏性紫癜等。

5.其他

耳穴还有催乳、催产,防治输血、输液反应,美容、戒烟、戒毒、延缓衰老、防病保等作用。

(二)选穴原则

耳针处方选穴具有一定的原则,通常有按相应部位选穴、中医辨证选穴、西医学理论选穴和临床经验选穴等四种原则,可以单独使用,亦可配合使用。

1.按相应部位选穴

当肌体患病时,在耳郭的相应部位上有一定的敏感点,它便是本病的首选穴位,如胃痛取"胃"穴,眼病取"眼"穴,腰痛取"腰"穴等。

2.按中医辨证选穴

根据脏腑学说的理论,按各脏腑的生理功能和病理反应进行辨证取穴,如耳鸣选肾穴,因"肾开窍于耳";皮肤病选肺穴,因"肺主皮毛"等。根据十二经脉循行和其病候选取穴位,如坐骨神经痛取"膀胱"或"胰胆"穴,牙痛取"大肠"穴等。

3.按西医学理论选穴

耳穴中一些穴名是根据西医学理论命名的,如"交感""肾上腺""内分泌"等。这些穴位的功能基本上与西医学理论一致,故在选穴时应考虑其功能,如炎性疾病取"肾上腺"穴,月经不调取"内分泌"穴,内脏痉挛取"交感"等。

4.按临床经验选穴

如"神门"穴有较明显的止痛镇静作用,"耳尖"穴对外感发热血压偏高者有较好的退热降压效果。另外临床实践还发现有些耳穴具有治疗本部位以外疾病的作用,如"外生殖器"穴可以治疗腰腿痛等。

(三)耳穴探查方法

当人体发生疾病时,常会在耳穴出现"阳性反应"点,如压痛、变形、变色、结节、丘疹、凹陷、脱屑、电阻降低等,这些"阳性反应"点是诊断和治疗疾病的重要部位。耳郭上的这些反应点通常需要仔细探查后确定,临床常用的耳穴探查方法有以下3种。

1.直接观察法

在未刺激耳郭之前,用肉眼或借助于放大镜在自然光线下,由上而下、从内至外观察耳郭上有无变形、变色等征象,如脱屑、水泡、丘疹、充血、硬结、疣赘、软骨增生、色素沉着及血管的形状、颜色的变异等。

2.压痛点探查法

这是目前临床最为常用的探查方法。临床上可用较圆钝的弹簧探棒、毫针柄或火柴棒等以均匀的压力,在与疾病相应的耳郭部从周围逐渐向中心探压;或自上而下、自外而内对整个耳郭进行普查,耐心寻找压痛点。当探棒压迫痛点时,患者会发现皱眉、眨眼、呼痛或躲闪等反应。探查时手法必须轻、慢、均匀。少数患者耳郭上一时测不到压痛点,可用手指按摩一下该区域,而后再测。

3.电测定法

医者根据耳郭反应点的电阻低、导电性高的原理,制成各种小型晶体管良导电测定器,测定耳穴皮肤电阻、电位、电容等变化。探测时,患者手握电极,医者手执探测头,在患者的耳郭上进行探查,当电棒触及电阻低的敏感点(良导点)时,可以通过指示信号、音响或仪表数据等反映出来。电测定法具有操作简便、准确性较高等优点。

(四)耳穴的刺激方法

耳穴的刺激方法较多,目前临床常用压丸法、毫针法、埋针法。此外,还可用艾灸、放血、穴位注射、皮肤针叩刺等方法。

1.压丸法

在耳穴表面贴敷王不留行籽、油菜籽、小米、绿豆、白芥子及特制的磁珠等,并间歇揉按的一种简易疗法。由于本法既能持续刺激穴位,又安全方便,是目前临床上最常用的耳穴刺激方法。现应用最多的是王不留行籽压丸法,可先将王不留行籽贴附在 0.6 cm×0.6 cm 大小的胶布中央,用镊子夹住,贴敷在选用的耳穴上(图 3-33)。每天自行按压 3～5 次,每次每穴按压 30～60 秒,以局部微痛发热为度,3～7 天更换 1 次,双耳交替。

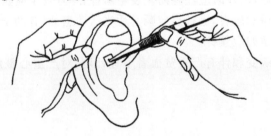

图 3-33　耳穴压丸法

2.毫针法

毫针法是利用毫针针刺耳穴,治疗疾病的一种较常用的方法。其操作程序如下:首先定准耳穴,然后先用2.5%碘酒,再用75%的乙醇脱碘进行严格消毒,待乙醇干后施术。针具选用 26～30 号粗细的0.3～0.5 寸长的不锈钢针。进针时,医者左手拇、示二指固定耳郭,中指托着针刺部的耳背,然后用右手拇、示二指持针,用快速插入的速刺法或慢慢捻入的慢刺法进针均可。刺入深度应视患者耳郭局部的厚薄灵活掌握,一般以刺入皮肤 2～3 cm,以达软骨后毫针直立不摇晃为准。刺入耳穴后,如局部感应强烈,患者症状往往有即刻减轻感;如局部无针感,应调整针刺的方向、深度和角度。刺激强度和手法依病情、体质、证型、耐受度等综合考虑。耳毫针的留针时间一般15～30分钟,慢性病、疼痛性疾病留针时间适当延长。出针时,医者左手托住耳郭,右手迅速将毫针垂直拔出,再用消毒干棉球压迫针眼,以免出血。也可在针刺获得针感后,接上电针仪,采用电针法。通电时间一般以10～20分钟为宜。

3.埋针法

埋针法是将皮内针埋入耳穴以治疗疾病的方法,适用于慢性和疼痛性疾病,起到持续刺激、巩固疗效和防止复发的作用。使用时左手固定常规消毒后的耳部,右手用镊子夹住皮内针针柄,轻轻刺入所选耳穴,再用胶布封盖固定(图3-34)。一般埋患侧耳穴,必要时埋双耳,每天自行按压3次,每次留针3～5天,5次为1个疗程。

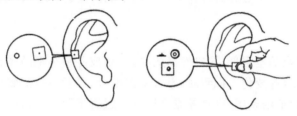

图3-34　耳穴埋针法

(五)耳针法护理

(1)对初次接受针治者,要做好解释工作,解除恐惧、紧张心理;正确选取舒适持久的体位,尽量采用卧位,选穴宜少,手法要轻;对劳累、饥饿、大渴的患者,应嘱其休息、进食、饮水后再予针治;针刺过程中,应随时注意观察患者的神色,询问其感觉,有头晕心慌时应停止操作或起针,让患者卧床休息。此外,应注意室内空气流通,消除过冷、过热等因素。

(2)严格消毒,防止感染。因耳郭表面凹凸不平,血管丰富,结构特殊,针刺前必须严格消毒,有创面或炎症部位禁针。针刺后如针孔发红、肿胀,应及时涂2.5%碘酒,防止化脓性软骨膜炎的发生。

(3)耳针刺激比较疼痛,治疗时应注意防止发生晕针,一旦发生应及时处理。

(4)对扭伤和运动障碍的患者,进针后应嘱其适当活动患部,有助于提高疗效。

(5)有习惯性流产的孕妇应禁针。

(6)患有严重器质性病变和伴有严重贫血者不宜针刺,对严重心脏病、高血压病患者不宜行强刺激法。

(杨圣会)

第四节　灸法及护理

灸法是以艾绒为原材料,加工制成艾炷或艾条,点燃后在体表腧穴或患处进行熏灼,借助灸火热力和艾绒药效,通过经络腧穴的传导作用以刺激肌体,达到防治疾病目的的一种方法。常用的灸法包括艾条灸、艾炷灸和温针灸。

一、艾条灸

艾条灸是把艾绒制成艾条,将其一端点燃后对准腧穴或患处进行施灸的一种方法。常用的方法有温和灸、雀啄灸和回旋灸。

（一）目的

借助灸火的热力和艾绒的功效,刺激经络腧穴,达到温经通络、祛风散寒、消肿止痛、扶阳固脱、防病保健等作用。

（二）适应证

慢性虚弱性疾病及风寒湿邪为患的病证,如肢体麻木、风湿痹痛、腹痛、胃痛、呕吐、泄泻、脱肛等。

（三）禁忌证

实热证、阴虚发热者;孕妇的腹部、腰骶部禁灸。

（四）评估

(1)患者年龄、病情、既往史。

(2)女性患者应了解是否处于妊娠期。

(3)患者施灸部位的皮肤情况、对温度的敏感程度。

(4)患者文化程度、目前心理状态及合作程度。

（五）操作准备

1.环境准备

环境整洁,空气清新,光线明亮,温度适宜,注意遮挡。

2.物品准备

治疗盘内放艾条、打火机、小口瓶、弯盘、纱布、治疗单等。

3.护士准备

衣帽整齐,洗手,戴口罩。

4.患者准备

核对患者基本信息,做好解释,以取得患者和/或家属对执行该操作的知情同意。协助患者取安全舒适体位。

（六）操作程序

(1)松解患者衣着,暴露施灸部位,注意保暖,必要时床帘遮挡。根据医嘱选择施灸部位,实施相应的施灸方法。

(2)将艾条的一端点燃,与施灸部位皮肤保持一定距离,进行施灸。①温和灸时将艾条燃端对准确定的腧穴或患处,距离施灸部位皮肤 2～3 cm,以患者局部皮肤有温热感而无灼痛感为宜。一般每个部位灸 10～15 分钟,以局部皮肤出现红晕为度。②雀啄灸时将艾条燃端距离施灸部位皮肤 2～5 cm,如鸟雀啄食般一上一下不停移动,进行反复熏灸。一般每个部位灸 5 分钟左右。③回旋灸时将艾条燃端距离施灸部位皮肤 3 cm 左右,左右来回或旋转移动,反复熏灸。一般每个部位可灸 20～30 分钟。

(3)施灸过程中,注意询问患者有无不适,及时将艾灰弹入弯盘中,防止灼伤皮肤和烧坏衣物。

(4)灸至局部皮肤出现红晕而不起疱为宜。施灸时间应根据不同施灸方法及患者的体质而定。对于小儿或皮肤感觉迟钝的患者,操作者可将手指置于施灸处皮肤两侧,测知患者局部受热程度,以便随时调整施灸距离,防止局部烫伤。

(5)施灸完毕,将燃烧的艾条插入小口瓶中灭火。

(6)后续处理:①用纱布清洁施灸处皮肤。协助患者穿衣,取舒适体位,整理床单位,告知注意事项,酌情开窗通风,再次核对医嘱。②按规定分类处理用物,③洗手,记录。

二、艾炷灸

艾炷灸是将艾绒制成大小不等的圆锥形艾炷,直接或间接置于腧穴或患处进行施灸的一种方法。艾炷大小可视患者病情及施灸部位而定,小者如麦粒,中者如半截枣核,大者如半截橄榄。每燃尽一个艾炷,称为一壮。

艾炷灸可分为直接灸和间接灸。直接灸可分为瘢痕灸和无瘢痕灸;间接灸可分为隔姜灸、隔蒜灸、隔盐灸和隔附子饼灸。本部分重点介绍隔姜灸。

(一)目的

借助灸火的热力和艾绒的功效,使局部产生温热的刺激,并借助姜片的功效,达到散寒止痛、温胃止呕、温经通络、防病保健等作用。

(二)适应证

慢性虚弱性疾病及风寒湿邪为患的病证,如呕吐、腹痛、腹泻、痛经、风寒痹痛、肢体麻木等。临床常灸足三里、中脘、气海、关元、神阙、三阴交等穴位。

(三)禁忌证

实热证、阴虚发热者;孕妇的腹部、腰骶部禁灸。颜面、五官、大血管、关节活动处不宜采用瘢痕灸。

(四)评估

(1)患者年龄、病情、既往史。

(2)女性患者应了解是否处于妊娠期。

(3)患者施灸部位的皮肤情况、对温度的敏感程度。

(4)患者文化程度、目前心理状态及合作程度。

(五)操作准备

1.环境准备

环境整洁,空气流通,光线明亮,温度适宜,注意遮挡。

2.物品准备

治疗盘内放艾炷(根据患者病情及施灸部位准备大小合适的艾炷)、血管钳、打火机、线香、生姜片(切成直径2~3 cm,厚0.2~0.3 cm的薄片,中间用针刺数孔)、弯盘、纱布、治疗单等。

3.护士准备

衣帽整齐,洗手,戴口罩。

4.患者准备

核对患者基本信息,做好解释,以取得患者和/或家属对执行该操作的知情同意。协助患者取安全舒适体位。

(六)操作程序

(1)松解患者衣着,暴露施灸部位,注意保暖,必要时床帘遮挡。根据医嘱选择施灸部位和施灸方法。

（2）将生姜片置于施灸部位,再将艾炷置于姜片上,将艾炷顶端点燃施灸,艾炷燃尽除灰,换炷再灸。

（3）施灸过程中,注意观察施灸部位皮肤的变化,及时询问患者有无灼痛感。

（4）灸至局部皮肤出现红晕而不起疱为宜。施灸壮数视施灸部位及患者病情而定。

（5）施灸完毕,将艾灰置于盛水的弯盘中灭火。

（6）后续处理:①用纱布清洁施灸处皮肤。协助患者穿衣,取舒适体位,整理床单位,告知注意事项,酌情开窗通风,再次核对医嘱。②按规定分类处理用物。③洗手,记录。

三、温针灸

温针灸是将毫针刺法与灸法相结合的一种方法,使艾绒燃烧产生的热力通过毫针针身传入施治部位,达到加强针刺效果的一种治疗方法。

（一）目的

借助针刺和艾绒的功效,使局部产生针感和温热的刺激,达到温通经脉、行气活血、祛寒除痹的作用。

（二）适应证

适用于寒盛湿重,经络壅滞之证,如关节痹痛、肢体麻木、腹痛等。

（三）禁忌证

实热证、阴虚发热者;孕妇的腹部、腰骶部;耳、眼、鼻部禁用。对针刺恐惧者,应慎灸。

（四）评估

（1）患者年龄、病情、既往史。

（2）女性患者应了解是否处于妊娠期。

（3）患者施灸部位的皮肤情况、对疼痛的耐受程度。

（4）患者文化程度、目前心理状态及合作程度。

（五）操作准备

1.环境准备

环境整洁,空气清新,光线明亮,温度适宜,注意遮挡。

2.物品准备

治疗盘内放 1～2 cm 长的艾条段、镊子、打火机、线香、毫针(根据针刺部位及患者病情选择合适的针具)、无菌棉签、75％乙醇、硬纸片、弯盘、纱布、治疗单、利器盒、污物盒及医疗垃圾收集盒等。

（六）操作程序

（1）松解患者衣着,暴露施灸部位,注意保暖,必要时床帘遮挡。根据医嘱选择施灸部位。

（2）消毒施治部位皮肤。

（3）遵医嘱选择相应的进针方法,将毫针刺入施治部位,通过提插、捻转等手法调节针感,得气后留针。

（4）根据施灸部位选择大小适宜的剪口方块硬纸片套在针身周围,紧贴皮肤放置,防止艾灰脱落烫伤皮肤。

（5）将 2 cm 长的艾条段穿插在针柄上,点燃艾条段近皮肤端进行施灸,使热力沿针身传至穴位。针柄上的艾条段必须放置牢固,防止艾条脱落灼伤皮肤或烧坏衣物,同时艾条段不可过大,以免发生弯针或断针。

(6)施灸过程中,注意观察施灸部位皮肤的颜色,及时询问患者有无灼痛感,观察有无针刺意外的发生。艾条段燃尽后换炷再灸,可连续灸2~5壮。

(7)施灸完毕,去除艾灰,并将艾灰置于盛水弯盘中灭火,取走硬纸片,起出毫针,用无菌棉签轻按针孔片刻。清点晕针数目,以防遗漏。

(8)后续处理:①用纱布清洁施灸处皮肤。协助患者穿衣,取舒适体位,整理床单位,告知注意事项,酌情开窗通风,再次核对医嘱。②按规定分类处理用物。③洗手,记录。

四、灸法护理

(1)严格掌握禁忌证,凡实证、热证、阴虚发热证,以及面部、大血管和黏膜附近,孕妇胸腹部和腰骶部均不宜灸。

(2)施灸时,严密观察艾条的燃烧情况,防止艾火灼伤皮肤、烧坏衣被,如有发生,应立即采取相应措施。

(3)艾灸后皮肤局部出现水疱时,小型水疱,无需处理,大水疱用无菌注射器抽出疱内液体,并用消毒纱布覆盖,防止感染。

(4)施灸后,患者切忌吹风,宜保暖,协助患者穿好衣服,记录施灸腧穴、壮数、留针时间,以及有无反应等情况并签名。

(杨圣会)

第五节　推拿法及护理

一、推拿疗法适应证、禁忌证

推拿又称按摩,属中医外治法之一。推拿疗法具有疏通经络,滑利关节,舒筋整复,活血祛瘀,调整脏腑气血,增强人体抗病能力等作用。

(一)推拿疗法的适应证

可以应用于骨伤科、外科、内科、妇科、儿科等不同类型的疾病。

(二)推拿疗法的禁忌证

(1)急性传染病。

(2)各种感染性疾病,如丹毒、脓肿、骨髓炎、骨结核、蜂窝织炎、化脓性关节炎等。

(3)皮肤病的病变部位,如溃疡性皮炎等。

(4)各种恶性肿瘤。

(5)有正在出血的部位,或内脏器质性病变。

(6)骨折移位或关节脱位。

(7)妇女经期或妊娠期,腹部和腰骶部不宜推拿。

(8)极度疲劳或醉酒后。

(9)严重心脏病及精神疾病患者。

二、常用推拿手法

手法是推拿治病的主要手段,其基本要求是持久、有力、均匀、柔和。

(一)摆动类手法

1.一指禅推法

(1)动作要领:应掌握腕部放松,沉肩、垂肘、悬腕,指实掌虚。压力、频率、摆动幅度要均匀,动作要灵活。手法频率每分钟120～160次。

(2)临床应用:本法接触面积较小,但深透度大,可适用于全身各部穴位,临床常用于头面、胸腹及四肢等处,具有舒筋活络,调和营卫,祛瘀消积,健脾和胃的功能,适用于头痛、胃痛、腹痛及关节筋骨酸痛等病症。

2.㨰法

(1)动作要领:操作时小指掌指关节背侧及部分小鱼际要紧贴体表,肩、臂放松,肘关节微屈约120°,前臂的内、外旋及腕关节的伸屈运动要协调,压力、频率、腕臂摆动幅度要均匀,动作要有节律,动作过程中不可有移动或跳动现象。每分钟来回摆动120次左右。

(2)临床应用:㨰法刺激量大,作用面积广,常用在肩背、腰臀及四肢肌肉较丰厚的部位,具有舒筋活血、祛风散寒、解痉止痛等功能,适用于风湿痹痛、肢体麻木、中风瘫痪等病症。

(二)按压类手法

1.按法

按法分指按法和掌按法两种。

(1)动作要领:操作时着力部位要紧贴体表,不可移动,用力要由轻而重,不可用暴力。

(2)临床应用:按法在临床上常与揉法组合成"按揉"复合手法。指按法适用于全身各部穴位,掌按法常用于腰背和腹部。本法具有放松肌肉,开通闭塞,活血止痛的作用。适用于胃脘痛,头痛,肢体疼痛麻木等病症。

2.点法

用指端点称指点法;屈指用骨突部点称屈指法;用肘尖部点称肘点法。

(1)动作要领:操作时要求做到深透,用力大小视受术部位肌肉厚薄程度而定,动作过程用力由弱渐强再由强而弱,反复用力,不可用暴力点压。本法与按法的区别为,本点法作用面积小,刺激量更大。

(2)临床应用:浅表穴位用指点法,较深的穴位用屈指法,肌肉丰厚的部位用肘点法。点法作用面积小,刺激量大,具有通经活络、消积破结、调整脏腑功能、解痉止痛等功能。适用于脘腹挛痛、腰腿疼痛麻木等病症。

(三)捏拿类手法

1.捏法

捏法分三指捏和五指捏两种。

(1)动作要领:操作时着力指腹,动作均匀而有节律性,循序而下。

(2)临床应用:捏法常用在头颈部、四肢及脊背部,具有舒筋通络、行气活血等功能。适用于肢体麻木、肌肉萎缩无力、腰腿疼痛、肩背酸痛等病症。

2.拿法

(1)动作要领:操作时,用劲要由轻而重,不可骤然用力,动作要缓和而有连贯性。

(2)临床应用:临床常配合其他手法使用于颈项、肩部和四肢等部位。具有祛风散寒,开窍止痛,舒筋活络等作用。适用于胃肠功能紊乱、腰腿痛、肌肉疲劳等病症。

3.捻法

(1)动作要领:操作时,用力要缓和、持续,动作灵活、快速,不可重滞。

(2)临床应用:本法一般适用于四肢小关节,具有疏经通络、通利关节、软坚散结等作用。适用于指、趾关节损伤、肿胀疼痛或屈伸不利等病症。

(四)摩擦类手法

1.摩法

摩法分掌摩、指摩两种。

(1)动作要领:操作时,肘关节自然屈曲,腕部放松,指掌自然伸直,动作缓和而协调。频率每分钟120次左右。

(2)临床应用:本法动作刺激量较轻,常用于胸腹、胁肋等部位。具有理气和中、消积导滞、调理脾胃等功能。适用于脘腹胀痛、食积胀满、胸胁胀痛等病症。

2.擦法

(1)动作要领:操作时,腕关节伸直,手指自然分开,以肩关节为支点,上臂带动手掌作前后或上下往返移动。频率每分钟160次。用力适中、持续、均匀,动作仅在体表皮肤,不可带动深层组织,以局部皮肤潮红为度。

(2)临床应用:本法是一种柔和、温热的刺激,多用于胸腹、腰背、四肢等部位。具有温经通络、行气活血、消肿止痛、健脾和胃、祛风散寒、镇静安神等作用。适用于腰背酸痛、肢体麻木、消化不良、末梢神经炎、神经衰弱等病症。

3.推法

用指称指推法,用掌称掌推法,用肘称肘推法。

(1)动作要领:操作时,指、掌或肘要紧贴体表,用力要稳,速度要缓慢、均匀。

(2)临床应用:本法可在人体各部位使用,具有温经活络、活血止痛、健脾和胃、调和气血等功能。适用于肝郁气滞、头晕头痛、胁肋胀满、肩背酸痛、脘腹胀痛、神经衰弱等病症。

(五)揉搓类手法

1.揉法

揉法分掌揉和指揉两种:用手掌大鱼际或掌根称掌揉法,用手指称指揉法。

(1)动作要领:操作时以掌或指为着力点紧贴体表,腕部放松,以肘为支点,前臂主动摆动,带动腕部使掌或手指进行环形运动。动作要协调,用力以使皮下组织随之回旋运动为度。操作过程要持续、均匀、柔和而有节律,频率每分钟约120次。

(2)临床应用:本法着力面积大,刺激量小而轻柔舒适,可用于全身各部。具有宽胸理气、消积导滞、活血祛瘀、消肿止痛等作用。适用于脘腹痛、胸闷胁痛、便秘及软组织损伤的肿痛或风寒痹痛等病症。

2.搓法

(1)动作要领:操作时,双手用力要对称、均匀,搓动要快,移动要缓,动作过程要流畅自然。

(2)临床应用:搓法常用于腰背、胁肋及四肢部,以上肢最为常用,多被作为中医推拿的结束性手法。具有祛风散寒、解痉止痛、疏经通络、调和气血等作用。适用于腰背酸痛、胸胁胀闷、肩背疼痛、肢体麻木等病症。

(六)振动类手法

1.抖法

(1)动作要领:颤动幅度要小,频率要快。

(2)临床应用:本法多用于四肢部,尤其常用于上肢,常作为治疗的结束手法之一。具有调和气血、解除粘连、通利关节、放松肌筋等功能。适用于肢体麻木、屈伸不利等病症。

2.振法

用手指着力称指振法,用手掌着力称掌振法。

(1)动作要领:操作时,力量要集中于指端或手掌上,术者注意力要集中,有意识的使前臂和手部的肌肉强力地静止性紧张而产生小幅度的上下急骤的振颤动作,动作过程要求深透,不可摆动手臂或移动手掌。

(2)临床应用:指振法适用于人体穴位,掌振法适用于全身各部。振法具有活血祛瘀、理气和中、消食导滞、温经散寒等作用。适用于肝气郁滞、胃肠功能紊乱、肌筋挛缩或粘连等病症。

(七)击打类手法

1.击法

用拳背叩击称拳击法,用掌根叩击称掌击法,用掌侧小鱼际叩击称侧击法,用指尖叩击称指尖击法,用桑枝棒等器械叩击称棒击法。

(1)动作要领:操作时应垂直叩击体表,用力快速而短暂,力量均匀,速度适中有节奏,不可有拖抽动。

(2)临床应用:拳击法常用于腰背部;掌击法常用于头顶、腰臀及四肢部;侧击法常用于腰背及四肢部;指尖击法常用于头面、胸腹部;棒击法常用于头顶、腰背及四肢部。本法具有舒筋通络、调和气血、祛风散寒、解痉止痛等作用。适用于风湿痹痛、肢体麻木、肌肉痉挛、腰腿疼痛等病症。

2.拍法

(1)动作要领:操作时,用力要均匀,拍打要平衡而有节律性,不可用暴力拍打。

(2)临床应用:拍法常用于肩背、腰臀及下肢部,多作为中医推拿的结束性手法之一。具有舒筋通络、行气活血等作用。适用于风湿痹痛、肌肉痉挛、局部感觉迟钝等病症。

3.弹法

(1)动作要领:操作时,弹击力量要均匀适中,动作要流畅,每分钟弹击 120～160 次。

(2)临床应用:本法适用于全身各部,尤以头面、颈项部最为常用。具有舒筋通络、祛风散寒、开通闭塞等功能。适用于项强、头痛等病症。

三、介质与热敷

(一)介质

推拿时常应用各种介质,如葱姜水、滑石粉、麻油、冬青膏、松节油、红花油等。应用介质不但可以加强手法作用,提高治疗效果,而且还可起到润滑和保护皮肤的作用。

(二)热敷

热敷可分为干热敷和湿热敷,以湿热敷为常用。

1.热敷方法

用一些具有祛风散寒、温经通络、活血止痛作用的中草药,置于布袋内,将袋口扎紧,放入锅中,加适量清水,煮沸数分钟,趁热将毛巾浸透后绞干,并折成方形或长条形(根据治疗部位需要而定)敷于患部,待毛巾不太热时,即用另一块热毛巾换上。一般换2~3块毛巾即可。为加强治疗效果,可在患部先用擦法,使毛孔开放,再将热毛巾敷上,并施以轻拍法,这样热量就更易透入肌肤。

2.注意事项

热敷时须暴露患部,因而室内要保持温暖无风,以免患者感受风寒;毛巾必须折叠平整,使热量均匀透入,这样不易烫伤皮肤;热敷时可隔着毛巾使用拍法,但切勿按揉,以免破皮;热敷的温度应以患者能忍受为度,要防止发生烫伤和晕厥,对于皮肤知觉迟钝的患者尤须注意。

四、推拿法护理及注意事项

(1)不可在患者过饱、过饥、醉酒、过疲、情绪过激等状态下施推拿治疗。

(2)除特殊原因或特定手法外,推拿操作时一般用治疗巾将患者被操作部位覆盖后再行操作,治疗师不直接接触患者皮肤。婴幼儿或皮肤娇嫩者接受推拿治疗时可将被操作部位处皮肤涂适量滑石粉。

(3)推拿操作时手法要达到"持久、有力、均匀、柔和、深透"等要求。

(4)皮肤损伤或感染的部位、正在出血的部位或出血性疾病、骨折移位或关节脱位、癌肿局部、妇女月经期或妊娠期等均不宜推拿。

(5)操作完一个患者后应洗手,治疗巾及床单要经常换洗,以免交叉感染。

(杨圣会)

第六节　拔罐法及护理

拔罐法是以罐为工具,利用燃烧、抽气等形式排出罐内空气,形成负压,使之吸附于施术部位,造成局部皮肤充血、瘀血现象,以调节肌体功能,达到防治疾病目的的一种传统疗法。罐的种类很多,目前较常用的主要有玻璃罐、竹罐和抽气罐。

一、适应证

拔罐法具有温通经络、祛湿逐寒、行气活血及消肿止痛的作用,故可用于风寒湿痹、腰背酸痛、关节疼痛、脘腹胀满、腹痛腹泻、咳嗽气喘及痈肿疮毒等多种疾病。

二、操作方法

(一)吸拔方式

1.火罐法

火罐法是利用燃烧消耗罐中部分氧气,并使罐内气体受热而膨胀而致部分气体排出罐外,依靠罐内负压将罐吸附于施术部位。常用的有以下几种方法。

(1)闪火法:将燃烧棒(用镊子或止血钳等夹住乙醇棉球)点燃后,在罐内壁中上部稍作停留后,将燃烧棒退出并迅速将罐轻扣在施术部位上。此法是最为常用的拔罐方法,比较安全,不受体位限制,缺点是吸附力不强。

（2）投火法：将纸片或乙醇棉球点燃后投入罐内，然后迅速将罐轻扣在施术部位上。此法多用于侧面横拔。

2.抽气法

将抽气罐置于需拔罐部位，用抽气筒将罐内空气抽出，即可吸住。此法适用全身多处，使用方便简单，缺点是没有火罐法的温热刺激作用。

（二）拔罐方法

1.闪罐法

多用闪火法将罐拔上后立即取下再拔，如此反复吸拔多次，至皮肤潮红为度。适用于肌肉比较松弛、吸拔不紧或留罐有困难，以及局部皮肤麻木或功能减退的患者。

2.留罐法

留罐法又称坐罐法，指拔罐后留置10～15分钟。

3.走罐法

走罐法又称推罐法，先在罐口或皮肤上涂上少许润滑剂，将罐吸拔好后，以手握住罐底，稍倾斜（推动方向前边略提起），慢慢在皮肤表面上下、左右或循经来回推拉移动数次，以致皮肤潮红为度。适用于面积较大、肌肉丰厚的部位，多选用平滑厚实、口径较大的罐。

4.摇罐法

将罐吸附于施术部位后，将其左右或前后摇动。

5.提罐法

将罐吸附于施术部位后，将其轻轻提拉。

6.针罐法

在针刺留针时以针刺处为中心，拔上火罐。

7.刺血拔罐法

先用三棱针或其他工具，刺破小血管，然后拔以火罐，以此加强刺血法的疗效，多用于治疗各种急、慢性软组织损伤、痤疮、丹毒、坐骨神经痛等。

（三）起罐

起罐又称取罐、脱罐。抽气罐可直接将顶部的进气阀拉起，待空气进入后罐即脱落。其他罐具则需一手握罐，另一手将罐口边缘的皮肤轻轻按下，待空气进入后罐即脱落。

三、拔罐法护理及注意事项

（1）选罐：拔罐时要选择适当体位和肌肉丰满的部位，要根据吸拔部位的面积大小而选择大小适宜的罐。

（2）防止灼伤：拔罐时应注意防止灼伤患者皮肤，一旦出现应及时处理。

（3）防止拔罐意外：在拔罐过程中患者如出现胸闷、心慌、面色苍白、冷汗不止或神志不清等症状时，多为发生晕罐现象，应立即停止拔罐，并对症处理，护理方法参照晕针。

（4）拔罐时中注意保暖，留罐期间给患者盖好衣被，拔罐后不宜马上洗凉水。

（5）凡使用过的罐具，均应消毒处理后备用。

（6）拔罐禁忌：皮肤有过敏、溃疡、水肿、大血管分布部位不宜拔罐，高热抽搐者、有自发性出血倾者、孕妇的腹部、腰骶部均不宜拔罐。

（杨圣会）

第四章 医院感染与防控

第一节 医院感染概述

一、定义

医院感染又称医院获得性感染。

(一)广义的定义

凡患者、陪护人员和医院工作人员因医疗、护理工作而被感染所引起的任何有临床症状的微生物性疾病,不管受害对象在住院期间是否出现症状,均视为医院感染。简言之,即任何人员在医院内发生的、与医院有关的一切感染均可称医院感染。

(二)狭义的定义

医院感染是指住院患者在医院内获得的感染,包括在住院期间发生的感染和在医院内获得出院后发生的感染,但不包括入院前已开始或者入院时已处于潜伏期的感染。医院工作人员在医院内获得的感染也属医院感染。

二、类型

根据病原体的来源,将医院感染分为外源性感染和内源性感染(表 4-1)。

表 4-1 外源性感染和内源性感染

项目	外源性感染(交叉感染)	内源性感染(自身感染)
病原体来源	患者体外	患者体内或体表
感染途径	直接感染与间接感染	免疫功能受损、正常菌群移位、正常菌群失调
预防	用消毒、灭菌、隔离等技术,基本能有效预防	难预防。提高患者免疫力、合理使用抗生素能起到一定的预防作用

三、形成

医院感染的形成必须具备 3 个基本条件,即感染源、传播途径和易感人群,三者组成感染链(图 4-1),当这 3 个基本条件同时存在并相互联系便导致感染。只要阻断或控制其中某一环节,就能终止医院感染的传播。

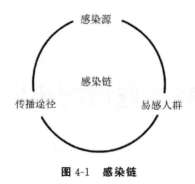

图 4-1　感染链

(一)感染源

感染源是导致感染的来源,指病原体自然生存、繁殖及排出的场所或宿主(包括人和动物)。

1.周围已感染者及病原携带者

已感染者排出的病原体数量多、毒力强,且多具有耐药性,是最重要的感染源。病原携带者体内的病原体不断生长繁殖、排出体外,但自身无明显症状而不受重视,也是主要的感染源。这种感染源主要是指到医院就诊的患者,也包括已感染或携带病原体的医务人员、患者家属和探视者。

2.自身正常菌群

人体的特定部位如肠道、呼吸道、皮肤、泌尿生殖道、口腔黏膜等,在正常情况下均寄居有无致病性的菌群,在侵入性操作或其他原因促使它们在新的部位定植时,可以引起感染性疾病。

3.动物感染源

动物感染源包括鼠类、苍蝇、蟑螂、蚊子、臭虫、跳蚤等。

4.医院环境

医院特殊的潮湿环境与液体也是不容忽视的感染源"储存库",如洗手池、洗手皂、空调系统等。

(二)传播途径

传播途径是指病原体从感染源传播到易感人群的途径与方式。不同的病原体可经不同的传播方式从感染源传播到易感人群。常见的传播方式有接触传播、飞沫传播、空气传播、共同媒介传播、生物媒介传播,以前3种最为常见。

1.接触传播

接触传播指病原体通过与手、媒介直接或间接接触导致的传播,是医院内感染最常见和重要的传播方式。接触传播可分为直接接触传播和间接接触传播。直接接触传播指感染源与易感人群之间有身体的直接接触,如母婴传播;间接接触传播通过媒介传递,最常见的传播媒介是医务人员的手,其次是共用的医疗器械与用具。

2.飞沫传播

带有病原体的飞沫核($>5~\mu m$),在空气中短距离($1~m$内)移动到易感人群的口、鼻黏膜或眼结膜等导致的传播。其本质属于特殊的接触传播。

3.空气传播

空气传播是指带有病原体的微粒子($\leqslant 5~\mu m$)通过空气流动导致的疾病传播。飞沫核传播能长时间、远距离传播,常引起多人感染,甚至导致医院内感染暴发流行,如肺结核、流感、麻疹、腮腺炎等。菌尘传播是通过吸入菌尘或接触降落的菌尘引起感染,易感人群往往没有与患者直接接触。

4.共同媒介传播

共同媒介传播也称共同途径传播,如通过污染的饮水、饮食传播,或通过污染的药液、血制品、医疗器械与设备传播。共同媒介传播常可导致医院内感染暴发流行,在医院内感染中具有重要意义。

5.生物媒介传播

生物媒介传播指动物或昆虫携带病原体传播。

(三)易感人群

易感人群是指对感染性疾病缺乏免疫力而易感染的人。属于易感人群的有以下几种。

(1)患有严重影响或损伤肌体免疫功能疾病的患者,如患癌症、系统性红斑狼疮、艾滋病等免疫系统疾病者,烧伤、创伤等皮肤黏膜屏障作用损害者,患糖尿病、肾病、慢性阻塞性肺部疾病等慢性病者,患白血病等影响白细胞杀菌功能者。

(2)接受介入性检查、治疗和植入物者。

(3)长期接受免疫、放射、皮质类固醇类药物治疗者。

(4)长期使用大量抗生素尤其是广谱抗生素者。

(5)其他:如休克、昏迷、术后、老年、婴幼儿、产妇等。

四、预防和控制

控制医院感染是贯彻预防为主的方针,提高医疗、护理质量的一项主要工作。建立健全医院感染管理组织,制定针对性强的预防与控制规范,并保证各措施付诸实践,是预防与控制医院感染的基本途径。

(一)根据医院规模,建立医院感染管理责任制

住院床位总数在100张以上的医院应当建立以医院感染管理委员会为主体的三级监控体系(图4-2)和独立的医院内感染管理部门。住院床位总数在100张以下的医院应当指定分管医院内感染管理工作的部门。其他医疗机构应当有医院内感染管理专(兼)职人员。

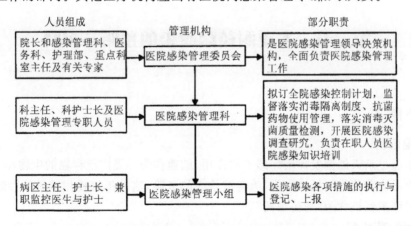

图4-2 医院内感染三级管理体系的组织机构与任务

(二)健全医院内感染管理规章制度

医院内感染管理制度必须依照国家有关卫生行政部门的法律法规来制定,如《中华人民共和国传染病防治法》《医院感染管理办法》等。

1.管理制度

清洁卫生制度、消毒灭菌制度、隔离制度、医务人员医院内感染知识培训制度、医院内感染管理报告制度等。

2.监测制度

消毒灭菌效果监测制度;对手术室、供应室、换药室、导管室、监护室、新生儿室、血液病室、肿瘤病室、分娩室、器官移植室等感染高发科室的消毒卫生标准的监测;一次性医疗器材及门诊、急诊常用器械的监测。

3.消毒质控标准

如《医院消毒卫生标准》规定了从事医疗活动环境的空气、物体表面、医护人员手、医疗用品、消毒剂、污水、污物处理卫生标准。

(三)落实医院内感染管理措施

预防与控制医院内感染必须切实做到控制感染源、切断传播途径、保护易感人群。具体措施包括以下几点。

(1)医院环境布局合理。

(2)清洁、消毒、灭菌及其效果检测。

(3)正确处理医院污水、污物。

(4)严格执行无菌、隔离、洗手技术。

(5)合理使用抗生素,加强患者及医务工作者的感染检测等。

(四)加强医院内感染教育

对全体医务人员加强医院内感染教育,以明确医务人员在医院内感染管理中的职责,增强预防与控制医院内感染的自觉性及自我防护意识。

(张伟伟)

第二节 多重耐药菌感染的预防与控制

一、基本概念

(一)细菌耐药

抗菌药物通过杀灭细菌发挥治疗感染的作用,细菌作为一类广泛存在的生物体,也可以通过多种形式获得对抗菌药物的抵抗作用,逃避被杀灭的危险,这种抵抗作用被称为"细菌耐药",获得耐药能力的细菌就被称为"耐药细菌"。

(二)细菌耐药机制

细菌改变结构,不和抗菌药物结合,避免抗菌药物作用;细菌产生各种酶,破坏抗菌药物;细菌产生防御体系,关闭抗菌药物进入细菌的通道或将已经进入菌体的抗菌药物排出菌体。

（三）天然耐药

天然耐药指细菌对某些抗菌药物天然不敏感，是由细菌的种属特性所决定的。抗菌药物对细菌能起作用的首要条件是细菌必须具有药物的靶位，而有些细菌对某种药物缺乏作用靶位，而产生固有耐药现象。如嗜麦芽窄食单胞菌对碳青霉烯类天然耐药，肠球菌对头孢类天然耐药。

（四）获得性耐药

获得性耐药指敏感的细菌中出现了对抗菌药物有耐药性的菌株，与药物使用的剂量、细菌耐药的自发突变率和可传递耐药性的情况有关。细菌通过自身基因突变产生耐药的概率较低，而获得性耐药才是细菌耐药迅速上升的主要原因。耐药基因可通过质粒、转座子和整合子等元件在同种和不同种细菌之间传播而迅速传递耐药性。

（五）质粒

质粒是细菌染色体外的遗传物质，存在于细胞质中，具有自主复制能力，是闭合环状的双链DNA分子。质粒携带的遗传信息能赋予宿主菌某些生物学性状，有利于细菌在特定的环境条件下生存。

（六）转座子

转座子是一种复合型转座因子，除含有与转座子有关的基因外，还可含有耐药基因和接合转移基因等，它的两端就是插入序列，构成"左臂"和"右臂"。这两个"臂"可以是正向重复，也可以是反向重复，可赋予受体细胞一定的表型特征。

（七）插入序列

插入序列是在细菌中首先发现的一类最简单的转座因子，它除了与转座功能有关的基因外不带有任何其他基因。

（八）整合子

1989年，stokes和Hall首次提出了一个与耐药基因水平传播有关的新的可移动基因元件：整合子。整合子是细菌基因组中的可移动遗传物质，携带位点特异性重组系统组分，可将许多耐药基因盒整合在一起，从而形成多重耐药。整合子是细菌，尤其是革兰阴性菌多重耐药迅速发展的主要原因。

（九）多重耐药

指对通常敏感的3类或3类以上抗菌药物（每类中至少有1种）的获得性（而非天然的）耐药。

（十）泛耐药

指对除了1～2类抗菌药物之外的所有其他抗菌药物种类（每类中至少有1种）不敏感，即只对1～2类抗菌药物敏感。

（十一）全耐药

指对目前所有抗菌药物分类中的药物均不敏感，如全耐药鲍曼不动杆菌给临床抗感染治疗带来了极大的困难与挑战。

（十二）β-内酰胺酶

β-内酰胺酶是通过水解β-内酰胺环抑制β-内酰胺类抗生素的抗菌活性，这是β-内酰胺类耐药性产生的主要原因。β-内酰胺酶是能够水解β-内酰胺类抗生素的一类酶的总称，其类型众多，底物不同，特性各异，包括青霉素酶、超广谱β-内酰胺酶（ESBLs）、头孢菌素酶（cephalosporinase，AmpC酶）和金属β-内酰胺酶（MBLs）等。

(十三)青霉素酶

青霉素酶是一种β-内酰胺酶,水解许多青霉素的β-内酰胺键,产生一种丧失抗生素活性的物质——青霉酸。如葡萄球菌属可产青霉素酶。

(十四)头孢菌素酶

头孢菌素酶是由革兰阴性细菌(肠杆菌科细菌、铜绿假单胞菌等)的染色体或质粒介导产生的一类β-内酰胺酶,属 Bush 分类第一群,Ambler 分类中 C 类,首选作用底物是头孢菌素,且不被克拉维酸所抑制。对多种第三代头孢菌素、单环类抗生素及头霉素耐药,一般对第 4 代头孢菌素和碳青霉烯类抗生素敏感。

(十五)金属 β-内酰胺酶

金属 β-内酰胺酶又称金属酶,是一组活性部位为金属离子且必须依赖金属离子的存在而发挥催化活性的酶类,属 Ambler 分子分类 B 组。它能水解除单环类以外的包括碳青霉烯类在内的一大类 β-内酰胺类抗生素,其活性可被离子螯合物 EDTA、菲咯啉及巯基化合物所抑制,但不被克拉维酸、舒巴坦等常见的 β-内酰胺酶抑制剂所抑制。

(十六)KPC 酶

KPC 酶指肺炎克雷伯菌产生的碳青霉烯酶,属于 Ambler 分类的 A 类、Bush 分类的 2f 亚群,是一种由质粒介导的丝氨酸 β-内酰胺酶。KPC 酶是目前引起肠杆菌科细菌对碳青霉烯类耐药的主要原因,其特点是水解除头孢霉素类以外的几乎所有 β-内酰胺类抗生素,包括青霉素类、头孢菌素类、单酰胺类和碳青霉烯类。

(十七)碳青霉烯酶

碳青霉烯酶指能够明显水解至少亚胺培南或美罗培南的一类 β-内酰胺酶,它包括 Ambler 分子结构分类的 A、B、D 三类酶。其中 B 类为金属 β-内酰胺酶,简称金属酶,属于 Bush 分类中的第三组,主要见于铜绿假单胞菌、不动杆菌和肠杆菌科细菌;A、D 类为丝氨酸酶,分别属于 Bush 分类中的第 2f 和 2d 亚组,A 类酶主要见于肠杆菌科细菌,D 类酶(OXA 型酶)主要见于不动杆菌。

(十八)Ⅰ型新德里金属 β-内酰胺酶

NDM-1 是 β-内酰胺酶的一种。β-内酰胺酶有数百种,各种酶的分子结构和对 β-内酰胺类抗菌药物的水解能力存在较大差异,一般根据分子结构分为 A、B、C、D 四大类。NDM-1 属于其中的 B 类,其活性部位结合有锌离子,因此又称为金属 β-内酰胺酶。产 NDM-1 的细菌表现为对青霉素类、头孢菌素类和碳青霉烯类等广泛耐药。产 NDM-1 的主要菌种为大肠埃希菌和肺炎克雷伯菌,也见于阴沟肠杆菌、变形杆菌、弗劳地枸橼酸菌、产酸克雷伯菌、摩根菌和普罗威登菌等。

(十九)氨基糖苷类钝化酶

氨基糖苷类钝化酶通过磷酸转移酶、乙酰转移酶、腺苷转移酸的作用,使氨基糖苷结构改变而失去抗菌活性。由于氨基糖苷类抗菌药物结构相似,故有明显的交叉耐药现象。

(二十)氯霉素乙酰转移酶

由氯霉素乙酰转移酶基因家族编码,产生乙酰转移酶,使氯霉素转化成无活性的代谢产物而失去抗菌活性。

(二十一)红霉素类钝化酶

红霉素类钝化酶主要包括红霉素酯酶和红霉素磷酸转移酶等,对红霉素具有高度耐受性的肠杆菌属、大肠埃希菌中存在红霉素钝化酶,可酯解红霉素和竹桃霉素的大环内酯结构。

(二十二)药物作用的靶位改变

为细菌在抗生素作用下产生诱导酶对菌体成分进行化学修饰,使其与抗生素结合的有效部位变异;或通过基因突变造成靶位变异,使抗生素失去作用位点。靶位改变包括亲和力降低和替代性途径的取代。

(二十三)主动外排系统

某些细菌能将进入菌体的药物泵出体外,导致细菌耐药。这种泵因需要能量,故称主动外排系统。这种主动外排系统对抗菌药物具有选择性的特点。细菌外排系统由蛋白质组成,主要为膜蛋白。

(二十四)生物膜耐药

生物膜是依附于某载体表面的由胞外多聚物和基质网包被的高度组织化、系统化的微生物膜性聚合物。生物膜内的细菌生长速度缓慢、代谢水平低,抗生素通过作用于代谢环节去影响细菌活性的概率也降低,从而引起细菌耐药。

(二十五)ESKAPE

ESKAPE 是 6 种耐药菌的简称。

E:E.faecium(VRE)——屎肠球菌(耐万古霉素肠球菌)。

S:S.aureus(MRSA)——金黄色葡萄球菌(耐甲氧西林金黄色葡萄球菌)。

K:ESBL-producing E.coli and Klebsiella species——产 ESBLs 的大肠埃希菌和克雷伯菌属。

A:A.baumannii——鲍曼不动杆菌。

P:P.aeruginosa——铜绿假单胞菌(可以对喹诺酮类、碳青霉烯类和氨基糖苷类耐药)。

E:Enterobacter Species——肠杆菌属细菌(包括产 ESBLs 和 KPC 肠杆菌科细菌以外的其他肠杆菌属细菌)。

美国 CDC 最新数据显示,2/3 的医院感染是由这 6 种 ESKAPE 细菌引起的。

二、防控原则

(1)行政管理:①应高度重视多重耐药菌的医院感染预防和控制管理,将预防和控制多重耐药菌的措施成为患者安全的优先考量之一。②应提供人、财、物的支持,预防和控制多重耐药菌的传播。③提供专家咨询,分析流行病学资料,辨认多重耐药微生物问题,或制定有效感染管理策略。④针对多重耐药菌医院感染的诊断、监测、预防和控制等各个环节,结合本机构实际工作,制定多重耐药菌医院感染管理的规章制度和防控措施。⑤加大对重症监护病房(ICU)、新生儿室、血液科、呼吸科、神经科、烧伤科等重点部门的患者,或接受过广谱抗菌药物治疗或抗菌药物治疗效果不佳的患者,留置各种管道以及合并慢性基础疾病的患者等重点人群的管理力度,落实各项防控措施。⑥通过多元化的培训、监测和实地演练的方式,加强医务人员对标准预防和接触隔离的依从性。⑦在注意患者隐私的情况下,标识特定多重耐药菌感染或定植患者,在转送患者前,先通知接收病区和医务人员采取防护措施。

(2)强化多重耐药菌感染危险因素、流行病学以及预防与控制措施等知识培训,确保医务人员掌握正确、有效的多重耐药菌感染预防和控制措施。

(3)医疗机构应提供有效、便捷的手卫生设施,如洗手设施和速干手消毒剂,提高医务人员手卫生依从性。严格执行手卫生规范,切实遵守手卫生的 5 个重要时机。

(4)严格实施隔离措施:①应对所有患者实施标准预防,对确诊或疑有多重耐药菌感染或定植患者,实施接触隔离。②对患者实施诊疗、护理操作时,应将确诊或疑有多重耐药菌感染或定植患者安排在最后进行。

(5)严格遵守无菌技术操作规程,特别是在实施各种侵入性操作时,有效预防感染。

(6)加强清洁和消毒工作:①应加强多重耐药菌感染或定植患者诊疗环境的清洁、消毒工作,特别要做好ICU、新生儿室、血液科、呼吸科、神患者诊疗环境的清洁、消毒工作。②与患者直接接触的诊疗器械、器具及物品如听诊器、血压计、体温表、输液架等要专人专用,并及时消毒处理。③轮椅、担架、床旁心电图机等不能专人专用的诊疗器械、器具及物品要在每次使用后消毒处理。④对医务人员和患者频繁接触的物体表面,如心电监护仪、微量输液泵、呼吸机等诊疗器械的面板或旋钮表面、听诊器、计算机键盘和鼠标、电话机、患者床栏杆和床头桌、门把手、水龙头开关等,应经常清洁消毒。⑤出现多重耐药菌感染暴发或者疑似暴发时,应增加清洁、消毒频次。

(7)合理使用抗菌药物:①应认真落实抗菌药物临床合理使用的有关规定,严格执行抗菌药物临床使用的基本原则,切实落实抗菌药物的分级管理,正确、合理地实施个体化抗菌药物给药方案。②提高临床微生物送检率,根据临床微生物检测结果,合理选择抗菌药物。③应监测本机构致病菌耐药性,定期向临床医师提供最新的抗菌药物敏感性总结报告和趋势分析。至少每年向临床公布一次临床常见分离菌株的药敏情况,正确指导临床合理使用抗菌药物。④要严格执行围术期抗菌药物预防性使用的相关规定,避免由于抗菌药物滥用而导致多重耐药菌的产生。

(8)加强对多重耐药菌的监测:①应加强多重耐药菌监测工作,提高临床微生物实验室的检测能力,积极开展常见多重耐药菌的监测,如耐甲氧西林金黄色葡萄球菌(MRSA)、ESBLs介导的多重耐药肠杆菌科细菌、多重耐药(泛耐药)鲍曼不动杆菌(MDR/XDR-AB)和铜绿假单胞菌(MDR/XDR-PA)、产碳青霉烯酶KPC的肺炎克雷伯菌和其他肠杆菌科细菌、万古霉素耐药肠球菌(VRE)以及新出现的如万古霉素中介(耐药)金黄色葡萄球菌(ⅥSA/VRSA)等多重耐药菌。②必要时开展主动筛查,以便早期发现和诊断多重耐药菌感染或定植患者。③临床微生物实验室发现多重耐药菌感染或定植患者后,应及时反馈临床科室及医院感染管理部门,以便采取有效的治疗和预防控制措施。④有条件时应制定并完善微生物实验室保存所选择的多重耐药菌,以便于进行分子生物学分型,从而可以验证是否存在医疗机构中的传播或描述其流行病学特征。⑤患者隔离期间要定期监测多重耐药菌感染情况,直至患者标本连续2次(每次间隔应>24小时)耐药菌培养阴性,感染已经痊愈但无标本可送后,方可解除隔离。

三、MRSA

(一)定义

MRSA即耐甲氧西林金黄色葡萄球菌,指对现有β-内酰胺类抗菌药物(青霉素类、头孢菌素类和碳青霉烯类)耐药的金黄色葡萄球菌,是最常见的多重耐药菌之一,可分为社区内MRSA(community-associated MRSA,CA-MRSA)及医院内MRSA(hospital-acquired MRSA,HA-MRSA)。

1.HA-MRSA

指在医疗护理机构的人员之间传播,可出现在医院或医疗护理机构内(医院发病)或出院后发生在社区内(社区发病)。HA-MRSA除对β-内酰胺类抗菌药物耐药以外,还会出现对非β-内酰胺类抗菌药物(如林可霉素、喹诺酮类、利福平、磺胺甲噁唑/甲氧苄啶、氨基糖苷类和四环素类)耐药。

(1)社区发病：社区发病是指具备下列至少一项医院内感染的危险因素。①入院时带有侵入性设备。②有MRSA定植或感染病史。③在阳性培养结果之前12个月内有手术、住院、透析，或在护理机构长期居住。

(2)医院发病：从入院48小时后患者的正常无菌部位分离出病菌。不论这些患者是否有医院内感染的危险因素。

2.CA-MRSA

CA-MRSA指分离自社区感染患者的一种MRSA菌株，其细菌耐药及临床特征等与以往HA-MRSA有明显不同。首例报道为1981年美国密歇根州一名使用注射药物的患者。CA-MRSA易感人群为先前从未直接或间接接触过医院、疗养院或其他医疗保健场所的健康人，大多仅对β-内酰胺类抗菌药物耐药，而对非β-内酰胺类抗菌药物（如林可霉素、喹诺酮类、利福平、磺胺甲噁唑/甲氧苄啶、氨基糖苷类和四环素类）敏感，通常产生Panton-Valentine杀白细胞素（Panton-Valentine leukocidin，PVL），主要引起皮肤软组织感染，少数可引起致死性的肺炎或菌血症。

诊断标准如下：①分离自门诊或入院48小时内的患者。②该患者在1年内无医院、护理机构、疗养院等医疗机构接触史，无手术及透析史。③无长期留置导管或人工医疗装置。④无MRSA定植或感染的病史。

由于患者和病原菌在医院与社区之间的不断流动，CA-MRSA可由患者带入医院导致医院内暴发，HA-MRSA也可由感染或定植患者带入社区导致社区内传播。目前仅依据临床和流行病学来区分两者是困难的，而进行MRSA遗传类型和表型检测有助于二者的鉴别，见表4-2。

表4-2　HA-MRSA与CA-MRSA的主要特点

特点	HA-MRSA	CA-MRSA
临床特征	外科感染，侵入性感染	皮肤感染，"昆虫叮咬样"，多发，反复，很少侵入性感染
耐药特点	多重耐药	仅对β-内酰胺类耐药
分子标志	PVL常阴性，SCCmec I～III	PVL常阳性，SCCmec IV～VII

（二）流行病学

(1)MRSA自1961年英国首次发现至今已经几乎遍布全球，成为严重公共卫生威胁。1999—2003年美国ICU病房MRSA的流行率由50%上升到59.5%，部分地区高达64%。一些亚洲地区MRSA的检出率也在大幅增长，1986—2001年台湾地区MRSA的检出率从26%增长到77%；1999—2001年韩国三级甲等医院中MRSA的流行率为64%。

(2)我国MRSA检出率总体呈增长趋势。我国全国细菌耐药监测网（MOHNARIN）数据显示，2009—2010年MRSA的检出率为51.6%。

(3)MRSA由于其高发病率和高致死率，已被列为三大最难解决感染性疾病的首位。

(4)MRSA并非只局限于医院感染，CA-MRSA在全球的流行范围也在逐步扩大，欧美国家较严重，部分地区CA-MRSA占MRSA引起的皮肤软组织感染的75%。我国CA-MRSA的流行情况尚不清楚。

(5)MRSA定植和感染患者是医院内MRSA的最重要宿主。在长期护理机构、脊柱科、烧伤科和ICU等科室，MRSA定植率比较高。没有明显感染征象的MRSA带菌者，是重要的传染源，可以把MRSA传播给其他患者或医护人员。

(三)对临床常用药物的敏感性

MRSA 对临床常用药物的敏感性见表 4-3。

表 4-3　2010 年中、美两国 MRSA 对临床常用抗菌药物的敏感率和耐药率(%)

抗菌药	中国		美国	
	敏感率	耐药率	敏感率	耐药率
头孢吡肟	14.1	82.1	ND	ND
红霉素	9.3	87.8	10.8	88.5
克林霉素	85.9	10.3	71.4	28.6
左氧氟沙星	11.2	86.7	32.4	65.5
利奈唑胺	100.0	0	100.0	0
替加环素	100.0	0	100.0	ND
万古霉素	100.0	0	100.0	0

(四)防控措施

(1)对重点科室如 ICU、血液透析室等,重点人群如心脏手术患者、老年患者等进行鼻拭子筛查 MRSA,建议对阳性患者进行接触隔离。

(2)对重点岗位医护人员,如鼻腔携带 MRSA,建议短期局部应用抗菌药物。

(3)制定 MRSA 监测计划,进行 MRSA 监测,监测要点包括:保持监测标准的一致性;保持实验室检验结果报告系统完整性和一致性;保持与微生物实验室的协作;MRSA 监测结果反馈、通告相关人员。

(4)医务人员培训、环境消毒、手卫生与合理使用抗菌药物等参见"防控原则"。

四、VRE

(一)定义

VRE 即耐万古霉素肠球菌,指对万古霉素等糖肽类抗生素获得性耐药的肠球菌,常见于屎肠球菌和粪肠球菌,以 VanA、VanB 耐药基因簇编码最常见。

(二)流行病学

(1)VRE 自 1988 年伦敦某医院首次分离至今已经在世界各地流行。美国 CDC 医院感染监测系统报道,VRE 已经成为第二位的医院感染菌。1990—1996 年 VRE 在血中的分离率从不到 1%增加至 39%,VRE 菌血症的发生率从 3.2/10 万增加至 131/10 万;VRE 的暴发流行多为屎肠球菌。

(2)我国 VRE 的分离率<5%。全国细菌耐药监测网(MOHNARIN)数据显示,VRE 在屎肠球菌中的检出率为 1.1%~6.4%,以华北和西南地区较高;在粪肠球菌中的检出率为 0.5%~2.6%。

(3)易感人群:①严重疾病,长期入住 ICU 病房的患者。②严重免疫抑制,如肿瘤患者。③外科胸腹腔大手术后的患者。④侵袭性操作,留置中央导管的患者。⑤长期住院患者、有 VRE 定植的患者。⑥接受广谱抗菌药物治疗,曾口服、静脉接受万古霉素治疗的患者。

(三)对临床常用药物的敏感性

VRE 对临床常用药物的敏感性见表 4-4。

表 4-4　2010 年中、美两国粪肠球菌对抗菌药物的敏感率和耐药率(%)

抗菌药	中国		美国	
	敏感率	耐药率	敏感率	耐药率
氨苄西林	11.0	89.0	100.0	0
红霉素	4.0	92.1	12.3	50.3
左氧氟沙星	13.9	82.4	69.7	29.2
利奈唑胺	100.0	0	99.5	0.5
万古霉素	94.7	3.8	96.4	3.6
替考拉宁	97.0	2.3	96.9	3.1
四环素	51.0	46.4	23.6	75.4
磷霉素	73.2	19.1	ND	ND

(四)防控措施

(1)合理掌握万古霉素使用适应证。在医院内应用万古霉素已确证是 VRE 产生和引起暴发流行的危险因素。因此,所有医院均应制订一个全面的抗菌药物使用计划。严格掌握万古霉素和相关糖肽类抗菌药物使用的适应证。

(2)提高临床微生物室在检测、报告和控制 VRE 感染中的作用。临床微生物室是预防 VRE 感染在医院流行的第一道防线,即时、准确地鉴定和测定肠球菌对万古霉素耐药的能力,对诊断 VRE 定植和感染、避免问题复杂化都有极其重要的作用。

(3)加强重点部门的主动监测,尽早发现 VRE 定植或感染者,并第一时间进行干预。

(4)告知工作人员和患者有关注意事项,减少工作人员和患者在病房内的传播,患者医疗护理物品专用。

(5)携带 VRE 的手术医师不得进行手术,直至检出转为阴性。

(6)接触隔离、医护人员培训、消毒和手卫生措施参见"防控原则"。

五、MDR-AB

(一)定义

1.MDR-AB

即多重耐药鲍曼不动杆菌,指对下列 5 类抗菌药物中至少 3 类耐药的菌株,包括抗假单胞菌头孢菌素、抗假单胞菌碳青霉烯类、含有 β-内酰胺酶抑制剂的复合制剂(包括哌拉西林/他唑巴坦、头孢哌酮/舒巴坦、氨苄西林/舒巴坦)、喹诺酮类、氨基糖苷类。

2.XDR-AB

即泛耐药鲍曼不动杆菌,指仅对 1～2 种潜在有抗不动杆菌活性的药物[主要指替加环素和/或多黏菌素]敏感的菌株。

3.PDR-AB

即全耐药鲍曼不动杆菌,指对目前所能获得的潜在有抗不动杆菌活性的抗菌药物(包括多黏菌素、替加环素)均耐药的菌株。

(二)流行病学

(1)鲍曼不动杆菌具有在体外长期存活能力,易造成克隆播散。

（2）美国 NNIS 及卫生部细菌耐药监测结果均显示，鲍曼不动杆菌的分离率在非发酵菌中占第 2 位，仅次于铜绿假单胞菌。是我国院内感染的主要致病菌之一，占临床分离革兰阴性菌的16.1％，仅次于大肠埃希菌与肺炎克雷伯杆菌。

（3）鲍曼不动杆菌可引起医院内肺炎、血流感染、腹腔感染、中枢神经系统感染、泌尿系统感染、皮肤软组织感染等。最常见的部位是肺部，是医院内肺炎（HAP），尤其是呼吸机相关肺炎（VAP）重要的病原菌。

（4）长时间住院、入住监护室、接受机械通气、侵入性操作、抗菌药物暴露及严重基础疾病等是鲍曼不动杆菌感染的危险因素。常合并其他细菌和/或真菌的感染。

（5）鲍曼不动杆菌感染患者病死率高，但目前缺乏其归因病死率的大规模临床研究。

（6）鲍曼不动杆菌不仅是医院内感染的重要病原菌，同时也是社区获得性肺炎的重要致病菌。

（三）对临床常用药物的敏感性

MDR-AB 对临床常用药物的敏感性见表 4-5。

表 4-5　2010 年鲍曼不动杆菌对抗菌药物的敏感率（％）

抗菌药物	中国	美国
氨苄西林/舒巴坦	38.8	54.0
哌拉西林/他唑巴坦	33.6	43.0
头孢他啶	35.7	46.0
头孢噻肟	12.9	24.0
头孢唑肟	33.6	ND
亚胺培南	45.1	55.3
美罗培南	45	62.0
阿米卡星	50.7	60.0
庆大霉素	34.3	53.0
妥布霉素	41.5	54.0
环丙沙星	33.3	54.0
左氧氟沙星	35.3	ND
磺胺甲噁唑/甲氧苄啶	29.9	56.0
多黏霉素 B	97.2	ND
米诺环素	62.7	ND

（四）防控措施

鲍曼不动杆菌医院感染大多为外源性医院感染，其传播途径主要为接触传播；耐药鲍曼不动杆菌的产生是抗菌药物选择压力的结果。因此，其医院感染的预防与控制至关重要。需要从以下几个方面考虑。

（1）加强抗菌药物临床管理，延缓和减少耐药鲍曼不动杆菌的产生。医疗机构通过建立合理处方集、制定治疗方案和监测药物使用，同时联合微生物实验人员、传染病专家和医院感染管理人员对微生物耐药性增加的趋势进行干预，至少可以延缓鲍曼不动杆菌多重耐药性的迅速发展。

如针对目前碳青霉烯耐药鲍曼不动杆菌不断增加现状,可考虑限制碳青霉烯类抗菌药物的使用,并加强临床微生物室对碳青霉烯耐药鲍曼不动杆菌的检出能力。

(2)严格遵守无菌操作和感染控制规范。医务人员应当严格遵守无菌技术操作规程,特别是实施中央导管插管、气管插管、导尿管插管、放置引流管等操作时,应当避免污染,减少感染的危险因素。对于留置的医疗器械要严格实施感染控制指南提出的有循证医学证据的干预组合策略,包括呼吸机相关肺炎、导管相关血流感染、导管相关尿路感染等。

(3)环境筛查。对多重耐药鲍曼不动杆菌暴发或流行的部门,应对患者周围的环境或设备进行微生物标本采样和培养,明确感染来源。

(4)必要时进行多重耐药菌主动监测培养。

(5)手卫生、隔离、环境清洁与消毒等措施参见"防控原则"。

六、MDR-PA

(一)定义

1.MDR-PA

即多重耐药铜绿假单胞菌,指对下列 5 类抗菌药中的 3 类及以上耐药的菌株,包括头孢菌素类(如头孢他啶或头孢吡肟)、碳青霉烯类(如亚胺培南)、含 β-内酰胺酶抑制剂的复合制剂(如头孢哌酮/舒巴坦)、喹诺酮类(如环丙沙星)和氨基糖苷类(如阿米卡星)。

2.XDR-PA

即泛耐药铜绿假单胞菌,指对以下抗菌药物均耐药的菌株,包括头孢吡肟、头孢他啶、亚胺培南、美罗培南、哌拉西林/他唑巴坦、环丙沙星、左氧氟沙星。

3.铜绿假单胞菌

通过获得各种 β-内酰胺酶编码基因、广谱或超广谱 β-内酰胺酶、氨基糖苷类修饰酶、借助整合子 qacE△1 基因对抗菌药物耐药。

(二)流行病学

(1)铜绿假单胞菌广泛分布于周围环境及正常人的皮肤、呼吸道和消化道等部位,是医院感染最常见的条件致病菌之一。

(2)铜绿假单胞菌适宜在潮湿环境中生长,氧气湿化瓶、沐浴头、牙科治疗台水系统等常有铜绿假单胞菌的污染,常常成为造成医院内感染暴发的主要原因。

(3)2010 年细菌耐药监测结果显示,铜绿假单胞菌分离率为 16.7%,仅次于大肠埃希菌,在革兰阴性菌中排名第二。

(4)近年来,由于 β-内酰胺类抗菌药物、免疫抑制剂、肿瘤化疗等药物的广泛使用以及各种侵入性操作的增多,该菌引起的医院感染日益突出。

(三)对临床常用抗生素的敏感性

MDR-PA 对临床常用抗生素的敏感性见表 4-6。

表 4-6　2010 年铜绿假单胞菌对临床常用抗菌药物的敏感率(%)

抗菌药物	中国	美国
哌拉西林/他唑巴坦	77.5	77.0
头孢他啶	71.8	81.0

续表

抗菌药物	中国	美国
头孢噻肟	10	24.0
头孢吡肟	68.5	ND
亚胺培南	71.8	ND
美罗培南	75	62.0
阿米卡星	80.2	60.0
庆大霉素	68.7	53.0
妥布霉素	72.9	54.0
环丙沙星	68.9	54.0
左氧氟沙星	65.3	ND
磺胺甲噁唑/甲氧苄啶	ND	56.0
多黏霉素 B	96.4	ND

(四)防控措施

(1)主动监测医院内 MDR-PA。

(2)隔离 MDR-PA 感染或定植的患者。

(3)制定抗生素治疗指南,对某些抗生素的使用加以限制。

(4)手卫生、环境清洁与消毒等措施参见"防控原则"。

七、产 ESBLs 肠杆菌科细菌

(一)定义

(1)肠杆菌科细菌是一大群形态、生物学性状相似的革兰阴性杆菌。这类细菌多数有周身鞭毛,有动力,均能发酵利用葡萄糖,需氧或厌氧生长。在自然界中广泛分布,大多数寄生于人和动物的肠道中,也可存在于水、土壤或腐败的物质上,多数为条件致病菌,少数为致病菌。其主要包含的菌种为埃希菌属、克雷伯菌属、志贺菌属、沙门菌属、枸橼酸杆菌属、肠杆菌属、沙雷菌属和变形杆菌属等。

(2)超广谱 β-内酰胺酶(extended-spectrum β-lactamases,ESBLs)是指能够水解第三代头孢菌素的 β-内酰胺酶,由质粒介导的广谱酶如 TEM、SHV、CTX 和 OXA 酶发生点突变而形成。能够介导对青霉素类、头孢菌素类和氨曲南耐药。产 ESBLs 的菌株常同时对氨基糖苷类、磺胺类、喹诺酮类和/或四环素类耐药,呈多重耐药。

(3)ESBLs 主要在大肠埃希菌和肺炎克雷伯菌中发现,也见于肠杆菌属、枸橼柠檬酸菌属、变形杆菌属、沙雷菌属等其他肠杆菌科细菌。不动杆菌属和铜绿假单胞菌等非发酵菌也可产 ESBLs。

(二)流行病学

(1)2010 年全国细菌耐药监测结果显示,头孢噻肟耐药的大肠埃希菌和肺炎克雷伯菌均＞50%。各个国家和地区产 ESBLs 细菌的发生率明显不同。日本、欧盟等国家产 ESBLs 细菌的发生率很低,而印度等国家产 ESBLs 细菌的发生率很高,而且具有较严重的耐药性。

(2)产 ESBLs 细菌可以发生克隆传播,也可通过质粒或转座子将产酶基因水平传播给敏感的非产酶细菌,引起更多的细菌产生 ESBLs,从而引起院内感染的暴发流行,还可以向院外传播,使流行范围扩大。

(3)危险因素:①入住 ICU。②住院时间长(≥7 天)。③机械通气。④留置有导尿管和/或中央导管。⑤有严重基础疾病(如糖尿病等)。⑥不适当联合使用抗菌药物或第三代头孢菌素。⑦年龄≥60 岁等。

(三)对临床常用药物的敏感性

2010 年以前 CLSI 规定,产 ESBLs 菌株对青霉素类和第一、第二、第三代头孢菌素均耐药。即使体外试验对某些青霉素类、头孢菌素敏感,临床上也可能治疗无效。2010 年 1 月,基于药代动力学(药效学)(PK/PD)和临床实践,CLSI 对肠杆菌科的头孢唑林、头孢噻肟、头孢唑肟、头孢曲松、头孢他啶和氨曲南的判读折点进行了修订,临床医师应结合药敏试验结果和临床表现严重性,确定抗生素治疗方案。此前,监测产 ESBLs 菌株对药物的敏感性见表 4-7。

表 4-7 我国 Mohnarin 监测产 ESBLs 菌株对临床常用药物的敏感率和耐药率(%)

抗菌药物	产 ESBLs 大肠埃希菌		产 ESBLs 肺炎克雷伯菌		产 ESBLs 产酸克雷伯菌	
	耐药率	敏感率	耐药率	敏感率	耐药率	敏感率
氨苄西林/舒巴坦	73.7	8.6	83.0	6.4	85.5	6.8
哌拉西林/他唑巴坦	5.4	85.0	19.6	61.0	27.7	59.6
阿莫西林/克拉维酸	23.2	35.5	45.8	20.3	47.7	23.8
头孢哌酮/舒巴坦	8.9	64.2	16.2	54.2	27.0	51.3
头孢西丁	15.3	75.6	28.4	68.4	31.7	65.2
亚胺培南	0.3	99.4	1.3	98.4	1.3	98.4
美罗培南	0.2	99.8	1.4	98.3	1.0	99.0
庆大霉素	68.3	30.2	63.9	34.3	65.0	33.2
妥布霉素	43.2	37.4	43.3	42.6	53.4	33.9
阿米卡星	11.0	85.3	22.8	75.3	19.8	76.7
四环素	80.6	18.7	62.8	34.6	67.1	30.5
米诺环素	34.9	53.6	51.7	30.2	42.6	42.6
氯霉素	48.4	41.5	58.1	38.3	55.9	44.1
呋喃妥因	6.0	82.9	48.1	21.7	30.1	56.6
磺胺甲噁唑/甲氧苄胺	78.5	20.7	74.4	23.9	72.7	26.9
环丙沙星	80.2	17.4	48.2	39.9	53.1	37.8
左氧氟沙星	76.3	21.0	41.3	53.1	45.3	45.3

(四)防控措施

1.加强检测

实验室检测有助于明确产 ESBLs 细菌感染,便于采取消毒隔离措施。住院患者中常规监测产 ESBLs 细菌定植,可能有助于产 ESBLs 肠杆菌科的预防和管理。

2.合理使用抗菌药物

有证据表明,不适当的抗菌治疗是产 ESBLs 细菌的独立预测因素。第三代头孢菌素经验性用药可导致更多产 ESBLs 细菌的出现,从而引起产 ESBLs 细菌的流行。抗菌药物控制策略必须强制执行以减少细菌的耐药。具体措施包括严格抗菌药物的使用指征,尽量少用第三代头孢菌素类及青霉素类抗菌药物。

八、CRE

(一)定义

CRE 即耐碳青霉烯类肠杆菌科细菌,指对多利培南、美罗培南或亚胺培南等碳青霉烯类药物之一不敏感,而且对包括头孢曲松、头孢噻肟和头孢他啶在内所测试的第三代头孢菌素类均耐药的肠杆菌科细菌。

(二)流行病学

(1)近年来 CRE 呈迅速上升趋势,具有从单一菌株扩散至其他不同种属的细菌,从单一流行区域扩散至多区域流行的传播特点。

(2)我国 CRE 发生率较低(<5%),但呈逐年上升趋势,最常见的是产 KPC 酶,且已有全耐药产 KPC 酶菌株报道。目前产 KPC 酶的细菌逐渐形成全球播散的趋势,现已报道过产 KPC 酶细菌的国家横跨美洲、欧洲和亚洲等十几个国家和地区。

(3)主要感染类型包括泌尿道感染、伤口感染、医院内肺炎、呼吸机相关肺炎、血流感染、导管相关感染等。

(4)CRE 与其他多重耐药菌感染相似,易感人群为疾病危重、入住 ICU、长期使用抗菌药物、插管、机械通气的患者。

(5)CRE 感染患者病死率高,有研究报道高达 40%~50%。

(三)对临床药物的敏感性

由于碳青霉烯酶的基因多为质粒所介导,这些质粒同时又携带其他多种耐药基因,CRE 往往表现为泛耐药(XDR)甚至是全耐药(PDR)表型,此类菌株一旦暴发流行将对患者生命构成极大威胁。

(四)防控措施

(1)加强监测。医疗机构应明确入院 48 小时内的住院患者是否已有 CRE(至少是大肠埃希菌属和克雷伯菌属)检出。若已有 CRE 检出,医疗机构应明确:①是否有院内传播。②哪些科室最严重,若不知晓这些信息,则应量化评估 CRE 的临床发病率,如回顾 CRE 检出前一段时间(如 6~12 个月)微生物实验室的检验结果中 CRE 的数量和/或构成比。此外,还应收集 CRE 感染或定植患者的基本流行病学信息,以了解其共有特征,如人口学特征、入院时间、疾病转归、用药史和既往史(例如,科室、手术、操作)等。

(2)最大限度地减少侵入性器械的使用,确有必要时,应定期评估侵入性器械是否有必要继续使用,若无必要应尽快拔除。

(3)微生物实验室应建立预警机制,当检出 CRE 时应尽快告知临床和医院感染管理人员。

(4)加强抗菌药物临床合理使用管理,碳青霉烯类抗菌药物应严格按照特殊类抗菌药物进行管理,使用抗菌药物时应尽可能确保使用指征和使用疗程合理;针对临床具体情况选用最窄谱的抗菌药物。

(5)CRE 主动筛查:对于具有 CRE 定植或感染高风险的患者,采用主动筛检有助于发现 CRE 定植患者,主动筛查培养通常包括粪便、直肠或肛周培养,还可养通常包括粪便、直肠或肛周培养,还可包括伤口分泌物或尿培养(有导尿管的患者)。

(6)氯己定沐浴:当常规措施不能有效降低 CRE 感染或定植时,可考虑采取氯己定沐浴措施。一般采用 2% 氯己定稀释液或湿巾进行擦浴,通常不可用于下颌以上部位或开放性伤口。使用该项措施时,一般用于所有患者而不仅限于 CRE 感染或定植患者。沐浴的频率可根据日常沐浴方案进行调整。

(7)手卫生、接触隔离和员工教育培训等参见"防控原则"。

(张伟伟)

第三节　呼吸机相关肺炎感染的预防与控制

一、定义

呼吸机相关肺炎(VAP)是指气管插管或气管切开患者接受机械通气 48 小时后发生的肺炎,机械通气撤机、拔管后 48 小时内出现的肺炎也属于 VAP 范畴。

二、流行病学

VAP 属于医院获得性感染,我国大规模的医院感染横断面调查结果显示,住院患者中医院获得性感染的发生率为 3.22%～5.22%,其中医院获得性下呼吸道感染为 1.76%～1.94%。国内外研究结果均显示,包括 VAP 在内的下呼吸道感染居医院获得性感染构成比之首。

我国一项调查结果显示,46 所医院的 17 358 例 ICU 住院患者,插管总天数为 91 448 天,VAP 的发病率为 8.9/1 000 机械通气日。机械通气患者中 VAP 的发病率为 9.7%～48.4%,或为(1.3～28.9)/1 000 机械通气日,病死率为 21.2%～43.2%。国内外的研究结果均表明,若病原菌为多重耐药(MDR)或全耐药(PDR)病原菌,归因病死率可高达 38.9%～60%。VAP 的病死率与高龄、合并糖尿病或慢性阻塞性肺疾病(慢阻肺)、感染性休克(脓毒症休克)及高耐药病原菌感染等相关。

三、危险因素和发病机制

(一)危险因素

发生 VAP 的危险因素涉及各个方面,可分为宿主自身和医疗环境两大类因素,主要危险因素见表 4-8。患者往往因多种因素同时存在或混杂,导致 VAP 的发生、发展。

表 4-8　医院获得性肺炎/呼吸机相关肺炎反生的危险因素

分类	危险因素
宿主自身因素	高龄
	误吸

续表

分类	危险因素
医疗环境因素	基础疾病(慢性肺部疾病、糖尿病、恶性肿瘤、心功能不全等)
	免疫功能受损
	意识障碍、精神状态失常
	颅脑等严重创伤
	电解质紊乱、贫血、营养不良或低蛋白血症
	长期卧床、肥胖、吸烟、酗酒等
	ICU 滞留时间、有创机械通气时间
	侵袭性操作,特别是呼吸道侵袭性操作
	应用提高胃液 pH 的药物(H_2 受体阻断剂、质子泵抑制剂)
	应用镇静剂、麻醉药物
	头颈部、胸部或上腹部手术
	留置胃管
	平卧位
	交叉感染(呼吸器械及手感染)

(二)发病机制

VAP 的发病机制是病原体到达支气管远端和肺泡,突破宿主的防御机制,从而在肺部繁殖并引起侵袭性损害。致病微生物主要通过两种途径进入下呼吸道。

(1)误吸。

(2)致病微生物以气溶胶或凝胶微粒等形式通过吸入进入下呼吸道,其致病微生物多为外源性,如结核分枝杆菌、曲霉和病毒等。此外,VAP 也有其他感染途径,如感染病原体经血行播散至肺部、邻近组织直接播散或污染器械操作直接感染等。

气管插管使得原来相对无菌的下呼吸道直接暴露于外界,同时增加口腔清洁的困难,口咽部定植菌大量繁殖,含有大量定植菌的口腔分泌物在各种因素(气囊放气或压力不足、体位变动等)作用下通过气囊与气管壁之间的缝隙进入下呼吸道;气管插管的存在使得患者无法进行有效咳嗽,干扰了纤毛的清除功能,降低了气道保护能力,使得 VAP 发生风险明显增高;气管插管内外表面容易形成生物被膜,各种原因(如吸痰等)导致形成的生物被膜脱落,引起小气道阻塞,导致 VAP。此外,为缓解患者气管插管的不耐受,需使用镇痛镇静药物,使咳嗽能力受到抑制,从而增加 VAP 的发生风险。

VAP 可自局部感染逐步发展到脓毒症,甚至感染性休克。其主要机制是致病微生物进入血液引起肌体失控的炎症反应,导致多个器官功能障碍,除呼吸系统外,尚可累及循环、泌尿、神经和凝血系统,导致代谢异常等。

四、病原学

非免疫缺陷患者的 VAP 通常由细菌感染引起,由病毒或真菌引起者较少,常见病原菌的分布及其耐药性特点随地区、医院等级、患者人群及暴露于抗菌药物的情况不同而异,并且随时间而改变。我国 VAP 常见的病原菌包括鲍曼不动杆菌、铜绿假单胞菌、肺炎克雷伯菌、金黄色葡萄球菌及大肠埃希菌等。但需要强调的是,了解当地医院的病原学监测数据更为重要,在经验性治疗时应根据及时更新的本地区、本医院甚至特定科室的细菌耐药特点针对性选择抗菌药物。

(一)病原谱

我国 VAP 患者主要见于 ICU。VAP 病原谱中,其中鲍曼不动杆菌分离率高达 35.7%～50%,其次为铜绿假单胞菌和金黄色葡萄球菌,二者比例相当(表 4-9)。≥65 岁的患者中铜绿假单胞菌的分离率高于其他人群。

表 4-9　我国呼吸机相关肺炎患者常见细菌的分辨率(%)

菌种	≥18 岁	≥65 岁
鲍曼不动杆菌	12.1～50.5	10.3～18.5
铜绿假单胞菌	12.5～27.5	27.7～34.6
肺炎克雷伯菌	9～16.1	5.1～13.9
金黄色葡萄球菌	6.9～21.4	5.8～15.4
大肠埃希菌	4～11.5	1.3～6.2
阴沟肠杆菌	2～3.4	3.1
嗜麦芽窄食单胞菌	1.8～8.6	4.6～9.6

由于我国二级及以下医院高质量前瞻性的 VAP 流行病学研究尚不足,目前查到的文献绝大部分为回顾性研究,以上数据仅供参考。

(二)常见病原菌的耐药性

细菌耐药给 VAP 的治疗带来了严峻挑战。临床上 MDR 的定义是指对 3 类或 3 类以上抗菌药物(除天然耐药的抗菌药物)耐药,广泛耐药(XDR)为仅对 1～2 类抗菌药物敏感而对其他抗菌药物耐药,PDR 为对能得到的、在常规抗菌谱范围内的药物均耐药。

VAP 常见的耐药细菌包括碳青霉烯类耐药的鲍曼不动杆菌(CRAB)、碳青霉烯类耐药的铜绿假单胞菌(CRPA)、产超广谱 β-内酰胺酶(ESBLs)的肠杆菌科细菌、甲氧西林耐药的金黄色葡萄球菌(MRSA)及碳青霉烯类耐药的肠杆菌科细菌(CRE)等。我国多中心细菌耐药监测网中的中国细菌耐药监测网(CHINET)和中国院内感染的抗菌药物耐药监测(CARES)数据均显亦,在各种标本中(血、尿、痰等)CRAB 的分离率高达 60%～70%,CRPA 的分离率为 20%～40%,产 ESBLs 的肺炎克雷伯菌和大肠埃希菌的分离率分别为 25%～35% 和 45%～60%,MRSA 的分离率为 35%～40%,CRE 的分离率为 5%～18%。而来自痰标本中的某些耐药菌,如 MRSA 的发生率往往更高。

五、诊断

(一)临床诊断标准

VAP 的临床表现及病情严重程度不同,从单一的典型肺炎到快速进展的重症肺炎伴脓毒症、感染性休克均可发生,目前尚无临床诊断的"金标准"。肺炎相关的临床表现满足的条件越多,临床诊断的准确性越高。

胸部 X 线或 CT 显示新出现或进展性的浸润影、实变影或磨玻璃影,加上下列 3 种临床症候中的 2 种或以上,可建立临床诊断:①发热,体温＞38 ℃。②脓性气道分泌物。③外周血白细胞计数＞10×10⁹/L 或＜4×10⁹/L。

影像学是诊断 VAP 的重要基本手段,应常规行 X 线胸片,尽可能行胸部 CT 检查。对于危重症或无法行胸部 CT 的患者,有条件的单位可考虑床旁肺超声检查。

(二)病原学诊断

在临床诊断的基础上,若同时满足以下任一项,可作为确定致病菌的依据。

(1)合格的下呼吸道分泌物(中性粒细胞数>25 个/低倍镜视野,上皮细胞数<10 个/低倍镜视野,或二者比值>2.5∶1)、经支气管镜防污染毛刷(PSB)、支气管肺泡灌洗液(BALF)、肺组织或无菌体液培养出病原菌,且与临床表现相符。

(2)肺组织标本病理学、细胞病理学或直接镜检见到真菌并有组织损害的相关证据。

(3)非典型病原体或病毒的血清 IgM 抗体由阴转阳或急性期和恢复期双份血清特异性 IgG 抗体滴度呈 4 倍或 4 倍以上变化。呼吸道病毒流行期间且有流行病学接触史,呼吸道分泌物相应病毒抗原、核酸检测或病毒培养阳性。

六、VAP 的预防与控制措施

(一)管理要求

(1)应将 VAP 的预防与控制工作纳入医疗质量和医疗安全管理。

(2)应明确医务人员在 VAP 预防与控制工作中的责任,制订并落实 VAP 预防与控制工作的各项规章制度和标准操作规程。

(3)医院感染管理、医务、护理及其他有关部门应在各自专业范围内负责 VAP 预防与控制工作的监督管理,制订 VAP 循证措施依从性核查表,并督促落实。

(4)应制订 VAP 预防与控制知识和技能岗位培训计划,培训内容应定期根据最新循证医学证据和当地流行病学资料进行更新,并对计划的实施进行考核、评价与反馈。

(5)开展呼吸机诊疗活动的临床科室,应配备受过专业训练,具备独立工作能力的医务人员。

(6)医务人员在诊疗活动中应严格执行《医务人员手卫生规范》WS/T313 的要求,遵循洗手与卫生手消毒的原则、指征和方法。

(7)医务人员在诊疗活动中应严格执行《医院隔离技术规范》WS/T311 的要求,遵循"标准预防"和"基于疾病传播途径"的原则。患有呼吸道传染性疾病时,应避免直接接触患者。

(8)医务人员宜每年接种流感疫苗。

(二)预防措施

(1)若无禁忌证,应将患者床头抬高 30°～45°。

(2)应定时对患者进行口腔卫生,至少每 6～8 小时 1 次。

(3)宜使用 0.12%～2%氯己定消毒液对患者口腔黏膜、牙龈等部位擦拭或冲洗,意识清醒的患者可采取漱口的方式。

(4)对患者实施肠内营养时,应避免胃过度膨胀,条件许可时应尽早拔除鼻饲管。

(5)对患者实施肠内营养时,宜采用远端超过幽门的鼻饲管,注意控制输注容量和速度。

(6)应积极预防深静脉血栓形成。

(7)对多重耐药菌如甲氧西林耐药金黄色葡萄球菌(MRSA)、多重耐药或泛耐药鲍曼不动杆菌(MDR/XDR-AB)、耐碳青霉烯肠杆菌科细菌(CRE)、多重耐药或泛耐药铜绿假单胞菌(MDR/XDR-PA)等具有重要流行病学意义的病原体感染或定植患者,应采取隔离措施。

(8)应规范人工气道患者抗菌药物的预防性使用,避免全身静脉使用或呼吸道局部使用抗菌药物预防 VAP。

(9)不宜常规使用口服抗菌药物进行选择性消化道脱污染。

(三)气道管理

(1)严格掌握气管插管指征。对于需要辅助通气的患者,宜采用无创正压通气。

(2)宜选择经口气管插管。两周内不能撤除人工气道的患者,宜尽早选择气管切开。

(3)应选择型号合适的气管插管,并常规进行气囊压力监测,气囊压力应保持在 25～30 cmH$_2$O(2.45～2.94 kPa)。

(4)预计插管时间超过 72 小时的患者,宜选用带声门下分泌物吸引气管导管。

(5)对于留置气管插管的患者,每天停用或减量镇静剂 1 次,评估是否可以撤机或拔管,应尽早拔除气管插管。

(6)应定时抽吸气道分泌物。当转运患者、改变患者体位或插管位置、气道有分泌物积聚时,应及时吸引气道分泌物。吸引气道分泌物时,应遵循无菌操作,每次吸引应更换吸痰管,先吸气管内,再吸口鼻处,每次吸引应充分。气管导管气囊上滞留物的清除方法包括以下内容。①清除方法:操作前先清除呼吸机管路集水杯中的冷凝水。协助患者取头低脚高位或平卧位。先吸引下呼吸道分泌物,再吸引口鼻腔内分泌物。将简易呼吸器与气管插管连接,操作者在患者吸气末轻轻挤压简易呼吸器,在患者呼气初用力挤压简易呼吸器,另操作者同时放气囊。再次吸引口鼻腔内分泌物。如此反复操作 2～3 次,直到完全清除气管导管气囊上滞留物为止。②注意事项:操作前应充分做好用物准备。操作时断开的呼吸机管路接头应放在无菌巾上。操作时医务人员应戴无菌手套,不宜使用镊子等替代方式。戴无菌手套持吸痰管的手应避免污染。冲洗吸痰管分泌物的无菌溶液,应分别注明"口鼻腔""气管内"的字样,不应交叉使用。

(7)对多重耐药病原体感染或定植者、呼吸道传染性疾病患者或疑似患者,宜采用密闭式吸痰管。

(8)连续使用呼吸机机械通气的患者,不应常规更换呼吸机管路,遇污染或故障时及时更换。

(9)呼吸机管路集水杯应处于管路最低位置,患者翻身或改变体位前,应先清除呼吸机管路集水杯中的冷凝水,清除冷凝水时呼吸机管路应保持密闭。

(10)应在呼吸机管路中采用加热湿化器或热湿交换器等湿化装置,不应使用微量泵持续泵入湿化液进行湿化,加热湿化器的湿化用水应为无菌水。

(11)热湿交换器的更换频率不宜<48 小时,遇污染或故障时及时更换。

(12)雾化器应一人一用一消毒。

(13)雾化器内不宜添加抗菌药物。

(14)不应常规使用细菌过滤器预防 VAP。呼吸道传染性疾病患者或疑似患者,可使用细菌过滤器防止病原体污染呼吸机内部。

(四)消毒灭菌

(1)应遵循《医疗机构消毒技术规范》WS/T367 的管理要求和消毒灭菌基本原则。

(2)高度危险性物品应一人一用一灭菌,中度危险性物品应一人一用一消毒。应遵循《医院消毒供应中心 第 1 部分:管理规范》WS310.1 的管理要求,呼吸机螺纹管、雾化器、金属接头、湿化罐等,应由消毒供应中心(CSSD)回收,集中清洗、消毒、灭菌和供应。

(3)使用中的呼吸机外壳、按钮、面板等应保持清洁与干燥,每天至少擦拭消毒 1 次,遇污染应及时进行消毒;每位患者使用后应终末消毒。发生疑似或者确认医院感染暴发时应增加清洁消毒频次。

(4)应使用细菌过滤器防止麻醉机、呼吸机内部污染。复用的细菌过滤器清洁消毒应遵循生产厂家的使用说明,一次性细菌过滤器应一次性使用。感染性疾病患者使用后应立即更换。加热湿化器、活瓣和管路应一人一用一消毒,遇污染或故障时应及时更换。

(5)频繁接触的诊疗环境表面,如床栏杆、床头桌、呼叫按钮等,应保持清洁与干燥,每天至少消毒1次,遇污染时及时消毒,每位患者使用后应终末消毒。

(6)病床隔帘应保持清洁与干燥,遇污染时应及时更换。多重耐药菌如 MRSA、MDR/XDR-AB、CRE、MDR/XDR-PA 等具有重要流行病学意义的病原体感染或定植患者使用后应及时更换。

(五)监测

(1)应遵循《医院感染监测规范》WS/T312 的要求,开展 VAP 的目标性监测,包括发病率、危险因素和常见病原体等,定期对监测资料进行分析、总结和反馈。

(2)应定期开展 VAP 预防与控制措施的依从性监测、分析和反馈,并有对干预效果的评价和持续质量改进措施的实施。

(3)出现疑似医院感染暴发时,特别是多重耐药菌或不容易清除的耐药菌、真菌感染暴发及发生军团菌医院感染时,应进行人员与环境的目标性微生物监测,追踪确定传染源,分析传播途径,并评价预防控制措施效果。

(张伟伟)

第四节　导管相关血流感染的预防与控制

随着医疗技术的不断发展,各种血管通路的使用已经成为 ICU 重症监护室不可或缺的治疗手段。而随之伴发的导管相关血流感染问题也日益严重,是最常见的院内获得性感染之一,也是重症患者的主要致死原因之一。尽管内置血管导管所致血流感染的发生少于继发性血流感染,但它是一种严重的危及患者生命的并发症。血管导管所致血流感染由于其严重的后遗症、治疗的难度及医疗费用激增,已引起了人们的广泛重视。

一、导管相关血流感染的流行病学

导管相关血流感染(CRBSI)是指带有血管内导管或者拔除血管内导管 48 小时内的患者出现菌血症或真菌血症,并伴有发热(>38 ℃)、寒战或低血压等感染表现,除血管导管外没有其他明确的感染源。实验室微生物学检查显示:外周静脉血培养细菌或真菌阳性,或者从导管段和外周血培养出相同种类、相同药敏结果的致病菌。

(一)流行病学

1.血流感染发病率

美国每年重症监护病房的中心静脉置管日(在指定时间内特定人群中所有患者暴露于中心静脉插管的总天数)总计 1 500 万日,导管相关血流感染的发生率为 4%～8%,说明医院内这种感染的发生率有很大差异。关于 CRBSI 有很多不同的研究。各种类型导管的血行感染发生率不同,以千导管留置日来统计,从(2.9～11.3)/1 000 导管日不等。ICU 中每年发生的 CRBSI 约为 8 万例,而在整个医院范围内,预计每年发生的病例数可高达 25 万例。多项分析显示,由于 CRBSI 可导致发病率的升高和医疗费用的增长,其花费非常惊人,造成经济损失超过 90 亿美元,死亡人数超过 3 万人,超过美国总死亡人数的 1%,发展中国家 CRBSI 的发病率是美国的 3～4 倍。

我国研究显示,各种类型导管的血流感染发生率不同,以千导管留置日来统计,从 1.22‰～11.3‰导管日不等。国内对 CRBSI 感染率的报道结果差异较大。发生血流感染率较高的分别为切开留置的周围静脉导管及带钢针的周围静脉导管,而经皮下置入静脉输液及中长周围静脉导管的感染率较低;闫沛、陈丽霞、袁咏梅等研究报道,动静脉插管相关血流感染率为 1.25%～14.%,日感染率为 1.22‰～16.57‰;黄絮等报道,某三甲医院重症监护病房(ICU)监测 1526 例患者,血流感染的发病率为 4.2%,周晴、胡必杰等对上海市 65 所医院调研显示,中心静脉导管相关性血流感染(CRBSI)的发病率为 2.3‰,长期留置隧道式带套囊透析导管发生感染率最高,周围静脉留置针发生感染率最低。导管相关血流感染不仅与导管类型有关,还与医院规模、置管位置及导管留置时间有关。

2.感染病原体

患者导管置入部位周围皮肤及医务人员手部皮肤是病原菌的主要来源。在美国,至少 2/3 的导管相关血流感染病例是由葡萄球菌引起的(凝固酶阴性葡萄球菌和金黄色葡萄球菌)。此外,1/4 的感染是由革兰阴性菌及念珠菌所致,尤其是长期置留导管者。国内研究报道,引起血流感染的主要病原体以革兰阳性细菌占优势,但相比之下,真菌感染有一定的上升趋势,且多为条件致病菌。病原菌呈现一定的变迁趋势。呼邦传等研究显示,2006－2010 年最常见的分离病原菌依次为大肠埃希菌、凝固酶阴性葡萄球菌、金黄色葡萄球菌、肺炎克雷伯菌、铜绿假单胞。而 Mohnarin 2011 年细菌耐药性监测显示,来源于血液的革兰阳性球菌占 50%,革兰阴性菌占 49.8%。常见的病原菌为凝固酶阴性葡萄球菌、大肠埃希菌、克雷伯菌、金黄色葡萄球菌和肠球菌及鲍曼不动杆菌。表皮葡萄球菌感染主要是由于皮肤污染引起,约占导管相关血流感染(CRBSI)的 30%。金黄色葡萄球菌曾是 CRBSI 最常见的病原菌,目前约占院内血流感染的 13.4%。2010 年医院感染横断面调查显示,引起血流感染前几位的病原体依次为大肠埃希菌、表皮葡萄球菌,金黄色葡萄球菌、其他葡萄球菌、鲍曼不动杆菌和铜绿假单胞菌等。

3.病死率

病原菌的种类与病死率有一定的相关性,金黄色葡萄球菌引起的导管相关血流感染的死亡率高达 8.2%。凝固酶阴性的葡萄球菌所致的导管相关血流感染的死亡率较低,约为 0.7%。真菌所致导管相关血流感染的死亡率国内外尚无统计数据。

(二)病原体感染机制

导管相关血流感染的病原体类型可直接反映感染的发病机制。导致感染的病原体可能是多源性的,包括插入导管部位周围的皮肤、污染的导管套管、无菌操作不规范、其他部位感染的血液播散。皮肤菌群可以在导管外表面繁殖,然后沿皮下迁移至血管内段,进而导致血流感染。长期置留导管的则需要多次操作,因而导管套管可能受到污染,病原菌来自医务人员的手,随后沿导管内表面迁移至导管的血管内段,从而导致感染。

导管相关血流感染与导管周围生物膜的形成有关。生物膜是由宿主及细菌因子共同组成,宿主因素包括血小板、黏蛋白、纤维蛋白原、纤维蛋白,上述物质可以和某些病原体如金黄色葡萄球菌、念珠菌等表面的不同受体结合形成生物膜。细菌因子则指细菌分泌的纤维多糖。生物膜可抵抗宿主的免疫防御及吞噬作用,削弱抗菌药物的穿透力或抗菌剂的作用,同时是潜在的感染源。

(三)血管内导管类型

血管内导管类型多样,可从不同角度进行分类。根据置入血管类型分为周围静脉导管、中心静脉导管、动脉导管,根据留置时间分为临时或短期导管、长期导管,根据穿刺部位分为周围静脉导管、经外周中心静脉导管(PICC)、锁骨下静脉导管、股静脉导管、颈内静脉导管,根据导管是否存在皮下隧道分为皮下隧道式导管和非皮下隧道式导管,根据导管长度分为长导管、中长导管和短导管。

非隧道式中心静脉导管经皮穿刺进入中心静脉(锁骨下、颈内、股静脉)。导管型号对细菌定植有一定的危险性,导管越粗,细菌定植率越高。分析原因:由于越粗的导管对穿刺点皮肤的创伤越大,皮肤正常菌群和条件致病菌入侵定植的概率就越大,导致肌体发生血流感染的可能性就越高。因此,置管时应选择合适的导管型号。

二、管理要求

(1)医疗机构应健全预防导管相关血流感染的规章制度,制订并落实预防与控制导管相关血流感染的工作规范和操作规程,明确相关部门和人员职责。

(2)应由依法取得护士、医师执业资格,并经过相应技术培训的医务人员执行血管导管穿刺。

(3)医疗机构宜建立血管导管置管专业队伍,提高对血管导管置管患者的专业护理质量。

(4)相关医务人员应接受有关血管导管的使用指征、正确置管、使用与维护、导管相关感染预防与控制措施的培训和教育并考核合格,熟悉血管导管的分类、穿刺部位及长度(表4-10),熟练掌握相关操作规程,并对患者及相关家属进行相关知识的宣教。

表 4-10　血管内导管分类、穿刺部位、长度

导管名称	穿刺部位	长度
外周静脉导管(留置针)	前臂静脉,下肢静脉	<8 cm,很少发生血行感染
外周动脉导管	通常经桡动脉插入穿刺,也可经股、腋、肱、胫后动脉插入	<8 cm
非隧道式中心静脉导管	经皮插入锁骨下、颈内、股静脉进入中心静脉	≥8 cm,长度受患者身材影响
隧道式中心静脉导管	经隧道置入锁骨下、颈内、股静脉	≥8 cm,长度受患者身材影响
肺动脉导管	导丝引导下经中心静脉(锁骨下、颈内、股静脉)插入	≥30 cm,长度受患者身材影响
经外周静脉插入中心静脉导管(PICC)	经贵要静脉、头静脉、肱静脉插入,导管进入上腔静脉	≥20 cm,长度受患者身材影响
全植入式导管(输液港)	皮下埋植,使用时用针穿刺,插入锁骨下、颈内静脉	≥8 cm,长度受患者身材影响
脐带血管导管	插入脐动脉或者脐静脉	≤6 cm,长度受患者身材影响

(5)应定期评估相关医务人员正确置管和维护导管知识的知晓和依从情况。

(6)医务人员应评估并根据患者发生导管相关血流感染,尤其是血流感染的危险因素,实施

预防和控制导管相关血流感染的措施。

(8)医疗机构应逐步开展导管相关血流感染,尤其是导管相关血流感染的目标性监测,持续改进质量,降低感染发生率。

三、置管时预防措施

(1)严格掌握置管指征。

(2)严格执行无菌技术操作规程,置入中心静脉导管和经外周静脉穿刺中央静脉导管、全植入式血管通路、导丝引导下更换导管时,应遵守最大无菌屏障要求,戴工作圆帽、外科口罩、按《医务人员手卫生规范》WS/T313 的有关要求洗手并戴无菌手套、穿无菌手术衣或无菌隔离衣、铺大无菌单。置管过程中手套污染或破损时应立即更换。置管环境符合无菌操作要求。

(3)外周静脉置管、导管日常维护与使用导管时戴医用口罩。插入外周静脉导管时,若手接触消毒后皮肤,应戴无菌手套,否则可戴清洁手套。

(4)选择中央静脉置管部位时,成人宜首选锁骨下静脉或颈静脉,不宜选择股静脉;连续肾脏替代治疗时宜首选颈静脉,可选股静脉。

(5)穿刺部位皮肤消毒,应按《医疗机构消毒技术规范》WS/T367 的要求选择合规有效的皮肤消毒剂,年龄两个月以上患者中心静脉穿刺宜选择含 0.5% 以上氯己定的醇类消毒剂。

(6)消毒穿刺部位应以同心圆方式自穿刺点由内向外消毒,消毒范围应与穿刺种类一致。患者皮肤不洁时应先清洁皮肤,再消毒。应在皮肤消毒干后再进行置管等操作。

(7)置管时使用的医疗器械、器具和各种敷料等医疗用品应无菌。

(8)选择中心静脉导管时,应选择能够满足病情需要的最少端口(腔道)的导管。

(9)中心静脉导管置管后应记录置管日期、时间、部位,导管名称和型号、尖端位置等。

(10)患湿疹、疖肿等皮肤病或患者感冒、流感等呼吸道疾病时,以及已知携带或感染多重耐药菌的医务人员,在未治愈前不应进行置管操作。

四、置管后预防措施

(1)宜选择无菌透明、透气性好的敷料覆盖穿刺点,对于高热、出汗、穿刺点出血、渗血的患者应当用无菌纱布覆盖穿刺部位。

(2)应定期更换穿刺点敷料,敷料更换时间间隔见表 4-11。当发现敷料松动、污染、潮湿、完整性破坏等时应立即更换。使用透明敷料加纱布固定导管时,按纱布类敷料处理。在透明敷料的标签纸上应标注导管穿刺时间、更换敷料时间并签名。

表 4-11　导管及敷料更换的时间间隔

导管类型	更换或者重新留置	穿刺点敷料的更换
外周静脉导管	成人:间隔 72～96 小时更换。小儿:除非临床需要,不必更换。	纱布敷料应每两天更换 1 次,透明的半透膜敷料应每 7 天更换 1 次。拔除或更换导管、敷料潮湿、松动或污染、完整性被破坏时应更换。影响对穿刺点的触诊和观察时,应每天更换,同时检查穿刺点

导管类型	更换或者重新留置	穿刺点敷料的更换
外周动脉导管	成人：不应为预防感染而更换导管。小儿更换导管的间隔尚未确定。压力转换器每隔 96 小时更换 1 次,同时应更换系统内其他组件(包括管路系统,持续冲洗装置和冲洗溶液)	要求同上
中心静脉导管	不应为预防感染定期更换导管	要求同上
肺动脉导管	不应为预防感染定期更换导管	要求同上
脐带血管导管	不应为预防感染定期更换导管	

(3)医务人员接触置管穿刺点或更换敷料前,应按《医务人员手卫生规范》WS/T313 的要求进行手卫生。

(4)保持导管连接端口的清洁,每次连接及注射药物前,应用合法有效的消毒剂规范消毒连接端口,干后方可连接或注射药物。如有血迹污染时及时更换。

(5)应每天观察导管穿刺点有无感染征象及全身感染征象。应按《医院感染监测规范》WS/T312的要求进行导管相关血液感染及流行趋势的目标性监测,可同时开展导管穿刺点局部感染的监测。

(6)静脉治疗护士宜参与导管相关血流感染预防控制项目。

(7)紧急情况下置管难以保证无菌操作时,应在 48 小时内尽早拔管,病情需要时先更换穿刺部位重新置管。

(8)告知置管患者在沐浴或擦身时,注意保护导管,不要把导管淋湿或置于水中。

(9)在输血、输入血制品、脂肪乳剂后的 24 小时内或者停止输液后,应当及时更换输液管路。外周及中心静脉置管后,应当用生理盐水或肝素盐水进行常规冲管,预防导管内血栓形成。

(10)严格保证输注液体无菌。

(11)怀疑患者发生导管相关血流感染,或者患者出现静脉炎、导管故障时,宜由医师决定是否拔管。拔管时可做导管尖端培养、导管血培养及血培养。

(12)医务人员应每天评估保留导管的必要性,不需要时应尽快拔除导管。

(13)不宜常规更换导管,也不应为预防感染而定期更换中心静脉导管和动脉导管。

五、针对各类相关血流感染的预防措施

(一)中心静脉导管、PICC、血液透析导管及肺动脉导管

(1)不应常规更换中心静脉导管、PICC、血液透析导管或肺动脉导管以预防导管相关血流感染。

(2)非隧道式导管无明显感染证据时,可通过导丝引导更换。

(3)非隧道式导管可疑感染时不应通过导丝更换导管。

(4)中心静脉导管或 PICC 患者出现发热,应根据临床综合评估结果决定是否拔管。

(二)外周动脉导管及压力监测装置

(1)成人宜选择桡动脉、肱动脉、足背动脉。儿童宜选择桡动脉、足背部动脉及胫骨后动脉。

(2)压力传感器使用时间应遵循产品说明书或超过 96 小时应更换。

(3)重复使用的压力传感器应根据生产厂家的使用说明进行清洗和灭菌。

(4)宜使用入口处为隔膜的压力监测装置,在使用前应用消毒剂擦拭消毒隔膜。

(5)应保持使用中压力监测系统包括校准装置和冲洗装置无菌。

(6)应减少对压力监测系统的操作。

(7)不宜通过压力监测管路给予含葡萄糖溶液或肠外营养液。

(8)宜使用密闭式的连续冲洗系统。

(三)脐血管导管

(1)脐动脉导管放置时间不宜超过 5 天,脐静脉导管放置时间不宜超过 14 天。

(2)插管之前,应清洁脐部。

(3)不宜在脐血管导管局部使用抗菌软膏或乳剂。

(4)在发生导管相关血流感染、血管关闭不全、血栓时,应拔除脐动脉导管,不应更换导管;只有在导管发生故障时才更换脐静脉导管。

(5)应使用低剂量肝素(0.25～1 U/mL)注入脐动脉导管封管以维持其通畅。

(四)完全植入式导管

(1)完全植入式导管使用的无损伤针头应至少每 7 天更换 1 次。

(2)植入式血管通路在治疗间隙期应至少每 4 周维护 1 次。

(3)多次发生血管导管相关血流感染者,可预防性用抗菌药物溶液封管。

(五)血液透析导管

(1)宜采用颈静脉置管。

(2)维持性血液透析患者宜采用动静脉内瘘。

(张伟伟)

第五节　医务人员职业暴露与防护

职业暴露是指由于职业关系而暴露在危险因素中,从而有可能损害健康或危及生命的一种情况。医务人员职业暴露是指医务人员在从事诊疗、护理活动过程中接触有毒、有害物质,或传染病病原体,从而损害健康或危及生命的一类职业暴露。

一、现状

医院作为一个公共场所,面对的人群社会性质复杂,接触的疾病种类繁多、病症轻重不一,使在其从事服务工作的医务人员极易遭受伤害的侵袭。来自美国劳工部 2010 年的调查研究显示,发生于医疗工作场所的非致命性工作相关性损伤的发病率已达到 282.5/10 000 人,远超过其他行业。我国医疗机构的职业伤害发生率更不容乐观。研究显示,医务人员的职业损伤发病率为 9.86%～74.06%,明显高于国外报道。美国职业安全与卫生研究所(NIOSH)数据显示,卫生保健工作者中每年发生锐器伤超过 80 万人次;国内毛秀英等的调查结果显示针刺伤的发生率为 80.6%。多项研究证实 HIV、HBV、HCV 等 20 多种病原体可通过职业暴露传播。此外在一些突发公共卫生事件当中,由于标准预防意识不强,缺乏必要的职业防护,使得大量的医务人员成为院内感染的受害者。

医院发生的职业暴露是一种特殊环境下的职业伤害,和其他职业暴露不同的是,发生于医务人员中的职业暴露不至于导致严重或是急性的伤亡,但慢性的损伤或长期的疾病影响可能导致医务人员身心健康受到严重影响,而医务人员的健康问题直接会导致医院医疗工作的质量和水平下降,也会使患者的就医环境下降,因此,应对医务人员发生的职业暴露给予积极的关注。

二、医务人员职业暴露的相关因素

针对医务人员的职业暴露伤害,各个国家都给予了积极的关注,大量的调查研究显示,处于医疗特殊环境下的职业暴露包括职业危害因素导致的损伤和与工作有关疾病,包括物理性、化学性、生物性、心理性因素。

(一)物理性因素

1.噪音

主要来源于各类仪器设备在工作时发出的声音。噪音不仅对人体听觉有明显损伤,对心血管也同样有损害,可导致高血压,同时使人烦躁、疲劳、注意力不集中等。

2.辐射及电击伤

随着医学的飞速发展,各种射线、光波、磁波等进入疾病的诊断与治疗,医务人员接触各类射线的概率大大增多,长期接触这些射线及光波可致癌,而且还会影响女性的生育能力,导致不孕、流产、死胎等;由于大量的电器、仪器、设备投入临床,稍有不慎,可因短路、漏电、触电等发生意外事故。

3.紫外线

医用 250 μm 的紫外线能使空气中的氧分子分解成臭氧,起到杀菌作用。而臭氧是强氧化剂,对眼和肺是最具危害的刺激剂之一。能破坏呼吸道黏膜和组织,长期接触可致肺气肿和肺组织纤维化;眼睛接触可引起急性角膜炎、结膜炎。

4.负重伤

由于医务人员职业的特殊性,部分工作需要医务人员长久站立,低头操作,来回奔走、穿梭、推拉、搬运车辆或重物,常导致颈椎病、腰肌劳损、椎间盘突出、下肢静脉曲张等。

5.其他

使用压力蒸汽灭菌过程中不按操作流程操作导致的高温蒸汽烫伤等。

(二)化学性因素

1.细胞毒性药物

医务人员在配制细胞毒性药物及给药过程中,注射器插入药瓶或针管排气时药物形成肉眼看不见的含有毒性微粒的气溶胶和气雾,通过皮肤黏膜或呼吸道进入。回收肿瘤患者用后的注射器、输液管等废弃物和排泄物时,也可能通过皮肤、呼吸道、口腔、黏膜等途径而受到低浓度药物的影响,日常频繁小剂量接触会因蓄积作用而产生远期影响,不但引起白细胞下降、自然流产率增高,而且有致癌、致畸、致突变的危险。

2.化学消毒剂

医务人员经常接触的各种化学消毒剂,如过氧乙酸、含氯消毒剂、甲醛、戊二醛等,均具有较大的挥发性,对人体皮肤黏膜、呼吸道、神经系统均有一定损害,长期吸入可引起皮炎、过敏、哮喘等;醛类可使细胞突变、致畸、致癌。

3.吸入麻醉药

麻醉药主要有乙醚、安氟醚、异氟醚等,长期吸入微量的麻醉气体可影响肝、肾功能,可引起胎儿畸形、自然流产等,同时对工作人员的听力、记忆力及操作能力也产生影响。

4.其他

体温计、血压计等都含有汞,当不慎损害时,汞在常温下能持续挥发,可以通过呼吸道、消化道、破损的皮肤黏膜进入人体。汞具有一定的神经毒性和肾毒性,会对医务人员的健康造成影响。

(三)生物性因素

1.锐器伤

在诊疗、护理操作过程中,医务人员直接接触患者飞血液、体液、分泌物、排泄物等,受感染的机会很多,而且日常工作经常接触刀、剪、各种针头等锐器,由于传递、安装和拆卸,医务人员极易受到锐器伤害。各种血源性传播疾病都可经污染锐器伤传播给医务人员,特别是 HIV、HBV、HCV,感染的概率分别达到 0.3%、6%～30% 和 0.8%～1.8%。

2.皮肤黏膜暴露

由于在工作中要面对各种不同的患者,医务人员接触各种病原体的概率远比普通人群高。医务人员的皮肤黏膜经常暴露于患者的血液或体液(包括精液、阴道分泌物、滑液、脑脊液、胸膜液、心包液、腹膜液、羊水、唾液等)中,存在着医务人员与患者双向传播的危险。

3.其他

患者呼吸道分泌物、伤口脓液、排泄物、皮肤碎屑等,干燥后形成菌尘,可通过咳嗽、喷嚏、清扫整理、人员走动、物品传递等扬起而污染空气及周围环境。一些医疗器械如呼吸机、雾化器、吸引器等在操作过程中也会把病原体播散到空气中。污染的空气可直接引起呼吸道感染、传播呼吸道疾病,医务人员长期处于这种污染的环境中,也有被感染的危险。

(四)心理性因素

在医院这个特定的环境中,要求医务人员在上班时间必须注意力高度集中,保持精神高度紧张,工作节奏快,所面临的工作性质具有高风险、高强度、高应激、无规律性,长期处于此环境中易造成严重的心理压力;加之上班时交往的人群是心理和生理双重受损的患者,常年目睹的是脓、血、粪、尿,耳闻的是呻吟、哭诉,身处这种特殊的职业环境,容易引起焦虑、烦躁、心理疲劳等不良情绪,甚至引起原发性高血压、血管紧张性头痛、消化道溃疡等疾病。

三、医务人员职业暴露的控制原则

医务人员职业暴露的控制应遵循职业病防治的优先等级原则,事先应根据职业危害的类别进行风险评估,以确定医护人员接触职业风险的水平与性质。

(一)对职业暴露的风险评估

风险评估的目的是评价工作活动和工作环境导致工作人员暴露于血液、体液或污染物品、环境的危险性。考虑的因素包括以下几种。

(1)暴露于血液、体液或污染物品、环境的类型和频率。

(2)接触废弃针头和注射器的数量和频率。

(3)暴露和重复暴露的因素。

(4)综合考虑工作场所规划、设计和工作流程,估计暴露于血液、体液/身体物质或污染材料的危险,包括灯光及工作台面等。

(5)得到相关医疗和急救服务的可能性。

(6)员工的安全工作流程知识和培训水平。

(7)个人防护用品的提供和使用。

(8)设备的适宜性。

(9)个体的危险因素,如皮肤损伤、皮炎和湿疹。

(10)处在暴露危险中的员工和其他人员数量。

(11)疫苗和暴露后防治措施。

(12)目前的危险控制方法和新危险控制方法的潜在需求。

(二)对职业暴露的风险控制

1.消除风险

在工作场所中彻底消除危害因素是控制职业暴露危害的最有效途径。例如,减少不必要的注射,优先考虑那些同样能达到有效治疗的其他方法(如口服或纳肛),从而减少血液或其他感染源的潜在暴露。

2.风险替代

如果无法消除风险,可考虑实施较低风险的操作。例如,尽可能减少锐器的使用,使用毒性较低的化学物质代替原有毒性较高的消毒剂等。

3.工程控制

使用合适的机械、设备和方法来隔离危害物或将其移出工作场所,预防员工暴露。例如,使用锐器盒或选用带有锐器伤防护装置的安全器械,尽可能隔绝医务人员与锐器的接触,从而减少锐器伤害。

4.管理控制

通过制定政策限制危害的暴露。例如,接种疫苗,组建职业安全预防委员会,制订职业暴露预防计划,去除所有不安全的设备,使用安全装置并持续培训等。

5.行为控制

通过员工的行为管理控制职业危害的暴露。例如,不必给用过的针头重新戴上帽套,将锐器盒放在与眼睛水平的高度并且在手臂所能及的范围,在锐器盒盛满之前倒空,在锐器处理处置之前制定操作程序等。

6.个人防护装置

在医护人员和危害因素之间设置屏障和过滤,如使用护目镜、面罩和防护服等。它们可以防止血液溅出引起的暴露,但不能防止针刺伤害。

四、医务人员职业防护的主要措施

(一)加强职业安全管理

1.建立职业安全防护制度

建立完善的职业安全防护制度,制定工作流程、操作规范、职业暴露应急预案及职业损害的干预措施,并进行督导与考核;建立登记和报告制度及医务人员健康体检档案,定期体检,预防接种。严格执行制度和操作规程是杜绝职业暴露的有效措施之一。

2.注重职业安全防护培训

将职业安全防护知识纳入培训计划、岗前培训和专业考核内容之一,使医务人员充分认识所从事工作职业感染的危险性和危害性,增强自我防护意识,自觉执行防护措施,正确使用防护用品,降低职业损伤的发生率。

3.完善职业安全防护设施

易发生职业暴露的科室,必须配备各种防护用品,如乳胶手套、防水围裙、一次性隔离衣、胶鞋、口罩、帽子、护目镜、面罩及发生职业暴露后的处理用品(如冲洗器)等。定期检查防护用品的性能和存放数量,使用或损坏后及时更换或补充;存放处应随手可取,使用方便。

(二)物理性职业暴露的防护

1.防止或减少噪音

尽量做到操作准确、轻柔;做到说话轻、走路轻、操作轻、开关门轻;使用噪音小、功能好的新仪器、新设备;定期检查、维修、保养各种仪器、设备,保持其性能良好,吸引器应做到即开即用,各种监护仪器音量大小适宜,加强巡视,减少报警发生率,保持室内安静。

2.减少辐射和避免电击伤

接触各类电离辐射的人员,一定要做好个人防护,使用时注意距离防护和时间防护,无法回避的人员应穿好铅衣,并在安全的范围内设置铅屏风,人员的安排要合理适当,次数均摊,避免短期内大量接受射线的照射;经常对医务人员进行安全用电知识讲座,严格按操作说明执行,用毕应先切断电源,地面保持干燥,防止漏电,定期检查与维修,确保机器性能良好。

3.注意紫外线的使用

紫外线照射消毒时,应避免紫外线直射到皮肤和眼睛;进行强度监测时应戴防护面罩及眼镜。开关应安装在室外,消毒后 30 分钟方可入内,消毒后注意开窗通风。

4.防止身体疲劳

工作中应重视姿势自我调节,尽量避免被动操作,保持良好工作姿势,做到省时省力。重视使用搬运患者的机械设备,如翻身床、对接床、车等,运用力学原理工作。平时加强锻炼,减少静脉曲张,预防颈椎病及腰肌劳损。

(三)化学性职业暴露的防护

1.接触化学药物时

制定统一的化疗药物配制操作规程、防护措施及管理制度,操作时要穿防护服,戴口罩、手套、护目镜等,护士打开安瓿时应垫纱布,溶药时溶媒应沿瓶壁缓慢注入瓶底,以防粉末逸出,溶解后的药瓶要回抽气体以防瓶内压力过高,在抽药时针栓不能超过针筒的 2/3,若有外露即刻用碘伏擦拭或用清水冲净,加强化疗废弃物的管理,废弃物应当用坚固的防渗漏带盖的容器收集,并注明细胞毒性废弃物,由专人专通道运送至废物暂存间。

2.使用化学消毒剂时

减少空气污染,加强室内空气流通,定时开窗通风换气,添置通风装置,完善排污系统,加强医务人员的个人防护措施,在使用有刺激性消毒剂时,首先要做到妥善储存,放于阴凉处,避光保存;在配制时应戴防护手套、口罩、护目镜,防止消毒液喷溅到皮肤、眼内或呼吸道,一旦溅入及时用清水冲洗,盛装消毒液的容器应严密加盖。

3.其他

使用麻醉剂时应选用密闭性能好的麻醉机,减少麻醉气体溢出,将排气管安装到室外排出废气。对漏出的汞可采用硫黄粉、碘伏溶液等与之反应,用水、甘油等覆盖或容器加盖密封,以防止汞的蒸发,并注意开窗通风。

(四)生物性职业暴露的防护

生物性职业暴露是医院内常见的一种职业伤害,污染的锐器伤是导致医务人员发生血源性传播疾病的最主要职业因素。因此要加强职业安全教育,提高医务人员的防护意识,严格执行标准预防措施,将所有患者的血液、体液、分泌物、排泄物等均视为传染源,都要进行隔离,都要执行标准预防。对手术室护士、外科医师等高危人群,应建立健康档案,定期查体,并进行有效的预防接种。手术术前均做乙肝、丙肝、艾滋病及梅毒的抗体检测,凡是阳性者均要严格执行消毒隔离制度。认真落实医务人员手卫生规范,规范收集、运送、暂存、处置医疗废物,切断感染性疾病传播途径。

(五)心理性职业暴露的防护

丰富业余生活是消除身心疲劳的上策,积极参加健康的娱乐和文化活动,减轻压力;合理饮食,适当锻炼,增强自身免疫能力。同时加强心理训练,调节情绪,保持良好的心态,改善客观工作环境及工作待遇,提高自身素质,建立良好的人际关系,创造和谐的工作氛围,减轻心理紧张,放松情绪,加大正面宣传力度,增强职业自豪感,以更高的热情投入到工作中。

总之,医务人员是高危的职业群体,尽管职业暴露不可能完全避免,但大部分是可以预防的。只有加强职业安全防护意识、严格执行各项操作规程及消毒隔离制度、调节心理压力、提高自我防护意识,这样才能有效地降低职业暴露感染风险,确保医务人员身心健康。

五、医务人员职业暴露的特点

(一)接触的病原体未知

医务人员常常接触的是各类患者,病情各异,病种复杂,各类急慢性感染性疾病,甚至烈性传染病病原携带者如果混在一般患者中间,常常不易确诊,患者和医务人员之间的交叉感染机会始终存在。

(二)暴露的途径多

医护人员在工作中,既可通过直接接触患者污染的血液、体液(包括精液、阴道分泌物、脑脊液、滑膜液、胸膜液、心包液和羊膜液等),或间接接触病原微生物污染的环境、物品、食物、水等导致感染,也可通过飞沫或空气途径(如咳嗽、咳痰、打喷嚏、谈话或支气管镜检查等)导致疾病传播。

六、预防策略

研究发现至少 30 多种病原体或疾病可通过经皮肤损伤传播,包括新出现的病原体。如出血热病毒、猴疱疹病毒和猴免疫缺陷病毒,甚至肿瘤。其中 HBV、HCV、HIV 及结核分枝杆菌职业暴露风险较高,对医务人员的健康和安全造成了严重危害。特别是近年来艾滋病的流行在我国已进入快速增长期,乙型及丙型肝炎患者和病原携带者人数众多,医务人员因锐器伤或其他暴露感染血源性传播疾病的问题日益突出。

目前,全球广泛采用标准预防来降低与卫生保健相关的不必要发生的风险。其概念是 20 世纪 90 年代美国 CDC 将普遍预防和体内物质隔离的许多特点进行综合形成,旨在降低经血液传播的病原体的传播风险及其他病原体通过明确或尚未明确的途径传播的风险。标准预防是感染防控的基本措施,是为任何患者提供医疗服务时都必须执行的基本措施。同时要求在传染病存在时在标准预防的基础上按照疾病的传播途径实施空气、飞沫、接触隔离(额外预防)。经过国际社会数十年的验证,实施标准预防及额外预防是成功、有效、经济的职业暴露防护的主要策略。

(一)标准预防

1.概念

认定患者的血液、体液、分泌物、排泄物均具有传染性,必须进行隔离,不论是否有明显的血迹污染或是否接触不完整的皮肤与黏膜,接触上述物质者,必须采取防护措施。

2.基本特点

(1)既要防止血源性疾病的传播,也要防止非血源性疾病的传播。

(2)强调双向防护,既防止疾病从患者传至医务人员,又防止疾病从医务人员传至患者。

(3)根据疾病的主要传播途径,采取相应的隔离措施,包括接触隔离、空气隔离和飞沫隔离。

3.主要措施

(1)手卫生:接触血液、体液、排泄物、分泌物后可能污染时,脱手套后,要洗手或使用快速手消毒剂。

(2)手套:当接触血液、体液、排泄物、分泌物及破损的皮肤黏膜时应戴手套;手套可以防止医务人员把自身手上的菌群转移给患者的可能性;手套可以预防医务人员变成传染微生物时的媒介,即防止医务人员将从患者或环境中污染的病原体在人群中传播。在两个患者之间一定要更换手套;手套不能代替洗手。

(3)面罩、护目镜和口罩:戴口罩及护目镜可以减少患者的体液、血液、分泌物等液体的传染性物质飞溅到医护人员的眼睛、口腔及鼻腔黏膜。

(4)隔离衣:隔离衣是为了防止被传染性的血液、分泌物、渗出物、飞溅的水和大量的传染性材料污染时才使用。脱去隔离衣后应立即洗手,以避免污染其他患者和环境。

(5)可重复使用的设备:用过的可重复使用的设备已被血液、体液、分泌物、排泄物污染,为防止皮肤黏膜暴露危险和污染衣服或将微生物在患者和环境中传播,应确保在下一个患者使用之前清洁干净和适当地消毒灭菌。

(6)环境控制:保证医院有适当的日常清洁标准和卫生处理程序。在彻底清洁的基础上,适当地消毒床单、设备和环境的表面(床栏杆、床单位设备、轮椅、储物柜、洗脸池、门把手)等,并保证该程序的落实。

(7)被服:触摸、传送被血液、体液、分泌物、排泄物污染的被服时,为防止皮肤黏膜暴露和污染衣服,应避免搅动,以防微生物污染其他患者和环境。

(8)安全操作:①若要人为去除针头时,应借助其他器械设备,避免双手直接接触针头,并有准备、有计划地保护针套或去除针头。②用后的针头及尖锐物品应弃于耐刺之硬壳防水容器内,且该容器应放在方便使用的地方。③在需要使用口对口呼吸的区域内应备有可代替口对口复苏的设备(简易呼吸器),并应将复苏的设备清洁消毒,装袋备用。

(二)额外预防

1.概念

由于标准预防不能预防经由空气、飞沫途径传播的疾病,因此,对一些临床具有传染性的疾病在待诊或确诊后根据其传播途径采取相应的空气、飞沫、接触隔离与预防措施。

2.隔离原则

(1)在标准预防的基础上,医院应根据疾病的传播途径(接触传播、飞沫传播、空气传播和其他途径的传播),结合本院的实际情况,制定相应的隔离与预防措施。

(2)一种疾病可能有多重传播途径时,应在标准预防的基础上,采取相应传播途径的隔离与预防。

(3)隔离病室应有隔离标志,并限制人员的出入,黄色为空气传播的隔离,粉色为飞沫传播的隔离,蓝色为接触传播的隔离。

(4)传染病患者或可疑传染病患者应安置在单人隔离房间。

(5)受条件限制的医院,同种病原体感染的患者可安置于一室。

(6)建筑布局应符合《医院隔离技术规范》中相应的规定。

3.不同传播途径疾病的隔离与预防

(1)接触传播的隔离与预防:接触传播是指病原体通过手、媒介物直接或间接接触导致的传播。经接触传播的疾病如肠道感染、多重耐药菌感染、皮肤感染等患者,在标准预防的基础上,还应采取接触传播的隔离与预防。

患者的隔离:患者最好安置在单人隔离房间。如果单人房间有限,优先把容易引起传播的患者(如持续引流、排泄不方便等)安置在单间;同种病原体感染的患者可安置于一室;如果与非感染患者或非同种病原体患者安置在一个房间时,避免与有高危感染因素或容易引起传播的患者安置在一起(如免疫功能低下或预期长时间住院的患者),另外要保证床间距大于 1 m,病床之间最好有帘子作为物理屏障,以减少患者间接触。限制患者活动范围,减少转运;如需要转运时,应把患者感染或定植的部位遮盖起来,以减少对其他患者、医务人员和环境表面的污染。负责转运的人员应做好个人防护。

医务人员的防护:接触隔离患者的血液、体液、分泌物、排泄物等物质时,应戴手套;离开隔离病室前,接触污染物品后应摘除手套,洗手和/或手消毒。手上有伤口时应戴双层手套。进入隔离病室,从事可能污染工作服的操作时,应穿隔离衣;离开病室前,脱下隔离衣,按要求悬挂,每天更换清洗与消毒;或使用一次性隔离衣,用后按医疗废物管理要求进行处置。接触甲类传染病应按要求穿脱防护服,离开病室前,脱去防护服,防护服按医疗废物管理要求进行处置。

(2)空气传播的隔离与预防:空气传播是指带有病原微生物的微粒(≤5 μm)通过空气流动导致的疾病传播。经空气传播的疾病如肺结核、水痘等,在标准预防的基础上,还应采取空气传播的隔离与预防。

患者的隔离:患者应安置在负压病房内,若没有负压病房最好转运到有负压病房的医疗机构。在流行暴发期间,负压病房不能满足需求时,可把确诊为同一病原体的患者安置在同一区域并远离高危患者,事先要向感染控制专家进行咨询,评估安全性,应用机械通风的方式以达到一定的负压水平。限制患者活动范围,减少转运;如需要转运时,建议患者戴外科口罩,并遵循呼吸道卫生/咳嗽礼节。如果水痘或结核患者身体有皮肤破溃,转运时应遮盖这些部位。如果患者戴着口罩,破溃部位已被遮盖,负责转运的人员无须戴口罩。应严格空气消毒。

医务人员的防护:应严格按照区域流程,在不同的区域,穿戴不同的防护用品,离开时按要求摘脱,并正确处理使用后物品。进入确诊或可疑传染病患者房间时,应戴帽子、医用防护口罩;进行可能产生喷溅的诊疗操作时,应戴护目镜或防护面罩,穿防护服,当接触患者及其血液、体液、分泌物、排泄物等物质时应戴手套。限制易感的医务人员进入隔离房间(如没有接种过水痘、麻疹疫苗）。进入肺结核、水痘患者房间时要戴 N95 口罩或医用防护口罩,注意密合性试验。而对于接触麻疹患者时,没有建议具有免疫力的医务人员穿戴防护用品,也没有建议没有免疫力的医务人员穿戴什么型号的防护用品,没有强调一定要戴 N95 口罩。因为没有任何证据说明戴 N95 口罩可保护易感人群感染麻疹。

(3)飞沫传播的隔离与预防:飞沫传播是指带有病原微生物的飞沫核(>5 μm),在空气中短距离移动到易感人群的口、鼻黏膜或眼结膜等导致的疾病传播。经飞沫传播的疾病如百日咳、白喉、流行性感冒、病毒性腮腺炎、流行性脑脊髓膜炎等,在标准预防的基础上还应采取飞沫传播的隔离预防。

患者的隔离:患者最好安置在单人隔离房间。如果单人房间有限,优先把有严重咳嗽症状、痰多的患者安置在单间。应减少转运,如需要转运时,建议患者戴外科口罩,并遵循呼吸道卫生/咳嗽礼节。患者病情允许时,应戴外科口罩,并定期更换。如果患者戴着口罩,负责转运人员无须戴口罩。应限制患者的活动范围;患者之间、患者与探视者之间相隔距离在 1 米以上,探视者应戴外科口罩;加强通风,或进行空气的消毒。

医务人员的防护:应严格按照区域流程,在不同的区域,穿戴不同的防护用品,离开时按要求摘脱,并正确处理使用后物品;与患者近距离(1 米以内)接触,应戴帽子、医用防护口罩(不建议常规佩戴护目镜或防护面罩);进行可能产生喷溅的诊疗操作时,应戴护目镜或防护面罩,穿防护服;当接触患者及其血液、体液、分泌物、排泄物等物质时应戴手套。

（张伟伟）

第五章 心内科护理

第一节 高 血 压

一、疾病概述

(一)概念和特点

高血压是一种常见病、多发病,是心、脑血管病的重要病因和危险因素。根据病因常分为原发性高血压和继续发性高血压,95％以上的高血压患者属于原发性高血压,通常将原发性高血压简称为高血压。原发性高血压是以血压升高为主要临床表现伴或不伴有多种心血管危险因素的综合征。

高血压的标准是根据临床及流行病学资料界定的,目前我国高血压定义为收缩压≥18.7 kPa(140 mmHg)和/或舒张压≥12.0 kPa(90 mmHg),根据血压升高水平,又进一步将高血压分为1～3级。

高血压在世界各国都是常见病,其患病率与工业化程度、地区和种族有关。根据我国4次大规模高血压患病率的人群抽样调查结果显示我国人群50年以来高血压患病率明显上升。我国18岁以上成人高血压患病率为18.8％,按我国人口的数量和结构估算,目前我国约有2亿高血压患者,即每10个成年人中就有2个患高血压,约占全球高血压总人数的1/5。然而,我国高血压的总体情况是患病率高,知晓率、治疗率和控制率较低,其流行病学有两个显著特点,即从南方到北方高血压患病率递增,不同民族之间高血压患病率存在一些差异。

(二)相关病理生理

高血压的发病机制目前尚未形成统一认识,但其血流动力学特征主要是总外周血管阻力相对或绝对增高,从这一点考虑,高血压的发病机制主要存在于五个环节,即交感神经系统活性亢进、肾性水钠潴留、肾素-血管紧张素-醛固酮系统(RAAS)激活、细胞膜离子转运异常及胰岛素抵抗。相关病理改变主要集中在对心、脑、肾、视网膜的变化。

1.心

左心室肥厚和扩张。

2.脑

脑血管缺血与变性、粥样硬化,形成微动脉瘤或闭塞性病变,从而引发脑出血、脑血栓、腔隙性脑梗死。

3.肾

肾小球纤维化、萎缩、肾动脉硬化,引起肾实质缺血和肾单位不断减少,导致肾衰竭。

4.视网膜

视网膜小动脉痉挛、硬化,甚至可能引起视网膜渗血和出血。

(三)主要病因与诱因

高血压的病因为多因素,主要包括遗传和环境因素两个方面,两者互为结果。

1.遗传因素

高血压具有明显的家庭聚集性,基因对血压的控制是肯定的,这些与高血压产生有关的基因被称为原发性高血压相关基因。在遗传表型上,不仅血压升高发生率体现遗传性,在血压高度、并发症发生及其他相关因素方面,如肥胖等也具有遗传性。

2.环境因素

(1)饮食:血压水平和高血压的患病率与钠盐平均摄入量显著相关,摄盐越多,血压水平和患病率越高。摄盐过多导致血压升高主要见于对盐敏感的人群。另外,膳食中充足的钾、钙、镁和优质蛋白可防止血压升高,素食为主者血压常低于肉食者。长期饮咖啡、大量饮酒、饮食中缺钙、饱和脂肪酸过多,不饱和脂肪酸与饱和脂肪酸比值降低等均可引起血压升高。

(2)精神心理:社会因素包括职业、经济、劳动种类、文化程度、人际关系等,对血压的影响主要是通过精神和心理因素起作用。因此脑力劳动者高血压发病率高于体力劳动者,从事精神紧张度高的职业和长期生活在噪音环境者高血压也较多。

3.其他因素

肥胖者高血压患病率是体重正常者2~3倍,超重是血压升高的重要独立危险因素。一般采用体重指数(BMI)来衡量肥胖程度,腰围反映向心性肥胖程度,血压与BMI呈显著正相关,腹型肥胖者容易发生高血压。服用避孕药的妇女血压升高发生率及程度与服用药物时间长短有关,但这种高血压一般较轻主,且停药后可逆转。睡眠呼吸暂停低通气综合征的患者50%有高血压,且血压的高度与睡眠呼吸暂停低通气综合征的病程有关。

(四)临床表现

大多数起病缓慢、渐进,缺乏特殊的临床表现。血压随着季节、昼夜、情绪等因素有较大波动。

1.一般表现

(1)症状:头痛是最常见的症状,较常见的还有头晕、头胀、耳鸣眼花、疲劳、注意力不集中、失眠等。这些症状在紧张或劳累后加重,典型的高血压头痛在血压下降后即可消失。

(2)体征:高血压的体征较少,血压升高时可闻及主动脉瓣区第二心音亢进及收缩期杂音。皮肤黏膜、四肢血压、周围血管搏动、血管杂音检查有助于继续性高血压的病因判断。

2.高血压急症和亚急症

高血压急症是指高血压患者在某些诱因作用下,血压急剧升高[一般＞24.0/16.0 kPa(180/120 mmHg)],同时伴有进行性心、脑、肾等重要靶器官功能不全的表现。高血压急症的患者如不能及时降低血压,预后很差,常死于肾衰竭、脑卒中或心力衰竭。高血压亚急症是指血压显著升高但不伴靶器官损害,患者常有血压升高引起的症状。

(五)辅助检查

1.常规检查

尿常规、血糖、血脂、肾功能、血清电解质、心电图和 X 线胸片等检查,有助于发现相关危险因素和靶器官损害。必要时行超声心动图、眼底检查等。

2.特殊检查

为进一步了解患者血压节律和靶器官损害情况,可有选择地进行一些特殊检查。如 24 小时动态血压监测(ABPM),踝/臂血压比值,心率变异,颈动脉内膜中层厚度(IMT),动脉弹性功能测定,血浆肾素活性(PRA)等。

(六)治疗原则

1.治疗目标

高血压是一种以动脉血压持续升高为特征的进行性"心血管综合征",常伴有其他危险因素、靶器官损害或临床疾病,需要进行综合干预。常常采用药物治疗与非药物治疗,以及防治各种心血管病危险因素等相结合。因此,高血压的治疗目标是尽可能地降低心血管事件的发生率和病死率。

2.非药物治疗

(1)合理膳食:低盐饮食,限制钠盐摄入;限制乙醇摄入量。

(2)控制体重:体质指数如>24 则需要限制热量摄入和增加体力活动。

(3)适宜运动:增加有氧运动。

(4)其他:定期测量血压,规范治疗,改善治疗依从性,尽可能实现降压达标,坚持长期平稳有效地控制血压。保持健康心态,减少精神压力,戒烟等。

治疗时根据年龄、病程、血压水平、心血管病危险因素、靶器官损害程度、血流动力学状态及并发症等来选择合适药物。

3.药物治疗

降压药物的选择一般应从一线药物、单一药物开始,疗效不佳时,才联合用药。若非血压较高,或高血压急症,降压时用药以小剂量开始,逐渐加量,使血压逐渐下降,老年患者更需如此。

(1)利尿剂:通过利钠排水、降低细胞外高血容量、减轻外周血管阻力发挥降压作用。作用较平稳、缓慢,持续时间相对较长,作用持久服药 2~3 周后作用达高峰,能增强其他降压的疗效,适用于轻、中度高血压。有噻嗪类、襻利尿剂和保钾利尿剂三类,以噻嗪类使用最多。

(2)β受体阻滞剂:通过抑制过度激活的交感神经活性、抑制心肌收缩力、减轻心率发挥降压作用。降压作用较迅速、强力,适用于不同严重程度的高血压,尤其是心率较快的中、青年患者或合并心绞痛的患者,对老年高血压疗效相对较差。二度、三度心脏传导阻滞和哮喘患者禁用,慢性阻塞性肺疾病、运动员、周围血管病或糖耐量异常者慎用。有选择性(β_1)、非选择性(β_1 和 β_2)和兼有 α受体阻滞三类,常用的有美托洛尔、阿替洛尔、比索洛尔、普萘洛尔等。

(3)钙通道阻滞剂:通过阻断血管平滑肌细胞上的钙离子通道,扩张血管降低血压。降压效果起效迅速,降压幅度相对较强,剂量和疗效呈正相关,除心力衰竭患者外较少有治疗禁忌证。分为二氢吡啶类和非三氢吡啶类,前者以硝苯地平为代表,后者有维拉帕米和地尔硫䓬。

(4)血管紧张素转换酶抑制剂:通过抑制血管紧张素转换酶阻断肾素血管紧张素系统,从而达到降压作用。降压起效缓慢,逐渐增强,在 3~4 周时达最大作用,限制摄入或联合使用利尿剂可使起效迅速和作用增强。常用的有卡托普利、依那普利、贝那普利等。

（5）血管紧张素Ⅱ受体阻滞剂：通过阻断血管紧张素Ⅱ受体发挥降压作用。起效缓慢，但持久而平稳，一般在 6～8 周达到最大作用，持续时间达 24 小时以上。常用的药物有氯沙坦、缬沙坦、厄贝沙坦、替米沙坦等。

（6）α受体阻滞剂：不作为一般高血压的首选药，适用于高血压伴前列腺增生患者，也用于难治性高血压的治疗。如哌唑嗪。

二、护理评估

（一）一般评估

1.生命体征

体温、脉搏、呼吸可正常，但血压测量值升高。必要时可测量立、卧位血压和四肢血压，监测 24 小时血压以判断血压节律变化情况。高血压诊断的主要依据是患者在静息状态下，坐位时上臂肱动脉部位血压的测量值。但必须是在未服用降压药的情况下，非同日 3 次测量血压，若收缩压≥18.7 kPa（140 mmHg）和/或舒张压≥12.0 kPa（90 mmHg）则诊断为高血压。患者既往有高血压史，目前正在使用降压药，血压虽然＜18.7/12.0 kPa（140/90 mmHg），也诊断为高血压。

2.病史和病程

询问患者有无高血压、糖尿病、血脂异常、冠心病、脑卒中或肾脏病的家庭史；患高血压的时间，血压最高水平，是否接受过降压治疗及其疗效与不良反应；有无合并其他相关疾病；是否服用引起血压升高的药物，如口服避孕药、甘珀酸、麻黄碱滴鼻药、可卡因、类固醇等。

3.生活方式

膳食脂肪、盐、酒摄入量，吸烟支数，体力活动量及体重变化等情况。

4.患者的主诉

约 1/5 的患者无症状，常见的主诉有头痛、头晕、疲劳、心悸、耳鸣等症状，疲劳、激动或紧张、失眠时可加剧，休息后多可缓解。也可出现视物模糊、鼻出血等较重症状，患者主诉症状严重程度与血压水平有一定关联。有脏器受累的患者还会有胸闷、气短、心绞痛、多尿等主诉。

5.相关记录

身高、体重、腰围、臀围、饮食（摄盐量和饮酒量）、活动量、血压等记录结果。评估超重和肥胖最简便和常用的指标是体重指数（BMI）和腰围。BMI 反映全身肥胖程度，腰围反映中心型肥胖的程度。BMI 的计算公式为：BMI＝体重（kg）/身高的平方（m^2），成年人正常 BMI 为 18.5～23.9 kg/m^2，超重者 BMI 为 24～27.9 kg/m^2，肥胖者 BMI≥28 kg/m^2。成年人正常腰围＜90/84 cm（男/女），如腰围≥90/85 cm（男/女），提示需要控制体重。

（二）身体评估

1.头颈部

部分患者有甲亢突眼征，颈部可听诊到血管杂音提示颈部血管狭窄、不完全性阻塞或代偿性血流量增多、加快。

2.胸背部

结合 X 线结果综合考虑心界有无扩大，心脏听诊可在主动脉瓣区闻及第二心音亢进、收缩期杂音或收缩早期喀喇音。

3.腹部和腰背部

背部两侧肋脊角、上腹部脐两侧、腰部肋脊处有血管杂音，提示存在血管狭窄。肾动脉狭窄的血管杂音常向腹两侧传导,大多具有舒张期成分。

4.四肢和其他

观察有无神经纤维瘤性皮肤斑,库欣综合征时可有向心性肥胖、紫纹与多毛的现象,下肢可见凹陷性水肿,观察四肢动脉搏动情况。

(三)心理-社会评估

评估患者家庭情况、工作环境、文化程度及有无精神创伤史;患者在疾病治疗过程中的心理反应与需求,家庭及社会支持情况,引导患者正确配合疾病的治疗与护理。

(四)辅助检查结果评估

1.常规检查

有无血液生化(钾、空腹血糖、总胆固醇、三酰甘油、高密度脂蛋白胆固醇、低密度脂蛋白胆固醇和尿酸、肌酐)、全血细胞计数、血红蛋白和血细胞比容、尿蛋白、尿糖的异常;心电图检查有无异常;24小时动脉血压监测检查24小时血压情况及其节律变化。

2.推荐检查

超声心动图和颈动脉超声、餐后血糖、尿蛋白定量、眼底、胸部X线检查、脉搏波传导速度及踝臂血压指数等可帮助判断是否存在脏器受累。

3.选择检查项目

对怀疑继续性高血压患者可根据需要选择进行相应的脑功能、心功能和肾功能检查。

(五)血压水平分类和心血管风险分层评估

1.按血压水平分类

据血压升高水平,可将血压分为正常血压、正常高值、高血压(分为1级、2级和3级)和单纯收缩期高血压(表5-1)。

表5-1　血压水平分类和定义

分类	收缩压(mmHg)		舒张压(mmHg)
正常血压	<120	和	<90
正常高值	120～139	和/或	89～90
高血压	≥140	和/或	≥90
1级高血压(轻度)	140～159	和/或	90～99
2级高血压(中度)	160～179	和/或	100～109
3级高血压(重度)	≥180	和/或	≥110
单纯收缩期高血压	≥140	和	<90

2.心血管风险分层评估

虽然高血压及血压水平是影响心血管事件发生和预后的独立危险因素,但是并非唯一决定因素。大部分高血压患者还有血压升高以外的心血管危险因素。因此要准确确定降压治疗的时机和方案,实施危险因素的综合管理就应当对患者进行心血管风险的评估并分层。中国高血压防治指南的分层方法见表5-2。

表 5-2　高血压患者心血管风险水平分层

其他危险因素和病史	1 级高血压	2 级高血压	3 级高血压
无	低危	中危	高危
1～2 个其他危险因素	中危	中危	很高危
≥3 个其他危险因素或靶器官损害	高危	高危	很高危
临床并发症或合并糖尿病	很高危	很高危	很高危

(六)常用药物疗效的评估

1.利尿剂

(1)准确记录患者出入量(尤其是 24 小时尿量):大量利尿可引起血容量过度降低,心排血量下降,血尿素氮增高。患者皮肤弹性减低,出现直立性低血压和少尿。

(2)血生化检查的结果:长期使用噻嗪类利尿剂有可能导致水、电解质紊乱,出现低钠、低氯和低钾血症。

2.β 受体阻滞剂

(1)患者自觉症状:疲乏、肢体冷感、激动不安、胃肠不适等症状。

(2)心动过缓或传导阻滞:因药物可抑制心肌收缩力、减慢心率,引起心动过缓或传导阻滞。

(3)反跳现象:长期服用该药患者突然停药可发生反跳现象,即原有的症状加重或出现新的表现,较常见的有血压反跳性升高,伴头痛、焦虑等,称为撤药综合征。

(4)液体潴留:可表现为体重增加、凹陷性水肿。

3.钙通道阻滞剂

(1)监测心率和心律的变化:二氢吡啶类钙通道阻滞剂可反射性激活交感神经,导致心率增加,发生心动过速。而非二氢吡啶类钙通道阻滞剂具有抑制心脏收缩功能和传导功能,有导致传导阻滞的不良反应。

(2)其他体征:可引起面部潮红、脚踝部水肿、牙龈增生等。

4.血管紧张素转化酶抑制剂

(1)患者自觉症状:持续性干咳、头晕、皮疹、味觉障碍及血管神经性水肿等情况。

(2)高血钾:长期应用该类药物可能导致血钾升高,应定期监测血钾和血肌酐的水平。

(3)肾功能的损害:定期监测肾功能。

5.血管紧张素Ⅱ受体阻滞剂

(1)患者自觉症状:有无腹泻等症状。

(2)高血钾:长期应用该类药物可能导致血钾升高,应定期监测血钾和血肌酐的水平。

(3)肾功能的损害:定期监测肾功能。

6.α 受体阻滞剂

直立性低血压:服用该类药物的患者可出现直立性晕厥现象,测量坐、立位血压是否差异过大。

三、主要护理诊断/问题

(一)疼痛

头痛:与血压升高有关。

(二)有受伤的危险

有受伤的危险与头晕、视物模糊、意识改变或发生直立性低血压有关。

(三)营养失调

高于肌体需要量：与摄入过多，缺少运动有关。

(四)焦虑

焦虑与血压控制不满意、已发生并发症有关。

(五)知识缺乏

缺乏疾病预防、保健知识和高血压用药知识。

(六)潜在并发症

1.高血压急症

高血压急症与血压突然/显著升高并伴有靶器官损害有关。

2.电解质紊乱

电解质紊乱与长期应用降压药有关。

四、护理措施

(一)控制体重

超重和肥胖是导致血压升高的重要原因之一，而以腹部脂肪堆积为典型特征的中心性肥胖还会进一步增加高血压等心血管与代谢性疾病的风险，适当控制体重，减少脂肪含量，可显著降低血压。最有效的减重措施是控制能量摄入和增加运动。减重的速度因人而异，通常以每周减重 0.5～1.0 kg 为宜。

(二)合理饮食

合理饮食是控制体重的重要手段。高血压患者饮食需遵循平衡膳食的原则，控制高热量食物的摄入，如高脂肪食物、含糖饮料和酒类等；适当控制碳水化合物的摄入；减少钠盐的摄入。

钠盐可显著升高血压，增加高血压发病的风险，而钾盐可对抗钠盐升高血压的作用。世界卫生组织推荐每天钠盐摄入量应＜5 g。高血压患者应尽可能减少钠盐的摄入，增加食物中钾盐的含量。烹调高血压患者的食物尽可能减少用盐、味精和酱油等调味品，可使用定量的盐勺；少食或不食含钠盐高的各类加工食品，如咸菜、火腿和各类炒货等；增加蔬菜、水果的摄入量；肾功能良好者可使用含钾的烹调用盐。

(三)制订康复运动计划

合理的运动计划不但能控制体重，降低血压，还能改善糖代谢。在运动方面应采用有规律的、中等强度的有氧运动。建议每天体力活动 30 分钟左右，每周至少进行 3 次有氧锻炼，如步行、慢跑、骑车、游泳、跳舞和非比赛性划船等。运动强度指标为运动时最大心率达到(170－年龄)，运动的强度、时间和频度以不出现不适反应为度。

典型的运动计划包括 3 个阶段：5～10 分钟的轻度热身活动；20～30 分钟的耐力活动或有氧运动；放松运动 5 分钟，逐渐减少用力，使心脑血管系统的反应和身体产热功能逐渐稳定下来。运动的形式和运动量均应根据个人的兴趣和身体状况而定。

(四)监测血压的变化

血压测量是评估血压水平、诊断高血压和观察降压疗效的主要手段。在临床工作中主要采用诊室血压和动态血压测量，家庭血压测量因为可以测量长期血压变异，避免白大衣效应等作用越来越受到大家的重视。

1.诊室血压监测

由医护人员在诊室按统一规范进行测量,是目前评估血压水平和临床诊断高血压并进行分级的标准方法和主要依据。具体方法和要求:①选择符合计量标准的水银柱血压计,或经过验证的电子血压计。②使用大小合适的气囊袖带。③测压前患者至少安静休息5分钟,30分钟内禁止吸烟、饮咖啡、茶,并排空膀胱。④测量时最好裸露上臂,上臂与心脏处于同一水平。怀疑有外周血管病者可测量四肢血压,老年人、糖尿病患者及有直立性低血压情况的应加测立、卧位血压。⑤袖带下缘在肘弯上2.5 cm,听诊器听件置于肱动脉搏动处。⑥使用水银柱血压计时,应快速充气,当桡动脉搏动消失后将气囊压力再升高4.0 kPa(30 mmHg),以0.3~0.8 kPa/s(2~6 mmHg/s)的速度缓慢放气,获得舒张压后快速放气至零。⑦应间隔1~2分钟重复测量,取2次读数的平均值记录。如果2次读数相差0.7 kPa(5 mmHg)以上,应再次测量,取3次读数的平均值。

2.动态血压监测

通过自动的血压测量仪器完成,测量次数较多,无测量者误差,可避免"白大衣效应",并可监测夜间睡眠期间的血压。因此,可评估血压短时变异和昼夜节律。

3.家庭血压监测

家庭血压监测又称自测血压或家庭自测血压,是由患者本人或家庭成员协助完成测量,可避免白大衣效应。家庭血压监测还可用于评估数天、数周甚至数月、数年血压的长期变异或降压治疗效应,而且有助于增强患者的参与意识,改善治疗依从性,但不适用于精神高度焦虑的患者。

(五)降压目标的确立

帮助患者确立降压目标。在患者能耐受的情况下,逐步降压达标。一般高血压患者血压控制目标值<18.7/12.0 kPa(140/90 mmHg);如合并稳定性冠心病、糖尿病或慢性肾病的患者宜确立个体化降压目标,一般可将血压降至17.3/10.7 kPa(130/80 mmHg)以下,脑卒中后高血压患者一般血压目标<18.7 kPa(140 mmHg);老年高血压降压目标收缩压<20.0 kPa(150 mmHg);对舒张压<8.0 kPa(60 mmHg)的冠心病患者,应在密切监测血压的前提下逐渐实现收缩压达标。

(六)用药护理

需要使用降压药物的患者包括:高血压2级或以上患者;高血压合并糖尿病,或已有心、脑、肾靶器官损害和并发症患者;凡血压持续升高,改善生活行为后血压仍未获得有效控制者。从心血管危险分层的角度,高危和极高危者必须使用降压药物强化治疗。

应严格按医嘱用药,并注意观察常用药的毒副作用,发现问题及时处理,控制输液速度等。

(七)高血压急症的护理

1.避免诱因

安抚患者,避免情绪激动,保持轻松、稳定心态,必要时使用镇静剂。指导其按医嘱服用降压药,不可擅自减量或停服,以免血压急剧升高。另外,避免过度劳累和寒冷刺激。

2.病情监测

监测血压变化,一旦发现有高血压急症的表现,如血压急剧升高、剧烈头痛、呕吐、大汗、视物模糊、面色及神志改变、肢体运动障碍等,应立即通知医师。

3.高血压急症的护理

绝对卧床,抬高床头,避免一切不良刺激和不必要活动,协助生活护理。保持呼吸道通畅,吸氧。进行心电、血压和呼吸监测,建立静脉通道并遵医嘱用药,用药过程中监测血压变化,避免血压骤降。应用硝普钠、硝酸甘油时采用静脉泵入方式,密切观察药物不良反应。

(八)心理护理

长期、过度的心理应激会显著增加心血管风险。应向患者阐述不良情绪可诱发血压升高,帮助患者预防和缓解精神压力及纠正和治疗病态心理,必要时可寻求专业心理辅导或治疗。

(九)健康教育

1.疾病知识指导

让患者了解自身病情,包括血压水平、危险因素及合并疾病等。告知患者高血压的风险和有效治疗的益处。对患者及家属进行高血压相关知识指导,提高护患配合度。

2.饮食指导

宜清淡饮食,控制能量摄入。营养均衡,减少脂肪摄入,少吃或不吃肥肉和动物内脏。控制钠盐的摄入,增加钾盐的摄入,学会正确烹调食物的要领,并选用定量盐勺。

3.戒烟限酒

吸烟是心血管病的主要危险因素之一,可导致血管内皮损害,显著增加高血压患者发生动脉粥样硬化性疾病的风险。应强烈建议并督促高血压患者戒烟,并指导患者寻求药物辅助戒烟。长期大量饮酒可导致血压升,限制饮酒量可显著降低高血压的发病风险。所有高血压患者均应控制饮酒量,每天饮酒量白酒、葡萄酒、啤酒的量分别应少于 50 mL、100 mL 和 300 mL。

4.适当运动计划

学会制订适当的运动计划,并能自我监测最大运动心率,控制运动强度,按运动计划的 3 个阶段实施运动。

5.用药原则

按时、正确服用相关药物,让患者了解常用药物不良反应及自我观察要点。

6.家庭血压监测

教会患者出院后进行血压的自我监测,提倡进行家庭血压监测,每次就诊携带监测记录。家庭血压监测适用于:一般高血压患者的血压监测,"白大衣"高血压识别,难治性高血压的鉴别,评价长期血压变异,辅助降压疗效评价,以及预测心血管风险及评估预后等。

对患者进行家庭血压监测的相关知识和技能培训:①使用经过验证的上臂式全自动或半自动电子血压计。②测量方案为每天早晚各测 1 次,每次 2～3 遍,取平均值;血压控制平稳者可每周只测 1 天,初诊高血压或血压不稳定的高血压患者,建立连续测血压 7 天,取后 6 天血压平均值作为参考值。③详细记录每次测量血压的日期、时间及所有血压读数,尽可能向医师提供完整的血压记录。

7.及时就诊的指标

(1)血压过高或过低。

(2)出现弥漫性严重头痛、呕吐、意识障碍、精神错乱,甚至昏迷、局灶性或全身性抽搐。

(3)高血压急症和亚急症。

(4)出现脑血管病、心力衰竭、肾衰竭的表现。

(5)突发剧烈而持续且不能耐受的胸痛,两侧肢体血压及脉搏明显不对称,严重怀疑主动脉夹层动脉瘤。

(6)随访时间:依据心血管风险分层,低危或仅服 1 种药物治疗者每 1～3 个月随诊 1 次;新发现的高危或较复杂病例、高危者至少每 2 周随诊 1 次;血压达标且稳定者每个月随诊 1 次。

五、护理效果评估

(1)患者头痛减轻或消失,食欲增加。

(2)患者情绪稳定,了解自身疾病,并能积极配合治疗。服药依从性好,血压控制在降压目标范围内。

(3)患者能主动养成良好生活方式。

(4)患者掌握家庭血压监测的方法,有效记录监测数据并提供给医护人员。

(5)患者未受伤。

(6)患者未发生相关并发症,或并发症发生后能得到及时治疗与护理。

(杨 娜)

第二节 心律失常

心律失常是指心脏冲动起源、频率、节律、传导速度或激动次序的异常。引起心律失常的原因很多,可以是生理性的,也可以是病理性的。各种器质性心脏病是引发心律失常的最常见原因,其中缺血性心脏病、充血性心力衰竭和心源性休克等较易引发严重的心律失常,可导致严重的血流动力学障碍,甚至死亡。除上述疾病外,自主神经功能紊乱、药物中毒、内分泌代谢失常、酸碱平衡失调、电解质紊乱、急性感染、手术和心导管刺激等均可引起心律失常。健康人在紧张、激动、疲劳、吸烟、饮酒和饱餐等情况下,也可发生心律失常。本节仅介绍临床常见的心律失常。

一、房性期前收缩

房性期前收缩是指激动起源于窦房结以外心房任何部位的一种主动性异位搏动。正常成人进行 24 小时心电监测,大约 60% 有房性期前收缩发生。

(一)病因

各种器质性心脏病患者均可发生房性期前收缩,并可能是快速性房性心律失常的先兆。

(二)临床表现

患者一般无明显症状,频发房性期前收缩者可有心悸或心跳暂停感。

(三)心电图特征

(1)房性期前收缩的 P 波提前发生,形态与窦性 P 波不同。

(2)下传的 QRS 波群形态通常正常,少数无 QRS 波出现。

(3)常见不完全性代偿间歇。

(四)治疗要点

房性期前收缩通常无须治疗。吸烟、饮酒与咖啡可诱发,应劝导患者减量。有明显症状时可给予药物治疗。

二、心房颤动

心房颤动(简称房颤)是指规则有序的心房电活动丧失,代之以快速无序的心房颤动波,是最严重的心房电活动紊乱,也是常见的快速性心律失常之一。心房由于无序颤动,从而失去了有效的收缩和舒张,进而导致泵血功能下降或丧失,因此心室律紊乱、心功能受损和心房附壁血栓形成是心房颤动患者的主要病理、生理特点。

(一)病因

房颤常发生于有基础心血管疾病的患者,如冠心病、高血压病、风湿性心脏瓣膜病、甲状腺功能亢进性心脏病、心肌病、感染性心内膜炎和缩窄性心包炎。

(二)临床表现

心房颤动主要表现为心慌,症状轻重程度亦受心室率快慢的影响,心室率不快,可无明显症状,心率超过 150 次/分时,患者可发生心绞痛或心力衰竭。房颤产生血栓、引起体循环栓塞的风险极大,如房颤患者突发偏瘫、失语需考虑到脑栓塞,发生急性腹痛但又排除其他常见急腹症时亦应考虑肠系膜动脉栓塞的可能性。房颤特异性体征主要为心律绝对不齐、心音强弱不等和脉搏短绌。

(三)心电图特点

(1)P 波消失,代之以大小不等、形态不一、间期不等的心房颤动波——f 波,频率为 350～600 次/分。

(2)RR 间期绝对不等。

(3)QRS 波群形态通常正常,当心室率过快,发生室内差异性传导时,QRS 波群增宽、变形。

(四)治疗要点

(1)积极控制基础心脏疾病、控制诱发因素。

(2)控制心室率:常用药物有洋地黄、β 受体阻滞剂及钙通道阻滞剂等。

(3)药物复律和同步直流电复律。

(4)导管消融和外科治疗。

(5)抗凝治疗。

三、室性期前收缩

室性期前收缩是指起源于心室肌或心室肌内浦肯野纤维的提前出现的异常电激动,是最常见的心律失常之一。在正常人和各类心脏疾病患者中均可发生。但临床上患者多伴有黑蒙、眩晕,有器质性心脏病,心脏结构和功能改变,当心电图表现为多源、成对、成串的室性期前收缩时应引起重视。

(一)病因

正常人与各种心脏病患者均可发生室性期前收缩。心肌炎、缺血、缺氧、麻醉和手术等均可使心肌受到机械、电、化学性刺激而发生室性期前收缩,常见于冠心病、心肌病、心肌炎、风湿性心脏病。

(二)临床表现

室性期间收缩常无与之直接相关的症状,患者是否有症状及症状的轻重程度与期前收缩的频发程度不直接相关。患者可感到心悸,类似电梯快速升降的失重感或代偿间歇后一次有力的心脏搏动,多数人称"偷停"。听诊时可闻及期前收缩后出现一较长的停歇,期前收缩的第二心音减弱,仅能听到第一心音,桡动脉搏动减弱或消失。

(三)心电图特征

(1)提前出现的 QRS 波前无 P 波或无相关的 P 波。

(2)提前出现的 QRS 形态宽大畸形,时限通常＞0.12 毫秒,T 波方向多与 QRS 的主波方向相反。

(3)往往为完全性代偿间歇,即期前收缩前后 RR 间距等于窦性周期的 2 倍。

(四)治疗要点

(1)无器质性心脏疾病,考虑为良性室性期前收缩,预后良好,从危险效益比来说,不支持常规抗心律失常药物治疗,应首先考虑祛除诱发或加重室性期前收缩的因素如吸烟、喝咖啡等。对于此类患者的治疗重点是缓解症状。

(2)对于器质性心脏病伴频发室性期前收缩的患者,其治疗目的是预防心脏性猝死。

四、室性心动过速

室性心动过速是指起源于希氏束以下水平连续 3 个或 3 个以上的快速性心律失常。

(一)病因

常发生于各种器质性心脏病患者,最常见于冠心病,尤其是急性心肌梗死患者。也发生于无明显器质性心脏病的原发性心电疾病,如先天性长 QT 综合征。10%～20%的室性心动过速为特发性室性心动过速,常见于年轻男性。

(二)临床表现

患者可表现为心悸、胸闷、胸痛和黑蒙等,但临床表现并不一致,非持续性室速(＜30 秒,能自行终止)的患者除心悸外可无其他任何症状,而持续性室速(＞30 秒,需药物或电复律终止发作)的患者常伴有明显血流动力学障碍和心肌缺血,其表现包括低血压、四肢厥冷、乏力、晕厥、少尿、气短和心绞痛等。听诊心律轻度不规则。

(三)心电图特征

(1)频率多在 100～250 次/分,节律可稍不齐。

(2)QRS 波群形态宽大畸形,时限通常超过 0.12 秒;ST-T 波方向与 QRS 波主波方向相反。

(3)心房独立活动与 QRS 波无固定关系,房室分离。

(4)偶尔心房激动夺获心室或发生室性融合波或 1：1 传导。

(四)治疗要点

(1)立即终止室性心动过速的发作:根据血流动力学是否稳定采取抗心律失常药物治疗或直流电复律治疗的方法。

(2)纠正和治疗室性心动过速的诱因和病因:如低血钾、心肌缺血和心功能不全。

五、心室扑动与心室颤动

心室扑动与心室颤动为致命性心律失常。

(一)病因

常见于缺血性心脏病。心室颤动往往是心脏停搏前的短暂征象,也可以因急性心肌缺血或心电紊乱而发生。由于心脏出现多灶性局部兴奋,以致完全失去排血功能,心室扑动常不能持久,没有很快恢复,便会转为心室颤动而导致死亡。

(二)临床表现

心室扑动与心室颤动为最恶性的心律失常,短时间即可引起意识丧失、抽搐、呼吸停顿甚至死亡。触诊时大动脉搏动消失、听诊心音消失、血压无法测到。

(三)心电图特征

(1)心室扑动心电图特征:无正常 QRS-T 波,代之以连续快速而相对规则的大振幅波动,频率达 200～250 次/分,心脏失去排血功能。

(2)心室颤动心电图特征:QRS-T 波完全消失,出现大小不等、极不匀齐的低小波,频率在 200～500 次/分。心室扑动和心室颤动均是极严重的致死性心律失常。

(四)治疗要点

心室扑动和心室颤动发生后即为心搏骤停,如果未能积极救治,多在数分钟内因组织缺氧而导致重要生命器官损害或死亡,因此应及时采取积极有效的复苏措施。长期治疗包括病因治疗、祛除诱因、药物治疗和植入式心脏复律除颤器治疗。

六、房室传导阻滞

房室传导阻滞是指房室交界区脱离了生理不应期后,心房冲动传导延迟或不能传导至心室。根据阻滞不同,房室传导阻滞分为一度、二度和三度。一度房室传导阻滞指房室传导时间延长。二度房室传导阻滞指激动自心房至心室过程中有部分传导中断,即有心室脱漏现象。二度房室传导阻滞又分为两型,称二度Ⅰ型房室传导阻滞和二度Ⅱ型房室传导阻滞。三度房室传导阻滞又称完全性房室传导阻滞,指心房激动全部不能传入心室。

(一)病因

主要有先天性、原发性和继发性,临床上以继发性多见。

(二)临床表现

对于房室传导阻滞,一度房室传导阻滞通常无症状;二度房室传导阻滞可引起心搏脱落,可有心悸;三度房室传导阻滞的症状取决于心室率的快慢,包括疲倦、乏力、头晕、晕厥、心绞痛及心力衰竭等。当心室率严重缓慢导致脑供血不足时,可引起短暂意识丧失,甚至抽搐。室内传导阻滞多无特殊的临床表现,主要为基础心脏病变的症状。对于房室传导阻滞,一度房室传导阻滞时第一心音减弱;二度房室传导阻滞时有心搏脱漏,Ⅰ型者第一心音逐渐减弱,Ⅱ型者强度恒定;三度房室传导阻滞时心率慢而规则,第一心音强弱不等。

(三)心电图特征

1.一度房室传导阻滞

(1)PR 间期延长,成人>0.20 秒(老年人>0.21 秒)。

(2)每个 P 波后均有 QRS 波群。

2.二度房室传导阻滞

二度Ⅰ型心电图特征:P 波规律出现,PR 间期逐渐延长,直到 P 波下传受阻,脱漏 1 个 QRS 波群,漏搏后房室阻滞得到一定改善,PR 间期又趋缩短,之后又逐渐延长,如此周而复始地出现。二度Ⅱ型心电图特征:表现为 PR 间期恒定,部分 P 波后无 QRS 波群。凡连续出现 2 次或者2 次以上的 QRS 波群脱漏者,常称为高度房室阻滞。

3.三度房室传导阻滞

(1)P 波与 QRS 波群各自独立,互不相关,呈完全性房室分离。

（2）心房率＞心室率。

（3）QRS波群形态和时限取决于阻滞部位，如阻滞位于希氏束及其附近，心室率为40～60次/分，QRS波群正常；如阻滞部位在希氏束分叉以下，心室率可＜40次/分，QRS波群宽大畸形。

(四)治疗要点

针对不同病因进行治疗。一度或二度Ⅰ型房室传导阻滞心室率不太慢者无须特殊治疗。二度Ⅱ型或三度房室传导阻滞如心室率慢伴有明显症状或血流动力学障碍，甚至阿-斯综合征者，应给予心脏起搏治疗。

七、心律失常患者护理评估

(一)病史

评估患者之前出现心律失常的情况，如发作时间、次数和发作时的心电图表现、起止方式及就医情况；是否服用抗心律失常药物，其名称、服用方法、效果及不良反应等；是否行电复律、起搏器植入术、射频消融术及外科手术等，效果如何。询问患者是否有心脏本身的疾病，如冠心病、风心病、高血压、心肌病及心力衰竭等；是否伴有其他系统疾病，如甲状腺功能亢进症或低下、呼吸衰竭导致的低氧血症或高碳酸血症等；是否有全身性感染、电解质紊乱及转移到心脏的肿瘤等。

(二)身体状况

包括患者入院时的意识、精神状态及生命体征（呼吸、心率、血压、脉搏情况）。心脏有无扩大，心脏冲动的位置和范围等。

(三)心理-社会状况

心律失常患者有各种不舒适的感觉，甚至有濒死感，因而存在焦虑、恐惧的情绪。护理人员需及时评估患者是否存在焦虑、恐惧等负性情绪及其严重程度，以及其他情况。

八、心律失常患者护理措施

(一)休息与活动

评估患者心律失常的类型及临床表现，与患者及家属共同制订休息与活动计划。对于无器质性心脏病的良性心律失常患者鼓励其正常工作和生活，建立健康的生活方式，保持心情舒畅，避免过度劳累。当患者出现因心律失常发作导致的胸闷、心悸、头晕等不适症状时采取高枕卧位、半卧位，尽量避免左侧卧位，因左侧卧位时患者常能感觉到心脏搏动而使不适感加重。当心律失常频繁发作，伴有头晕、晕厥或曾有跌倒病史时，应嘱患者卧床休息，避免单独外出，防止意外。当患者出现由窦性停搏、二度Ⅱ型或三度房室传导阻滞、持续性室速等严重心律失常或快速心室率引起血压下降的情况时，应卧床休息，以减少心肌耗氧量。

(二)用药护理

严格遵医嘱按时按量给予抗心律失常药物，静脉注射时速度宜慢，静脉滴注药物时尽量用输液泵调节速度，以及观察患者的生命体征和心电图变化，密切观察药物的效果及不良反应。胺碘酮静脉用药易引起静脉炎，应选择大血管并注意保护血管，严密观察穿刺局部情况，谨防药物外渗。

(三)病情观察

观察患者有无心悸、乏力、胸闷及头晕等症状，以及心律失常发生的程度、持续时间及给日常生活带来的影响。定时测量脉搏、心律及心率,判断有无心律失常的发生。房颤患者应同时测量心率和脉率1分钟,观察脉搏短绌的变化,有无晕厥,询问其诱因、发作时间及过程。进行24小时动态心电图监测的患者,嘱其保持日常的生活和活动,并记录发病时的症状和出现的时间及当时所从事的活动,以利于发现病情、查找病因。对严重心律失常者,应持续心电监护,严密监测心律、心率、心电图、生命体征、血氧饱和度的变化,如发现异常应立即报告医师。安放监护电极片应注意清洁皮肤,电极放置位置应避开胸骨右缘及心前区,以免影响做心电图和紧急电复律。伴呼吸困难、发绀等缺氧表现时给予氧气吸入,流量为2~4 L/min。

(四)配合抢救

对于高危患者,应留置静脉通道,备好抗心律失常药物及其他抢救药品,准备好各种抢救器材,如除颤仪、临时起搏器等。一旦发生猝死,立即配合抢救。

(五)心理护理

为患者提供舒适安静的环境,了解患者的需要,倾听患者的主诉和感受,耐心解答患者提出的问题,向患者介绍病情及预后,鼓励患者参与制订护理计划。合理安排护理操作时间,保证患者的休息与睡眠时间,必要时遵医嘱使用镇静药。对于使用的各种仪器要有针对性地介绍使用的目的、功能、安全性和必要性,必要时关闭仪器报警功能,尽可能减少不良刺激。

九、心律失常患者健康指导

(1)向患者及家属讲解心律失常的常见原因、诱发因素及防治知识,避免诱发因素如情绪紧张、过度劳累、急性感染、寒冷刺激、不良生活习惯(吸烟、饮浓茶和咖啡等),避免饱餐。指导患者注意劳逸结合,有规律的生活,保证充足的睡眠时间。低钾血症易诱发室性期前收缩或室性心动过速,应注意预防、监测与纠正。心动过缓患者应避免排便时过度屏气,以免兴奋迷走神经而加重心动过缓。

(2)指导患者严格遵医嘱服药,说明按医嘱服药的重要性,严禁随意更改剂量或更换药物。指导患者观察药物产生的疗效和不良反应,发现异常时及时就诊。

(3)指导患者及家属监测脉搏的方法和心律失常发作时的应对措施。教会家属心肺复苏术,以备紧急需要时应用。对于进行电复律术、导管消融术、植入永久起搏器或外科手术后的患者注意加强相关指导。

(4)指导患者出院后定期随访,发现异常及时就诊。

(杨 娜)

第三节 冠状动脉粥样硬化性心脏病

一、概述

冠状动脉粥样硬化性心脏病是指冠状动脉粥样硬化使血管腔狭窄或阻塞导致心肌缺血、缺氧而引起的心脏病,它和冠状动脉功能性改变一起,统称为冠状动脉性心脏病,简称冠心病,亦称缺血性心脏病。

冠心病是世界上最常见的死亡原因之一,男性多在 40～60 岁发病,女性最常在绝经期后表现症状,男性多于女性。本病的发病率按照地域不同而有很大差异。本病在欧美国家极为常见,美国冠心病死亡占人口死亡数的 1/3～1/2,占心脏病死亡数的 50％～75％,我国近 30 年来冠心病的发病率和病死率正逐渐升高,据上海两所综合性医院资料统计,20 世纪 90 年代冠心病患者已占住院心脏病患者数的 1/3。美国急性 ST 段抬高型心肌梗死 35～84 岁人群年发病率为男 7.1％、女 2.2％,病死率 30％,其中 50％在发病后 1 小时内死亡,常见死因为心律失常(心室颤动)。

冠心病的发生是多基因的遗传因素与复杂的环境因素相互作用的结果,这些因素称为冠心病的危险因素。年龄(男性≥45 岁,女性≥55 岁,或未用雌激素替代治疗的过早绝经妇女)、脂代谢异常、高血压、吸烟、糖尿病和糖耐量异常是本病最重要的危险因素;肥胖、缺少体力活动、摄入过多动物脂肪、胆固醇、糖和钠盐、遗传因素等同样增加冠心病的发生风险;近年来发现血中同型半胱氨酸增高、胰岛素抵抗增强、血中纤维蛋白原及一些凝血因子增高等也可使发生本病的风险增加。

二、冠心病的分型

1979 年 WHO 将本病分为 5 型,包括隐匿性或无症状型冠心病、心绞痛(稳定型和不稳定型)、心肌梗死(急性和陈旧性)、缺血性心肌病以及猝死。其中,不稳定型心绞痛和急性心肌梗死(ST 段抬高性及非 ST 段抬高性)具有共同的病理基础——粥样斑块不稳定,故又被统称为急性冠状动脉综合征(acute coro-nary syndrome,ACS)。

(一)无症状性心肌缺血

也称为隐匿型冠心病,是指无临床症状,但客观检查提示有心肌缺血表现的冠心病。其特点是患者有冠状动脉粥样硬化基础,但病变较轻或有较好的侧支循环,或患者痛阈较高,因此不表现出缺血相关性临床症状(如胸痛、胸闷等)。此型患者病情相对稳定,但可突然转为心绞痛发作或心肌梗死等冠心病类型。其诊断需静息时或增加负荷时出现心肌缺血心电图表现。

(二)稳定型心绞痛

也称为稳定型劳力性心绞痛,是在冠状动脉固定性严重狭窄的基础上,由于心肌负荷的增加引起心肌急剧的、暂时的缺血与缺氧的临床综合征。其特点为阵发性的前胸压榨性疼痛或憋闷感,可伴有放射痛,常发生于劳力负荷增加或情绪激动时,持续时间为数分钟,休息或含服硝酸酯类药可缓解。

(三)不稳定型心绞痛

恶化劳力型心绞痛、卧位型心绞痛、静息型心绞痛、心肌梗死后心绞痛、混合性心绞痛的统称。此类患者冠状动脉粥样斑块不稳定,易突然发生斑块破裂并伴急性血栓形成,导致严重心肌缺血损伤甚至梗死,甚至引起严重临床后果。不稳定型心绞痛常表现:原稳定型心绞痛患者在近 1 个月内发作频率增加、程度加重、症状持续时间延长、诱因变化、硝酸酯类药效果变差;1 个月内新发心绞痛;休息状态下发生心绞痛;变异型心绞痛(心电图可见短暂的 ST 段抬高)。

(四)心肌梗死

即心肌缺血性坏死。急性心肌梗死可表现为持久的胸骨后剧烈疼痛、发热,可发生心律失常、心力衰竭或休克;心电图呈进行性的特征性改变;心肌标志物(心肌酶或肌钙蛋白)增高。根据心电图 ST 段的抬高与否分为非 ST 段抬高性心肌梗死和 ST 段抬高性心肌梗死两种类型,其病理基础及处理方案不同。

(五)缺血性心肌病

为心肌长期供血不足导致心肌组织发生营养障碍和萎缩,或大面积心肌梗死后纤维组织增生所致。临床特点为心脏逐渐扩大,心功能逐渐减退,最终发生心力衰竭。其临床表现与扩张型心肌病相似。

(六)冠心病猝死

也被视为冠心病的一种特殊类型,好发季节为隆冬,患者年龄多不太大,半数生前无症状。在基层医务人员和群众中普及心肺复苏抢救知识对于挽救本型患者有积极意义。

本节重点介绍心绞痛和心肌梗死。

三、病因

最常见的引起冠状动脉性心脏病的病因是冠状动脉粥样硬化,占冠心病的90%左右。其他常见病因如下。①冠状动脉栓塞,如心腔内附壁血栓脱落,细菌性心内膜炎赘生物及肿瘤钙质碎片等均可栓塞于冠状动脉。②夹层动脉瘤,可表现为局限在冠状动脉的夹层动脉瘤,亦可由主动脉夹层动脉瘤伸展到冠状动脉开口。③冠状动脉炎:多发性动脉炎、系统性红斑狼疮和类风湿关节炎等结缔组织疾病及病毒感染等可侵犯冠状动脉。④先天性冠状动脉畸形,冠状动脉肌桥。⑤代谢性疾病如糖尿病和淀粉样变等可致小冠状动脉病变。⑥梅毒性主动脉炎累及冠状动脉开口。⑦外伤等。

(一)心绞痛

心绞痛是由于心肌供氧和需氧不平衡所致缺氧的结果。在心绞痛患者中,冠状动脉本身病变,特别是冠状动脉粥样硬化是最重要的病理原因,约占心绞痛患者的90%。

其次有重度主动脉瓣狭窄或关闭不全、肥厚型心肌病、先天性冠状动脉畸形、冠状动脉栓塞、严重贫血、休克、快速心律失常、心肌耗氧量增加等。常因体力劳动、情绪激动、饱餐、寒冷、阴雨天气、吸烟而诱发。

当冠状动脉的供血与心肌的需血之间发生矛盾,冠状动脉供血量不能满足心肌代谢的需要,引起心肌急剧的、暂时性的缺血缺氧时,即可发生心绞痛。心肌氧耗的多少主要由心肌张力,心肌收缩强度和心率决定,心肌能量的产生主要是要求大量的氧供,心肌平时对血液中氧的吸取已经接近最大量,氧供再需要增加时已难从血液中摄取更多的氧,只能依靠增加冠状动脉的血流量来提供。在正常情况下,冠状循环有很大的储备力量,其血流量可随身体的生理情况而有显著变化。动脉粥样硬化而致冠状动脉狭窄或部分分支闭塞时,其扩张性减弱,血流量减少,且对心肌的供血量相对固定,心肌的血液供应如减低到尚能应付心脏的水平的需要,则休息时可无症状。一旦心肌负荷突然增加,如劳累、激动、左心衰竭等,使心肌张力增加,心肌收缩力增加和心率增快等而致心肌氧耗量增加时,心肌对血液的需求增加,而冠脉的供血已不能相应增加,即可引起心绞痛。

(二)心肌梗死

本病基本病因是冠状动脉粥样硬化,造成管腔严重狭窄和心肌血液供应不足,而侧支循环尚未充分建立,在此基础上,若发生血供急剧减少或中断,使心肌严重而持久地缺血达1小时以上,即可发生心肌梗死。心肌梗死原因绝大多数是由于不稳定粥样斑块破溃,继而出血和管腔内血栓形成,使管腔闭塞。少数情况下粥样斑块内或其下发生出血或血管持续痉挛,也可使冠状动脉完全闭塞。

大量研究已证明,绝大多数的心肌梗死是由于不稳定的粥样斑块破溃,继而出血和管腔内血栓形成,而使管腔闭塞;少数情况下粥样斑块内或其下发生出血或血管持续痉挛,也可使冠状动脉完全闭塞。

促使粥样斑块破裂出血及血栓形成的诱因:休克、脱水、出血、外科手术或严重心律失常,使心排血量骤降,冠状动脉灌流量锐减;饱餐特别是进食多量脂肪后,血脂增高,血黏稠度增高;重体力活动、情绪过分激动、用力排便或血压剧升,致左心室负荷明显加重,儿茶酚胺分泌增多,心肌需氧量猛增,冠状动脉供血明显不足;晨起 6 时至 12 时交感神经活动增加,肌体应激反应增强,冠状动脉张力增高。

四、临床表现

(一)心绞痛

1.症状

以发作性胸痛为主要临床表现,典型疼痛特点为胸骨体中、上段之后,或心前区界限不清,可放射至左肩、左臂尺侧;偶有至颈、咽或下颌部。胸痛常为压迫样、憋闷感或紧缩样感,也可有烧灼感。发作时,患者可不自觉停止原来的活动。体力劳动、情绪激动、饱餐、受凉、心动过速等可诱发。疼痛出现后常逐步加重,一般持续 3～5 分钟,休息或含服硝酸甘油可迅速缓解。

2.体征

平时一般无异常体征,心绞痛发作时常见心率加快,血压升高,面色苍白,表情焦虑,皮肤冷或出汗,有时出现第三或第四心音奔马律。

(二)心肌梗死

1.症状

(1)疼痛:是最先出现的症状,多发生于清晨,疼痛部位和性质与心绞痛相同,但诱因多不明显,且常发生于安静或睡眠时,程度较重,范围较广,持续时间可长达数小时或数天,休息和含用硝酸甘油多不能缓解。患者常烦躁不安、出汗、恐惧,或有濒死感。在我国,1/6～1/3 的患者疼痛的性质及部位不典型,如少数患者无疼痛,一开始即表现为休克或急性心力衰竭。部分患者疼痛位于上腹部,被误认为胃穿孔、急性胰腺炎等急腹症;部分患者疼痛放射至下颌、颈部、背部上方,被误认为骨关节痛;少数患者在整个病程中都无疼痛或其他症状,事后才发现得过心肌梗死。

(2)全身症状:主要是发热,伴有心动过速、白细胞计数增高和红细胞沉降率增快等,由坏死物质吸收所引起。一般在疼痛发生后 24～48 小时出现,程度与梗死范围常呈正相关,体温一般在 38 ℃左右,很少超过 39 ℃,持续约 1 周。

(3)胃肠道症状:约 1/3 有疼痛的患者,在发病早期伴有频繁的恶心、呕吐和上腹部胀痛,与迷走神经受坏死心肌刺激和心排血量降低、组织灌注不足等有关。肠胀气亦不少见。重症者可发生呃逆。

(4)心律失常:见于 75%～95% 的患者,多发生在起病 1～2 天,而以 24 小时内最多见,可伴乏力、头晕、晕厥等症状。以室性心律失常最多,尤其是室性期前收缩,如室性期前收缩频发(每分钟 5 次以上),成对出现或呈短阵室性心动过速,多源性或落在前一心搏的易损期时(R-on-T),常为心室颤动的先兆。心室颤动是急性心肌梗死早期,特别是入院前主要的死因。前壁心肌梗死如发生房室传导阻滞表明梗死范围广泛情况严重,预后较差。

(5)低血压和休克:疼痛期血压下降常见,未必是休克。如疼痛缓解而收缩压仍低于10.7 KPa(80 mmHg),有烦躁不安、面色苍白、皮肤湿冷、脉细而快、大汗淋漓、尿量减少(<20 mL/h),神志迟钝,甚至晕厥者则为休克表现。休克多在起病后数小时至1周内发生,见于约20%的患者,主要是心源性,为心肌广泛(40%以上)坏死,心排血量急剧下降所致,神经反射引起的周围血管扩张属次要因素,有些患者有血容量不足的因素参与。严重的休克可在数小时内致死,一般持续数小时或数天,可反复出现。

(6)心力衰竭:主要是急性左心衰竭,可在起病最初几日内发生或在疼痛、休克好转阶段出现,为梗死后心脏收缩力显著减弱或不协调所致,发生率为32%~48%。出现呼吸困难、咳嗽、发绀、烦躁等症状,严重者可发生肺水肿,进而发生颈静脉怒张、肝大、水肿等右心衰竭表现。右心室心肌梗死者可一开始即出现右心衰竭表现,伴血压下降。

2.体征

(1)心脏体征:心脏浊音界可有轻至中度增大,心率多增快,少数也可减慢,心尖处和胸骨左缘之间扪及迟缓的收缩期膨出,是由心室壁反常运动所致,可持续几日至几周;心尖区有时可扪及额外的收缩期前的向外冲动,伴有听诊时的第四心音(即房性或收缩期前奔马律),是左心室顺应性减弱使左心室舒张末期压力升高所致。第一、二心音多减弱,可出现第四心音(房性)奔马律,少数有第三心音(室性)奔马律。10%~20%的患者在发病第2~3小时出现心包摩擦音,是反应性纤维蛋白性心包炎所致。乳头肌功能障碍或断裂引起二尖瓣关闭不全时,心尖区可出现粗糙的收缩期杂音或伴收缩中晚期喀喇音。发生室间隔穿孔者,胸骨左下缘出现响亮的收缩期杂音,常伴震颤。右心室梗死较重者可出现颈静脉怒张,深吸气时更为明显。

(2)血压:除发病极早期可出现一过性血压升高外,几乎所有患者在病程中都会有血压降低。起病前有高血压者,血压可降至正常;起病前无高血压者,血压可降至正常以下,且可能不再恢复到发病前的水平。

(3)其他:另外可有与心律失常、休克或心力衰竭有关的其他体征。

(三)与其他引起疼痛的疾病相鉴别

由于许多种疾病可以表现为胸痛,应注意与心绞痛相鉴别。引起胸痛的其他常见原因如下。

1.肋间神经痛

沿肋间隙针刺样瞬间疼痛,疼痛发作与劳累无关,但体位变化可能影响疼痛程度。

2.肋软骨膜炎

在肋软骨膜炎处有固定部位的压痛,吸气时加重。

3.胸肌纤维质炎

局部有压痛,呼吸受限,可持续数天甚至更久。

4.带状疱疹

持续痛,时轻时重,沿肋间隙皮肤有疱疹。

5.颈椎病

胸椎上段与颈椎的骨质增生刺激神经根而引起胸痛,胸痛可剧烈似心绞痛,但心电图正常,硝酸甘油无效,颈椎X线检查示骨质增生。

6.胸膜炎

胸痛与呼吸有关,可能有胸膜摩擦音或胸腔积液。

7.食管裂孔疝

多为烧灼样疼痛,恶心呕吐,咽下不适,心电图正常。

8.肺梗死

胸膜痛或心绞痛样胸痛,多有易发生栓塞的原发疾病,如心房颤动、血栓性静脉炎、下肢静脉曲张、恶性肿瘤、骨折及长期卧床患者。心电图可出现SⅠ、QⅢ、TⅢ改变及右束支传导阻滞。

9.主动脉夹层

疼痛发作开始时即达高峰,为撕裂样剧痛,部位更广泛,可涉及头颈、背部、腰部和下肢,常不能被镇痛药所缓解,常伴有血压明显升高。其病情更为凶险。

10.急性心包炎

可有心包摩擦音,心电图的ST段抬高多呈弓背向下,在数小时或1～2天即下降。

五、实验室及辅助检查

(一)肌红蛋白

肌红蛋白从损伤的心肌细胞释放进入循环血液,在心肌梗死发生后几小时即可检测。再灌注发生后,血清肌红蛋白快速上升,可作为成功再灌注及判断梗死范围大小的指标。

(二)心脏特异性肌钙蛋白

正常情况下心脏肌钙蛋白T和心脏肌钙蛋白I在外周循环中不存在,故只要高于参考值上限即有价值。

(三)C反应蛋白(CRP)

正常情况下CRP以微量形式存在于健康人血清中。冠心病发生6～8小时后,CRP迅速升高,48～72小时达高峰,故CRP是冠心病的危险因子,是冠心病严重程度的预测指标。

(四)肌酸磷酸肌酶(CK)

血清CK在急性心肌梗死发生后4～8小时内超过正常范围,在2～3天内恢复正常。尽管血清CK升高是检出急性心肌梗死的敏感方法,但还存在假阳性。

(五)乳酸脱氢酶(LDH)

LDH在急性心肌梗死后24～48小时超过正常范围,3～6天达峰值,心肌梗死后8～14天恢复正常。尽管LDH具有诊断的敏感性,但缺乏特异性。

(六)纤维蛋白二聚体(D-D)

D-D在血清中的浓度变化与肌体内血栓溶解密切相关,是急性心肌梗死溶栓、冠状动脉是否再通的指标。

(七)心电图检查

是临床用得最多的无创伤性检查方法。心绞痛患者约半数在静息状态下无ST段和T波改变等心肌缺血表现。心肌梗死患者应用常规心电图对确定诊断、判定梗死部位和范围及所处病程阶段很有帮助。

(八)冠状动脉内超声检查

该法是早期发现冠状动脉狭窄及观察病变进展的可靠方法。

(九)选择性冠状动脉造影

该法不仅可观察到冠状动脉粥样硬化的部位、形态和狭窄程度,而且还可了解心室壁的运动情况,被称为诊断冠心病的"金标准"。

六、诊断及鉴别诊断

(一)诊断

根据心绞痛典型的发作特点和体征,含用硝酸甘油后缓解,结合冠心病易患因素,除外其他原因所致的心绞痛,一般可以确诊。发作时心电图检查可见缺血性 ST 段压低、T 波平坦或倒置,发作过后数分钟内可逐渐恢复。发作典型者则需作心电图负荷试验或作 24 小时动态心电图连续监测,如心电图出现阳性变化或负荷试验诱发心绞痛发作时亦可确诊。诊断有困难者则可考虑放射性核素检查和选择性冠状动脉造影。

根据典型的临床表现、特征性心电图、心电向量改变及实验室检查,诊断急性心肌梗死并不困难。老年患者突然发生原因不明的严重心律失常、休克、心力衰竭或较重而持久的胸闷痛者,应考虑急性心肌梗死的可能,并尽可能短期内进行心电图和血清心肌酶的动态监测,以确定诊断。

心力衰竭和心律失常型的诊断,主要依据动脉粥样硬化的证据并除外其他器质性心脏病引起的心脏扩大、心力衰竭和心律失常。

(二)鉴别诊断

1.心绞痛

(1)心脏神经症:患者常诉胸痛,可为刺痛或隐痛,持续时间数秒钟至数小时含用硝酸甘油无效或 10 多分钟后才见效,患者常有叹气,伴有心悸、手心和腋下多汗、失眠、注意力不集中等神经衰弱症状。

(2)急性心肌梗死:本病疼痛部位可与心绞痛相仿,但程度重,持续时间可达数小时,硝酸甘油含化不能缓解,常伴有发热、休克、心律失常及心力衰竭。心电图中面向梗死部位导联的 ST 段抬高,并有异常 Q 波。实验室检查示白细胞计数及心肌酶谱增高,红细胞沉降率增快。

(3)肋间神经痛:本病疼痛常累及 1～2 个肋间,为刺痛或灼痛,多为持续性发作,用力呼吸和身体转动可使疼痛加剧。

(4)其他疾病引起的心绞痛:包括严重主动脉瓣狭窄或关闭不全、风湿性或病毒性冠状动脉炎、梅毒性主动脉炎引起冠状动脉口狭窄或闭塞,肥厚型心肌病等均可引起心绞痛,主要根据其临床表现加以鉴别。

(5)消化系统疾病:诸如溃疡病、胆囊病变、食管裂孔疝、反流性食管炎等所引起的疼痛,与心绞痛十分相似,应进一步检查予以鉴别。

(6)颈椎病变:可压迫神经根引起心前区疼痛,表现为持续性钝痛伴阵发性锐痛,可向左肩及左上肢放射,在头顶部施加压力可使症状加重,限制颈部活动可使之缓解。

2.心肌梗死

(1)心绞痛:尤其是自发性心绞痛,发作性疼痛剧烈,持续时间较长,与心肌梗死的疼痛难以鉴别,但心绞痛患者血压升高或无显著改变,无心包摩擦音,无坏死物质吸收的表现,如发热、白细胞计数增多、心肌酶增高。心电图无变化或仅有暂时性 ST 段和 T 波变化。

(2)急性心包炎:尤其是急性非特异性心包炎,可有较剧烈而持久的心前区疼痛,早期即出现心包摩擦音,全身症状不如心肌梗死严重;心电图除 aVR 导联外,其余导联均有 ST 段弓背向下型抬高,T 波倒置,无异常 Q 波出现。

(3)急性肺动脉栓塞:当发生大块肺梗死时,患者突然感觉呼吸困难,可伴剧烈咳嗽、咯血,并伴有剧烈胸痛,可发生休克,与心肌梗死症状相似。

(4)主动脉夹层分离:在心前区或胸骨区突然出现剧烈疼痛,性质为烧灼样、撕裂样或刀割样,常放射到头、颈、上肢、背、腰、中下腹甚至下肢。疼痛发作时有休克征象,但血压仍较高,两上肢血压和脉搏可有明显差别。部分患者可有暂时性偏瘫和主动脉瓣关闭不全的表现。

3.心力衰竭和心律失常型

需要与扩张型心肌病、心肌炎、高血压性心脏病等鉴别。

七、健康评估

(一)心绞痛

1.健康史

评估患者的一般情况,如年龄、职业。评估患者是否存在体力劳动、情绪激动、饱餐、寒冷、吸烟、心动过速、休克等情况。评估患者是否有血脂异常、高血压、吸烟、糖尿病和糖耐量异常或有无肥胖;缺少体力活动;进食过多的动物脂肪、胆固醇、糖和钠盐;遗传因素等。评估患者有无面色苍白、出冷汗、心率加快、血压升高。注意患者主诉有无心绞痛发作症状。

2.身体状况

(1)症状。以发作性胸痛为主要临床表现。①部位:主要在胸骨体中段或上段之后,可波及心前区,界限不清楚,常放射至左肩、左臂内侧达环指和小指,或至颈、咽或下颌部。②性质:为压迫、发闷、紧缩、烧灼感,但不尖锐,不像针刺或刀割样,偶伴濒死感,发作时患者常不自觉地停止原来的活动。③持续时间:疼痛出现后常逐渐加重,3~5分钟逐渐消失,可数天或数周发作1次,也可1天内多次发作。④缓解方式:休息或含服硝酸甘油可缓解。

(2)体征。心绞痛发作时,患者面色苍白、出冷汗、心率增快、血压升高,心尖部听诊有时出现第四心音奔马律,可有暂时性心尖部收缩期杂音。

3.辅助检查

(1)心电图有无ST段及T波异常改变。

(2)24小时连续心电监测有无心肌缺血的改变。

(3)冠状动脉造影检查结果有无显示单支或多支病变。

(4)心脏标志物肌钙蛋白(cTnT)的峰值是否超过正常对照值的百分位数。

(二)心肌梗死

1.健康史

包括患者的年龄、性别、职业;有无家族史;了解患者有无肥胖、血脂异常、高血压、糖尿病等危险因素;有无摄入高脂饮食、吸烟等不良生活习惯,是否有充足的睡眠,有无锻炼身体的习惯;排便情况;了解工作与生活压力情况及性格特征等。评估患者是否有休克、脱水、出血、外科手术或严重心律失常;重体力活动、饱餐、情绪过分激动或血压剧升等。评估患者有无明显的诱因,胸痛发作的特征,尤其是起病的时间、疼痛剧烈程度、是否进行性加重,有无恶心、呕吐、乏力、头晕、呼吸困难等伴随症状,是否有心律失常、休克、心力衰竭的表现。

2.身体状况

(1)症状:观察患者的精神意识状态,尤其注意有无面色苍白、表情痛苦、大汗或神志模糊、反应迟钝甚至晕厥等表现。观察体温、脉搏、呼吸、血压有无异常及其程度。

(2)体征:注意心率、心律、心音的变化,有无奔马律、心脏杂音及肺部啰音等。

3.辅助检查

(1)心电图:是否有心肌梗死的特征性、动态性变化,对心肌梗死者应加做右胸导联,判断有无右心室梗死。连续心电监测有无心律失常等。

(2)血液检查:定时抽血检测血清心肌标志物;评估血常规检查有无白细胞计数增高及血清电解质、血糖、血脂等异常。

(三)常用药物疗效评估

1.硝酸酯类

遵医嘱给予舌下含化,动态评估患者胸疼是否缓解,注意血压及心电图的变化。

2.β受体阻滞剂

评估患者是否知晓本药不可以随意停药或漏服,否则可引起心绞痛加剧或心肌梗死。交代患者饭前服,以保证药物疗效及患者安全用药。用药过程中的心率、血压、心电图检测,是否有诱发心力衰竭的可能性。

3.血管紧张素转换酶抑制剂(ACEI)

本药常有刺激性干咳,具有适量降低血压作用,防止心室重构,预防心力衰竭。注意是否出现肾小球滤过率降低引起尿少;评估其有效性。出现干咳时,应评估干咳的原因,可能有以下因素引起。

(1)是 ACEI 本身引起。

(2)肺内感染引起,本原因引起的干咳往往伴有气促。

(3)心力衰竭时也可引起干咳。

八、护理诊断

(1)疼痛:胸痛与心肌缺血、缺氧有关。

(2)活动无耐力:与心肌供氧有关。

(3)潜在并发症:心肌梗死、心律失常、心力衰竭及猝死。

(4)焦虑:与心绞痛反复频繁发作有关。

(5)有便秘的危险:与进食少、活动少、不习惯床上排便有关。

(6)知识缺乏:缺乏控制诱发因素及预防心绞痛发作的知识。

九、护理措施

(一)心绞痛

1.病情观察

严密观察病情变化,询问诱发心绞痛的原因,评估患者疼痛的部位、性质、程度、持续时间,给予心电监护,描记疼痛发作时心电图,严密监测心率、心律、血压变化,观察患者有无面色苍白、大汗、恶心、呕吐等。密切观察应用缓解心绞痛药物后的疗效情况,必要时观察用药前后心电图的变化。

2.休息与卧位

心绞痛发作时应立即停止正在进行的活动,休息片刻即可缓解。有心功能不全和严重的心律失常时以休息为主。不稳定型心绞痛者,应卧床休息,并密切观察。心绞痛缓解期可劳逸结合,适当参加体力劳动和体育锻炼,以不发生心绞痛为宜,应以有氧运动为主,运动的强度和时间因病情和个体差异而不同,必要时在监测下进行。

3.饮食护理

以低脂、低盐清淡饮食为宜,避免食用过多动物性脂肪,多食新鲜蔬菜、水果,每餐不宜吃得过饱,特别老年人进食量要适当。提倡吃7~8成饱,保持大便通畅,避免过度用力,以免加重心脏负担,增加心肌耗氧量,诱发心绞痛。戒烟、限酒。

4.对症护理

(1)吸氧:鼻导管或面罩给氧3 L/min。

(2)心绞痛发作时,立即给患者氧气吸入,并做12导联心电图,观察ST-T改变情况及有无严重的心律失常,用心电图迅速做出判断,并立即给予硝酸异山梨酯10 mg舌下含化,或迅速应用硝酸甘油气雾剂喷口腔1~2次。并报告医师,观察心绞痛缓解情况。

(3)心绞痛的治疗首选硝酸酯类扩张血管药物,它能有效地治疗心绞痛,通过扩张全身小静脉减少回心血量,减轻心脏前负荷,扩张小动脉降低外周阻力,减轻心脏后负荷。常采用硝酸甘油、硝酸异山梨酯,舌下含化硝酸甘油1~2分钟生效,维持半小时。硝酸异山梨酯生效时间为2~5分钟,维持2~3小时。

5.心理护理

心绞痛发作时患者多有濒死感、恐惧、紧张,应耐心开导患者,做好解释工作,并稳定患者的情绪,让其放松紧张的心态,对病情恢复有利。安慰患者,解除紧张不安情绪,改变急躁易怒性格,保持心理平衡。告知患者及家属过劳、情绪激动、饱餐、用力排便、寒冷刺激等都是心绞痛发作的诱因,应注意避免。

6.健康教育

应嘱患者仍要按时服用长效硝酸酯类及钙通道阻滞剂、β受体阻滞剂或血管紧张素转换酶抑制剂,及调节血脂及降低血液黏稠度的药物。注意避免心绞痛的诱因,生活要有规律,忌过度疲劳,戒烟酒。遇有外出时随身携带急救药品,指导患者及家属心绞痛发作时应如何处理,如何与急救机构及附近医院联系。教会患者及家属心绞痛发作时的缓解方法,胸痛发作时应立即停止活动或舌下含服硝酸甘油。如连续含服3次仍不缓解,或心绞痛发作比以往频繁、程度加重、疼痛时间延长,应及时就医,警惕心肌梗死的发生。不典型心绞痛发作时,可能表现为牙痛、肩周炎、上腹痛等,为防治误诊,应尽快到医院做相关检查。

(二)心肌梗死

1.病情观察

急性心肌梗死是心血管危重疾病之一,患者情况紧急,在监护病房(CCU)进行心电图、血压、呼吸、心率、心律监测,必要时进行肺毛细血管楔压监测;监测患者的生命体征、用药后情况及时报告医师。除监测生命指征外,要对疼痛部位、疼痛性质进行观察,疼痛时是否伴有血压下降、大汗淋漓、面色苍白等症状,要及时采取措施解除疼痛,如疼痛解除后收缩压仍低于10.7 kPa(80 mmHg),有面色苍白、皮肤湿冷则为休克,应注意尿量,并勤测血压。

心肌梗死后24~48小时,由于心肌坏死组织吸收可出现发热、白细胞计数增高,一般持续1周,发热时应注意观察是否有咳嗽、咳痰等合并上呼吸道感染情况。心肌梗死后1周内,尤其是24小时内可出现严重的心律失常,前壁心肌梗死时多发生室性心律失常,心电监测应注意室性早搏的次数、频繁程度、级别及有无室性心动过速的发生;下壁心肌梗死时特别注意心率及有无房室传导阻滞的发生。

应严密观察心肌梗死后患者呼吸困难、咳嗽、发绀、两肺底有湿啰音等心功能不全的症状和体征。发现频发期前收缩、成对出现或呈短阵室速、多源性室性期前收缩及严重的房室传导阻滞时,应立即通知医师,遵医嘱给予利多卡因等药物,警惕心室颤动或心脏停搏的发生。检测电解质和酸碱平衡状况,准备好急救药品和抢救设备如除颤器、起搏器随时准备抢救。

2.休息与卧位

对急性心肌梗死患者应就地抢救,立即安置患者绝对卧床休息,立即吸氧,及时入住 CCU 病房,严密观察病情变化;患者绝对卧床 1～2 周,开始几日翻身需有人协助,一般 4～5 天后可行翻身,可逐步抬高床头行半卧位、坐位,1～2 周内大小便均应在床上进行。保持环境安静,限制探视,并告知患者和家属休息可以降低心肌耗氧量和交感神经兴奋性,有利于缓解疼痛,以取得合作。

若病情稳定无并发症 24 小时后可允许患者坐床边椅。指导患者进行腹式呼吸、关节被动与主动运动,协助患者生活需要,在患者活动耐力范围内鼓励患者自理部分生活活动,以增加患者的自我价值感,逐渐过渡到床边活动。第 1～2 周,开始在床边病室内行走,2～3 周可在室外走廊散步作医疗体操,若有并发症,则应适当延长卧床时间。

3.饮食护理

起病后 4～12 小时内给予流质饮食,以减轻胃扩张。随后过渡到低脂、低胆固醇清淡饮食,提倡少量多餐。不易过饱,多吃新鲜蔬菜、水果以利通便。心功能不全的患者应低盐饮食。病情好转两周后可进低脂普食,热量一般控制在 1 500～2 000 cal/d(6.28～8.37 MJ)。

4.对症护理

(1)心肌梗死后由于心肌坏死物质吸收患者可发热,一般在梗死后 24～48 小时体温为 38 ℃左右,可适当给予物理降温。

(2)对烦躁不安、恐惧者,可遵医嘱给予镇静剂。

(3)遵医嘱给予吗啡或哌替啶止痛,注意有无呼吸抑制等不良反应。给予硝酸酯类药物时应随时监测血压的变化,收缩压维持在 13.3 kPa(100 mmHg)以上。

5.特殊护理

急性心肌梗死后 6 小时内可采用溶栓疗法,用冠状动脉内溶栓或静脉溶栓时,术前采血做血常规、血小板、凝血酶原时间、纤维蛋白原、纤维蛋白降解产物、出凝血时间、血型等检查。目前,国内常用的静脉溶栓疗法:①重组纤维蛋白溶酶原激活剂,先静脉注射 10 mg 继而 60 分钟内静脉点滴 50 mg,其后 120 分钟内静脉点滴 40 mg,共 3 小时。②尿激酶(100～150)×10⁴ U,30 分钟内静脉点滴。③链激酶皮试阴性后 150×10⁴ U,60 分钟内静脉点滴。而后以肝素 12 500～25 000 U/24 h 持续静脉点滴 48 小时,后改为低分子肝素皮下注射。溶栓治疗开始时口嚼阿司匹林 0.3 g,以后改为 150 mg/d。

溶栓疗效的判定:①心电图抬高的 ST 段于 2 小时内回降 50%;②胸痛 2 小时内基本消失;③2 小时内出现再灌注型心律失常;④血清 CK-MB 酶峰值提前出现。应用溶栓疗法后复查凝血酶原时间,使之保持在正常值的 1.5～2.0 倍。在观察疗效的同时,注意溶栓及抗凝药的不良反应。肌内注射部位应延长加压时间,以免皮下出血及深部血肿。在合并室性心律失常时,应注意监测心律如期前收缩多少、有无室速的发生,在应用抗心律失常药时注意其不良反应。

6.心理护理

疼痛发作时应有专人陪伴,允许患者表达内心感受,给予心理支持,鼓励患者树立战胜疾病的信心。告知患者住进 CCU 后病情的任何变化都在医护人员的严密监护下,并能得到及时的治疗,以缓解患者的恐惧心理。简明扼要地解释疾病过程与治疗配合,说明不良情绪会增加心肌耗氧量而不利于病情的控制。医护人员应紧张有序的工作,避免忙乱给患者带来的不安全感。监护仪器的报警声应尽量调低,以免影响患者休息,增加患者心理负担。

7.健康教育

指导患者积极进行二级预防,防止再次梗死和其他心血管事件。急性心肌梗死恢复后的患者应调节饮食,可减少复发,即低饱和脂肪和低胆固醇饮食,要求饱和脂肪占总热量的 7% 以下,胆固醇<200 mg/d。戒烟是心肌梗死后的二级预防中的重要措施,研究表明,急性心肌梗死后继续吸烟,再梗死和死亡的危险增高 22%~47%,每次随诊都必须了解并登记吸烟情况,积极劝导患者戒烟,并实施戒烟计划。

加强运动康复锻炼,与患者一起制订个体化运动处方,指导患者出院后的运动康复训练。个人卫生、家务劳动、娱乐活动等也对患者有益。无并发症的患者,心肌梗死后 6~8 周可恢复性生活,性生活以不出现心率、呼吸增快持续 20~30 分钟、胸痛、心悸持续时间不超过 15 分钟为度。经 2~4 个月体力活动锻炼后,酌情恢复部分或轻体力工作。但对重体力劳动、驾驶员、高空作业及其他精神紧张或工作量过大的工种,应予以更换。

需要采取形式多样的健康教育途径,应强调药物治疗的必要性,指导患者按医嘱服药,列举不遵医行为导致严重后果的病例,让患者认识到遵医用药的重要性,告知药物的用法、作用和不良反应,并教会患者定时测脉搏、血压,发护嘱卡或个人用药手册,定期电话随访,提高用药依从性。若胸痛发作频繁、程度较重、时间较长,服用硝酸酯制剂疗效较差时,提示急性心血管事件,应及时就医。

(杨　娜)

第四节　感染性心内膜炎

一、定义

感染性心内膜疾病指因细菌、真菌和其他微生物直接感染而产生心瓣膜或心室壁内膜的炎症。

二、疾病相关知识

(一)流行病学特征

临床表现早期不典型,有些症状和体征在病程晚期才出现。有 75%~85% 的患者血培养阳性。血培养阳性是诊断本病的最直接的证据。

(二)临床表现

发热、心脏杂音、贫血、栓塞、脾大和血培养阳性等。

(三)治疗

血培养后尽早使用杀菌性抗生素,大剂量长疗程静脉用药为主,一般用药 4 周或 4 周以上。

首选药物为青霉素。内科治疗病情稳定半年后可考虑手术治疗。

(四)预后

预后取决于病原菌对抗生素的敏感性、治疗是否及时、瓣膜损害程度、病前心肾功能状况,以及患者年龄、手术时机与治疗条件和并发症的严重程度。未治疗的急性患者几乎均在4周内死亡,亚急性者的自然病史一般≥6个月。死亡原因为心力衰竭、肾衰竭、栓塞、细菌性动脉瘤破裂或严重感染。大多数患者可获得细菌学治疗,但近期和远期病死率仍较高,治愈后的5年存活率仅为60%～70%,10%的患者在治疗后数月或数年内再次发病。

三、专科评估与观察要点

(1)严密观察体温变化并记录。

(2)观察心功能情况。

(3)并发症观察:心力衰竭、动脉栓塞。

四、护理问题

(一)体温过高

其与感染有关。

(二)潜在并发症

栓塞,心力衰竭。

(三)急性意识障碍

其与脑血管栓塞有关。

五、护理措施

(一)一般护理

(1)执行一般内科护理常规。

(2)卧位与休息:保证充足的睡眠。存在巨大赘生物者必须绝对卧床休息,防止赘生物脱落。保证室内空气新鲜,温度适宜,减少探视,避免感染。

(二)饮食护理

应以补充高蛋白、高热量、高维生素、易消化的食物为主,鼓励患者多饮水,如患者有心力衰竭的征象,应低钠饮食,限制水分,做好口腔护理。

(三)用药护理

感染性心内膜炎治愈的关键在于清除赘生物中的病原微生物。抗感染治疗原则:①早期应用,在连续送检3～5次血培养后即可开始治疗;②足量应用杀菌剂,联合应用2种具有协同作用的抗菌药物,大剂量,需要高于一般常用量,使感染部位达到有效浓度;③静脉给药,保持高而稳定的血药浓度;④长疗程,一般4～6周,人工瓣膜心内膜炎需6～8周或更长,以降低复发率;⑤病原微生物不明时,急性者选用针对金黄色葡萄球菌、链球菌和革兰阴性杆菌均有效的广谱抗生素,亚急性者选用针对大多数链球菌的抗生素;⑥已分离出病原微生物时,根据病原菌对药物的敏感程度选择抗微生物药物。抗菌药物应根据药代动力学给药,大剂量应用青霉素等药物时,宜分次静脉滴注,避免高剂量给药可能引起的中枢神经系统毒性反应。密切观察患者用药后有无不良反应,并及时处理。因长期使用大量抗生素可能带来真菌感染,应注意口腔护理,退热剂和抗生素对胃肠道有刺激,可能会出现恶心、呕吐、食欲减退等不良反应。

(四)并发症护理

栓塞的护理:了解超声心动图的情况,心腔内可见巨大赘生物的患者,应绝对卧床休息,协助生活护理,观察有无栓塞征象,重点观察瞳孔、神志、肢体活动及皮肤温度等。如发现有肺栓塞、肾栓塞、脑血管栓塞、肢体血管栓塞征象时立即通知医师。

(五)病情观察

(1)监测生命体征变化,每4~6小时监测体温一次,监测热型并记录。

(2)观察患者有无栓塞征象,观察瞳孔、意识、呼吸、肢体活动及皮肤温度等,同时观察有无气急、发绀、胸痛、腹痛、腰痛、血尿等。

(3)观察心脏有无新杂音出现或原有杂音发生改变;监测心功能情况,注意有无心力衰竭。

(4)观察有无药物过敏。

(六)健康指导

(1)教会患者自我监测体温,注意有无栓塞表现。

(2)居住环境要避免潮湿、阴暗等不良条件,注意防寒保暖,预防感冒,避免到人多的公共场所。

(3)饮食规律,营养均衡,多食富含蛋白、维生素、纤维素的清淡饮食,心力衰竭时低盐饮食,保持大便通畅。

(4)注意劳逸结合,适当锻炼,提高肌体抵抗力,避免诱发因素。

(5)保持口腔和皮肤清洁,减少感染。

(6)按医嘱服药,定期复诊。

(杨　娜)

第五节　心　肌　病

心肌病是指由多种原因(遗传病因较多见)引起的以心肌结构及功能异常为主的一组心肌疾病。根据病理生理特点将心肌病分为扩张型心肌病、肥厚型心肌病、限制型心肌病、致心律失常性右心室心肌病和未分类心肌病。其中以扩张型心肌病的发病率最高,其次为肥厚型心肌病。据统计,住院的心血管病患者中,心肌病患者可占0.6%~4.3%。本节重点阐述扩张型心肌病、肥厚型心肌病。

一、扩张型心肌病

扩张型心肌病以一侧或双侧心腔扩大,心肌收缩功能减退为主要特征,本病常伴有心律失常、充血性心力衰竭。近年来,发病率呈上升趋势,病死率较高,男性多于女性(2.5∶1),是临床心肌病最常见的一种类型。

(一)病因

病因迄今未明,除特发性、家族遗传因素外,近年来认为持续病毒感染是其重要原因。病毒对心肌的直接损伤或体液细胞免疫反应所致心肌炎均可导致和诱发扩张型心肌病。此外,酒精中毒、抗癌药物、系统性红斑狼疮、嗜铬细胞瘤等因素亦可引起本病。

(二)临床表现

起病缓慢,早期患者可有心脏轻度扩大而无明显症状。此后出现的临床表现以充血性心力衰竭的症状和体征为主,如活动后心悸、气短、胸闷、乏力、夜间阵发性呼吸困难、水肿、肝大等。主要体征有心浊音界向两侧扩大,常可闻及第三或第四心音,心率快时呈奔马律。多数患者合并各种类型的心律失常,部分患者可发生猝死或栓塞。

(三)辅助检查

1.X线检查

可见心影明显增大,心胸比>50%,肺淤血征。

2.心电图检查

可见多种心律失常如室性心律失常、心房颤动、传导阻滞等。此外尚有 ST-T 改变,低电压,少数可见病理性 Q 波。

3.超声心动图检查

超声心动图检查是心脏各腔均扩大,以左心室扩大早而显著,室壁运动减弱,提示心肌收缩力下降。

4.其他检查

心导管检查和心血管造影、心脏放射性核素检查、心内膜心肌活检等。

(四)处理原则及治疗要点

因本病原因未明,尚无特殊治疗方法。目前治疗原则主要针对心力衰竭和各类心律失常。一般是限制体力活动,卧床休息,低盐饮食,应用洋地黄和利尿药等,但需注意患者容易发生洋地黄中毒,故应慎用。近年来,发现合理选用 β 受体阻滞剂,从小剂量开始,根据症状、体征调整用量,长期口服不但能控制心力衰竭而且还能延缓病情进展,对提高患者生存率有益。中药黄芪、生脉散等有抗病毒、调节免疫、改善心功能等作用,对改善症状及预后有一定作用。

二、肥厚型心肌病

肥厚型心肌病是一类由常染色体显性遗传造成的原发性心肌病,以心室壁非对称性肥厚、心室腔变小、左心室血液充盈受限、舒张期顺应性下降为特征的心肌病。临床上,根据有无左心室流出道梗阻分为梗阻型和非梗阻型。本病为青年猝死的常见原因。

(一)病因

病因未明,本病常有明显家族史或有明显的家族聚集倾向,目前认为家族性常染色体显性遗传是主要病因。

(二)临床表现

1.症状

起病缓慢,部分患者可无自觉症状,因猝死或体检时才被发现。许多患者有心悸、胸痛、劳力性呼吸困难,伴有流出道梗阻的患者由于左心室舒张充盈不足,心排血量减低可在起立或运动时出现眩晕,甚至神志丧失等。

2.体征

心脏轻度增大,心脏冲动向左下移位,能听到第四心音。梗阻性肥厚型心肌病患者可在胸骨左缘第3～4肋间听到较粗糙的喷射性收缩期杂音,心尖部也常可闻及吹风样收缩期杂音。凡能影响心肌收缩力,改变左心室容量及射血速度的因素,均可使杂音的响度有明显变化。

(三)辅助检查

1.X 线检查

心影增大多不明显,如有心力衰竭则心影明显增大。

2.心电图检查

最常见的表现为左心室肥大,可有 ST-T 改变、深而不宽的病理性 Q 波。此外,室内传导阻滞和期前收缩亦常见。

3.超声心动图检查

主要的诊断手段。检查可显示室间隔的非对称性肥厚,舒张期室间隔厚度与左心室后壁厚度之比≥1.3,间隔运动低下。

4.心导管检查和心血管造影检查

左心室舒张末期压上升。心室造影显示左心室腔变小、心壁增厚。冠状动脉造影多无异常。

5.其他检查

磁共振成像检查对诊断有重要意义;心内膜心肌活检:心肌细胞畸形肥大,排列紊乱。

(四)处理原则及治疗要点

目前主张应用 β 受体阻滞剂及钙通道阻滞剂治疗,以减慢心率、降低心肌收缩力,减轻流出道梗阻。常用药物有普萘洛尔、美托洛尔和维拉帕米等。避免使用增强心肌收缩力和减少心脏容量负荷的药物,如洋地黄、硝酸类制剂等。有些肥厚型心肌病患者,随着病情进展,逐渐呈现扩张型心肌病的症状与体征,对此类患者可采用扩张型心肌病伴有心力衰竭时的治疗措施进行治疗。对药物治疗效果不佳的重症梗阻性患者可考虑采用介入或外科手术治疗,植入 DDD 型起搏器、消融或切除最肥厚部分的心肌。

三、护理评估

(一)病史

询问患者首次发病的症状及时间,是否有呼吸困难、胸闷、心悸、乏力、头晕的症状;评估患者发生心律失常时的类型和采取的治疗措施及疗效;做过的相关检查及结果等。询问患者相关疾病的家族史及遗传史;有无明确诊断的其他心血管相关疾病或与心血管相关的疾病,以及进行的相关治疗及疗效。

(二)身体状况

评估患者目前主要不适、诱发因素及加重情况;评估是否有呼吸困难、胸闷心悸、乏力、头晕的症状;评估患者的心功能情况、目前的活动量、耐受能力和自理能力;评估心脏增大程度、心脏杂音、心脏冲动位置、双肺是否闻及水泡音或哮鸣音。

(三)心理-社会状况

评估患者职业、文化程度、对疾病相关知识的了解程度。评估患者的心理状态及社会支持情况。

四、护理措施

(一)生活护理

保持病室安静、通风、温湿度适宜。减少探视,避免不良刺激。心肌病患者应限制体力活动,可减轻心脏负荷,增加心肌收缩力,改善心功能。有心力衰竭症状者应绝对卧床休息,注意照顾其饮食起居。肥厚型心肌病患者活动后有晕厥和猝死的危险,故应避免持重、屏气及剧烈的运动如跑步、球类比赛等。有晕厥史者避免独自外出活动,以免发生意外。

(二)饮食护理

宜给予低脂、低盐、高蛋白和高维生素的易消化饮食,避免进食刺激性食物。多食新鲜蔬菜和水果、少量多餐及增加粗纤维食物,防止便秘。心力衰竭时低盐饮食,限制进食含钠量高的食物。

(三)病情观察

观察胸痛的部位、性质、程度、持续时间、诱因及缓解方式,注意血压、心率、心律及心电图变化。如疼痛加重或伴有冷汗、恶心、呕吐时,应及时与医师联系。对已有严重心律失常、心绞痛及晕厥症状的患者,加强心电监护;密切观察有无脑、肺和肾等器官及周围动脉栓塞的征象。对于长期慢性心力衰竭的患者重点观察肢体的温度、色泽、感觉和运动障碍,皮肤瘀点、瘀斑及有无突发胸痛、剧烈咳嗽、咯血等;注意有无心排血量减少导致的心、脑供血不足表现。

(四)给药护理

遵医嘱用药,观察疗效及不良反应。扩张型心肌病患者,对洋地黄耐受性较差,使用时应密切观察,警惕发生中毒;应用利尿药时,注意电解质紊乱,尤其是低血钾;应用 β 受体阻滞剂和钙通道阻滞剂时,注意有无心动过缓等不良反应。肥厚型心肌病患者出现心绞痛时不宜用硝酸酯类药物。

(五)对症护理

1.胸痛

嘱患者立即停止活动,卧床休息。应安慰患者,解除紧张情绪。遵医嘱使用药物,持续吸氧。嘱其避免剧烈运动、屏气、持重、情绪激动、饱餐、寒冷等诱发因素,戒烟酒。

2.心悸、呼吸困难

停止活动,嘱患者卧床休息,以减少心肌耗氧量,休息时采用半卧位。必要时予以吸氧,根据缺氧程度、心功能状态调节氧流量。

3.晕厥

立即让患者平躺于空气流通处,将头部位置放低;松开衣领、腰带;注意肢体保暖;吸氧;做好急救准备。

(六)心理护理

应经常与患者沟通、交流,了解其心理特点,多关心体贴患者,常予以鼓励和安慰,耐心地向患者介绍有关疾病的知识、治疗方案及心理调节与康复的关系,帮助其解除顾虑,消除悲观情绪,增强治疗信心,积极配合治疗。

五、健康指导

(一)疾病知识指导

避免诱因,防寒保暖,预防发生上呼吸道感染。对无明显症状的早期患者,可从事轻体力工作,但要避免劳累。戒烟戒酒,给予高蛋白、高维生素、易消化食物,心力衰竭时给予低盐饮食。

（二）用药与随访

坚持服用抗心力衰竭、抗心律失常的药物，以延长存活年限。说明药物的名称、剂量、用法，指导患者及家属观察药物产生的疗效及不良反应。嘱患者定期门诊随访，症状加重时立即就诊，防止病情进一步发展，甚至恶化。

（杨　娜）

第六节　心脏瓣膜病

一、定义

心脏瓣膜病是指由于炎症、缺血坏死、退行性改变等原因引起单个或多个瓣膜的功能或结构异常，导致瓣口狭窄和/或关闭不全。

二、疾病相关知识

（一）流行病学特征

风湿性瓣膜病多发于 20～40 岁，女性多于男性。二尖瓣最常受累，约占 70％。

（二）临床表现

呼吸困难、咳嗽、咯血。重度二尖瓣狭窄患者常有"二尖瓣面容"。并发症以心房颤动最常见，晚期常并发心力衰竭，甚至急性肺水肿。

（三）治疗

抗感染、强心、利尿药物治疗，必要时外科行换瓣术。

（四）预后

各种风湿性心脏瓣膜病病程长短不一，有的可长期处于代偿期而无明显症状，有的则病情进展迅速，最常见的死亡原因是心力衰竭。手术治疗可显著提高患者的生活质量和存活率。

三、专科评估与观察要点

（1）呼吸困难：多先有劳力性呼吸困难，随狭窄加重，出现夜间阵发性呼吸困难和端坐呼吸。

（2）注意有无咳嗽、咯血、声音嘶哑、吞咽困难等症状，血性痰或血丝痰，急性肺水肿时咳大量粉红色泡沫痰。

（3）心力衰竭、心律失常等并发症的观察。

（4）栓塞：20％的患者可发生体循环栓塞，脑动脉栓塞最多见。

（5）自理能力：急性期由于心功能差，自理能力受限，应协助患者进行生活护理。

四、护理问题

（一）体温过高

其与风湿活动、并发感染有关。

(二)潜在并发症

心力衰竭,栓塞。

(三)有感染的危险

其与肌体抵抗力下降有关。

(四)无能性家庭应对

其与家属长期照顾患者导致体力、精神、经济负担过重有关。

(五)焦虑

其与担心预后、工作、生活与前途有关。

五、护理措施

(一)术前护理

(1)改善循环功能,防止心力衰竭:部分瓣膜病患者心功能较差,应注意防止心力衰竭,可适当限制患者活动量;给予吸氧;限制液体入量;遵医嘱给予强心、利尿、补钾药物和血管扩张药物,并观察药物效果和有无不良反应的发生。

(2)预防感染:采取严格措施预防上呼吸道和肺部感染。

(3)改善营养状况,提高肌体抵抗力。

(4)注意患者安全,防止颅脑外伤:评估患者易跌倒的危险因素(高龄、长期卧床、应用镇静安眠药、扩血管药、降压药,有晕厥史、心绞痛史、糖尿病病史等);对患者做好宣教,加强巡视,嘱家属陪同。

(二)术后护理

1.改善心功能,维持循环功能稳定

(1)严密监测心功能情况。

(2)遵医嘱给予强心、利尿和补钾药物,观察药物作用和有无不良反应发生。

(3)控制输液量和输液速度。

(4)维持有效循环血量,术后 24 小时液体基本负平衡。

(5)心脏瓣膜病患者易发生各种心律失常,应加强观察和护理。

2.呼吸道管理

部分患者术前反复肺部感染,术后应注意加强呼吸道管理;部分患者术前并发肺动脉高压者。

3.抗凝治疗的护理

遵医嘱于术后 24~48 小时开始给予华法林抗凝,并监测凝血酶原时间活动度 INR,根据 INR 调整华法林用量,维持 INR 在 2.0~2.5,心房颤动患者应适当增加抗凝强度。

4.维持电解质平衡

瓣膜病患者因术前长期营养不良、应用利尿剂和术后尿多等原因,术后易发生电解质紊乱,故应严密监测血清离子情况并及时调整离子浓度,维持术后血清钾在 4~5 mmol/L,补钾同时适当补镁。

(三)并发症的观察与护理

1.出血

(1)观察:密切观察引流液的量和性质,有无心脏压塞,有无皮肤和黏膜出血,有无脑出血等。

（2）护理：定期复查凝血情况，遵医嘱减少或暂停抗凝药，必要时给予维生素K肌内注射，并给予对症处理。如引流液较多，遵医嘱给予止血药物，必要时根据活化部分凝血酶时间（APTT）给予鱼精蛋白，并补充成分血。若引流量持续2小时超过4 mL/(kg·h)，伴引流液鲜红、有较多的凝血块、血压下降、脉搏增快、患者躁动和出冷汗等低血容量的表现，考虑有活动性出血，及时通知医师，做好再次开胸止血的准备。

2.动脉栓塞

（1）观察：患者是否出现脑及四肢动脉栓塞表现。

（2）护理：定期复查凝血情况，遵医嘱增加抗凝药剂量。

3.瓣周漏

（1）观察：患者有无血流动力学持续不稳定、突发急性肺水肿、心力衰竭进行性加重和血尿等表现。

（2）处理：确诊后尽快二次手术。

4.机械瓣膜失灵

（1）观察：患者有无一过性或持续性意识丧失、晕厥、发绀和呼吸困难等。

（2）护理：如确认机械瓣膜失灵，立即叩击心前区并心肺复苏，同时准备急诊手术。

（四）健康教育

1.预防感染

注意个人和家庭卫生；注意天气变化，预防呼吸道感染；如出现皮肤感染、外伤感染、牙周炎、感冒等，应及时治疗，以防止感染性心内膜炎。

2.饮食指导

患者宜进食高蛋白、丰富维生素、低脂肪的易消化饮食，少食多餐。

3.休息与活动

出院后注意休息，术后3个月后可根据自身耐受程度，适当进行户外活动。为促进胸骨愈合，应避免做牵拉胸骨的动作，如举重、抱重物等。每天做上肢水平上抬练习，避免肩部僵硬。

4.遵医嘱服药

按医嘱准确服用强心、利尿、补钾及抗凝药物。

5.抗凝剂用药指导

（1）服药时间和剂量：生物瓣抗凝3~6个月，机械瓣终身抗凝。严格按照医嘱用药，不能擅自增加或减少剂量。术后半年内，每月复查凝血情况，遵医嘱调整用药剂量，更换机械瓣患者半年后可每6个月复查一次。

（2）预防抗凝过量：苯巴比妥、阿司匹林、双嘧达莫、吲哚美辛等药物能增加抗凝作用，用药时需咨询医师；如患者出现牙龈出血、口腔黏膜、鼻腔出血、皮肤青紫、瘀斑、出血、血尿等表现，或头晕、头痛、呕吐、意识障碍、运动、语言障碍等脑出血表现，应及时就诊并做相应处理。

（3）预防抗凝不足：维生素K等止血药能降低抗凝作用，用药时需咨询医师；少吃或不吃富含维生素K的食物，如菠菜、白菜、菜花、胡萝卜、西红柿、蛋、猪肝等，以免降低药物的抗凝作用；如出现四肢活动障碍、皮肤厥冷、疼痛、皮肤苍白等动脉栓塞表现，或晕厥、偏瘫等脑栓塞表现，应及时就诊并做相应处理。

（4）及时咨询：如需要做其他手术，应咨询医师，术后36~72小时重新开始抗凝治疗。

6.婚姻与妊娠

术后不妨碍结婚和性生活,但应该在术后1~2年后心功能完全恢复为宜。女性患者婚后一般应避孕,如坚持生育,应详细咨询医师取得保健指导。

7.定期复查与随诊

出院后按期复查超声心动图、心电图、X线胸片和凝血功能、水电解质情况,如出院后出现心悸、呼吸困难、发绀、尿少、水肿等症状,应及时就诊。

(杨 娜)

第七节 心包疾病

一、疾病概述

(一)概念和特点

心包疾病种类繁多,大部分是继发性心包炎,按病因可分为特发性感染、结缔组织病、全身性疾病、代谢性疾病、肿瘤、药物反应、射线照射、外伤和医源性等。按病程进展可分为急性心包炎(伴或不伴心包积液)、慢性心包积液、粘连性心包炎、亚急性渗出性缩窄性心包炎、慢性缩窄性心包炎等。临床上以急性心包炎和慢性缩窄性心包炎最为常见。

急性心包炎是由心包脏层和壁层急性炎症,可由细菌、病毒、自身免疫、物理、化学等因素引起。心包炎是某种疾病表现的一部分或为其并发症,故常被原发病所掩盖,但也可单独存在。心包炎的尸解诊断发病率为2%~6%,而临床统计占住院病例构成为1%,说明急性心包炎极易漏诊。心包炎发病率男性多于女性,约为3:2。

慢性缩窄性心包炎是指心脏被致密厚实的纤维化或钙化心包所包围,使心室舒张期充盈受限而产生一系列循环障碍的病征。缩窄性心包炎发病率较低,发病年龄以20~30岁最多,男与女比为2:1。

(二)相关病理生理

1.急性心包炎

心包急性炎症反应时,心包脏层和壁层出现炎性渗出,若无明显液体积聚,为纤维蛋白性心包炎。急性纤维蛋白性心包炎或少量积液不致引起心包压力升高,不影响血流动力学。但如液体迅速增多,心包无法伸展以适应其容量的变化,使心包内压力急骤上升,即可引起心脏受压,导致心室舒张期充盈受阻,并使周围静脉压升高,最终使心排血量降低,血压下降,构成急性心脏压塞的临床表现。

2.慢性缩窄性心包炎

急性心包炎后,渗出液逐渐吸收可有纤维组织增生、心包增厚粘连、壁层与脏层融合钙化,使心脏和大血管根部受限。心包缩窄使心室舒张期扩张受阻,心室舒张期充盈减少,使心搏量下降。为维持心排血量,心率增快,同时由于上、下腔静脉回流受阻,出现静脉压升高。长期缩窄,心肌可萎缩。

（三）病因

1.急性心包炎

过去常见病因为风湿热、结核和细菌感染性，近年来病毒感染、肿瘤、尿毒症性及心肌梗死性心包炎发病率明显增多。

（1）感染性：由病毒、细菌、真菌、寄生虫、立克次体等感染引起。

（2）非感染性：常见有急性非特异性心包炎、肿瘤、自身免疫（风湿热及其他结缔组织疾病、心肌梗死后综合征、心包切开后综合征及药物性）、代谢疾病、外伤或放射性等物理因素、邻近器官疾病。

2.缩窄性心包炎

缩窄性心包炎继续于急性心包炎，以结构性最为常见，其次为急性非特异性心包炎、化脓性或创伤性心包炎后演变而来。放射性心包炎和心脏直视手术后引起者逐渐增多，少数与心包肿瘤有关，也有部分患者病因不明。

（四）临床表现

1.急性心包炎

（1）纤维蛋白性心包炎：心前区疼痛为主要症状。疼痛性质可尖锐，与呼吸运动有关，常因咳嗽、深呼吸、变换体位或吞咽而加重。疼痛部位在心前区，可放射到颈部、左肩、左臂及左肩胛骨，也可达上腹部。疼痛也可呈压榨样，位于胸骨后。

心包摩擦音是其典型体征，呈抓刮样粗糙音，与心音的发生无相关性。多位于心前区，以胸骨左缘第3肋间、第4肋间最为明显；坐位时身体前倾、深吸气或将听诊器胸件加压更容易听到。心包摩擦单可持续数小时或数天、数周，当积液增多时摩擦音消失，但如有部分心包粘连则仍可闻及。

（2）渗出性心包炎：临床表现取决于积液对心脏的压塞程度，轻者可维持正常的血流动力学，重者出现循环障碍或衰竭。

呼吸困难是心包积液最突出的症状，严重时患者呈端坐呼吸，身体前倾、呼吸浅速、面色苍白，可在发绀。也可因压迫气管和食管产生干咳、声音嘶哑和吞咽困难。此外还可有发冷、发热、心前区或上腹部闷胀、乏力、烦躁等症状。

心尖搏动弱或消失，心脏叩诊心浊音界扩大，心音低而遥远。大量积液时可在左肩胛骨下出现浊音及左肺受压迫所引起的支气管呼吸音，称为心包积液征（Ewart征）。大量渗液可使收缩压降低，舒张压变化不大，故脉压变小。可累及静脉回流，出现颈静脉怒张、肝大、腹水及下肢水肿等。

（3）心脏压塞：快速心包积液可引起急性心脏压塞，表现为明显心动过速、血压下降、脉压变小和静脉压明显上升，可产生急性循环衰竭、休克等。如积液较慢可出现亚急性或慢性心脏压塞，表现为体循环静脉淤血、颈静脉怒张、静脉压升高、奇脉等。

2.缩窄性心包炎

缩窄性心包炎多见于急性心包炎后1年内形成。常常表现为劳力性呼吸困难、疲乏、食欲缺乏、上腹胀满或疼痛。体检可见颈静脉怒张、肝大、腹水、下肢水肿、心率增快，可见Kussmaul征；心尖搏动不明显，心浊音界不增大，心音减低，可闻及心包叩击音。心律一般为窦性，有时可有心房颤动。脉搏细弱无力，动脉收缩压降低，脉压变小。

（五）辅助检查

1.化验室检查

取决于原发病,感染性者常有白细胞计数增加、血沉增快等炎症反应。

2.X线检查

对渗出性心包炎有一定价值,可见心脏阴影向两侧增大,心脏搏动减弱或消失。成人液体量<250 mL、儿童<150 mL时,X线难以检出。缩窄性心包炎X线检查示心影偏小、正常或轻度增大,左右心缘变直,主动脉弓小或难以辨识,上腔静脉常扩张,有时可见心包钙化。

3.心电图

急性心包炎时心电图可出现的异常现象包括:除aVR导联以外ST段抬高,呈弓背向下型,aVR导联中ST段压低;数天后ST段回基线,出现T波低平及倒置,持续数周至数月后T波恢复正常;除aVR和V_1导联外P-R段压低,无病理性Q波,常常有窦性心动过速。心包积液时有QRS波低电压和电交替。缩窄性心包炎心电图中有QRS低电压,T波低平或倒置。

4.超声心动图

超声心动图对诊断心包积液简单易行,迅速可靠。对缩窄性心包炎的诊断价值较低,均为非特异表现。心脏压塞的特征:右心房及右心室舒张期塌陷,吸气时右心室内径增大,左心室内径减少,室间隔左移等。

5.磁共振显像

磁共振显像能清晰显示心包积液的容量和分布情况,并可分辨积液的性质,但费用高,少用。

6.心包穿刺

心包穿刺可证实心包积液的存在并对抽取液体做常规涂片、细菌培养和找肿瘤细胞等检查。心包穿刺的主要指征是心脏压塞和未能明确病因的渗出性心包炎。

7.心包镜及心包活检

心包镜及心包活检有助于明确病因。

8.右心导管检查

右心导管检查对缩窄性心包炎可检查出血流动力学的改变。

（六）治疗原则

1.病因治疗

针对病因,应用抗生素、抗结核药物、化疗药物等。

2.对症治疗

呼吸困难者给予半卧位、吸氧;疼痛者应用镇痛剂,首选非甾体抗炎药（NSAID）。

3.心包穿刺

心包穿刺可解除心脏压塞和减轻大量渗液引起的压迫症状,必要时可经穿刺在心包腔内注入抗菌药物或化疗药物等。

4.心包切开引流及心包切除术等

心包切除术是缩窄性心包炎的唯一治疗措施,切开指征由临床症状、超声心动图、心脏导管等决定。

二、护理评估

(一)一般评估

1.生命体征

体温叮止常,急性非特异性心包炎和化脓性心包炎可出现高热。根据心包内渗液对心脏压塞的程度不同,可出现心率增快,血压低、脉压变小、脉搏细弱或奇脉等。

2.患者主诉

有心脏压塞时有无心前区疼痛、疲乏、劳力性呼吸困难、干咳、声音嘶哑及吞咽困难等症状,缩窄性心包炎心搏量降低时患者有厌食、上腹胀满或疼痛感。

3.相关记录

体位、心前区疼痛情况(部位、性状和持续时间、影响因素等)、皮肤、液体出入量等记录结果。

(二)身体评估

1.头颈部

大量渗液累及静脉回流,可出现颈静脉怒张现象。

2.胸部

心前区视诊示心尖搏动不明显。纤维蛋白性心包炎时心前区可扪及心包摩擦感;当渗出液增多时心尖搏动弱,位于心浊音界左缘的内侧或不能扪及。急性渗出性心包炎时心脏叩浊音界向两侧增大,皆为绝对浊音区。缩窄性心包炎患者心浊音界不增大。心包摩擦音是纤维蛋白性心包炎的典型表现,随着心包内渗液增多心音低而遥远,大量积液时可在左肩胛骨下出现浊音及支气管呼吸音,缩窄性心包炎患者在胸骨左缘第 3 肋、第 4 肋间可闻及心包叩击音,发生于第二心音后 0.09～0.12 秒,呈拍击性质,是舒张期充盈血流因心包的缩窄而突然受阻并引起心室壁的振动所致。

3.腹部

大量心包渗液患者可有肝大、腹水或下肢水肿等(腹水较皮下水肿出现的要早而明显)。

4.其他

呼吸困难时可出现端坐呼吸、面色苍白,可有发绀。

(三)心理-社会评估

患者在疾病治疗过程中的心理反应与需求,家庭及社会支持情况,引导患者正确配合疾病的治疗与护理。

(四)辅助检查结果评估

1.心电图

心率(律)是否有改变。

2.X 线检查

肺部无明显充血现象而心影显著增大是心包积液的有力证据,可与心力衰竭相区别。

三、主要护理诊断/问题

(一)气体交换受阻

气体交换受阻与肺淤血、肺或支气和受压有关。

(二)疼痛:胸痛

胸痛与心包炎症有关。

(三)体液过多

体液过多与渗出性、缩窄性心包炎有关。

(四)体温过高

体温过高与心包炎症有关。

(五)活动无耐力

活动无耐力与心排血量减少有关。

四、护理措施

(一)一般护理

协助患者取舒适卧位,出现心脏压塞的患者往往被迫采用前倾端坐位。保持环境安静,注意病室的温度和湿度,避免受凉。观察患者呼吸状况、监测血压气分析结果,患者出现胸闷气急时应给予氧气吸入。控制输液速度,防止加重心脏负荷。

(二)疼痛的护理

评估疼痛情况:疼痛的部位、性质及其变化情况,是否可闻及心包摩擦音。指导患者避免用力咳嗽、深呼吸或突然改变体位等,以免引起疼痛。使用非甾体解热镇痛剂时应观察药物疗效及患者有无胃肠道反应、出血等不良反应。若疼痛加重,可应用吗啡类药物。

(三)用药护理

使用抗菌、抗结核、抗肿瘤、镇痛等药物时监测疗效、观察不良反应是否发生。

(四)心理护理

多关心体贴患者,使患者保持良好的情绪,积极配合治疗护理。

(五)皮肤护理

有心脏压塞症状的患者常被迫采取端坐卧位,应加强骶尾部骨隆突处皮肤的护理,可协助患者定时更换前倾角度、决不按摩、防止皮肤擦伤,预防压疮。

(六)心包穿刺术的配合和护理

1.术前护理

术前常规行心脏超声检查,以确定积液量和穿刺部位,并标记好最佳穿刺点。备齐用物,向患者说明手术的意义和必要性,解除顾虑,必要时可使用少量镇静剂;如有咳嗽,可给予镇咳药物;建立静脉通道,备好抢救药品如阿托品等;进行心电、血压监测。

2.术中配合

嘱患者避免剧烈咳嗽或深呼吸,穿刺过程中如有不适应立即告知医护人员。严格无菌操作,抽液时随时夹闭胶管,防止空气进入心包腔;抽液要缓慢,第一次抽液量不超过 100 mL,以后每次抽液量不超过 300 mL,以防急性右心室扩张。若抽出新鲜血液应立即停止抽吸,密切观察有无心脏压塞症状。记录抽液量、性状,并采集好标本送检。抽液过程中均应密切观察患者的反应和主诉,如有异常,及时处理。

3.术后护理

拔除穿刺针后,于穿刺部位处覆盖无菌纱布并固定。嘱患者休息,穿刺后 2 小时内继续心电、血压监测,密切观察生命体征。心包引流者需做好引流管护理,待每天引流量<25 mL 时可

拔除引流管。

(七)健康教育

1.疾病知识指导

嘱患者注意休息,防寒保暖,防止呼吸道感染。加强营养,进食高热量、高蛋白、高维生素的易消化食物,限制钠盐摄入。对缩窄性心包炎患者讲明行心包切除术的重要性,解除思想顾虑,配合好治疗,以利心功能恢复。术后仍应休息半年左右。

2.用药指导与病情监测

鼓励患者坚持足够疗程药物治疗(如抗结核治疗)的重要性,不可擅自停药,防止复发。注意药物的不良反应,定期检查肝肾功能,定期随访。

五、护理效果评估

(1)患者自觉症状好转,包括呼吸困难、疼痛减轻、食欲增加、活动耐力增强等。

(2)患者心排血量能满足肌体需要,心排血量减少症状和肺淤血症状减轻或消失。

(3)患者体温降至正常范围。

(4)患者焦虑感减轻,情绪稳定,能复述疾病相关知识及配合治疗护理的方法。

(5)患者能配合并顺利完成心包穿刺术。

(6)患者及早发现心脏压塞征兆,预防休克发生。

(杨　娜)

第八节　急性心力衰竭

急性心力衰竭是指因急性心脏病变引起心排血量急剧降低而导致的组织器官灌注不足和急性淤血综合征。临床上以急性左心衰竭较为常见,主要表现为肺水肿或心源性休克,是严重的急危重症,抢救是否及时合理与患者预后密切相关。急性右心衰竭即急性肺源性心脏病,主要由大面积肺梗死所致。

一、病因与发病机制

使心排血量急剧降低和肺静脉压突然升高的心脏结构或功能性突发异常,均可导致急性左心衰竭。

(一)急性弥漫性心肌损害

急性弥漫性心肌损害引起心肌收缩力急剧下降,如急性广泛心肌梗死、急性重症心肌炎等。

(二)急性机械性阻塞

急性机械性阻塞引起心脏压力负荷突然加重,排血受阻,如严重的心瓣膜狭窄、心室流出道梗阻、心房内血栓或黏液瘤嵌顿、动脉主干或大分支栓塞等。

(三)急性心脏容量负荷加重

如外伤、急性心肌梗死或感染性心内膜炎等引起的心瓣膜损害穿孔、腱索断裂致瓣膜急性反流、心室乳头肌功能不全、间隔穿孔,主动脉窦动脉瘤破裂入心腔,以及静脉输血或输液过多或过快等。

(四)急性心室舒张受限

如急性大量心包积液或积血、快速异位心律等。

(五)严重的心律失常

严重的心律失常使心脏暂停排血或排血量明显减少,如心室颤动和其他严重的室性心律失常、心室暂停、明显的心动过缓等。

上述原因导致心排血量急剧减少,左室舒张末期压迅速升高,肺静脉回流不畅,肺静脉压快速升高,肺毛细血管楔压随之升高,使血管内液体渗入到肺间质和肺泡内,形成急性肺水肿。肺水肿早期,可因交感神经激活使血压升高,但随着病情的持续进展,血管反应性减弱,血压将逐步下降。

二、临床表现

根据心排血功能减退的程度、速度、持续时间以及代偿程度的不同,急性心力衰竭可表现为晕厥、休克、急性肺水肿和心搏骤停。主要为急性肺水肿,表现为突发严重的呼吸困难,呼吸频率常达 30～40 次/分钟,患者强迫坐位,面色灰白,发绀,大汗,烦躁,同时频繁咳嗽,咳粉红色泡沫状痰,极重者可因脑缺氧而致神志模糊。发病开始可有一过性血压升高,病情如不缓解,血压则持续下降直至休克;两肺满布湿性啰音和哮鸣音,心率快,心尖部第一心音减弱,可同时伴有舒张早期第三心音奔马律,肺动脉瓣第二心音亢进。

三、治疗

急性左心衰竭病情危急,其高度呼吸困难和缺氧是致命性威胁,必须尽快使之缓解。

(一)体位

患者取坐位或半卧位,两腿下垂,以减少静脉回流,降低心脏前负荷。

(二)吸氧

立即高流量鼻导管给氧,对病情特别严重者应采用面罩呼吸机持续加压给氧,以增加肺泡内压,加强气体交换并对抗组织液向肺泡内渗透。在吸氧的同时使用抗泡沫剂,可使肺泡内泡沫消失,增加气体交换面积。一般可用 20％～30％乙醇置于氧气滤瓶中随氧气吸入,若患者不能耐受,可降低乙醇浓度或间断给予。

(三)镇静

吗啡 3～5 mg 稀释后缓慢静脉注射,必要时每隔 15 分钟重复一次,共 2～3 次。吗啡既可迅速扩张体静脉,减少回心血量,降低左心房压力和心脏前负荷,又可减少躁动和呼吸困难,降低周围小血管阻力,减轻心脏后负荷,增加心排血量。但对老年患者尤其伴有阻塞性肺病、低血压或休克等患者,吗啡易致呼吸抑制,应慎用或禁用,需要时可酌减剂量或改为肌内注射或改用哌替啶。

(四)快速利尿

呋塞米 20～40 mg 于 2 分钟内静脉注射,10 分钟内可起效,15～30 分钟尿量开始增多,60 分钟药效达高峰,作用持续 3～4 小时,4 小时后可重复一次。除利尿作用外,本药还有静脉扩张作用,有利于肺水肿的缓解。

(五)血管扩张剂

1.硝普钠

动、静脉血管扩张剂,尤其用于高血压性心脏病引起的肺水肿,静脉用药后2～5分钟起效。一般初始剂量为0.5 μg/min静脉滴注,然后根据血压调整用量,一般每5分钟增加5～10 μg/min,直至症状缓解或使收缩压维持在13.3 kPa(100 mmHg)左右。注意在调整用药剂量的最初阶段,更要密切观察血压变化,以免血压发生极端变化。对原有高血压者,血压降低幅度(绝对值)以不超过4.0 kPa(30 mmHg)为度。硝普钠含有氰化物,长期连续用药可致氰化物中毒,一般要求连续用药不宜超过7天。

2.硝酸甘油

硝酸甘油可扩张小静脉,降低回心血量,使左心室舒张期末压及肺血管压降低,大剂量还可扩张小动脉而具有降压作用。可先试用舌下含服,也可直接以10 μg/min开始静脉滴注,然后每5～10分钟增加5～10 μg/min,直至症状缓解或血压达到上述水平。

(六)其他辅助治疗

1.氨茶碱

氨茶碱可解除支气管痉挛,并有一定的正性肌力、扩血管和利尿作用,对缓解症状起辅助作用。

2.洋地黄制剂

洋地黄制剂最适合用于室上性快速性心律失常引起的肺水肿。毛花苷C首剂0.4～0.8 mg,稀释后静脉注射,2小时后可酌情再给予0.2～0.4 mg;地高辛0.5～0.75 mg,稀释后静脉注射。注意洋地黄类药物对二尖瓣狭窄所致肺水肿无效,但对伴有心房颤动并快速心室率者,洋地黄可减慢心室率,有利于肺水肿的缓解。

3.α₁受体阻滞剂

α_1受体阻滞剂以扩张小动脉为主。酚妥拉明以0.1～1 mg/min开始静脉滴注,根据血压每5～10分钟调整一次剂量,最大剂量可增至1.5～2 mg/min,注意监测血压。本药可引起心动过速,目前已较少应用。乌拉地尔25 mg静脉注射,如血压无明显降低,可重复用药,然后以0.4～2 mg/min的速度静脉滴注,并根据血压调整滴速。

4.低血压患者

伴有低血压者,宜先用多巴酚丁胺2.88～14.4 mg/(kg·d)保持收缩压在13.3 kPa(100 mmHg)以上,再用扩血管药物。

5.静脉穿刺

放血300～500 mL,尤用于血容量负荷过重所致的肺水肿。

6.重症患者

重症患者应采用漂浮导管行床边血流动力学监测,以参考动脉血压及肺毛细血管楔压的变化调整用药。

7.其他

急性症状缓解后,应着手解除诱因和治疗基本病因。

四、护理

(1)立即协助患者取坐位,双腿下垂,减少回心血量而减轻肺水肿。

（2）高流量氧气吸入6～8 L/min,并通过20％～30％的乙醇湿化,使肺泡内泡沫的表面张力降低而破裂,改善肺泡通气。吸氧时间不宜过长,以免引起乙醇中毒。

（3）严密观察病情变化,注意观察患者的生命体征,判断呼吸困难的程度,观察咳痰的情况、痰的性质和量,肺内啰音的变化,定时给患者叩背,协助患者咳嗽、排痰、保持呼吸道通畅。

（4）迅速建立静脉通道,遵医嘱正确使用药物,观察药物不良反应。使用利尿剂应严格记录尿量;使用血管扩张剂要注意输液速度和血压变化,防止低血压发生。硝普钠要现用现配,避光静脉滴注,防止低血压;洋地黄制剂静脉使用时要注意稀释,速度缓慢、均匀,并注意心率变化。

（5）注意监测尿量、血气分析结果、心电图的变化,对于安置气囊漂浮导管的患者应监测各项指标的变化。

（6）急性心功能不全患者常因严重呼吸困难而烦躁不安,当发生焦虑或恐惧时,应多陪伴患者,向其解释检查和治疗的目的,告诉患者医护人员正在积极采取措施,不适症状会逐渐控制。严重躁动的患者可遵医嘱给予吗啡镇静。

（杨　娜）

第九节　慢性心力衰竭

慢性心力衰竭也称慢性充血性心力衰竭,是大多数心血管疾病的最终归宿,也是最主要的死亡原因。在西方国家心力衰竭的基础心脏病构成以高血压、冠心病为主,我国过去以心瓣膜病为主,但近年来高血压、冠心病所占比例呈明显上升趋势。

一、病因

（一）基本病因

几乎所有的心脏或大血管疾病最终均可引起心力衰竭。心力衰竭反映心脏的泵血功能发生障碍,即心肌的舒缩功能不全。引起心力衰竭的最常见病因是心肌本身的病变,也可以是心脏负荷过重,或是心脏舒张受限,或上述因素并存。

1.原发性心肌损害

（1）缺血性心肌损害:心肌缺血和心肌梗死是引起心力衰竭最常见原因之一。

（2）心肌炎和心肌病:心肌炎症、变性或坏死(如风湿性心脏瓣膜病或病毒性心肌炎、白喉性心肌坏死等)以及各种类型的心肌病和结缔组织病心肌损害等,均可引起节段性或弥漫性心肌损害,导致心肌舒缩功能障碍,其中以病毒性心肌炎和原发性扩张型心肌病最为常见。

（3）心肌代谢障碍性疾病:可见于原发心肌病变如冠心病、肺心病等所致的心肌能量代谢障碍,也可见于继发性代谢障碍如糖尿病心肌病、高原病、休克、严重贫血,以及少见的维生素 B_1 缺乏和心肌淀粉样变性等。

2.心脏负荷过重

（1）压力负荷过重:压力负荷即后负荷,是指心脏在收缩时所承受的阻抗负荷。引起左、右心室压力负荷过重的常见疾病包括高血压、主动脉流出道受阻(如主动脉瓣狭窄、主动脉狭窄、梗阻性肥厚型心肌病)及肺动脉血流受阻(如肺动脉高压、肺动脉瓣狭窄、肺动脉狭窄、阻塞性肺病、肺栓塞)等。

为了克服增高的射血阻力,保证射血量,心室肌早期会发生代偿性肥厚;而持久的负荷过重,会导致心肌发生结构和功能改变,心脏功能代偿失调,最终导致心力衰竭。

(2)容量负荷过重:容量负荷即前负荷,是指心脏在舒张期所承受的容量负荷。容量负荷过重见于以下情况。①心脏瓣膜关闭不全,引起血液反流,加重受血心腔负担,如主动脉瓣、二尖瓣、肺动脉瓣或三尖瓣的关闭不全。②先天性分流性心血管病,包括左向右或右向左分流,如房间隔缺损、室间隔缺损、动脉导管未闭和动-静脉瘘等,可加重供血心腔负担。③伴有全身血容量增多或循环血量增多的疾病,如慢性或严重贫血、甲状腺功能亢进、脚气性心脏病等。

在容量负荷增加早期,心室腔代偿性扩大,心肌收缩功能尚能维持正常,但超过一定限度后,心肌结构和功能将发生改变,即出现心功能失代偿,最终导致心力衰竭。

3.心脏舒张受限

心脏舒张受限见于二尖瓣狭窄、心包缩窄、心脏压塞和原发性限制型心肌病等,可引起心室充盈受限,回心血量下降,导致肺循环或体循环充血。

(二)诱因

心力衰竭往往由一些增加心脏负荷的因素所诱发。常见诱发因素有以下几点。

1.感染

呼吸道感染最常见,其他感染如风湿活动、感染性心内膜炎、泌尿系统感染和各种变态反应性炎症等,也可诱发心力衰竭。感染可直接造成心肌损害,也可因其所致发热、代谢亢进和窦性心动过速等增加心脏负荷。

2.心律失常

各种类型的快速性心律失常可导致心排血量下降,增加心肌耗氧量,诱发或加重心肌缺血,其中心房颤动是器质性心脏病最常见的心律失常之一,也是心力衰竭最重要的诱发因素。严重的缓慢性心律失常可直接降低心排血量,诱发心力衰竭。

3.血容量增加

如饮食过度,摄入钠盐过多,输入液体过快,短期内输入液体过多等,均可诱发心力衰竭。

4.过度体力活动或情绪激动

体力活动、情绪激动和气候变化等,可增加心脏负荷,诱发心力衰竭。

5.贫血或出血

慢性贫血可致心排血量和心脏负荷增加,同时血红蛋白摄氧量减少,使心肌缺血缺氧甚至坏死,可导致贫血性心脏病。大量出血使血容量减少,回心血量和心排血量降低,并使心肌供血量减少和反射性心率加快,心肌耗氧量增加,导致心肌缺血缺氧,诱发心力衰竭。

6.其他因素

(1)妊娠和分娩。

(2)肺栓塞。

(3)治疗方法不当,如洋地黄过量或不足,不恰当停用降血压药等。

(4)原有心脏病变加重或并发其他疾病,如心肌缺血进展为心肌梗死、风湿性心瓣膜病风湿活动合并甲状腺功能亢进等。

二、病理解剖和病理生理

慢性心力衰竭的病理解剖改变包括以下几种。①心脏改变：如心肌肥厚和心腔扩大等。②器官充血性改变：包括肺循环和体循环充血。③血栓形成：包括心房和心室附壁血栓、动脉或静脉血栓形成及器官梗死。心腔内附壁血栓是心力衰竭较特异的病理改变，常见于左、右心耳和左心室心尖部；左侧心腔附壁血栓脱落，可引起体循环动脉的栓塞，栓塞部位多见于腹主动脉分支和主动脉分叉处，可导致脑、肾、四肢、脾和肠系膜等梗死。静脉血栓形成大都由于长期卧床、血流迟缓引起，多见于下肢静脉，可导致肺栓塞和肺梗死。

心力衰竭时的病理生理改变十分复杂，当心肌舒缩功能发生障碍时，最根本的问题是出现心排血量下降和血流动力学障碍。此时肌体可通过多种代偿机制使心功能在一定时期内维持相对正常，但这些代偿机制的作用有限，且过度代偿均有其负性效应，各种代偿机制相互作用，还会衍生出更多反应，因此，最终会发生心功能失代偿，出现心力衰竭。

(一)代偿机制

1.Frank-Starling 机制

正常情况下，心搏量或心排血量与其前负荷（即回心血量）的大小成正比，即增加心脏的前负荷，可使回心血量增多，心室舒张末期容积增加，从而在一定程度上增加心排血量，提高心脏做功，维持心脏功能。但前负荷的增加，同时意味着心室扩张和舒张末期压升高，于是心房压和静脉压也升高，当后者高达一定程度时，就会出现肺静脉或腔静脉系统的充血。因此，前负荷不足或增加过度，均可导致心搏量的减少。对左心室而言，使其心搏量达峰值的舒张末期压为 $2.0\sim2.4$ kPa（$15\sim18$ mmHg）。

2.心肌肥厚

心肌肥厚常常是心脏后负荷增高时的主要代偿机制。心肌肥厚可增强心肌收缩力，克服后负荷阻力，使心排血量在相当长的时间内维持正常，患者可无心功能不全的症状。但肥厚的心肌顺应性差，舒张功能降低，心室舒张末期压升高，客观上已存在心功能障碍。心肌肥厚时，心肌细胞数并不增多，而是以心肌纤维增多为主，细胞核及作为供能物质的线粒体也增大、增多，但增大程度和速度均落后于心肌纤维的增多，故整体上表现为心肌能源的不足，最终会导致心肌细胞死亡。

3.神经体液的改变

当心排血量不足、心腔压力升高时，肌体全面启动神经体液调节机制进行代偿。

(1)交感-肾上腺素能系统(SAS)活性增强：心力衰竭时心搏量和血压降低，通过动脉压力感受器反射性激活 SAS，使肾上腺儿茶酚胺分泌增多，产生一系列改变。①去甲肾上腺素作用于心肌细胞 β_1 肾上腺素能受体，增强心肌收缩力并提高心率，在一定程度上增加心排血量。②交感神经兴奋可使外周血管收缩，增加回心血量和提高动脉压，以保证重要脏器的血液供应。然而，交感神经张力的持续和过度增高，其一增加心脏后负荷，加快心率，增加心肌耗氧量；其二引起心脏 β 受体下调，使其介导的腺苷酸环化酶活性降低，并激活肾素-血管紧张素-醛固酮系统；其三去甲肾上腺素对心肌细胞有直接的毒性作用，可促使心肌细胞凋亡，参与心脏重构。③交感活性升高，使肾灌注压下降，刺激肾素释放，激活肾素-血管紧张素系统(RAS)。④兴奋心脏 α_1 和 β 受体，促进心肌细胞生长。

(2)肾素-血管紧张素-醛固酮系统(RAAS)活性增强：心排血量降低，肾血流量随之减少，

RAAS因此被激活。RAAS激活后,一方面可使心肌收缩力增强,周围血管收缩,以维持血压,调节血液再分配,保证心、脑等重要脏器的血液供应;另一方面,醛固酮分泌增加,使水、钠潴留,增加总血容量和心脏前负荷,维持心排血量,改善心功能。但血容量的过度增加会加重心力衰竭。

(二)心肌损害和心室重构

原发性心肌损害和心脏负荷过重使心脏功能受损,导致上述心室扩大或心室肥厚等各种组织结构性变化,这一病理过程称为心室重构。心室重构包括心肌细胞、细胞外基质、胶原纤维网等一系列改变,临床表现为心肌重量和心室容量的增加,以及心室形态的改变(横径增加呈球形)。大量研究表明,心力衰竭发生和发展的基本机制是心室重构。由于基础心脏病的性质和进展速度不同,各种代偿机制复杂多样,心室扩大及肥厚的程度与心功能状态并不平行,如有些患者心脏扩大或肥厚已十分明显,但临床上可无心力衰竭表现。如果基础心脏病病因不能解除,即使没有新的心肌损害,但随着时间的推移,心室重构自身过程仍可不断发展,最终必然会出现心力衰竭。在心力衰竭发生过程中,除各种代偿机制的负面影响外,心肌细胞的能量供应相对或绝对不足,以及能量利用障碍导致心肌细胞坏死和纤维化,也是一个重要的因素。心肌细胞的减少使心肌整体收缩力下降,纤维化的增加又使心室的顺应性下降,重构更趋明显,心力衰竭更加严重。

(三)舒张功能不全

心脏舒张功能不全可分为两种:一种是主动舒张功能障碍,多因心肌细胞能量供应不足,Ca^{2+}不能及时被肌浆网摄回和泵出胞外所致,如冠心病有明显心肌缺血时,在出现收缩功能障碍前即可出现舒张功能障碍;另一种是由心室肌的顺应性减退及充盈障碍所致,主要见于心室肥厚如高血压和肥厚性心肌病时。这一类病变可明显影响心室的充盈,当左心室舒张末期压过高时,肺循环出现高压和淤血,即舒张性心功能不全,此时心肌的收缩功能尚可保持较好,心排血量也可无明显降低,这种情况多见高血压和冠心病。但需要指出的是,当容量负荷增加、心室扩大时,心室的顺应性是增加的,此时即使有心室肥厚也不致出现此类舒张性心功能不全。

三、临床表现

临床上左心衰竭最为常见,单纯右心衰竭较少见。全心衰竭可由左心衰竭后继发右心衰竭而致,但更多见于严重广泛心肌病变而同时波及左心和右心者。

(一)左心衰竭

左心衰竭以肺循环淤血及心排血量降低为主要表现。

1.症状

(1)呼吸困难:是左心衰竭最主要的症状。①劳力性呼吸困难是左心衰竭最早出现的症状,是指劳力导致的呼吸困难。因为运动可使回心血量增加,左心房压力升高,从而加重肺淤血。引起呼吸困难的运动量随心力衰竭程度的加重而降低。②端坐呼吸,指当肺淤血达到一定程度时,患者便不能平卧,而被迫坐位或半卧位呼吸。因平卧时回心血量增多且膈肌上抬,使呼吸更为困难,患者必须呈高枕卧位、半卧位甚至端坐位,方可使憋气减轻。③夜间阵发性呼吸困难又称"心源性哮喘",是左心室衰竭早期的典型表现,患者表现为在入睡后突然因憋气、窒息或恐惧感而惊醒,并被迫迅速采取坐位,以期缓解喘憋症状。发作时可伴有呼吸深快,重者可有肺部哮鸣音。发生机制主要是平卧使血液重新分配,肺血量增加。夜间迷走神经张力增加、小支气管收缩、膈肌上抬和肺活量减少等也是促发因素。④急性肺水肿是"心源性哮喘"的进一步发展,是左心衰竭所致呼吸困难最严重的表现形式。

(2)咳嗽、咳痰、咯血:咳嗽、咳痰是肺泡和支气管黏膜淤血所致,开始常发生于夜间,以白色浆液性泡沫状痰为特点,偶可见痰中带血丝,坐位或立位可使咳嗽减轻。长期慢性淤血性肺静脉压力升高,可促发肺循环与支气管血液循环之间形成侧支,并在支气管黏膜下形成扩张的血管床,这种血管很容易破裂而引起大咯血。

(3)乏力、疲倦、头晕、心慌:这些症状是由心排血量不足致器官、组织灌注不足,以及代偿性心率加快所致。

(4)潮式呼吸:见于严重心力衰竭患者,示预后不良。表现为呼吸有节律地由暂停逐渐加快、加深,再逐渐减慢、变浅,直至呼吸暂停,0.5～1分钟再呼吸,如此周而复始。发生机制为心力衰竭致脑部缺血缺氧,呼吸中枢敏感性降低,呼吸减弱,二氧化碳潴留;待二氧化碳潴留到一定量时兴奋呼吸中枢,使呼吸加快加深,排出二氧化碳;随着二氧化碳的排出,呼吸中枢又逐渐转入抑制状态,呼吸又减弱直至暂停。严重脑缺氧者,还可伴有嗜睡、烦躁和神智错乱等。

(5)泌尿系统症状:严重的左心衰竭使血液进行再分配时,首先是肾血流量的明显减少,患者可出现少尿。长期慢性肾血流量减少,可有肾功能不全的相应症状。

2.体征

除原有心脏病体征外,还可有以下体征。

(1)一般体征:重症者可出现发绀、黄疸、颧部潮红,以及脉快、脉压减小、收缩压降低等;外周血管收缩,可表现为四肢末梢苍白、发冷和指趾发绀等。

(2)心脏体征:慢性左心衰竭者,一般均有心脏扩大(单纯舒张性左心衰竭除外),肺动脉瓣区第二心音亢进,心尖区可闻及收缩期杂音和舒张期奔马律,可出现交替脉。

(3)肺部体征:肺底部湿啰音是左心衰竭肺部的主要和早期体征,是由肺毛细血管压增高使液体渗出到肺泡所致。随着病情由轻到重,湿啰音可从局限于肺底部逐渐扩展,直至全肺。此种湿啰音有别于炎症性啰音而成"移动性",即啰音较多出现在卧位时朝下一侧的胸部。间质性肺水肿时,肺部无干湿啰音,仅有呼吸音降低。约25%的患者出现胸腔积液。

(二)右心衰竭

右心衰竭以体静脉淤血为主要表现。

1.症状

(1)消化道症状:为右心衰竭最常见症状,包括腹胀、食欲减退、恶心、呕吐、便秘和上腹隐痛以及右上腹不适、肝区疼痛等,是胃肠道和肝脏淤血所致。

(2)劳力性呼吸困难:无论是继发于左心衰竭的右心衰竭,还是分流性先天性心脏病或肺部疾患所致的单纯性右心衰竭,均可出现不同程度的呼吸困难。

(3)泌尿系症状:肾淤血可引起肾功能减退,白天尿少,夜尿增多。

2.体征

除原有心脏病体征外,还可有以下体征。

(1)颈静脉:颈静脉搏动增强、充盈、怒张是右心衰竭时的早期征象,为静脉压增高所致,常以右侧颈静脉较明显。表现为半卧位或坐位时在锁骨上方见颈外静脉充盈,或充盈最高点距胸骨角水平10 cm以上。肝-颈静脉反流征可呈阳性。

(2)肝大、压痛和腹水:是右心衰竭较早出现和最重要的体征之一。肝脏因淤血肿大常伴压痛,持续慢性右心衰竭可导致心源性肝硬化,晚期可出现黄疸、肝功能损害和大量腹水。

(3)水肿:发生于颈静脉充盈和肝大之后。体静脉压力升高使皮肤等软组织出现水肿,其特征为最先出现于身体最低垂的部位如踝部或骶部,并随病情的加重逐渐向上进展,直至延及全身;水肿发展缓慢,常为对称性和可压陷性。

(4)胸腔和心包积液:由体静脉压力增高所致,因胸膜静脉有一部分回流到肺静脉,故胸腔积液更多见于全心衰竭,以双侧多见,如为单侧则以右侧更为多见,这可能与右膈下肝淤血有关。有时出现少量心包积液,但不会引起心脏压塞。

(5)心脏体征:可因右心室明显扩大而出现相对性三尖瓣关闭不全的反流性杂音,有时在心前区听到舒张早期奔马律。

(三)全心衰竭

左心衰竭可继发右心衰竭而形成全心衰竭。当右心衰竭出现之后,右心排血量减少,此时由左心衰竭引起的阵发性呼吸困难等肺淤血症状反而有所减轻。扩张型心肌病等表现为左、右心同时衰竭者,肺淤血症状往往不很严重,左心衰竭的主要表现是心排血量减少的相关症状和体征。

(四)舒张性心力衰竭

舒张性心力衰竭是指在心室收缩功能正常的情况下,心室松弛性和顺应性降低使心室充盈量减少和充盈压升高,导致肺循环和体循环淤血的综合征。研究表明,20%～40%的心力衰竭患者左心室收缩功能正常(除外心瓣膜病)而存在心室舒张功能受损,并引起症状,其余为收缩性心力衰竭合并不同程度的舒张性心力衰竭,且后者往往早于前者出现。舒张性心力衰竭的临床表现可从无症状、运动耐力下降到气促、肺水肿。多普勒超声心动图可用于诊断舒张性心力衰竭。

(五)心功能的判断和分级

对心力衰竭患者进行心功能分级,可大体上反映病情的严重程度,有助于治疗措施的选择、劳动能力的评定以及患者预后的判断。

NYHA分级即1978年美国纽约心脏病学会(NYHA)提出的分级方案,该分级方法简便易行,几十年来为临床医师所习用。主要是根据患者的自觉症状将心功能分为4级。

Ⅰ级:患有心脏病,但体力活动不受限,日常活动不引起过度乏力、心悸、呼吸困难或心绞痛等症状。

Ⅱ级:患有心脏病,体力活动轻度受限,休息时无症状,但日常活动可出现上述症状。也称Ⅰ度或轻度心力衰竭。

Ⅲ级:患有心脏病,体力活动明显受限,轻于日常的活动即可引起上述症状。也称Ⅱ度或中度心力衰竭。

Ⅳ级:患有心脏病,不能从事任何体力活动,休息状态下也可出现心力衰竭症状,并在任何体力活动后加重。它也称Ⅲ度或重度心力衰竭。

四、辅助检查

(一)常规检查

1.外周血液检查

检查结果可有贫血、白细胞计数增加及核左移等。

2.尿常规检查

检查结果可有蛋白尿、管型尿等。

3.水、电解质检查

检查结果可有低钾血症、低钠血症和代谢性酸中毒等。

4.肝、肾功能检查

检查结果可有肝功能异常和血尿素氮、肌酐水平升高等。

(二)超声心动图检查

该检查比 X 线能更准确地提供心包、各心腔大小变化、心瓣膜结构及心功能等情况。

1.收缩功能

射血分数(EF)可以反映心室的收缩功能,以心室收缩末及舒张末的容量差值来计算 EF 值,虽不够精确,但方便实用。正常左心室射血分数(LVEF)值>50%,运动时至少增加 5%。

2.舒张功能

超声多普勒是临床上最实用的判断心室舒张功能的方法。若心动周期中舒张早期心室充盈速度最大值为 E 峰,舒张晚期(心房收缩期)心室充盈最大值为 A 峰,则 E/A 值可反映心室舒张功能。正常人 E/A 值≥1.2,中青年应更大。心室舒张功能不全时,E 峰下降,A 峰增高,则 E/A 值降低。如同时记录心音图还可测定心室等容舒张期时间(C-D 值),该指标可反映心室的主动舒张功能。

(三)X 线检查

1.心脏扩大

心影的大小及外形不仅为心脏病的病因诊断提供重要的参考资料,还可根据心脏扩大的程度和动态改变间接地反映心脏功能状态。

2.肺淤血

肺淤血的有无及其程度直接反映心功能状态。早期肺静脉压升高时,主要表现为肺静脉扩张,肺门血管影增强,上肺血管影增多,甚至多于下肺。当肺静脉压力超过 4.0 kPa(30 mmHg)时,出现间质性肺水肿,肺野模糊,在肺野外侧还可出现水平线状影 Kerley B 线,提示肺小叶间隔内积液,是慢性肺淤血的特征性表现,严重者可出现胸腔积液。急性肺泡性肺水肿时肺门呈蝴蝶状,肺野可见大片融合阴影。

(四)放射性核素心室造影及核素心肌灌注显像

核素心室造影可准确测定左心室容量、LVEF 及室壁运动情况;核素心肌灌注显像可诊断心肌缺血和心肌梗死,对鉴别扩张型心肌病和缺血性心肌病有一定帮助。

(五)心-肺吸氧运动试验

本试验仅适用于慢性稳定性心力衰竭患者。在运动状态下测定患者对运动的耐受量,更能说明心脏的功能状态。由于运动时肌肉的耗氧量增高,故所需心排血量也相应地增加。正常人耗氧量每增加100 mL/(min·m²),心排血量需增加 600 mL/(min·m²)。当患者的心排血量不能满足运动的需要时,肌肉组织就需要从流经自身的单位容积的血液中摄取更多的氧,结果使动-静脉血氧差值增大。此时当氧供应绝对不足时,就会出现无氧代谢,乳酸增加,呼气中二氧化碳含量增加。

1.最大耗氧量

该试验中的最大耗氧量(VO_{2max})是指即使运动量继续增加,耗氧量也不再增加(已达峰值)时的氧耗量,表明此时心排血量已不能按需要继续增加。心功能正常时,VO_{2max}>20 mL/(min·kg),轻至中度心功能受损时为 16~20 mL/(min·kg),中至重度损害时为 10~15 mL/(min·kg),极重度损害时低于 10 mL/(min·kg)。

2.无氧阈值

无氧阈值即呼气中二氧化碳的增长超过了氧耗量的增长,标志着无氧代谢的出现。通常用开始出现两者增加不成比例时的氧耗量作为代表值,此值越低,说明心功能越差。

(六)有创性血流动力学检查

床边漂浮导管仍然是常用的心功能有创检查方法。方法为经静脉插管直至肺小动脉,测定各部位的压力及血液含氧量,再计算心脏指数(CI)及肺小动脉楔压(PCWP),可直接反映左心功能。正常值:CI>2.5 L/(min·m²),PCWP<1.6 kPa(12 mmHg)。

五、治疗

(一)治疗原则和目的

慢性心力衰竭的短期治疗如纠正血流动力学异常、缓解症状等,并不能降低患者病死率和改善长期预后。因此,治疗心力衰竭必须从长计议,采取综合措施,包括治疗病因,调节心力衰竭代偿机制,以及减少其负面效应如拮抗神经体液因子的过分激活等,既要改善症状,又要达到下列目的:①提高运动耐量,改善生活质量。②阻止或延缓心室重构,防止心肌损害进一步加重。③延长寿命,降低病死率。

(二)治疗方法

1.病因治疗

(1)治疗基本病因:大多数心力衰竭的病因都有针对性治疗方法,如控制高血压、改善冠心病心肌缺血、手术治疗心瓣膜病及纠治先天畸形等。但病因治疗的最大障碍是发现和治疗太晚,很多患者常满足于短期治疗缓解症状而拖延时日,最终发展为严重的心力衰竭而失去良好的治疗时机。

(2)消除诱因:最常见诱因为感染,特别是呼吸道感染,应积极选用适当的抗生素治疗;对于发热持续 1 周以上者应警惕感染性心内膜炎的可能。心律失常特别是心房颤动是诱发心力衰竭的常见原因,对于心室率很快的心房颤动,如不能及时复律则应尽快控制心室率。潜在的甲状腺功能亢进、贫血等也可能是心力衰竭加重的原因,应注意诊断和纠正。

2.一般治疗

(1)休息和镇静:包括控制体力和心理活动,必要时可给予镇静剂以保障休息,但对严重心力衰竭患者应慎用镇静剂。休息可以减轻心脏负荷,减慢心率,增加冠状动脉供血,有利于改善心功能。但长期卧床易形成下肢静脉血栓,甚至导致肺栓塞,同时也使消化吸收功能减弱,肌肉萎缩。

(2)控制钠盐摄入:心力衰竭患者体内水钠潴留,血容量增加,因此减少钠盐的摄入,有利于减轻水肿等症状,并降低心脏负荷,改善心功能。但应注意应用强效排钠利尿剂时,过分限盐会导致低钠血症。

3.药物治疗

(1)利尿剂的应用:利尿剂是治疗慢性心力衰竭的基本药物,对有液体潴留证据或原有液体潴留的所有心力衰竭患者,均应给予利尿剂。利尿剂可通过排钠排水减轻心脏容量负荷,改善心功能,对缓解淤血症状和减轻水肿有十分明显的效果。常用利尿剂的作用和剂量见表 5-1。

表 5-1 常用利尿剂的作用和剂量

种类	作用于肾脏位置	每天剂量(mg)
排钾类		
氢氯噻嗪(双克)	远曲小管	25～100,口服
呋塞米(速尿)	Henle 襻上升支	20～100,口服,静脉注射
保钾类		
螺内酯(安体通舒)	集合管醛固酮拮抗剂	25～100,口服
氨苯蝶啶	集合管	100～300,口服
阿米洛利	集合管	5～10,口服

(2)血管紧张素转换酶抑制剂的应用:血管紧张素转换酶(ACE)抑制剂是治疗慢性心力衰竭的基本药物,可用于所有左心功能不全者。其主要作用机制是抑制 RAS 系统,包括循环 RAS和心脏组织中的 RAS,从而具有扩张血管、抑制交感神经活性及改善和延缓心室重构等作用;同时,ACE 抑制剂还可抑制缓激肽降解,使具有血管扩张作用的前列腺素生成增多,并有抗组织增生作用。ACE 抑制剂也可以明显改善其远期预后,降低病死率。因此,及早(如在心功能代偿期)开始应用 ACE 抑制剂进行干预,是慢性心力衰竭药物治疗的重要进展。ACE 抑制剂种类很多,临床常用 ACE 抑制剂有卡托普利、依那普利等。

(3)增加心排血量的药物包括以下几种。①洋地黄制剂:通过抑制心肌细胞膜上的 Na^+-K^+-ATP酶,使细胞内 Na^+ 浓度升高,K^+ 浓度降低;同时 Na^+ 与 Ca^{2+} 进行交换,又使细胞内 Ca^{2+} 浓度升高,从而使心肌收缩力增强,增加心脏每搏血量,从而使心脏收缩末期残余血量减少,舒张末期压力下降,有利于缓解各器官淤血,尿量增加。一般治疗剂量下,洋地黄可抑制心脏传导系统,对房室交界区的抑制最为明显,可以减慢窦性心律,减慢心房扑动或颤动时的心室率;但大剂量时可提高心房、交界区及心室的自律性,当血钾过低时,更易发生各种快速性心律失常。常用制剂地高辛是一种安全、有效、使用方便、价格低廉的心力衰竭辅助用药。本制剂0.25 mg/d,适用于中度心力衰竭的维持治疗,但对 70 岁以上或肾功能不良患者宜减量。毛花苷 C(西地兰)为静脉注射用制剂,适用于急性心力衰竭或慢性心力衰竭加重时,特别适用于心力衰竭伴快速心房颤动者。注射后 10 分钟起效,1～2 小时达高峰。每次用量 0.2～0.4 mg,稀释后静脉注射。②非洋地黄类正性肌力药物:多巴胺和多巴酚丁胺只能短期静脉应用;米力农对改善心力衰竭的症状效果肯定,但大型前瞻性研究和其他相关研究均证明,长期应用该类药物治疗重症慢性心力衰竭,其死亡率较不用者更高。

(4)β受体阻滞剂的应用:β受体阻滞剂可对抗心力衰竭代偿机制中的"交感神经活性增强"这一重要环节,对心肌产生保护作用,可明显提高其运动耐量,降低死亡率。β受体阻滞应该用于 NYHA 心功能Ⅱ级或Ⅲ级、LVEF＜40％且病情稳定的所有慢性收缩性心力衰竭患者,但应在 ACE 抑制剂和利尿剂的基础上应用;同时,因其具有负性肌力作用,用药时仍应十分慎重。一般宜待病情稳定后,从小量开始用起,然后根据治疗反应每隔 2～4 周增加一次剂量,直达最大耐受量,并适量长期维持。症状改善常在用药后 2～3 个月出现。长期应用时避免突然停药。临床常用制剂如下。①选择性 $β_1$ 受体阻滞剂,无血管扩张作用,如美托洛尔初始剂量 12.5 mg/d,比索洛尔初始剂量 1.25 mg/d。②非选择性 β 受体阻滞剂,如卡维地洛属第三代 β 受体阻滞剂,可全面阻滞 $α_1$、$β_1$ 和 $β_2$ 受体,同时具有扩血管作用,初始剂量 3.125 mg,2 次/天。β 受体阻滞剂的禁忌证为支气管痉挛性疾病、心动过缓,以及二度或二度以上房室传导阻滞(安装心脏起搏器者除外)。

(5)血管扩张剂的应用:心力衰竭时,由于各种代偿机制的作用,使周围循环阻力增加,心脏的前负荷也增大。扩血管治疗,可以减轻心脏前、后负荷,改善心力衰竭症状。因此心力衰竭时,可考虑应用小静脉扩张剂如硝酸异山梨酯、阻断 $α_1$ 受体的小动脉扩张剂如肼屈嗪,以及均衡扩张小动脉和小静脉制剂如硝普钠等静脉滴注。

六、预防

(一)防止初始心肌损伤

冠状动脉性疾病和高血压已逐渐成为心力衰竭的主要病因,积极控制高血压、高血糖、高血脂和戒烟等,可减少发生心力衰竭的危险性;同时,积极控制 A 组 β 溶血性链球菌感染,预防风湿热和瓣膜性心脏病,以及戒除酗酒,防止乙醇中毒性心肌病等,亦是防止心肌损伤的重要措施。

(二)防止心肌进一步损伤

急性心肌梗死再灌注治疗,可以有效再灌注缺血心肌节段,防止缺血性损伤,降低病死率和发生心力衰竭的危险性。对于近期心肌梗死恢复者,应用神经内分泌拮抗剂(如 ACE 抑制剂或β受体阻滞剂),可降低再梗死或死亡的危险性,特别是对于心肌梗死伴有心力衰竭时。对于急性心肌梗死无心力衰竭患者,应用阿司匹林可降低再梗死危险,有利于防止心力衰竭的发生。

(三)防止心肌损伤后恶化

众多临床试验已经证实,对已有左心功能不全者,不论是否伴有症状,应用 ACE 抑制剂均可降低其发展为严重心力衰竭的危险性。

七、护理

(一)一般护理

1.休息与活动

休息是减轻心脏负荷的重要方法,包括体力的休息、精神的放松和充足的睡眠。应根据患者心功能分级及患者基本状况决定活动量。

Ⅰ级:不限制一般的体力活动,积极参加体育锻炼,但要避免剧烈运动和重体力劳动。

Ⅱ级:适当限制体力活动,增加午休,强调下午多休息,可不影响轻体力工作和家务劳动。

Ⅲ级:严格限制一般的体力活动,每天有充分的休息时间,但日常生活可以自理或在他人协助下自理。

Ⅳ级:绝对卧床休息,生活由他人照顾。可在床上做肢体被动运动,轻微的屈伸运动和翻身,逐步过渡到坐或下床活动。鼓励患者不要延长卧床时间,当病情好转后,应尽早做适量的活动,因为长期卧床易导致血栓形成、肺栓塞、便秘、虚弱、直立性低血压的发生。

2.饮食

饮食给予低盐、低脂、低热量、高蛋白、高维生素、清淡易消化的饮食,少食多餐。

(1)限制食盐及含钠食物:Ⅰ度心力衰竭患者每天钠摄入量应限制在 2 g(相当于氯化钠 5 g)左右,Ⅱ度心力衰竭患者每天钠摄入量应限制在 1 g(相当于氯化钠 2.5 g)左右,Ⅲ度心力衰竭患者每天钠摄入量应限制在 0.4 g(相当于氯化钠 1 g)左右。但应注意在用强效利尿剂时,可放宽限制,以防发生电解质紊乱。

（2）限制饮水量，高度水肿或伴有腹水者，应限制饮水量，24 小时饮水量一般不超过 800 mL，应尽量安排在白天间歇饮水，避免大量饮水，以免增加心脏负担。

3.排便的护理

指导患者养成按时排便的习惯，预防便秘。排便时切忌过度用力，以免增加心脏负担，诱发严重心律失常。

（二）对症护理及病情观察护理

1.呼吸困难

（1）休息与体位：让患者取半卧位或端坐卧位安静休息，鼓励患者多翻身、咳嗽，尽量做缓慢的深呼吸。

（2）吸氧：根据缺氧程度及病情选择氧流量。

（3）遵医嘱给予强心、利尿、扩血管药物，注意观察药物作用及不良反应，如血管扩张剂可致头痛及血压下降等；血管紧张素转换酶抑制剂的不良反应有直立性低血压、咳嗽等。

（4）病情观察：应观察呼吸困难的程度、发绀情况、肺部啰音的变化、血气分析和血氧饱和度等，以判断药物疗效和病情进展。

2.水肿

（1）观察水肿的消长程度，每天测量体重，准确记录出入液量并适当控制液体摄入量。

（2）限制钠盐摄入，每天食盐摄入量少于 5 g，服利尿剂者可适当放宽。限制含钠高的食品、饮料和调味品如发酵面食、腌制品、味精、糖果、番茄酱、啤酒、汽水等。

（3）加强皮肤护理，协助患者经常更换体位，嘱患者穿质地柔软的衣服，经常按摩骨隆突处，预防压疮的发生。

（4）遵医嘱正确使用利尿剂，密切观察其不良反应，主要为水、电解质紊乱。利尿剂的应用时间选择早晨或日间为宜，避免夜间排尿过频而影响患者的休息。

（三）用药观察与护理

1.利尿剂

电解质紊乱是利尿剂最易出现的不良反应，应随时注意观察。氢氯噻嗪类排钾利尿剂，作用于肾远曲小管，抑制 Na^+ 的重吸收，并可通过 Na^+-K^+ 交换机制降低 K^+ 的吸收易出现低钾血症，应监测血钾浓度，给予含钾丰富的食物，遵医嘱及时补钾；氨苯蝶啶：直接作用于肾远曲小管远端，排钠保钾，利尿作用不强，常与排钾利尿剂合用，起保钾作用。出现高钾血症时，遵医嘱停用保钾利尿剂，嘱患者禁食含钾高的食物，严密观察心电监护变化，必要时予胰岛素等紧急降钾处理。

2.血管紧张素转换酶抑制剂

ACE 抑制剂的不良反应有低血压、肾功能一过性恶化、高钾血症、干咳、血管神经性水肿以及少见的皮疹、味觉异常等。对无尿性肾衰竭、妊娠哺乳期妇女和对该类药物过敏者禁止应用，双侧肾动脉狭窄、血肌酐水平明显升高（＞225 $\mu mol/L$）、高钾血症（＞5.5 mmol/L）、低血压[收缩压＜12.0 kPa（90 mmHg）]或不能耐受本药者也不宜应用本类药物。

3.洋地黄类药物

洋地黄类药物可以加强心肌收缩力，减慢心率，从而改善心功能不全患者的血流动力学变化。其用药安全范围小，易发生中毒反应。

（1）严格按医嘱给药，教会患者服地高辛时应自测脉搏，如脉搏＜60 次/分钟或节律不规则应暂停服药并告诉医师;毛花苷 C 或毒毛花苷 K 静脉给药时须稀释后缓慢静脉注射,并同时监测心率、心律及心电图变化。

(2)密切观察洋地黄中毒表现。①心律失常:洋地黄中毒最重要的反应是出现各种类型的心律失常,是由心肌兴奋性过强和传导系统传导阻滞所致,最常见者为室性期前收缩(多表现为二联律)、非阵发性交界区心动过速、房性期前收缩、心房颤动及房室传导阻滞;快速房性心律失常伴房室传导阻滞是洋地黄中毒的特征性表现。洋地黄可引起心电图 ST-T 改变,但不能据此诊断为洋地黄中毒。②消化道症状:食欲减退、恶心、呕吐等(需与心力衰竭本身或其他药物所引起的胃肠道反应相鉴别)。③神经系统症状:头痛、头晕、忧郁、嗜睡、精神改变等。④视觉改变:视力模糊、黄视、绿视等。测定血药浓度有助于洋地黄中毒的诊断。

(3)洋地黄中毒的处理:①发生中毒后应立即停用洋地黄药物及排钾利尿剂。②单发室性期前收缩、一度房室传导阻滞等在停药后常自行消失。③对于快速性心律失常患者,若血钾浓度低则静脉补钾,如血钾不低可用利多卡因或苯妥英钠;有传导阻滞及缓慢性心律失常者,可用阿托品 0.5～1 mg 皮下或静脉注射,需要时安置临时心脏起搏器。

4.β受体阻滞剂

必须从极小剂量开始逐渐加大剂量,每次剂量增加的时间梯度不宜短于 7 天,同时严密监测血压、体重、脉搏及心率变化,防止出现传导阻滞和心力衰竭加重。

5.血管扩张剂

(1)硝普钠:用药过程中,要严密监测血压,根据血压调节滴速,一般剂量 0.72～4.32 mg/(kg·d),连续用药不超过 7 天,嘱患者不要自行调节滴速,体位改变时动作宜缓慢,防止直立性低血压发生;注意避光,现配现用,液体配制后无论是否用完需 6～8 小时更换;长期用药者,应监测血氰化物浓度,防止氰化物中毒,临床用药过程中发现老年人易出现精神方面的症状,应注意观察。

(2)硝酸甘油:用药过程中可出现头胀、头痛、面色潮红、心率加快等不良反应,改变体位时易出现直立性低血压。用药时从小剂量开始,严格控制输液速度,做好宣教工作,以取得配合。

(四)心理护理

(1)护士自身应具备良好的心理素质,沉着、冷静,用积极乐观的态度影响患者及家属,使患者增强战胜疾病的信心。

(2)建立良好的护患关系,关心体贴患者,简要解释使用监测设备的必要性及作用,得到患者的充分信任。

(3)对患者及家属进行适时的健康指导,强调严格遵医嘱服药、不随意增减或撤换药物的重要性,如出现中毒反应,应立即就诊。

(五)出院指导

1.活动指导

患有慢性心力衰竭的患者,往往过分依赖药物治疗,而忽略运动保健。指导患者合理休息与活动,活动应循序渐进,活动量以不出现心悸、气急为原则。适应一段时间后再逐渐缓慢增加活动量。病情好转,可到室外活动。漫步、体操、太极拳、气功等都是适宜的保健方法。如活动不引起胸闷、气喘,表明活动量适度,以后根据各人的不同情况,逐渐增加活动时间。但必须以轻体力、小活动量、长期坚持为原则。

2.饮食指导

坚持合理饮食,进食低盐、低脂、低热量、高蛋白、高维生素、清淡易消化的饮食。适当限制钠盐的摄入,可减轻体液的潴留,减轻心脏负担。一般钠盐(食盐、酱油、黄酱、咸菜等)可限制到每天 5 g 以下,病情严重者限制在每天不超过 3 g。但服用强力利尿剂的患者钠盐的限制不必过严;在严格限制钠摄入时,一般可不必严格限制水分,液体摄入量以每天 1.5~2 L 为宜,但重症心力衰竭的患者应严格限制钠盐及水的摄入。少量多餐,避免过饱。

3.疾病知识指导

给患者讲解心力衰竭最常见的诱因有呼吸道感染、过重的体力劳动、心律失常、情绪激动、饮食不当等。因此一定要注意预防感冒,防止受凉,根据气温变化随时增减衣服;保持乐观情绪平时根据心功能情况适当参加体育锻炼,避免过度劳累。

4.用药指导

告诉患者及家属强心药、利尿剂等药物的名称、服用方法、剂量、不良反应及注意事项。定期复查,如有不适,及时复诊。

（杨　娜）

第六章　肿瘤内科护理

第一节　肿瘤化学治疗的护理

应用化学药物治疗恶性肿瘤的方法称为化学治疗。化学治疗是治疗恶性肿瘤的重要手段。肿瘤化学治疗始于 20 世纪 40 年代。在 1942 年被用于治疗淋巴瘤取得惊人的疗效，因此被认为是肿瘤化学治疗的开端。随后进入 20 世纪 50 年代，发现不少有效的药物如氟尿嘧啶(5-FU)、环磷酰胺(CTX)等，并在临床上取得相当的成功，被认为是肿瘤内科治疗的第二个里程碑。20 世纪 60 年代，大部分目前常驻用化学治疗药物被子发现，并通过联合化学治疗治疗小儿急性淋巴细胞白血病和霍奇金病取得根治效果，从而将联合化学治疗应用于实体瘤的治疗。20 世纪 70 年代，顺铂、多柔比星应用于临床及化学治疗方案进一步成熟，化学治疗疗效进一步提高，被认为是前进中的第三里程碑。肿瘤化学治疗已经从姑息治疗为目的向根治性治疗发展。近 20 年来手术后化学治疗(辅助性化学治疗)，由于控制了亚临床微小病灶，使部分肿瘤治愈率提高。目前，利妥昔单抗的出现，成为淋巴瘤治疗的又一里程碑。

一、抗肿瘤药物的临床应用

(一)化学治疗的基本形式

1.根治性化学治疗

用于化学治疗可能治愈的肿瘤，如绒毛膜上皮癌、急性淋巴细胞白血病、恶性淋巴瘤、睾丸癌等。

2.辅助化学治疗

辅助化学治疗是指部分肿瘤在采取有效的局部治疗后(手术或放射治疗)使用的化学治疗。主要是针对可能存在的微转移病灶，以防止复发和转移。

3.新辅助化学治疗

新辅助化学治疗是指临床表现为局限性肿瘤，可用局部治疗手段者(手术或放射治疗)，在手术或放射治疗前先用使用化学治疗，使局部肿瘤缩小，减少手术或放射治疗造成的损伤；或使部分局部晚期难以手术的患者获得手术机会。

4.姑息性化学治疗

对临床晚期病例，已失去手术的价值，实行姑息化学治疗可减轻患者的痛苦，提高生活质量，

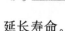

延长寿命。

5.研究性化学治疗

研究性化学治疗应符合临床药物试验的 GCP 标准化学治疗方案的形成主要通过Ⅰ期临床试验确定最大耐受剂量和主要毒性,Ⅱ期临床试验证明安全有效,Ⅲ期临床试验证明优越性,同时需要重复验证确立肯定的疗效。

(二)化学治疗药物给药途径及方法

1.静脉给药

静脉给药是常用的给药方法,先用无菌生理盐水建立静脉通道,确保针头在血管内给药前、中、后注意评估血管及局部情况,倾听患者主诉,如局部有无刺痛、烧灼感等。

常用静脉给药方法:静脉推注法、中心静脉置管给药法、静脉冲入法、静脉滴注法和电子化学治疗泵持续静脉给药法。

2.肌内注射给药

对组织无刺激的药物如博来霉素,可采用深部肌内注射,以利药物吸收。

3.口服给药

口服药物相对毒副作用少,口服药需装入胶囊或制成肠溶制剂,以减轻药物对胃黏膜的刺激。常用口服化学治疗药有卡培他滨。

4.腔内化学治疗

腔内化学治疗是指胸、腹腔内化学治疗和心包腔化学治疗。药物特性为可重复使用,药物刺激较小、抗瘤活性好的药物,如顺铂(DDP)。每次注药前抽尽积液,注药后 2 小时内每 15 分钟协助患者更换体位,使药液充分与胸腹腔接触,最大限度发挥作用。

5.鞘内化学治疗给药

可通过腰椎穿刺给药。特点:药物均匀分布、有效浓度高、复发率低。注药后患者平卧一段时间,可明显改善药物分布。

6.动脉内化学治疗给药

直接动脉注射和通过导管动脉注射。

二、化学治疗药物配制注意事项

(1)配药前洗手穿防护衣,佩戴一次性口罩、帽子,戴乳胶手套。在操作中一旦手套破损应立即更换。

(2)操作台面应覆盖一次性防护垫,减少药液污染。一旦污染或操作完毕,应及时更换。

(3)割锯安瓿前应轻弹其颈部,使附着药粉至瓶底。打开安瓿时应垫以纱布,以防划破手套。

(4)溶解粉剂药物时,溶媒应沿瓶壁缓慢注入瓶内,待药粉浸透后再行搅动,以防粉末溢出。

(5)瓶装药物稀释及收取药液时,在瓶内进行排气和排液后再拔针,不使药液排于空气中。

(6)应注意核对药物的配伍禁忌,根据药物性质及医嘱选择溶媒。

(7)抽取药液选用一次性注射器,抽出药液以不超过注射器容量 3/4 为宜。每次用后按污物处理。

(8)在完成全部药物配备后,用 75% 乙醇及清水擦拭操作柜内部和操作台表面。

(9)备药后所用一切污染物应放于污物专用袋集中封闭处理。

(10)操作完毕脱去手套后用肥皂及流动水彻底洗手,有条件者可行淋浴,减轻其毒性作用。

三、化学治疗药物输注注意事项

(1)在用药前,详细向患者讲解应用化学治疗的配合要点、药物渗出的临床表现等。

(2)静脉给药时护士应做好个人防护并戴手套。

(3)化学治疗前应识别是发疱性还是非发疱性药物。正确选择输液部位:①避开手腕、肘窝、手术的肢体末端,前臂为佳。②乳腺癌根治术后避免患肢注射。③避免下肢静脉。④避免在同一部位多次穿刺,有计划地调换静脉。选择静脉需从小到大、由下到上、由远端到近端。⑤各部位血管条件不佳,选择手背上直的、弹性好的易于穿刺的血管,并使用静脉留置针。⑥联合化学治疗时,应考虑使用 PICC。

(4)注射化学治疗药物前,必须先用 0.9% 的生理盐水或 5% 葡萄糖注射液冲管,确保针头在静脉内再注入化学治疗药。注射化学治疗药物前,应检查是否有回血。联合用药时每种药物之间用 0.9% 生理盐水冲洗、滴注。输液过程中严密观察静脉情况,用发疱性药物时,实施床旁监护,如果出现局部隆起、疼痛或输液不通畅,及时处理。

(5)输入化学治疗药物后,用 0.9% 的生理盐水或 5% 葡萄糖注射液充分冲洗管道后再拔针,使化学治疗药物完全进入体内,并减少药液对血管壁的刺激。

(6)污染后注射器及针头应完整处理放入专用袋中,以免拔下针头药液撒漏造成污染。脱掉手套后用肥皂流动水彻底洗手。

四、化学治疗患者的一般护理

(1)做好患者心理护理,多给予安慰解释,讲解化学治疗相关知识,增强患者对治疗的信心,取得合作。

(2)熟悉常用抗癌药物的作用、给药方法及毒性反应,了解患者的治疗方案,采取正确的给药途径及方法,按时准确给药。

(3)做好化学治疗前常规检查,遵医嘱定时查血常规变化,及时发现感染征象,做好消毒隔离工作。

(4)首次化学治疗患者做好 PICC 置管宣教,未置管患者,注意保护血管,按化学治疗选用血管的原则进行,防止静脉炎和药物外渗引起的组织损伤。

(5)给予患者高营养的少油清淡饮食,少食多餐,多食新鲜水果、蔬菜。

(6)胃肠道反应较重者,睡前可适当给予胃黏膜保护剂,必要时加用镇静剂或止痛剂。

(7)注意保护口腔黏膜,保持口腔清洁,及时发现口腔黏膜变化。

(8)严密观察病情,注意患者的排尿、排便情况,及时发现肾功能不全、肠梗阻等。

(9)化学治疗期间密切观察药物的其他毒性反应程度,及时报告医师予以对症处理。

(10)对于疼痛的患者,评估疼痛的部位、性质及持续时间,遵医嘱给予三阶梯止痛药物,并观察药物疗效及不良反应,做好心理护理。

五、化学治疗药物外渗的预防及护理

静脉给药是化学治疗主要的给药途径,但静脉给药时,化学治疗药物对血管的刺激,易发生化学治疗药物外渗,化学治疗药物会导致外渗处皮肤大面积坏死,经久不愈。严重者,通过清创,组织缺损较大,常累及周围神经、血管、肌腱,造成明显的瘢痕增生及局部功能障碍,故在临床工

作中,预防及早期正确处理尤为重要。

(一)化学治疗药物分类

1.发疱性

外渗后可引起局部组织坏死的药物,如阿霉素、表柔比星、柔红霉素、放线菌素 D、丝裂霉素、普卡霉素、氮芥、长春新碱等。

2.刺激性

外渗后引起的灼伤或轻度炎症而无坏死的药物,如卡莫司汀、依托泊苷、替尼泊苷、链佐星等。

3.非发疱性

无明显发疱或刺激作用的药物,如环磷酰胺、噻替哌、甲氨蝶呤、博来霉素、氟尿嘧啶、阿糖胞苷、顺铂、米托蒽醌、门冬酰胺酶等。

(二)化学治疗药物外渗的预防

护士必须重视抗肿瘤药外渗的预防,以防止发生严重的药物外渗,具体措施如下。

(1)化学治疗前应识别是发疱性还是非发疱性药物。

(2)输注化学治疗药的人员应受过专门训练或取得从事化学治疗的证明,按制订的方案进行化学治疗。

(3)以适量稀释液稀释药物,以免药物浓度过高。

(4)为保证外周静脉畅通,最好取近心端静脉给药,避开手背和关节部位,因该部位静脉靠近动脉和肌腱,易引起永久性损伤。理论上应按以下次序选择注射部位:前臂、手背、手腕、肘窝。对强刺激性和发疱性药物,一般采用前臂静脉给药。

(5)在注射发疱性药物前,应抽回血来证实静脉是否通畅。询问患者有无疼痛或烧灼感。

(6)静脉注射发疱性药物,如发现生理盐水或葡萄糖外渗明显,则应另选注射部位(或对侧上肢,或外渗部位侧面或近端),避免使用同一静脉的远端。

(7)如果需要多种药物,应先注入非发疱性的药物;如果均为发疱性药物,则应先注入稀释量最少的那一种。两次给药之间以生理盐水或葡萄糖冲洗管道。

(8)合并使用止吐剂时,因部分止吐剂有镇静作用,使患者不能说明输注部位出现的任何感觉,此时应特别注意观察给药部位有无红肿等现象。

(9)对腋窝手术后或有上腔静脉压迫综合征的患者,不应选择患肢静脉给药。

(10)注射化学治疗药物后,用生理盐水或葡萄糖冲洗管道和针头后再拔管。

(三)常用化学治疗药物渗漏后的分类处理

(1)蒽环类抗生素阿霉素、表柔比星、柔红霉素等,最佳方法是冰敷或冷敷局部,也可静脉注射 8.4%碳酸氢钠 5 mL 解毒剂二甲亚砜外用,6 小时 1 次。

(2)丝裂霉素与阿霉素(ADM)一样,可在局部皮下注射维生素 B_6,局部外用地塞米松,也可用硫代硫酸钠 10 mL 注射于外渗处(由 10%硫代硫酸钠 4 mL 加注射用水 6 mL 配制而成)或50 mg/mL 的维生素 C 局部静脉注射,都可以起到直接灭活的作用。

(3)氮芥首选硫代硫酸钠,10%的硫代硫酸钠 4 mL 与 6 mL 蒸馏水混合,局部注射及静脉滴注,同时局部冰敷 6~12 小时。

(4)植物碱类诺维本、长春瑞滨和长春碱:①透明质酸酶或生理盐水加 1 mL 局部皮下注射。②给予氦氖激光照射。

(5)卡莫司汀局部静脉注射 8.4%碳酸氢钠 5 mL。

(6)若无上述解毒剂可用 2%普鲁卡因(利多卡因)2 mL 加生理盐水 5～10 mL 或用 50～100 mg 氢化可的松于患处注射(使用普鲁卡因前应做过敏试验)。

(四)静脉炎及组织坏死的防护

1.静脉炎临床表现与分级

0 级:没有症状;1 级:输液部位发红,伴有或不伴有疼痛;2 级:输液部位疼痛,伴有发红和/或水肿;3 级:输液部位疼痛,伴有发红和/或水肿,有条索状物形成,可触及条索状静脉;4 级:输液部位疼痛,伴有发红和/或水肿,有条索状物形成,可触及条索状静脉,长度＞2.5 cm,有脓液流出。

2.静脉炎的处理

发生静脉炎的局部血管禁止静脉注射,患处勿受压,尽量避免患侧卧位。使用多磺酸糖胺聚糖(喜疗妥)等药物外敷,鼓励患者多做肢体活动,以促进血液循环。

(杨圣会)

第二节 白 血 病

白血病是一类造血干细胞的恶性克隆性疾病,因白血病细胞自我更新能力增强、增生失控、分化障碍、凋亡受阻而停滞在细胞发育的不同阶段。在骨髓和其他造血组织中,白血病细胞大量增生积聚,使正常造血受抑制并浸润其他器官和组织。根据白血病细胞的成熟程度和自然病程,将白血病分为急性和慢性两大类。在恶性肿瘤所致的病死率中,白血病居第 6 位(男性)和第 8 位(女性),但在儿童及 35 岁以下成人中则居第 1 位。可能与病毒感染、自身免疫功能异常、X 线放射、苯及其衍生物、遗传因素等有关。

一、急性白血病

急性白血病(acute leukemia,AL)是造血干细胞的恶性克隆性疾病,发病时骨髓中异常的原始细胞及幼稚细胞大量增生并抑制正常造血,广泛浸润肝、脾、淋巴结等各种脏器。国际上常用的 FAB 分类法将 AL 分为急性淋巴细胞白血病(acute lymphoblastic leukemia,ALL)和急性粒细胞白血病(acute myeloblastic leukemia,AML)。ALL 又分为 3 个亚型,包括 L1 型、L2 型和L3 型。AML 又分为 8 个亚型,包括急性粒细胞白血病微分化型(M0)、急性粒细胞白血病未分化型(M1)、急性粒细胞白血病部分分化型(M2)、急性早幼粒细胞白血病(M3)、急性粒-单核细胞白血病(M4)、急性单核细胞白血病(M5)、急性红白血病(M6)和急性巨核细胞白血病(M7)。

(一)临床表现

AL 起病急缓不一。急性发作者可以表现为突然高热,也可以是严重出血。缓慢发作者常脸色苍白、皮肤紫癜、月经过多或拔牙后出血难止而在就医时被发现。

1.贫血

贫血常为首发症状,呈进行性加重,半数患者就诊时已为重度贫血。

2.发热

白血病本身能引起发热,但大多数由继发感染所致,主要表现为持续低热或高热甚至超高热,可伴畏寒、出汗等。感染可发生在各个部位,以口腔炎、牙龈炎、咽峡炎最常见。长期应用抗生素者,可出现真菌感染。

3.出血

出血可发生在全身各部位,以皮肤瘀点、瘀斑、鼻出血、牙龈出血、月经过多为多见。眼底出血可致视力障碍,严重者发生颅内出血而导致死亡,急性早幼粒细胞白血病易并发弥散性血管内凝血而出现全身广泛性出血。

4.器官和组织浸润的表现

淋巴结肿大和肝、脾大;胸骨下端局部压痛;部分 AML 可伴绿色瘤;牙龈增生、肿胀;皮肤出现蓝灰色斑丘疹;可引起中枢神经系统白血病;睾丸出现无痛性肿大,多为一侧性;肺、心、消化道、泌尿生殖系统等均可受累。

(二)辅助检查

1.血常规检查

大多数患者白细胞计数增多,也有部分白细胞计数正常或减少,有不同程度的正细胞性贫血,约 50% 的患者血小板计数<$60×10^9$/L,晚期血小板计数极度减少。

2.骨髓细胞学检查

骨髓细胞学检查是诊断 AL 的主要依据和必做检查。多数患者的骨髓细胞学检查示增生明显活跃或极度活跃,以有关系列的原始细胞、幼稚细胞为主,若原始细胞占全部骨髓有核细胞的 30% 以上,则可做出 AL 的诊断。

3.细胞化学检查

主要用于 ALL 与 AML 的诊断与鉴别诊断。

4.免疫学检查

通过针对白血病细胞表达的特异性抗原的检测,分析细胞所属系列、分化程度和功能状态,以区分 ALL 与 AML 及其各自的亚型。

5.染色体和基因改变

AL 常伴有特异的染色体和基因改变,并与疾病的发生、发展、诊断、治疗与预后关系密切。

6.血液生化检查

血清尿酸浓度升高,患者并发 DIC 时出现凝血异常,血清乳酸脱氢酶可升高。

(三)治疗

治疗原则是根据患者的细胞形态学、免疫学、细胞遗传学和分子遗传学分型结果及临床特点进行预后危险分层,按照患者意愿、经济能力,选择并设计最完整、系统的治疗方案。

1.对症支持治疗

(1)紧急处理高白细胞血症:一旦出现高白细胞血症(>$100×10^9$/L)可使用血细胞分离机,单采清除过高的白细胞,同时给予化疗和水化。应预防高尿酸血症、酸中毒、电解质平衡紊乱和凝血异常等并发症。

(2)防治感染:发热时应及时查明感染部位及查找病原菌,使用有效抗生素。应用粒细胞集落刺激因子(G-CSF)可缩短粒细胞缺乏期。

（3）成分输血支持：严重贫血可吸氧，输浓缩红细胞，维持 Hb＞80 g/L，但白细胞淤滞症时不宜立即输红细胞。血小板低者可输单采血小板悬液。

（4）防治高尿酸血症肾病：鼓励患者多饮水，最好 24 小时持续静脉补液，使每小时尿量＞150 mL并保持碱性尿，在化疗同时给予别嘌醇以抑制尿酸合成。当患者出现少尿和无尿时，应按急性肾衰竭处理。

2.抗白血病治疗

AL 治疗分为两个阶段，即诱导缓解和缓解后治疗。诱导缓解主要通过联合化疗，使患者迅速获得完全缓解：白血病的症状和体征消失，白细胞分类中无白血病细胞，骨髓细胞学检查中相关系列的原始细胞与幼稚细胞之和≤5%。缓解后治疗主要方法为化疗和造血干细胞移植，诱导缓解获得完全缓解后，体内仍有残留的白血病细胞，称为微小残留病灶，必须进一步降低微小残留病灶，以防止复发、争取长期无病生存甚至治愈（无病生存持续 10 年以上）。常用化疗药物及不良反应见表 6-1。

表 6-1　白血病常见化疗药物及不良反应

药名	缩写	主要不良反应
甲氨蝶呤	MTX	口腔及胃肠道黏膜溃疡、肝损害、骨髓抑制
巯嘌呤	6-MP	骨髓抑制、胃肠反应、肝损害
氟达拉滨	FLU	神经毒性、骨髓抑制、自身免疫现象
阿糖胞苷	Ara-C	消化道反应、肝功能异常、骨髓抑制
环磷酰胺	CTX	骨髓抑制、恶心、呕吐、脱发、出血性膀胱炎
苯丁胺氮芥	CLB	骨髓抑制、胃肠反应
白消安	BUS	皮肤色素沉着、精液缺乏、停经、肺纤维化
长春新碱	VCR	末梢神经炎、腹痛、脱发、便秘
高三尖杉酯碱	HHT	骨髓抑制、心脏损害、消化道反应
依托泊苷	VP-16	骨髓抑制、脱发、消化道反应
柔红霉素	DNR	骨髓抑制、心脏损害、消化道反应
去甲氧柔红霉素	IDA	骨髓抑制、心脏损害、消化道反应
门冬酰胺酶	L-ASP	肝损害、变态反应、高尿酸血症、高血糖、胰腺炎、氮质血症
泼尼松	P	类库欣综合征、高血压、糖尿病
羟基脲	HU	消化道反应、骨髓抑制
维 A 酸	ARTA	皮肤黏膜干燥、口角破裂、消化道反应、头晕、关节痛、肝损害

（1）ALL 治疗（表 6-2）：复发多在 CR 后两年内发生，以骨髓复发最常见，此时可选择原诱导化疗方案再诱导或含 HD Ara-C 的联合方案或者新药进行再诱导治疗。

表 6-2　ALL 联合化疗方案

治疗阶段	治疗方案	具体药物
诱导缓解治疗	VP 方案	VCR＋P
	DVP 方案	DNR＋VCR＋P
	DVLP 方案	DNR＋VCR＋L-ASP＋P

续表

治疗阶段	治疗方案	具体药物
强化巩固	HD MTX	MTX
	HD Ara-C	Ara-C
维持治疗	口服(6-MP+MTX)+VP	口服(6-MP+MTX)+VCR+P

注:HD 为高剂量。

(2)AML 治疗(表 6-3),复发难治 AML 的治疗可选用以下方案。①HD Ara-C 联合化疗。②新方案:如氟达拉滨、Ara-C 和 G-CSF±IDA(FLAG±I)。③对于年龄偏大或继发性 AML,可采用预激化疗:G-CSF+Acla+Ara-C。

表 6-3　AML 联合化疗方案

治疗阶段	临床分型	治疗方案	具体药物
诱导缓解治疗	AML(非 APL)	IA 方案(3+7 方案)	IDA+Ara-C
		DA 方案(3+7 方案)	DNR+Ara-C
		HA 方案	HHT+Ara-C
		HAD 方案	HHT+Ara-C+DNR
		HAA 方案	HHT+Ara-C+Acla
	APL		ATRA+DNR
			ATRA+DNR+ATO
			ATRA+ATO
缓解后治疗	AML(非 APL)	HD Ara-C	Ara-C
	APL	化疗、ATRA、ATO 交替	

注:HD 为高剂量。

(3)中枢神经系统白血病的防治:早期强化全身化疗和鞘内注射化疗药物。

(4)老年 AL 的治疗:多数 60 岁以上患者化疗需减量用药,以降低治疗相关病死率。

(四)护理措施

1.一般护理

(1)饮食:给予高热量、高蛋白、高维生素、含适量纤维素、清淡、易消化的饮食,多食新鲜水果、蔬菜。避免进食高糖、高脂、产气过多和辛辣的食物。注意卫生,食物要煮熟,牛奶要消毒。

(2)运动与休息:根据患者情况制订合理的活动量。注意休息,劳逸结合。

2.病情观察

密切观察患者生命体征变化,注意监测患者血常规及骨髓细胞学情况,观察患者有无贫血、出血及感染症状,观察患者化疗后的不良反应。

3.对症护理

(1)静脉炎及组织坏死的防护。①合理选择静脉:最好采用中心静脉或深静脉留置导管。若使用浅表静脉,应选择有弹性且直的大血管,避免在循环功能不良的肢体进行注射。②避免药液外渗:静脉注射化疗药前先用生理盐水冲路,确定在静脉内方可注入药物,边抽回血边注药,以保证药液无外渗。应用多种药物时,先用对血管刺激性小的药物,药物输注完毕再用生理盐水10~20 mL 冲洗后拔针,以减轻药物对局部血管的刺激。③化疗药外渗的处理:立即停止注入,边回抽边退针,不要立即拔针,并行利多卡因环形封闭,范围大于渗漏区,局部冷敷有一定效果,抬高受累部位,促进局部外渗药液的吸收。④静脉炎的处理:局部血管禁止静脉注射,患处勿受压,使用多磺酸黏多糖乳膏等药物外敷,鼓励患者多做肢体活动,以促进血液循环,遵医嘱进行理疗。

(2)骨髓抑制的防护:多数化疗药物化疗后第 7~14 天骨髓抑制作用最强,恢复时间多为用药后的第 5~10 天。化疗期间定期复查血常规,每次疗程结束后复查骨髓细胞学,以了解骨髓抑制程度。一旦出现骨髓抑制,加强贫血、感染和出血的预防、观察及护理。

(3)消化道反应的防护:恶心、呕吐、食欲缺乏等消化道症状多出现在用药后 1~3 小时,持续数小时到 24 小时,体弱者出现症状较早且较重。①为患者提供一个安静、舒适、通风良好的休息与进餐环境,避免不良刺激。②避免在治疗前后 2 小时内进食,当出现恶心、呕吐时应暂缓或停止进食,及时清除呕吐物,保持口腔清洁。治疗前 1~2 小时给予止吐药物。③给予高热量、高蛋白、高维生素、含适量纤维素、清淡、易消化食物,以半流质饮食为主。少量多餐,避免进食高糖、高脂、产气过多和辛辣的食物,进食后适当活动,休息时取坐位和半卧位,避免饭后立即平卧。④减慢化疗药输入速度,无法进食者给予静脉营养。

(4)口腔溃疡的护理:对已发生口腔溃疡者,应给予口腔护理,每天 2 次。指导患者漱口液含漱及溃疡用药方法,每次 15~20 分钟,每天至少 3 次。餐后及睡前用漱口水含漱后,将药涂于溃疡处,涂药后禁食 2~3 小时。

(5)心脏毒性的预防和护理:柔红霉素、表柔比星及高三尖杉酯碱类药物可引起心肌及心脏传导损害。用药前后监测心率、心律、血压。

(6)肝功能损害的防护:甲氨蝶呤、门冬酰胺酶对肝功能有损害,需要监测肝功能,观察患者有无黄疸。

(7)脱发的护理。①化疗前心理护理:向患者说明化疗必要性及化疗可能导致脱发的现象,告知结束后头发会再生,使其有充分的心理准备,坦然面对。②出现脱发后的心理护理:评估患者的感受,鼓励表达内心感受,指导患者使用假发、戴帽子,协助其重视自身能力和优点,并参与正常社交活动。

(8)鞘内注射化疗药物的护理:推注速度宜慢,注毕嘱患者去枕平卧 4~6 小时,注意观察有无头痛、呕吐、发热等化学性脑膜炎及其他神经系统损害的症状。

4.用药护理

长春新碱能引起末梢神经炎,出现手足麻木感,停药后可逐渐消失。门冬酰胺酶可引起变态反应,用药前先做皮试。急性早幼粒细胞性白血病(APL)治疗过程中可能出现分化综合征,主要临床表现为发热、体重增加、肌肉骨骼疼痛、呼吸窘迫、肺间质浸润、胸腔积液、心包积液、皮肤水肿、低血压、急性肾衰竭甚至死亡。一旦出现应及时给予大剂量糖皮质激素,暂时停服维 A 酸,症状消失后可继续使用,对症或辅助治疗如吸氧、利尿、白细胞单采清除和联合化疗等。不良反应有肝功能损害、心电图 QT 间期延长等。少数患者对别嘌醇会出现严重皮肤过敏,应注意。环磷酰胺可导致出血性膀胱炎,嘱患者多饮水,每天饮水>3 000 mL;甲氨蝶呤可引起口腔黏膜及消化道黏膜溃疡,嘱患者勤用亚叶酸钙溶液含漱。

5.心理护理

认真评估各个时期患者的心理状况,耐心倾听,鼓励患者表达,向患者介绍已缓解的典型病例,组织患者之间进行养病经验的交流。

二、慢性粒细胞白血病

慢性粒细胞白血病(chronic myeloblastic leukemia,CML)简称慢粒,是一种发生在早期多能造血干细胞上的恶性骨髓增殖性疾病,主要涉及粒细胞。病程发展缓慢,脾大,外周血粒细胞显著增多且不成熟。CML 分为慢性期(chronic phase,CP)、加速期(accelerated phase,AP)和最终急变期(blastic phase or blasttic crisis,BP/BC)。本病各年龄组均可发病,以中年最多见。

(一)临床表现

1.慢性期

一般持续 1～4 年,患者有乏力、低热、多汗或盗汗、体重减轻等代谢亢进的症状,由于脾大而自觉左上腹有坠胀感。部分患者胸骨中下段有压痛。

2.加速期

发热、虚弱、体重下降,脾脏迅速增大,骨、关节痛及逐渐出现贫血、出血症状。原来治疗有效的药物在加速期无效。

3.急变期

急性期表现与 AL 类似,多数为急性粒细胞白血病,20％～30％为急性淋巴细胞白血病。

(二)辅助检查

1.慢性期

(1)血常规检查:白细胞计数明显升高,粒细胞显著增多,以中性中幼、晚幼和杆状核粒细胞居多,血小板计数多在正常水平,部分患者增多,晚期血小板计数减少,并出现贫血。

(2)骨髓细胞学检查:骨髓增生明显至极度活跃,以粒细胞为主,粒红比例明显升高,原始细胞<10％。

(3)中性粒细胞碱性磷酸酶:活性减低或呈阴性反应。

(4)染色体检查:95％以上 CML 细胞中出现 Ph 染色体,显带分析为t(9;22)(q34;q11)。

(5)血液生化检查:血清及尿中尿酸浓度升高,血清乳酸脱氢酶升高。

2.加速期

外周血或骨髓原始细胞比例≥10％;外周血嗜碱性粒细胞比例>20％;不明原因的血小板进行性减少或增加;除 Ph 染色体以外,又出现其他染色体异常;粒-单系祖细胞集簇增加而集落减少;骨髓活检显示胶原纤维显著增生。

3.急变期

骨髓中原始细胞或原淋+幼淋或原单+幼单比例>20％;外周血中原粒+早幼粒细胞比例>30％,骨髓中原粒+早幼粒细胞比例>50％,出现髓外原始细胞浸润。

(三)治疗

治疗原则是应着重于慢性期早期治疗,避免疾病转化,力争细胞遗传学和分子生物学水平上的缓解。

1.慢性期的治疗

(1)分子靶向治疗:应用第一代酪氨酸激酶抑制剂甲磺酸伊马替尼,对伊马替尼不能耐受或无效的患者,可选择第二代酪氨酸激酶抑制剂尼洛替尼或达沙替尼。

(2)干扰素-α(IFN-α)应用:该药与小剂量阿糖胞苷联合使用,可提高疗效。

(3)其他药物治疗。①羟基脲:起效快,作用时间短。②白消安:起效慢且后作用长,剂量不易掌握。③其他药物:Ara-C、HHT、ATO 等。④异基因造血干细胞移植:是唯一可治愈 CML

的方法。

2.进展期的治疗

AP 和 BC 统称为 CML 的进展期。AP 患者可采用加量酪氨酸激酶抑制剂治疗的方法，BC 患者采用加量酪氨酸激酶抑制剂及联合化疗的方法，两者回到 CP 后，立即行造血干细胞移植治疗。

(四)护理措施

1.一般护理

保证充足的休息和睡眠时间，适当锻炼，劳逸结合。给予高热量、高蛋白、高维生素、易消化吸收的饮食。

2.病情观察

每天测量患者脾脏的大小、质地并做好记录。注意脾区有无压痛，观察有无脾栓塞或脾破裂的表现；化疗期间定期监测血常规、血尿酸和尿尿酸的含量及尿沉渣检查等，记录 24 小时液体出入量，观察有无血尿或腰痛的发生。

3.对症护理

(1)疼痛护理：患者发生脾胀痛时，可置患者于安静、舒适的环境中，卧床休息，减少活动，左侧卧位，宜少食多餐，尽量避免弯腰和碰触腹部。

(2)尿酸性肾病护理：鼓励患者多饮水，化疗期间每天＞3 000 mL，遵医嘱口服别嘌醇和碳酸氢钠，24 小时持续静脉补液，保证足够的尿量。在化疗给药前或给药后遵医嘱给予利尿剂。

4.用药护理

(1)白消安：长期用药可出现皮肤色素沉着、精液缺乏、停经及肺纤维化等，现已较少应用于临床。

(2)干扰素-α：常见不良反应包括乏力、发热、疲劳、头痛、畏食、恶心、肌肉及骨骼疼痛等流感样症状和体重下降、肝功能异常等。预防性使用对乙酰氨基酚等能够减轻流感样症状。部分患者常需减量，同时定期检查肝肾功能及血常规。

(3)伊马替尼：常见的非血液学不良反应包括水肿、肌痉挛、腹泻、恶心、肌肉骨骼痛、皮疹、腹痛、肝酶升高、疲劳、关节痛和头痛等，但一般症状较轻微。血液学不良反应包括白细胞计数减少、血小板计数减少和贫血，可应用造血生长因子，严重者需减量或暂时停药，定期监测血常规。

三、慢性淋巴细胞白血病

慢性淋巴细胞白血病(chronic lymphoctic leukemia,CLL)简称慢淋，是一种进展缓慢的 B 细胞增殖性肿瘤，以外周血、骨髓、脾脏和淋巴结等淋巴组织中出现大量克隆性 B 细胞为特征。CLL 均起源于 B 细胞。本病在欧美各国是最常见的白血病，而在我国、日本及东南亚国家较少见。90％患者在 50 岁以上发病，男女比例 2∶1。

(一)临床表现

起病缓慢，多无自觉症状，淋巴结肿大常为就诊的首发症状，以颈部、腋下、腹股沟淋巴结肿大为主。肿大的淋巴结较硬，无压痛，可移动。早期可出现疲乏、无力，随后出现食欲缺乏、消瘦、低热和盗汗等，晚期易发生贫血、出血、感染。

(二)辅助检查

1.血常规检查

淋巴细胞持续增多，晚期血红蛋白、血小板计数减少。

2.骨髓细胞学检查

有核细胞增生明显活跃,红细胞、粒细胞及巨核细胞均减少,淋巴细胞比例≥40％,以成熟淋巴细胞为主。

3.免疫学检查

淋巴细胞具有单克隆性,呈现 B 细胞免疫表型特征。

4.细胞遗传学检查

部分患者出现染色体异常,基因突变或缺失。

(三)治疗

治疗原则是提高完全缓解率,并尽可能清除微小残留病灶。

1.化疗

烷化剂有苯丁胺氮芥、甲氨蝶呤、苯达莫司汀;嘌呤类似物如氟达拉滨;糖皮质激素。

2.化学免疫治疗

FCR 方案(氟达拉滨＋甲氨蝶呤＋R),其中 R 为利妥昔单抗。

3.造血干细胞移植

CLL 患者年龄较大,多数不适合移植治疗。

4.并发症治疗

积极进行抗感染治疗,反复感染者可静脉输注免疫球蛋白;并发自身免疫性溶血性贫血或血小板计数减少可用较大剂量糖皮质激素,无效且脾大明显者,可考虑脾切除。

(四)护理措施

1.一般护理

卧床休息,采取舒适卧位,进食高热量、高维生素、营养丰富的软食,摄取足够的水分。

2.病情观察

定期监测体温,观察感染的症状、体征及其变化情况。

3.对症护理

高热患者可给予物理降温,必要时遵医嘱给予药物降温,及时更换衣物,保持皮肤清洁干燥;严重贫血患者应给予常规氧气吸入,以改善组织缺氧,可给予患者输血以减轻贫血和缓解肌体的缺氧症状。

4.用药护理

主要包括化疗药物不良反应的护理、干扰素-α 不良反应的护理。

（孙　磊）

第三节　淋　巴　瘤

淋巴瘤起源于淋巴结和淋巴组织,其发生大多与免疫应答过程中淋巴细胞增殖分化产生的某种免疫细胞恶变有关,是免疫系统的恶性肿瘤。按组织病理学改变分类,淋巴瘤可分为非霍奇金淋巴瘤(non-Hodgkin lymphoma,NHL)和霍奇金淋巴瘤(Hodgkin lymphoma,HL)两类。

一、病因

病毒感染（如 EB 病毒等）、宿主的免疫功能、幽门螺杆菌抗原的存在可能与淋巴瘤的发病有关。

二、临床表现

(一)突出表现

无痛性、进行性的淋巴结肿大或局部肿块是淋巴瘤共同的临床表现。

(二)霍奇金淋巴瘤

多见于青年，儿童少见。首发症状常是无痛性颈部或锁骨上淋巴结进行性肿大(占 60%～80%)，其次为腋下淋巴结肿大。5%～16% 的 HL 患者发生带状疱疹。饮酒后引起的淋巴结疼痛是 HL 所特有，但并非每一个 HL 患者都是如此。发热、盗汗、瘙痒及消瘦等全身症状较多见。30%～40% 的 HL 患者以原因不明的持续发热为起病症状。周期性发热约见于 1/6 的患者。皮肤瘙痒是 HL 较特异的表现，可为 HL 唯一的全身症状。

(三)非霍奇金淋巴瘤

NHL 具有以下特点。

(1)全身性：可发生在身体的任何部位，其中淋巴结、扁桃体、脾及骨髓是最易受到累及的部位。

(2)多样性：组织器官不同，受压迫或浸润的范围和程度不同，引起的症状也不同。

(3)随着年龄增长，发病者增多，男性多于女性；除惰性淋巴瘤外，一般发展迅速。

(4)NHL 对各器官的压迫和浸润较 HL 多见，常以高热或各器官、系统症状为主要临床表现。

三、辅助检查

(一)血常规检查

HL 常有轻或中度贫血，部分患者嗜酸性粒细胞增多；NHL 白细胞计数多正常，伴有淋巴细胞计数绝对或相对增多。

(二)骨髓细胞学检查

骨髓涂片找到 Reed-Sternberg 细胞(R-S 细胞)是 HL 骨髓浸润的依据。一部分 NHL 患者的骨髓涂片中可找到淋巴瘤细胞。

(三)影像学检查

浅表淋巴结 B 超、胸(腹)部 CT 等检查有助于确定病变的部位及其范围。目前 PET/CT 和 CT 检查是评价淋巴瘤疗效的重要手段。

(四)实验室检查

疾病活动期有血沉增快、血清乳酸脱氢酶升高提示预后不良。骨骼受累，血清碱性磷酸酶活力增强或血钙增加。B 细胞 NHL 可并发溶血性贫血。

(五)病理学检查

淋巴结活检是淋巴瘤确诊和分型主要依据。

四、治疗

治疗原则是以化疗为主,化疗与放疗相结合,联合应用相关生物制剂的综合治疗。

(一)霍奇金淋巴瘤

1.化疗

ABVD 为 HL 的首选方案见表 6-4。

2.放疗

扩大照射范围,除被累及的淋巴结及肿瘤组织外,还包括附近可能侵及的淋巴结,如病变在膈以上采用"斗篷"式、在膈以下采用倒"Y"字式。

表 6-4 霍奇金淋巴瘤的主要化疗方案

方案	药物	备注
MOPP	氮芥、长春新碱、丙卡巴肼、泼尼松	如氮芥改为环磷酰胺静脉注射,即为 COPP 方案
ABVD	表柔比星、博来霉素、长春新碱、达卡巴嗪	4 种药均在第 1 天及第 15 天静脉注射 1 次,疗程期间休息 2 周

(二)非霍奇金淋巴瘤

1.以化疗为主的综合治疗

(1)惰性淋巴瘤:联合化疗可用 COP 或 CHOP 方案(表 6-5)。

表 6-5 非霍奇金淋巴瘤的常用联合化疗方案

方案	药物
COP	环磷酰胺、长春新碱、泼尼松
CHOP	环磷酰胺、表柔比星、长春新碱、泼尼松
R-CHOP	利妥昔单抗、环磷酰胺、表柔比星、长春新碱、泼尼松
EPOCH	依托泊苷、表柔比星、长春新碱、泼尼松、环磷酰胺
ESHAP(复发淋巴瘤)	依托泊苷、泼尼松、顺铂、阿糖胞苷

(2)侵袭性淋巴瘤:侵袭性 NHL 的标准治疗方案是 CHOP 方案,化疗不应少于 6 个疗程。R-CHOP 方案是弥漫性大 B 细胞淋巴瘤治疗的经典方案。

难治性复发者的解救方案:可选择 ICE(异环磷酰胺、卡铂、依托泊苷)、DHAP(地塞米松、卡铂、高剂量阿糖胞苷)、MINE(异环磷酰胺、米托蒽醌、依托泊苷)、HyperCVAD/MTX-Ara-C 等方案进行解救治疗。

2.生物治疗

(1)单克隆抗体:凡细胞免疫表型为 CD20 的 B 细胞淋巴瘤患者,主要是 NHL 患者,均可用 CD20 单抗(利妥昔单抗)治疗。

(2)干扰素:这是一种能抑制多种血液肿瘤增殖的生物制剂。

(3)抗幽门螺杆菌治疗:胃黏膜相关淋巴样增殖淋巴瘤可用其治疗。

3.骨髓移植

对 55 岁以下患者,能耐受大剂量化疗的中高危患者,可考虑进行自体造血干细胞移植。部分复发或骨髓侵犯的年轻患者还可考虑异基因造血干细胞移植。

4.手术治疗

合并脾功能亢进,有切脾指征者可以切脾,为以后化疗创造有利条件。

五、护理措施

(一)一般护理

1.饮食

鼓励患者进食高热量、高维生素、营养丰富的半流质食物或软食,多食新鲜水果、蔬菜,禁食过硬、带刺、刺激性强的食物,指导患者摄取足够的水分。

2.运动与休息

活动应循序渐进、遵循适度原则。疾病早期可进行社交活动及身体锻炼,晚期应增加卧床休息,进行室内、床旁活动。

(二)病情观察

(1)观察生命体征变化,定期监测体温,观察降温后的反应,避免发生虚脱。

(2)观察患者放疗后的局部皮肤有无发红、瘙痒、灼热感及渗液、水疱形成等。

(3)观察患者情绪变化,有无焦虑、烦躁等。

(4)观察患者睡眠、饮食状况,有无恶心、呕吐、失眠等。

(5)观察患者淋巴结肿大部位、程度及相应器官压迫情况。

(三)对症护理

1.高热护理

可先采用物理降温,冰敷前额及大血管经过的部位,如颈部、腋窝和腹股沟;有出血倾向者禁用乙醇或温水拭浴。及时更换被汗浸湿的衣服及床单,保持皮肤干燥清洁。鼓励患者多饮水,必要时遵医嘱应用退热药物。

2.皮肤护理

放疗患者照射区皮肤应避免受到强冷或热的刺激,外出时避免阳光直射,不要使用有刺激性的化学物品。局部皮肤有发红、痒感时,应尽早涂油膏以保护皮肤,如皮肤为干反应,表现为局部皮肤灼痛;如为湿反应,表现为局部皮肤刺痒、渗液、水疱,可用氢化可的松软膏外涂,2%甲紫外涂,冰片、蛋清外敷,硼酸软膏外敷后加压包扎;如局部皮肤有溃疡坏死,应进行全身抗感染治疗,局部外科清创、植皮。

(四)用药护理

利妥昔单抗不良反应首先表现为发热和寒战,主要发生在第一次静脉注射时,通常在2个小时内,其他随后的症状包括恶心、荨麻疹、疲劳、头痛、瘙痒、呼吸困难、暂时性低血压、潮红、心律失常等。因此,每次静脉注射利妥昔单抗前应预先使用镇痛药(如对乙酰氨基酚)和抗过敏药(如开瑞坦),并且应严密监护患者生命体征,对出现轻微症状的患者可减慢滴速,对出现严重反应的患者,特别是有严重呼吸困难、支气管痉挛和低氧血症的患者应立即停止静脉注射,及时通知医师对症处理。

(五)心理护理

恶性淋巴瘤治疗时间长,治疗费用高,病情发展快,造成患者情绪悲观、低落,护士应耐心与患者交谈,了解其想法,给予适当的解释,鼓励积极接受治疗;家属要充分理解患者的痛苦和心情,注意言行,不要推诿、埋怨,要营造轻松的环境,保持患者心情舒畅,共同面对、互相支持。

(孙 磊)

第四节　多发性骨髓瘤

多发性骨髓瘤(multiple myeloma,MM)是恶性浆细胞病中最常见的一种类型。骨髓中有大量的异常浆细胞(骨髓瘤细胞)克隆性增殖,引起广泛溶骨性骨骼破坏、骨质疏松,血清中出现单克隆免疫球蛋白(M蛋白),正常的多克隆免疫球蛋白合成受抑制,尿中出现本周蛋白,从而引起不同程度的肾损害、贫血、免疫功能异常。发病年龄大多在50～60岁,男女之比为3:2。根据血清M成分的特点可分为IgG型、IgA型、IgD型、IgM型、IgE型、轻链型、非分泌型及双克隆或多克隆免疫球蛋白型,其中IgG型最常见。

一、病因与发病机制

可能与病毒感染、电离辐射、接触工业或农业毒物、慢性抗原刺激及遗传因素有关。

二、临床表现

(一)骨骼损害
骨痛为常见症状,以腰骶部最多见,有自发性骨折的可能。

(二)感染
细菌和病毒感染。

(三)贫血
部分患者以贫血为首发症状。

(四)高钙血症
呕吐、乏力、意识模糊、多尿或便秘等。

(五)肾功能损害
蛋白尿、管型尿,以及急、慢性肾衰竭。

(六)高黏滞综合征
头晕、眼花、耳鸣、手指麻木、冠状动脉供血不足、慢性心力衰竭、意识障碍甚至昏迷。

(七)出血倾向
鼻出血、牙龈出血和皮肤紫癜多见。

(八)淀粉样变性和雷诺现象
常见舌和腮腺肿大、心脏扩大、腹泻便秘、皮肤苔藓样变、外周神经病变及肝肾功能损害等。

(九)髓外浸润
器官肿大、神经损害、髓外骨髓瘤、浆细胞白血病。

三、辅助检查

(一)血常规检查
正常细胞性贫血,晚期可见大量骨髓瘤细胞。

(二)骨髓细胞学检查

浆细胞异常增生,并伴有质的改变。

(三)血液生化检查

(1)单株免疫球蛋白血症的检查:蛋白电泳出现 M 蛋白;免疫电泳发现重链;血清免疫球蛋白定量测定发现 M 蛋白增多,正常免疫球蛋白减少。

(2)血钙、磷测定:高钙血症;晚期肾功能减退,血磷也升高。

(3)血清 β_2 微球蛋白和血清蛋白测定:可评估肿瘤负荷及预后。

(4)C 反应蛋白和血清乳酸脱氢酶测定:反应疾病的严重程度。

(5)尿和肾功能监测:90%的患者有蛋白尿,血清尿素氮和肌酐可升高,约半数患者尿中出现本周蛋白。

(四)影像学检查

X 线检查、CT 检查、MRI 检查等。

四、治疗

治疗原则是无症状或无进展的患者可以观察,每 3 个月复查 1 次。有症状的患者应积极化疗及造血干细胞移植。

(一)化疗

常用化疗方案见表 6-6。来那度胺是一种有效的沙利度胺类似物,与地塞米松联合用于治疗复发或难治性 MM。

表 6-6 骨髓瘤常用联合治疗方案

方案	药物
MPT	美法仑(马法兰)、泼尼松、沙利度胺
VAD	长春新碱、表柔比星、地塞米松
PAD	硼替佐米、表柔比星、地塞米松
VADT	长春新碱、表柔比星、地塞米松、沙利度胺
DT	地塞米松、沙利度胺
DTPAEC	地塞米松、沙利度胺、顺铂、表柔比星、环磷酰胺、依托泊苷

(二)骨病的治疗

双膦酸盐有抑制破骨细胞的作用。

(三)高钙血症的治疗

水化、利尿,使用双膦酸盐、糖皮质激素和/或降钙素。

(四)贫血的治疗

可考虑使用促红细胞生成素治疗。

(五)肾功能不全的治疗

水化、利尿;有肾衰竭者,应积极透析;慎用非甾体抗炎药;避免使用静脉造影剂。

(六)高黏滞血症的治疗

血浆置换可作为症状性高黏血症患者的辅助治疗。

（七）感染的治疗

若出现症状应用抗生素治疗。

（八）干细胞移植

自体干细胞移植可提高缓解率,清髓性异基因干细胞移植可在年轻患者中进行,常用于难治性复发患者。

五、护理措施

（一）一般护理

(1)饮食:给予高热量、低蛋白、富含维生素、易消化的食物,肾功能不全者给予低盐饮食,保证每天饮水 2 000～3 000 mL。

(2)运动与休息:注意卧床休息,使用硬板床或硬床垫,适度运动,劳逸结合,不做剧烈活动和扭腰、转体等动作。翻身时,动作轻柔,避免拖拉硬拽。骨质疏松患者不宜久站、久坐或较长时间固定于一种姿势。

（二）病情观察

注意观察患者疼痛的程度、性质及患者对疼痛的反应;密切监测患者体温变化,观察有无乏力、头晕、眼花、耳鸣等症状;观察出血的部位、主要表现形式、发展或消退情况;严密观察患者皮肤情况,预防压疮发生。观察尿常规、尿液性质、尿量等。

（三）对症护理

1.疼痛护理

协助患者睡硬板床,采取舒适卧位,适当按摩病变部位,避免用力过度。护士应耐心倾听患者对疼痛的主诉,安抚患者,使其情绪稳定。指导患者放松,采用听音乐、自我暗示、按摩、针灸等方法转移注意力。遵医嘱应用镇痛药,选择合适的镇痛药及给药途径,密切关注疗效及不良反应。

2.躯体活动障碍护理

保持床单平整干燥,避免潮湿、皱褶等物理刺激;协助患者更换体位,适度床上活动。截瘫患者应保持肢体功能位,保持皮肤清洁干燥,严密观察皮肤情况,预防压疮发生。

3.排尿异常护理

密切观察患者尿量、颜色、性质,鼓励患者多饮水,遵医嘱给予患者碱化、利尿等措施。

4.受伤危险的护理

确保环境安全,地面干燥,夜间应保持病室仍有微弱灯光,家属陪伴活动;出现手指麻木时,嘱患者不要接触锐器及过烫的物品。

（四）用药护理

1.美法仑

最常见的不良反应是骨髓抑制,可导致白细胞和血小板计数减少,30%以上的患者口服后可出现胃肠道不适,如恶心、呕吐等,可相应给予胃黏膜保护剂或止吐药物。

2.沙利度胺

抑制血管生成,其不良反应有困倦、头晕等。注意不能从事高空作业,停药后可以消退。长期大剂量使用本品可出现多发性神经炎、感觉异常等现象,一旦出现应立即停药。

3.硼替佐米

不良反应主要有疲劳、乏力、恶心、腹泻、食欲缺乏、周围神经病和发热等,应严密观察,给予相应措施。

4.双膦酸盐

使用静脉制剂应严格掌握输注速度。

(五)心理护理

多发性骨髓瘤患者治疗时间长,病情反复,病理性骨折导致其疼痛难忍,生活质量下降,心理负担较重。护士应及时与患者沟通,关心、体贴、安慰患者,使其获得情感支持,增强战胜疾病的信心,积极配合治疗。

(孙　磊)

第七章　泌尿外科护理

第一节　前列腺增生

前列腺增生是老年男性排尿困难原因中最为常见的一种良性疾病。

一、病因

目前对前列腺增生的病因仍不完全清楚,但一致公认的病因包括两个非常重要的因素:老龄和有功能的睾丸,这两个因素缺一不可。前列腺的正常发育有赖于雄激素,若在青春期切除睾丸则前列腺不会再发育。

二、病理

前列腺的组成分为外周带(占70%)、中央带(占25%)和移行带(占5%)。移行带是前列腺增生的开始部位,外周带是前列腺癌最常发生的部位。

前列腺移行带的腺体、结缔组织和平滑肌增生,呈结节状,将外周腺体挤压萎缩形成前列腺"外科包膜",与增生的腺体分界清楚、易于分离。增生的腺体突向后尿道,使前列腺尿道部伸长、弯曲、受压、变窄,造成膀胱出口梗阻,引起排尿困难。另外,围绕膀胱颈部的前列腺内的平滑肌富含α受体,这些受体的激活使尿道的阻力增加,因此更加重了排尿困难的症状。梗阻程度与增生的腺体大小不成比例,而与增生腺体的位置和形态有直接关系。膀胱出口梗阻后,为克服阻力,逼尿肌增强收缩能力而逐渐代偿性肥大,膀胱壁逐渐出现小梁小室改变或出现假性憩室。逼尿肌退行性变,顺应性差,出现不稳定收缩,患者会出现明显尿频、尿急和急迫性尿失禁。长期逼尿肌萎缩,收缩能力减退,失去代偿能力,膀胱收缩后不能完全排空尿液,出现残余尿。输尿管尿液排出阻力增大,引起上尿路扩张、积水。长期梗阻,残余尿量增加、膀胱壁变薄、张力下降,出现充盈性尿失禁或无症状的慢性尿潴留,尿液逆流引起上尿路积水及肾功能损害。此外尿潴留还可继发感染和结石。

三、临床表现

(一)症状

症状多在50岁以后出现,与前列腺增生的体积不成正比,而与梗阻程度、病变发展速度及是否出现并发症有关。临床上主要表现为膀胱刺激症状和梗阻症状。

1.膀胱刺激症状

造成膀胱刺激症状的主要原因是逼尿肌不稳定。主要症状有尿频、尿急、夜尿及急迫性尿失禁。尿频是前列腺增生患者最常见、最早出现的症状，以夜间明显。早期由于增生的前列腺充血刺激引起，随着梗阻加重，逼尿肌功能改变，膀胱顺应性降低或逼尿肌不稳定，尿频则更加明显，此时会出现急迫性尿失禁。

2.梗阻症状

造成梗阻的主要原因是逼尿肌收缩功能受损。主要症状有排尿踌躇、排尿费力、排尿时间延长、尿线变细、尿流无力、间断性排尿、尿潴留等。排尿困难是前列腺增生最重要的症状。进行性排尿困难，典型表现是排尿迟缓、断续、尿后滴沥、排尿费力、射程缩短、尿线细而无力，终呈滴沥状，排尿时间延长，有排尿不尽感。当梗阻程度严重，膀胱残余尿量增多，逐渐发展出现尿失禁。膀胱过度充盈致使少量尿液从尿道口溢出，称为充盈性尿失禁。

急性尿潴留(AUR)：前列腺增生患者在气候变化、劳累、饮酒、便秘、久坐等因素下，会使前列腺突然充血、水肿导致急性尿潴留，患者出现不能排尿、膀胱胀满、下腹痛，需要到医院急诊进行处理。

3.其他症状

前列腺增生合并感染或结石时，膀胱刺激症状加重。当前列腺增生腺体表面黏膜血管破裂时也可发生不同程度的无痛性肉眼血尿。当梗阻引起肾积水、肾功能受到损害时，患者可逐渐出现慢性肾功能不全的表现，如食欲缺乏、恶心、呕吐、贫血、乏力等症状。长期排尿困难导致腹压升高还可引起腹股沟疝、内痔与脱肛等。

(二)体征

膀胱充盈时耻骨上区叩诊呈浊音并可判断膀胱充盈情况。肛门指诊可触及前列腺增生的大小、质地、韧度，表面是否光滑，有无结节。检查患者有无疝、内痔或脱肛现象。

四、辅助检查

(一)直肠指检(DRE)

直肠指检(DRE)是前列腺疾病的重要检查，指检时多数患者可触到增大的前列腺，表面光滑、质韧、有弹性、边缘清楚、中央沟变浅或消失，同时还要注意肛门括约肌张力是否正常。Ⅰ度增生腺体为正常的两倍，估计重为 20～25 g；Ⅱ度为 2～3 倍，估计重为 25～50 g；Ⅲ度为 3～4 倍，中间沟消失，指诊可勉强触及前列腺底部，估计重为 50～75 g；Ⅳ度腺体超过正常的4倍以上，指诊不能触及腺体的上缘，估计重在75 g以上。

(二)B超

经腹壁或直肠进行。经腹壁检查时膀胱需要充盈，可显示前列腺体积的大小，增生腺体是否突入膀胱，还可以测定膀胱残余尿量。经直肠B超扫描更加清楚地显示前列腺的内部结构。另外，B超还可发现膀胱内有无结石形成以及上尿路有无积水改变。

(三)尿流率检查

可确定前列腺增生患者梗阻程度，是真实反映尿道阻力的一项指标。50 岁以上男性，排尿量应在150～200 mL，最大尿流率 $Q_{max} \geqslant 15$ mL/s 属正常，15～10 mL/s 可能有梗阻，<10 mL/s 表明梗阻较为严重，是手术指征之一。此外，尿动力检查可以发现排尿困难是由于膀胱出口梗阻

还是由于逼尿肌功能异常引起。

(四)血清前列腺特异抗原(PSA)

目的在于排除前列腺癌。正常血清 PSA 值为 4 ng/mL。但 PSA 会受到直肠指诊、前列腺手术等因素的影响,肛诊后需 7～10 天后才可测定。

(五)膀胱镜检查

在膀胱镜下看到尿道延长,前列腺增大或突入膀胱,膀胱壁有小梁、小房或憩室形成。如患者有血尿,还可以在膀胱镜下与膀胱肿瘤相鉴别。

五、治疗要点

前列腺增生患者的治疗要点包括观察、药物治疗与手术治疗。

手术治疗的目的在于改善症状、减轻梗阻、防止远期并发症的发生。非开放性外科治疗以经尿道前列腺电切(TUR-P)为主,是成熟的治疗方法。开放性手术多采用耻骨上前列腺摘除手术或耻骨后前列腺摘除手术。其他还包括经尿道外科治疗方法如激光,微波消融,汽化电切,前列腺尿道支架等。

六、护理措施

(一)一般治疗与护理

一部分前列腺增生患者症状轻微,不再进行性发展下去,不影响睡眠与生活,可以密切观察,无须治疗。指导患者保持情绪平稳,注意天气变化,防止受凉,多食水果与蔬菜,少吃辛辣刺激的食物,防止便秘,以预防急性尿潴留的发生。

(二)药物治疗与护理

常用的有以下两类药物。

1.α_1 受体阻滞剂

其作用可使尿道平滑肌松弛而明显改善排尿症状。对于需要迅速减轻症状的前列腺增生患者是首选药物,但其不良反应有头晕、直立性低血压等,因此适合指导患者晚上临睡前服药,以防止晕倒等意外发生。监测患者血压变化,防止出现低血压。

2.5α-还原酶抑制剂

为激素类药物,它降低了体内雄激素双氢睾酮从而抑制了前列腺增生,使前列腺体积缩小,改善排尿梗阻症状,减少急性尿潴留的发生率及需要手术率。非那雄胺是有效的雄激素抑制剂,一般不会引起性欲降低及影响性功能,但需坚持服用 4 个月以上才能见效果。护士对服药的患者应做好健康指导,减少患者的顾虑,增强治疗的依从性。此外,非那雄胺可减少 TUR-P 围术期出血。临床上 α_1 受体阻滞剂和非那雄胺联合用药比单一用药的效果好。

(三)手术患者的护理

1.术前护理

(1)尿潴留患者的护理。

指导患者记录排尿日记:让患者自己记录排尿次数(频率)、实际排尿时间、每次尿量、排尿伴随症状、饮水量等,一般连续记录 5～7 天。排尿日记有助于确定患者排尿频率与饮水量的关系,为医师提供信息。

排尿困难护理:详细询问患者每天排尿情况,了解患者尿频及排尿困难的程度,安排离厕所近的病房,告诉患者气候变化、饮酒、劳累等可引起急性尿潴留,应注意避免。当出现尿潴留时,及时通知医师,采取留置导尿管或膀胱穿刺造瘘等措施。

留置导尿管或耻骨上膀胱造瘘管的护理:前列腺增生患者出现急性尿潴留时,应立即引流尿液、解除梗阻。导尿术是解除急性尿潴留最简便常用的方法。若不能插入导尿管,可行耻骨上膀胱穿刺造瘘。①导尿或耻骨上膀胱造瘘引流尿液时应间歇、缓慢地将尿液放出,切忌快速排空膀胱,否则导致膀胱内压骤然降低而引起膀胱内大量出血。②留置导尿管期间应做好导尿管的护理。③耻骨上膀胱造瘘后应经常更换敷料,保持局部干燥,防止感染。术后5天内不必冲洗,时间长者采用低压冲洗,冲洗原则为无菌、微温、低压、少量、多次。拔出之前应先行闭管,尿道通畅后方可拔出。拔管时间不得少于术后10天。过早拔除可引起耻骨后间隙感染。长期带管患者应间断闭管,以训练膀胱功能,避免发生膀胱肌无力。定期更换造瘘管及尿袋。

(2)血尿的护理:前列腺局部充血及膀胱结石引起的血尿一般比较轻,前列腺表面血管破裂引起的血尿一般比较重,常混有大量血块,有时引起尿潴留,甚至出现生命体征的变化。一般肉眼血尿,无须给予特殊处置,指导患者多饮水,卧床休息,较严重的血尿,遵医嘱给予止血药,留置导尿管行持续膀胱冲洗。密切观察患者生命体征的变化。若有血块堵塞尿管引流不畅时,可给予高压冲洗,及时冲出血块以保持尿路通畅、减轻患者的不适症状。

(3)PSA检验的护理:患者血PSA受多种因素影响,如前列腺炎症、前列腺指诊、导尿、服用治疗前列腺增生的药物等,因此在检验该项指标时护士一定要详细询问患者,若有上述因素之一应予以避免,在7~10天后重新测定。

(4)术前准备:术前需备血200~400 mL,有尿路感染者需术前应用抗生素治疗。其他准备同一般手术。

2.术后护理

(1)TUR-P术后患者的护理。

体位:患者术后应取平卧位,导尿管牵拉固定在一侧大腿内侧,保持该肢体伸直,减少活动。根据患者冲洗的时间与出血情况决定肢体解除固定、进行活动的时间。在肢体限制活动期间应指导患者双下肢主动与被动活动,防止下肢深静脉血栓的形成。

膀胱持续冲洗:患者术后回病房应立即用无菌生理盐水持续膀胱冲洗,通过三腔尿管的一腔进行,目的是防止前列腺窝出血形成凝血块阻塞尿管。根据冲出液体的颜色来调整冲洗的速度,重点是保持冲洗的通畅。膀胱冲洗时间一般为3~5天。排出液转为淡红色时,可改为间断冲洗或停止冲洗。注意事项如下。①准确记录灌注液量和排出液量,严防液体潴留在膀胱内,使膀胱内压升高。②尿量=排出液量-灌注液量。③根据血尿的程度调整灌注的速度。④排液停止,说明尿管有血块堵塞,应立即停止灌注,冲出凝血块,尿管通畅后再接上生理盐水继续冲洗。

术后并发症的护理:出血原因有以下几种。①前列腺窝创缘止血不确实。②气囊导尿管安放位置不当,气囊滑脱或破裂引起出血。③膀胱痉挛可加重前列腺窝出血,而出血、血块堵塞导尿管又可加重膀胱痉挛。护理措施:固定气囊导尿管于一侧大腿内侧,保持伸直、制动,使气囊压迫于尿道内口;保持膀胱持续冲洗通畅,并根据血尿的程度调整灌注的速度;密切观察血尿的颜色及有无生命体征的变化;遵医嘱给予输血、补液、止血等治疗。

膀胱痉挛:表现为术后尿意频发,尿道及耻骨上区疼痛难忍,伴盆底及下肢肌阵挛。膀胱痉挛发作时可致冲洗管一过性受阻,有时因膀胱内压升高,导致膀胱内液体反流至冲洗管或从尿管周围流出。反复膀胱痉挛及其继发冲洗管引流不畅可加重出血,并可引起血压升高。原因为术前存在膀胱逼尿肌不稳定,即不稳定膀胱;导尿管位置不当及其气囊充盈过大,刺激膀胱三角区;出血与膀胱痉挛两者互为因果;膀胱冲洗液刺激。护理措施如下。①有效镇痛是非常必要的,术后遵医嘱给予镇痛药或解痉挛药物,安置硬膜外患者自控镇痛泵(PCA)可以减少膀胱痉挛的发生。②调整气囊导尿管的位置及牵拉的强度和气囊内的液体量,争取在无活动性出血的情况下,早日解除牵拉和拔除尿管。③有血块堵塞时及时反复行高压冲洗,将血块清除,保持尿路的通畅。

尿路感染原因:术前尿路有感染未控制;术前尿培养无细菌生长,但尿路可能有细菌污染,最常见于有尿潴留曾经导过尿的患者。一般尿道内放导尿管 12 小时后其表面就会有一层生物膜附着,主要是腐生葡萄球菌或其他一些无害的微生物,手术时就难免会有菌血症;还有 20%~30% 的患者尿中无细菌,前列腺液中可培养出细菌;留置导尿管给细菌进入泌尿系统打开了一条通道,高压冲洗、更换引流袋等各种处置没有严格无菌操作造成交叉感染。护理措施为遵医嘱应用抗生素治疗;严格无菌操作;保持会阴部清洁,每天会阴护理两次;可进食的患者指导每天饮水2 000 mL 以上,保证足够的尿量起到内冲洗的作用;严防逆流或使用抗反流式引流袋;注意观察体温的变化及有无睾丸和附睾肿胀、疼痛的临床表现,一经发现,及时通知医师。

TUR 综合征:原因有术中低渗性灌洗液大量吸收入血,使血容量急剧增加所致的稀释性低钠血症和水中毒,患者可在术后几小时内出现烦躁不安、恶心、呕吐、抽搐、痉挛、昏睡,严重者可出现肺水肿、脑水肿和心力衰竭等症状。护理措施为术后及时补充含钠液体可以预防患者术后出现 TUR 综合征;一旦患者出现上述症状则应立即遵医嘱减慢输液速度,给予脱水剂和利尿剂,并对症护理。

尿失禁:一般为一过性尿失禁,原因是气囊牵引后使尿道括约肌麻痹、水肿所致。在做好心理护理的同时,指导患者进行盆底肌群功能锻炼即缩肛练习,告诉患者不要成为负担,一般可恢复。如因膀胱功能障碍引起的尿失禁,需药物或手术治疗;如因手术损伤远端尿道括约肌时可引起完全性尿失禁,术后难以恢复。

(2)开放性手术患者的护理。耻骨上前列腺摘除术、耻骨后前列腺摘除术,术后留有一枚尿管、膀胱造瘘管及引流管。除执行一般术后护理常规外,其他护理内容如下。①术后体位同TUR-P 术。②耻骨后引流管的护理:保持引流管通畅,防止打折受压,注意观察引流液的颜色与性状。正常为血性,24 小时引流量应在 200 mL 以内,如引出淡红色液体,量较大时,则需注意检查导尿管及造瘘管是否通畅,有可能尿液经膀胱切口漏入耻骨后间隙,需及时与医师沟通查找原因采取措施。③导尿管及膀胱造瘘管的护理:导尿管牵拉固定在一侧大腿的内侧,经膀胱造瘘管持续冲入生理盐水,经尿管排出,以稀释前列腺窝的出血,防止血块堵塞尿管,因此注意保持固定肢体伸直,保证牵拉确实。如冲出液体的速度小于冲入液体的速度,或尿管无液体引出,需及时通知医师给予处理,冲出血块,也可经尿道管冲入经膀胱造瘘管冲出。观察冲洗液流出的情况,若处理不及时则膀胱压力升高,冲洗液会经膀胱切口流入耻骨后间隔,经引流管引出,造成耻骨后间隔感染及膀胱切口愈合延迟。保持会阴部与造口周围皮肤清洁与干燥,每天 2 次会阴护理,敷料有渗出时及时更换。尿道口会不时有血液流出,因此需及时清理干净,防止感染。④并发症的护理:术后患者可出现出血、膀胱痉挛、感染和拔除尿管后患者出现暂时尿失禁,护理内容同TUR-P 术。

3.健康指导

(1)指导患者继续按照医嘱口服抗生素防止感染。

(2)饮食以清淡、易消化食物为主,告诉患者多吃蔬菜、水果等含纤维丰富的食物,少食辛辣刺激性食物,戒烟、酒,保持大便通畅,避免不必要的灌肠。便秘、咳嗽或其他增加腹压的因素都可诱发再出血。多饮水、勤排尿以冲洗尿路,每天保证尿量维持在 1 500 mL 以上。

(3)活动方面应告诫患者 3 个月内切忌长时间坐着或憋尿,避免骑脚踏车和摩托车,避免温水坐浴或久坐潮湿的地方,防止长期会阴部充血诱发前列腺被膜水肿或膀胱过度充盈影响逼尿肌功能,再度造成尿潴留。术后两个月内避免上下楼梯及跑步等较剧烈活动,嘱患者尽可能进行轻柔的体育活动,以利增强肌体抵抗力,改善前列腺局部的血液循环。练习提肛运动,增强盆底会阴部肌肉的张力,以尽快恢复尿道括约肌的功能,每天 10 次、每次 10 分钟、每个动作持续 10 秒。

(4)行 TUR-P 术后 1 个月之内在前列腺窝创面未完全愈合前,仍有可能继发出血,患者可出现轻微的血尿。告诉患者不必紧张,多饮水,每天饮水量最好不少于 3 L,以保证足够的尿量可起到内冲洗作用。若出血较多、有大量血块、排尿困难时应到医院及时处理。

(5)最初排尿通畅,1 个月后又逐渐出现排尿困难是典型的尿道狭窄的表现,应及时到医院就诊,定期进行扩张。

(6)TUR-P 术后 1 个月、开放手术术后两个月可逐渐恢复性生活。术后患者会出现逆行射精,需告知患者。

(邵园园)

第二节 泌尿系统损伤

泌尿系统损伤以男性尿道损伤最多见,其次为肾和膀胱,输尿管损伤最少见。由于泌尿系统受到周围组织和器官的较好保护,一般情况下不容易受到损伤,因此泌尿系统损伤多见于复合伤,如胸、腹、腰部或骨盆的严重损伤。

一、肾损伤

肾深藏于肾窝,上被膈肌所覆盖,前有腹壁和腹腔内脏器,后有肋骨、脊椎和背部的肌肉,受到较好的保护。正常肾脏有 1~2 cm 的活动度,通常不易受到损伤。但肾脏是一个实质性器官,质地较脆,包膜薄,加之周围的骨质结构,一旦受到暴力打击也可引起肾损伤。肾损伤多发生于成年男性,常是复合性损伤的一部分。

(一)病因

1.开放性损伤

因刀、枪弹等锐器致伤,常伴有胸、腹等其他脏器的损伤,损伤严重且复杂。

2.闭合性损伤

因直接暴力(如撞击、跌打、挤压等)、间接暴力(如对冲伤、突然暴力扭转等)所致损伤。临床上闭合性肾损伤较多见。

3.自发性肾破裂

自发性肾破裂(Wunderlich 综合征)是指肾本身有病变后更容易发生损伤,如肾积水、肾肿瘤、肾结核或囊性肾疾病等,有时轻微的创伤也可造成严重的"自发性"肾破裂。

4.医源性损伤

肾穿刺、腔内泌尿外科检查或治疗、开放性手术等情况下可发生肾损伤。

(二)病理

根据肾损伤的程度可分为4种病理类型。

1.肾挫伤

肾挫伤是肾损伤中较轻的病理改变,损伤仅局限于部分肾实质,形成肾包膜下血肿或肾瘀斑,肾包膜及肾盂黏膜完整。一般症状轻微,多可自愈,若损伤累及集合系统可见轻微血尿。大多数患者属此类损伤。

2.肾部分裂伤

肾实质部分裂伤并伴有肾包膜破裂,可有肾周血肿或明显血尿。通常不需手术,给予绝对卧床休息,止血、抗感染治疗,在密切观察患者生命体征的情况下多可自行愈合。

3.肾全层裂伤

肾实质深度裂伤,外及肾包膜,内达肾盂肾盏黏膜,有广泛的肾周血肿、尿外渗和明显血尿,肾横断或碎裂时可导致部分肾组织缺血,需要紧急手术治疗,否则后果严重。

4.肾蒂损伤

较少见,常容易被忽略,可因失血性休克而失去救治的机会导致死亡。多见于突然减速或加速运动时,如车祸、高处坠落伤等。肾的急剧移位,肾蒂部位血管受到突然的牵拉,内膜断裂,形成血栓,导致肾功能丧失,或直接导致血管断裂,造成大量失血。此类损伤多发生于右侧肾,需紧急施行手术治疗。

晚期病理改变包括长期尿外渗而形成的尿囊肿;血肿和尿外渗引起组织纤维化,压迫肾盂输尿管连接处可致肾积水;形成动静脉瘘或假性动脉瘤;部分肾实质缺血或肾蒂周围纤维化压迫肾动脉引起肾性高血压。

(三)临床表现

1.症状

由于肾损伤程度的不同可表现不同的症状,轻者仅有血尿和疼痛,严重者可合并其他脏器损伤。

(1)血尿:为肾损伤最常见、最重要的症状,90%以上的患者可出现肉眼血尿。肾挫裂伤可出现少量血尿,严重肾裂伤则呈大量肉眼血尿,并有血块阻塞尿路。但血尿与损伤程度不成比例,肾挫伤或轻微肾裂伤会导致肉眼血尿,而严重的肾裂伤,如肾蒂损伤、肾动脉血栓形成等,也可仅有轻微血尿或无血尿。

(2)疼痛:患者患侧腰部、上腹部疼痛,可放射到同侧肩部、背部及下腹部。若腹膜破裂,大量尿液、血液流入腹腔,合并有腹腔脏器损伤时,可出现全腹压痛、肌紧张等腹膜刺激症状。当血块通过输尿管时可有剧烈的肾绞痛。

(3)并发症:①休克是严重肾损伤后很重要的表现,常伴有其他脏器的损伤,可为创伤性和/或失血性休克。若短时间内迅速发生休克或快速输血400 mL后仍不能及时纠正休克时,常提示有严重的内出血,会危及生命,需要立即手术治疗。一般多见于开放性肾损伤。②发热。出血、尿外渗容易继发感染,甚至形成肾周脓肿或化脓性腹膜炎,患者出现发热、寒战等全身中毒症状。

2.体征

肾破裂时,血液、尿液渗入肾周围组织使局部肿胀,形成肿块,有明显的触痛和肌紧张。从肿块增长的大小可以推测肾损伤的严重程度。

(四)辅助检查

1.实验室检查

(1)尿常规:可为镜下血尿或肉眼血尿。若尿液颜色由浓变浅提示出血在减轻或趋于停止,反之若血尿颜色逐渐加深则提示有活动性出血,需要采取进一步治疗措施。

(2)血常规:肾损伤24小时内需动态监测红细胞、血红蛋白与血细胞比容,若持续降低提示有活动性出血。白细胞升高提示有感染。

(3)血清碱性磷酸酶:肾创伤后8小时血中碱性磷酸酶开始上升,16~24小时上升最明显,24小时后下降,对早期肾损伤的诊断有意义。

(4)肾功能:需监测肾功能的改变,早期判断有无肾衰竭的发生。

2.影像学检查

(1)B超:通过超声显示肾周有无液性无回声区域、肾影有无扩大、肾实质有无回声不均匀、集合系统有无移位、肾被膜有无中断等特征性改变,有助于对肾损伤的部位、程度、有无包膜下和肾周血肿及尿外渗情况的判断,还可显示肾蒂、对侧肾、邻近其他脏器的损伤情况。

(2)CT:可清晰显示肾皮质裂伤、尿外渗、肾周血肿范围等,还可了解肾周围脏器情况,作为首选检查。

(3)排泄性尿路造影:可评价肾损伤的范围、程度和健侧肾功能。

(4)动脉造影:在排泄性尿路造影效果不佳时使用。选择性肾动脉造影显示肾动脉及肾实质损伤情况,针对存在肾动静脉瘘和创伤性动脉瘤者可针对损伤处进行超选择性血管栓塞,起到止血作用。因逆行肾盂造影易致感染,故不宜采用。

(五)治疗要点

轻微的肾挫伤经绝对卧床休息即可康复。病情稳定的肾挫裂伤也可采用保守治疗。若有大出血、伴有休克的患者应立即实施抢救措施,同时做好手术的准备。

当闭合性肾损伤在以下情况时需手术治疗:①经积极抗休克治疗后生命体征仍未改善,提示有活动性出血。②血尿逐渐加重,血红蛋白与血细胞比容继续降低。③腰部肿块明显增大。④合并有腹腔其他脏器的损伤。手术方法根据肾脏损伤的程度行肾修补术或部分肾切除术、肾切除术、肾动脉栓塞术等。开放性肾损伤均需要手术,手术术式包括肾修补术、肾部分切除术、肾切除术等。

(六)护理措施

1.非手术治疗患者的护理

(1)维持组织灌注:肾创伤大出血合并休克,应迅速配合医师开展抢救工作。建立静脉通路,按照医嘱给予输血、补液、止血、镇静、镇痛等措施。保持足够尿量,观察并记录每小时尿量及尿的性状,监测患者生命体征,同时做好急症手术的术前准备。即使患者生命体征平稳,也应加以注意,保证输血和输液通畅,必要时可加压输血以维持患者的有效循环血容量。

(2)休息与活动:指导患者绝对卧床2~4周,待患者病情稳定、血尿消失后方可离床活动。由于肾组织比较脆弱,若过早、过多离床活动可诱发再出血。肾挫伤需4~6周才趋于愈合,即使几天内尿色转清、局部症状减轻、尿液检查恢复正常,仍需继续卧床休息到规定时间。若到规定的时间后患者血尿仍未消失,则需延长绝对卧床的时间。做好健康指导,增强患者的依从性。

（3）尿液的观察：定时留取尿标本，按顺序比色动态观察尿液颜色变化的趋势，以判断病情进展情况。记录24小时尿量。尿色逐渐加深或尿量减少时应立即通知医师。

（4）腰部肿块的观察：观察患者腰部肿块肿胀的程度，可画出肿块的界线以便观察，若呈进行性增大的趋势，应及时通知医师采取措施。

（5）疼痛的观察与护理：观察患者疼痛的部位与性质，必要时可遵医嘱给予镇痛和镇静药。单纯肾损伤如有腹膜刺激症状需高度警惕腹腔脏器损伤，应及时通知医师。

（6）感染的观察与预防：遵医嘱应用广谱抗生素预防或控制感染，监测体温变化，超过38.5 ℃应采取降温措施。留置导尿管的患者严格无菌操作，并按照护理常规进行尿管护理。

2.手术患者的护理

（1）术前护理。①心理护理：患者受伤后情绪较焦虑，希望更多了解自己的病情，当医师通知其手术时更容易产生恐惧心理，因此护士应向患者耐心讲解手术方式与必要性，做好手术前的指导。②术前准备：按照外科常规手术进行准备，同时注意密切观察生命体征，及时发现病情变化，根据医嘱及时给予输血、补液的抗休克治疗，减少搬动危重患者，以免加重损伤。

（2）术后护理。①监测生命体征：闭合性肾损伤约40％合并休克，开放性肾损伤85％合并休克，加之手术创伤失血，患者更容易发生休克，因此手术后应严密监测患者血压、脉搏、呼吸、神志的变化，如患者出现血压下降、脉搏增快、呼吸浅快、神志模糊，应立即通知医师采取有效措施维持患者生命体征的平稳，遵医嘱给予输血、补液、维持水、电解质平衡治疗。②活动：肾修补术患者术后需绝对卧床2～4周，病情稳定，血尿消失后才可离床活动。肾切除术后生命体征平稳可给予半卧位，术后第一天开始逐渐增加活动，引流管拔除后可指导患者离床活动，活动以循序渐进、患者能耐受为宜，切忌突然增加活动量或不活动。③监测尿量：尿量是观察患者有无休克及判断肾功能是否受损的重要指标，应准确记录24小时尿量，必要时监测每小时尿量，若患者尿量减少应及时通知医师采取措施。④引流管的护理：观察引流的量、颜色及性状，并详细记录。有效固定，指导患者在翻身活动时加以注意，防止引流管脱落。保持引流通畅，每2小时挤压引流管1次。防止引流管打折、受压和堵塞，禁止将引流管提到超过引流平面的位置，防止逆行感染。⑤有效镇痛：创伤及手术使患者感觉疼痛明显，遵医嘱应用镇痛药或使用患者自控镇痛泵（PCA），注意评估镇痛的效果，同时增加与患者的交流以转移其注意力、让患者听轻音乐等缓解疼痛的辅助方法，对加强镇痛效果有一定的帮助。应用镇痛药与PCA两种方法不可同时使用，除非有麻醉师医嘱，否则会造成麻醉性镇痛药的不良反应（呼吸抑制）增强，危及患者生命安全。⑥观察患者术后有无感染的发生：注意监测患者体温的变化及引流液和尿液的情况，每天测4次体温；保持伤口敷料的清洁与干燥，有渗出及时更换。留置导尿管期间每天2次会阴护理。保持引流管及尿管不可高于引流平面，否则会造成逆行感染。

（3）健康指导：指导患者注意休息，2～3个月内不宜参加体力劳动或竞技运动，防止发生肾脏创伤面再度撕裂出血。多饮水，保持尿路通畅。注意观察尿液的颜色变化、伤侧腰部有无肿胀感觉，出现异常情况及时到医院诊治。肾切除患者注意保护健侧肾脏功能，减少应用对肾功能有损伤的药物。每年复查肾功能，及时发现并发症。

二、输尿管损伤

输尿管连接肾盂和膀胱，是管状向下方输送尿液的器官，位于腹膜后间隙内，较细，直径为0.4 mm，有周围组织的保护，且有一定的活动度，外伤中输尿管损伤很少见，多数为医源性损伤。

(一)病因

1.医源性损伤

(1)开放性手术损伤:常见于骨盆、后腹膜手术,术中较难发现,一般在术后出现漏尿或无尿时才被发现。

(2)腔内器械损伤:经膀胱镜逆行输尿管插管、输尿管镜检查、取石或碎石时,当输尿管存在狭窄、扭曲、粘连、炎症时易发生输尿管撕裂、穿孔或拉断。

(3)放射性损伤:见于宫颈癌、前列腺癌进行放射治疗后,输尿管出现水肿、出血、狭窄、坏死等。

2.外伤性损伤

较为少见,可见于枪击伤、锐器刺伤等情况,另外交通事故、高处坠落伤等也可引起输尿管的撕裂。一般都伴有大血管和腹腔脏器的损伤。

(二)病理

根据损伤的类型和处理时间的不同,可分为挫伤、穿孔、结扎、钳夹、切断或切开、撕裂、扭曲、缺血、坏死等。

轻微输尿管挫伤可自愈,不会引起输尿管狭窄。一侧输尿管被结扎或切断,会引起该侧肾积水,长期会使肾功能损伤,最终造成肾萎缩。双侧均被结扎,则会出现无尿。

(三)临床表现

1.症状

(1)血尿:常见于器械损伤输尿管黏膜,随着损伤的修复,血尿逐渐减轻和消失。当输尿管被结扎或完全切断时可无血尿出现,因此血尿的有无和轻重与损伤程度不一致。

(2)尿外渗:可发生于输尿管损伤时或几天以后,尿量减少,腰痛、腹痛、腹胀,继发感染时,患者可出现高热、寒战等全身症状。

(3)尿瘘:指尿液经瘘管从腹壁创口、阴道、肠道创口流出体外,长久不愈。

(4)梗阻症状:输尿管被缝扎或结扎后引起同侧输尿管的梗阻,造成肾积水,可伴有发热。输尿管损伤也可引起不全梗阻,出现上述症状。

2.体征

局部可扪及包块。若尿液渗入腹腔,则会产生腹膜刺激症状。肾区可有叩击痛。

(四)辅助检查

(1)手术时怀疑输尿管损伤时,可静脉注射靛胭脂,由裂口可见蓝色的尿液从损伤处流出。术中或术后可选择膀胱镜检查,如输尿管被结扎或裂口较大甚至断裂,则伤侧输尿管口无蓝色尿液喷出。

(2)B超可见尿外渗、肾积水改变。

(四)治疗要点

输尿管穿孔或黏膜损伤,留置输尿管支架管(即双J形输尿管支架引流管),待损伤愈合后于膀胱镜下拔除。若输尿管被结扎或缝扎,术中发现应立即解除结扎线,切除结扎端作对端吻合,同时留置双J形输尿管支架引流管即可。若损伤时间较长,引起输尿管完全梗阻,则需作肾造瘘,缓解对肾功能的继续损害,3个月后再进行输尿管修复。手术患者按照护理常规进行,输尿管检查或手术患者都需要留置双J形输尿管支架引流管,一般2~4周后在膀胱镜下拔除。

(五)护理措施

手术患者的护理同一般护理常规,留置双 J 形输尿管支架引流管患者的护理见"泌尿系统结石"。

三、膀胱损伤

膀胱为囊性器官,位于腹膜外,当膀胱空虚时位于骨盆深处、耻骨联合后方,四周有骨盆的保护,很少发生膀胱损伤;当膀胱充盈时高出耻骨联合至下腹部,且膀胱壁较薄,在外力作用下容易受到损伤,或当骨盆骨折时,骨折的断端可能刺破膀胱,发生膀胱破裂。

(一)病因

1.开放性损伤

由子弹、锐器贯通所致,常合并其他脏器损伤。

2.闭合性损伤

膀胱充盈时遭到撞击、挤压等造成膀胱损伤。

3.医源性损伤

在膀胱镜检查或治疗时损伤到膀胱。

4.自发性损伤

有病变的膀胱(如膀胱结核)过度膨胀后发生的破裂称为"自发性膀胱破裂"。

(二)病理

1.挫伤

膀胱黏膜或肌层损伤,可有血尿,无尿外渗。

2.膀胱破裂

(1)腹膜外型:较腹膜内型常见。多见于骨盆骨折时,常合并尿道损伤。腹膜完整未破裂,尿液外渗到膀胱周围组织及耻骨后间隙,并达骨盆底部,向上沿输尿管周围组织可蔓延至肾区。

(2)腹膜内型:较为少见,但后果较严重。膀胱壁破裂伴腹膜破裂,尿液进入腹腔引起腹膜炎。常合并其他器官的损伤。

(三)临床表现

1.症状

(1)休克:骨盆骨折合并膀胱破裂时患者会出现休克,一般因骨盆骨折所致的剧烈疼痛、大出血、尿外渗引起的腹膜炎导致患者发生休克。

(2)腹痛:膀胱破裂时尿外渗引发腹痛及血肿。

(3)血尿与排尿困难:膀胱损伤时血尿呈终末加重,患者有尿意但不能排出或仅排出少量血尿,膀胱内有血块堵塞时或有尿外渗时则无尿液排出。

2.体征

腹膜外膀胱破裂时可引起下腹部疼痛、压痛及肌紧张,腹膜内破裂时尿液流入腹腔引起急性腹膜炎症状,并有移动性浊音。开放性损伤与体表伤口漏尿则形成尿瘘,如与直肠、阴道相通,经肛门、阴道漏尿。闭合性损伤长期感染后破溃亦可形成尿瘘。

(四)辅助检查

1.导尿试验

在严格无菌操作下插入导尿管,膀胱损伤时,注入无菌生理盐水 200 mL,片刻后吸出,液体外渗时吸出量会减少,若液体进出量差异很大时提示膀胱破裂,也称之为测漏试验。

2.X线检查

腹部平片可以发现骨盆或其他部位的骨折。膀胱损伤时行膀胱造影,可发现造影剂漏至膀胱外;腹膜内膀胱破裂时显示造影剂衬托的肠襻;注入空气造影见膈下游离气体提示腹膜内膀胱破裂。

3.B超

可显示损伤处的尿外渗、尿漏情况。

(五)治疗要点

损伤较小的膀胱破裂可留置导尿管引流尿液10天左右,同时应用抗生素预防感染,待伤口愈合后拔除导尿管。较大的膀胱破裂病情严重者需立即施行手术修补。尿潴留不能进行导尿和手术治疗的患者应协助医师行膀胱造瘘术以引流尿液。若患者病情危重,先进行输血、补液等抗休克治疗。

(六)护理措施

1.心理护理

主动关心、安慰患者,向患者详细解释护理措施的目的及效果,消除患者和家属的焦虑与恐惧,多使用激励的语言,及时反馈患者积极的病情变化,增强患者战胜疾病的信心。

2.病情观察

监测患者生命体征,判断有无休克或感染表现;观察血尿有无逐渐加深、排尿困难的程度、腹部疼痛有无缓解等情况,了解病情变化。有骨盆骨折的患者需按照医嘱卧硬板床及输血、补液治疗,注意观察患者有无休克的发生。

3.留置导尿管的护理

(1)妥善固定导尿管,保持留置导尿管通畅,避免导尿管扭曲折叠,血尿较重的患者需定时挤压尿管以防止血块堵塞。如血尿较重,尿管无尿液流出,患者下腹部胀满时说明有血块堵塞,应及时通知医师进行高压膀胱冲洗,及时冲出血块,以保持尿管的通畅。另外膀胱内尿液潴留会延长损伤的愈合,且潴留的尿液也会经创面流至膀胱侧间隙诱发感染的发生。

(2)嘱患者多饮水,24小时饮水2 000 mL以上,保证足够的尿量,记录尿液的色、量及性状。

(3)定时清洁、消毒尿道外口,每天2次,防止逆行感染。

(4)遵医嘱10天左右拔管。

(5)拔管后继续观察排尿情况,必要时重新放置导尿管。

4.耻骨上膀胱造瘘患者的护理

(1)保持引流通畅:正确固定引流管,防止过度牵拉或脱落,定时观察,保持引流通畅。

(2)预防感染。造瘘口周围定期换药,保持局部干燥,渗出较多时应及时更换;每周行尿常规化验及尿培养1次,造瘘5天内避免进行膀胱冲洗,5天后根据患者病情酌情进行。

(3)拔管护理:造瘘管过早拔除易造成耻骨后间隙感染,留置10~12天拔管,防止造瘘管从膀胱内脱出。拔管前先夹管,观察患者排尿是否通畅后方可拔管,拔管后造瘘口可有少量渗出,可用油纱填塞。

5.开放手术患者的护理

膀胱破裂修补术后护理内容包括一般手术患者的护理、留置导尿管的护理、引流管及膀胱造瘘的护理。注意观察引流管引流出液体的量、色及性状,引流管引出液体量较多,颜色较淡,有可能发生尿瘘,及时通知医师。

6.健康指导

(1)留置导尿管和膀胱造瘘时应向患者及家属做好相关指导,使其了解留置管道的意义和注意事项,患者及家属能掌握自我护理的方法。

(2)指导患者多饮水,勤排尿,不要憋尿,防止影响刀口愈合。

(3)部分骨盆骨折合并膀胱破裂患者可能发生阴茎勃起功能障碍,指导患者进行心理训练及采取辅助性治疗。

（邵园园）

第三节 泌尿系统结石

泌尿系统结石是泌尿系统常见的疾病之一,又称之为尿石症、尿路结石,包括肾结石、输尿管结石、膀胱结石和尿道结石。根据解剖位置泌尿系统结石分为上尿路结石(肾和输尿管结石)和下尿路结石(膀胱和尿道结石)。

一、上尿路结石

肾和输尿管结石称为上尿路结石,男性比女性多见。

(一)临床表现

1.症状

尿路结石主要症状是与活动有关的疼痛和血尿,较大的鹿角型结石一般无明显症状。

(1)疼痛:肾结石可引起肾区的疼痛,部分患者平时无明显症状,在活动后出现腰部钝痛;较小的肾结石活动范围较大,症状明显,刺激输尿管的剧烈蠕动诱发肾绞痛,患者表现为活动后突然出现腰部或上腹部阵发性疼痛,剧烈难忍、大汗,还可伴有恶心和呕吐。此外输尿管结石也可引起肾绞痛,并沿输尿管走行放射至同侧腹股沟、大腿内侧,乃至同侧睾丸或阴唇。若结石位于输尿管膀胱壁段或输尿管口,可伴有膀胱刺激症状以及尿道和阴茎头部放射痛。

(2)血尿:表现为肉眼或镜下血尿,一般于活动后出现,与结石对尿路黏膜的损伤有关。若结石固定不动时也可无血尿。

(3)恶心、呕吐:肾绞痛时,输尿管管腔压力升高,管壁局部扩张、痉挛和缺血,由于输尿管与肠有共同的神经支配因而可引起恶心与呕吐的症状。

(4)膀胱刺激征:当结石伴有感染,或结石位于输尿管膀胱壁段时,可出现尿频、尿急和尿痛的膀胱刺激征。

(5)并发症表现:结石继发感染时可有急性肾盂肾炎或肾积脓,患者表现为发热、寒战等全身症状。结石引起一侧或双侧尿路梗阻时,可导致一侧肾脏功能受损、无尿或尿毒症。

2.体征

肾结石患者肾区可有明显的叩击痛。

(二)辅助检查

1.实验室检查

可见到肉眼或镜下血尿,伴有尿路感染时可为脓尿、细菌培养阳性。

2.影像学检查

泌尿系统平片能发现 95% 以上的结石,纯尿酸结石不显影;B 超可以显示结石的大小、位置,以及肾积水、囊性病等病变;排泄性尿路造影还可了解肾盂、肾盏的形态及肾脏功能的改变,有助于判定有无尿路异常结构改变。纯尿酸结石和胱氨酸结石在 X 线下不显影,可以使用 CT。放射性核素肾成像,可以了解肾脏功能受损害的程度及评价治疗后肾功能恢复情况。

3.内镜检查

对于不能确定的结石进行肾镜、输尿管镜和膀胱镜检查以确定有无结石存在,同时还可进行治疗。

(三)治疗要点

上尿路结石治疗根据结石的性质、形态、大小、部位、患者个体差异等因素的不同而选择不同的治疗方案。有基础疾病形成的结石应针对病因治疗。直径<0.6 cm,光滑,无尿路梗阻、感染的纯尿酸结石和胱氨酸结石可行保守治疗。直径≤2 cm 的肾、输尿管上段结石,肾功能好,结石下段无狭窄,无感染可以选择体外冲击波碎石(ESWL),直径>2 cm 的所有需开放手术的肾结石均可采取经皮肾镜取石或碎石术(PCNL)。对于中下段输尿管结石可选择输尿管肾镜取石或碎石术(URL),输尿管软镜可用于<2 cm 的肾结石。开放性手术对患者的损伤较大,由于内镜技术及 ESWL 技术的广泛普及,开放性手术已越来越少地采用。

(四)护理措施

1.保守治疗的护理

(1)饮食:根据结石的成分有针对性地指导患者调整饮食,注意向患者讲明饮食疗法的重要性,以增强其依从性。高钙饮食的患者需减少钙的摄入;草酸钙结石患者宜低钙、低草酸、低脂肪饮食,多食含纤维素丰富的食物,避免大量服用维生素 C,增加维生素 B_6 的摄取量;尿酸结石的患者宜低嘌呤饮食,限制肝、脑、肾等动物内脏的摄入。

(2)饮水:指导患者每天保证足够的饮水量,每天液体摄入最好在 3 000~4 000 mL,维持每天尿量在 2 000 mL 以上最佳。需将全日饮水量平均分配,分别于晨起、餐间和睡前给予。大量饮水可促使小的结石排出,稀释尿液,防止尿石结晶形成,减少晶体沉积,延缓结石增长速度。若合并感染,大量的尿液可促进引流,利于含有细菌的尿液及时排出体外,促进感染的控制。

(3)活动:活动可以促进结石的排出,如患者没有尿路梗阻,在指导患者大量饮水的同时,可让患者在身体允许的情况下进行一些跳跃活动或其他体育运动,以促进结石的排出。

(4)肾绞痛的护理:遵医嘱联合应用解痉与镇痛剂。肾区局部热敷以减轻疼痛。患者若伴有严重的恶心、呕吐时,需禁食水、遵医嘱从静脉补充液体和电解质。

(5)血尿的护理:有血尿的患者,护士应指导患者放松,不必紧张,多饮水,一般可减轻。

2.体外冲击波碎石患者的护理

术前不需特殊准备,应做好结石定位。术后护理包括以下内容。

(1)饮食:术后即可进食水,应指导患者多饮水以促进结石的排出。若患者出现头晕、恶心、呕吐等症状,可指导患者卧床休息,适当禁食,从静脉补充营养和水分。

(2)观察碎石排出情况:每次排尿后用滤过网或纱布滤过,以观察碎石的排出情况。

(3)活动:碎石后应经常变换体位,适当活动以促进碎石排出。

(4)并发症的观察及护理:ESWL 术并发症包括肾绞痛、尿路梗阻、血尿、发热、皮肤损伤等。①过多细碎的结石迅速大量涌入输尿管,积聚形成"石街"引起尿路梗阻,也可合并继发感染等,严重者可引起肾功能改变,常见于巨大肾结石碎石后,患者可出现腰部的疼痛或不适,因此碎石后 48 小时指导患者卧床休息,多饮水,使结石随尿液缓慢、逐渐地排出。②血尿的患者指导其不必紧张,主要是由于结石在移动过程中对黏膜损伤所致,一般多饮水即可缓解,不需特殊处理。③部分患者术后会出现发热,主要是由于感染性结石内的细菌播散、术后出现梗阻合并感染所致,因此术后注意监测患者体温变化,超过 38.5 ℃可采用物理降温,若患者出现寒战、高热应急查血常规和血培养,并遵医嘱给予药物降温。④碎石术后患者局部皮肤会出现发红、发热等皮肤损伤,指导患者不要用手抓挠,1~2 天即可恢复。

3.输尿管镜取石或碎石术患者的护理

术前准备同外科一般手术,进入手术室需要携带患者影像学资料,以利于术中结石的定位。术后护理内容包括以下几项。

(1)饮食护理:术后 4~6 小时可进食水,指导患者多饮水"自然冲洗"尿路,防止泌尿系统感染,促进结石的排出。

(2)尿管护理:术后留置导尿管,1~2 天即可拔除。留置导尿管期间保持会阴部清洁,遵医嘱应用抗生素,预防感染。

(3)双 J 形输尿管支架引流管护理。

留置导尿管的护理:为防止膀胱压力增加后使尿液通过双 J 形输尿管支架引流管逆流引起感染而留置导尿管,按尿管的常规进行护理,需注意观察引出尿液的颜色、性状与尿量情况。一般术后 3 天血尿应逐渐减轻,活动后可稍加重,不需特殊处理。指导患者多饮水,保证每天尿量在 1 500 mL 以上,可减轻血尿的颜色,同时还可防止结石的形成。出血严重者可遵医嘱应用止血药。出院前拔除尿管。

并发症护理:①膀胱输尿管反流。双 J 形输尿管支架引流管放置后,肾盂输尿管圆锥失去充盈刺激,致使输尿管蠕动明显减弱或消失,膀胱输尿管抗反流机制被解除,长期留置可致输尿管末端被动扩张。在排尿状态下,膀胱内压力升高,膀胱内尿液除大部分通过尿道排出体外,另有少量尿液通过双 J 形输尿管支架引流管腔反流至肾盂,引起逆行感染,导致腰腹部疼痛不适、肾盂肾炎,远期可致肾功能受损。因此术后要减少增加腹压的任何因素,预防大便干燥,避免用力咳嗽和排便以及腹压排尿等造成膀胱压突然升高的动作,增加排尿次数并及时排空膀胱,缓慢地增加膀胱压,不可憋尿,避免尿液反流。②尿路刺激征。由于双 J 形输尿管支架引流管放置位置不当或移动致使膀胱内导管过长刺激膀胱三角区或后尿道。若症状明显者应给予解痉治疗,严重者需通过膀胱镜调整双 J 形输尿管支架引流管的位置。③疼痛。由于双 J 形输尿管支架引流管刺激引起输尿管平滑肌痉挛可导致肾绞痛,应嘱患者注意休息,运用放松技巧,分散注意力,适当应用解痉镇痛药物治疗。④感染。感染是常见的并发症,可引起膀胱刺激症状,严重者可出现发热、菌尿、脓尿等。应用抗生素、缩短置管时间、及时拔除,是防止感染的有效措施。⑤输尿管穿孔。患者可出现尿液外渗,表现为腰部不适或疼痛,伴有感染时体温升高。应及时发现给予对症处理。

4.经皮肾镜取石或碎石术患者的护理

(1)术前护理:重点内容是帮助患者建立战胜疾病的信心,使其恢复正常心态,以提高对手术的耐受力。

心理准备:向患者详细讲解 PCNL 的优越性,介绍成功病例,鼓励患者积极配合,以利于术后康复。对于存在心理顾虑的患者应多做解释与疏导工作,以增强自信心。

手术体位的训练:患者在手术过程中分别需要采取截石位和俯卧位,患侧抬高 20°～25°。术前护士应指导患者进行手术体位的训练,尤其是俯卧位,一般患者难以耐受,且复杂的结石手术时间长,体位的改变对患者呼吸及循环系统的影响较大,因此应指导患者从俯卧位 30 分钟开始练习,逐渐延长至 45 分钟、1 小时、两小时等。通过训练使患者能耐受体位的改变,同时使呼吸及循环系统得到一定的适应,减少术中、术后心血管意外的发生。

控制疼痛与感染:患者存在肾绞痛时应及时采取镇痛、对症处理。术前感染的控制是手术及术后患者安全的保证,术前需应用广谱抗生素药物治疗。对于伴有感染的患者,如高热达 39 ℃以上应及时进行血培养及药敏试验,选择敏感的抗生素,同时配合物理及药物降温,直至体温平稳、血常规白细胞数量正常3 天以上方可手术。

(2)术后护理:术后重点是做好病情观察,协助患者顺利康复,及时发现并治疗并发症。

监测患者生命体征:术后给予患者去枕平卧位 6 小时,根据患者手术时间与胃肠功能适当禁食水,心电监护 24 小时。如果患者出现血压下降、心率增快、呼吸加快,应高度怀疑有出血的可能,注意观察肾造瘘管及尿管引出尿液的性质与量,及时通知医师采取措施。注意观察患者体温变化,术中冲洗易导致尿路细菌或致热源通过肾血管吸收入血引起菌血症,患者术后出现体温升高,甚至可达 39.5 ℃以上,及时使用敏感抗生素治疗并配合物理或药物降温。尽管术前使用抗生素,尿培养无细菌生长,仍有部分患者经 PCNL 取出感染性结石后,出现菌尿、脓毒败血症,甚至休克,因此应注意观察患者有无感染性休克的表现,如体温超过 40 ℃,出现血压下降、心率加快、神志恍惚等休克症状。若有出血倾向不及时处理,会迅速导致病情恶化,甚至出现 DIC,危及患者生命。

肾造瘘管及留置导尿管的管理:①严密观察肾造瘘管及尿管引流尿液的颜色、性状和量,准确做好记录。出血是经皮肾镜术最常见、最严重的并发症之一,若不及时处理,患者很快会出现休克。大部分患者术后出血量不多,逐渐减少,术后第一天转清,不需要特殊处理。若引流尿液颜色鲜红,量较大,则可能有肾血管出血,应立即通知医师夹闭肾造瘘管,使血液在肾、输尿管内压力升高,形成压力性止血,5～10 分钟后再次观察有无进行性出血情况,6 小时和 8 小时后打开,引流液的颜色逐渐减轻,24 小时后一般可转为淡红色。②保持尿管的通畅,保证有效的引流。如出现造瘘管周围有渗血或渗尿应考虑管道是否堵塞,可用手指向远端挤压造瘘管,或用注射器抽吸,或以无菌生理盐水少量、多次、低压反复冲洗。固定好肾造瘘管,严防脱落。③注意观察腹部症状和体征。定期询问患者有无腹胀、腹痛等症状,腹部查体有无腹部压痛、反跳痛等体征,警惕尿漏引起的腹膜炎发生。④执行留置导尿管的护理常规。

留置双 J 形输尿管支架引流管的护理:详见本节"输尿管镜取石或碎石术患者的护理"。

活动指导:根据患者肾造瘘管及尿管引流尿液的情况指导患者活动,术后需绝对卧床,给予患者肢体按摩,指导其双下肢被动和主动的活动,也可穿腿长型的弹力袜,防止下肢深静脉血栓形成,交接班时注意评估并记录患者双下肢有无肿胀、麻木与疼痛,皮肤温度有无升高,足背动脉搏动是否明显,一旦出现上述任何情况都应及时通知医师。如术后 5～7 天患者引流的尿液逐渐转清为淡粉色,甚至为黄色时可以指导患者床上活动,注意观察引流尿液的情况,如颜色未加深,可指导患者增加活动量,从床边到离床活动。重点在于指导患者活动量从小到大逐渐过渡,防止突然增加活动后出现虚脱或直立性低血压,严重者会由于血液循环加速导致栓子脱落诱发肺梗死、脑梗死以及诱发心梗发作。认真做好患者指导,使患者正确认知,增加依从性,顺利渡过康复期。若患者活动后尿液颜色加深,应通知医师,遵医嘱再卧床休息至尿液颜色转为正常。

5.开放手术患者的护理

开放手术治疗包括肾盂切开取石、肾实质切开取石、肾部分切除术、肾切除术和输尿管切开取石术等。

(1)尿管护理:术后患者需留置导尿管,除肾切除术外,肾盂切开取石术、输尿管切开取石术需要留置双J形输尿管支架引流管。尿管留置时间较长,一般7～10天,目的是充分引流膀胱尿液,减轻膀胱张力,防止尿液反流。按护理常规进行尿管护理,排气后指导患者多饮水冲洗尿路,尿管的拔除时间遵医嘱执行。

(2)休息与活动:肾实质切开取石术后患者需要绝对卧床休息2～4周,以减少出血。护士应向患者讲明绝对卧床的重要性,使患者配合治疗。防止增加患者活动的因素,如剧烈咳嗽会经常震动胸壁,可给患者进行雾化吸入,以稀释痰液利于咳出。

(3)引流管护理:开放性手术一般均留置引流管1枚,应保持引流管的通畅,充分引流渗出的液体。准确记录24小时引流量,若引流量较多,颜色较淡,则可能有尿液的漏出,保持尿管的通畅,通知医师,同时指导患者不必紧张,减少活动、多休息,可逐渐恢复。

6.健康指导

(1)饮水指导:指导患者大量饮水,若每天尿量少于1.2 L时,发生尿石症的危险性显著增加,稀释的尿液可延缓结石增长的速度并防止手术后结石的复发。因此成人每天饮水量最好保证尿量在2 000 mL以上,夜间增加一次饮水,以保证尿液呈稀释状态,减少结晶形成。

(2)饮食指导:平衡饮食最为重要,防止某一营养成分摄入过多。根据结石成分、患者体质、代谢状态等情况相应调节饮食构成。高钙尿症患者应低钙饮食;草酸盐结石的患者应限制菠菜等深绿色蔬菜的摄入,禁浓茶;尿酸结石患者应限制动物内脏等高嘌呤食物的摄入。结石患者的预防重于治疗,合理的饮食可以有效降低结石患者的复发率,因此护士应向患者讲明饮食的重要性与详细内容,提高患者的认识。

(3)留置双J形输尿管支架引流管的指导:指导患者出院后不宜做四肢及腰部同时伸展动作,不做突然的下蹲动作及重体力劳动,预防便秘,减少引起腹压升高的任何因素,防止双J形输尿管支架引流管滑脱或上下移动。定时排空膀胱,不要憋尿,避免卧位排尿,防止尿液反流。指导患者注意观察尿色、尿量,有异常或排尿后腰痛不能缓解者及时就诊。提醒患者按医嘱规定的时间拔除双J形输尿管支架引流管,留置时间过长会因双J形输尿管支架引流管上附着结石而造成拔管困难。

(4)用药指导:需要应用药物治疗的患者根据医嘱做好用药的指导。有基础疾病的患者应指导其出院后到相应门诊进行诊治。

(5)复查:碎石后半个月复查腹平片,观察碎石排出情况。必要时,重复碎石,间隔不得少于7天。

二、下尿路结石

下尿路结石包括膀胱结石和尿道结石。

(一)膀胱结石

膀胱结石以继发性膀胱结石多见,常见于膀胱出口梗阻、膀胱憩室、异物、神经源性膀胱或肾结石排入膀胱,男性多见。原发性膀胱结石多见于男孩,与营养不良和低蛋白饮食有关,随着我国经济的发展和生活水平的提高,已很少见。

1.病因

(1)营养:在经济水平较低的国家,新生儿营养不良,蛋白质摄入较少,患儿尿量减少且浓缩,长期低蛋白饮食导致婴儿营养不良性酸中毒,尿呈强酸性,导致膀胱内尿酸盐结石形成。母乳或牛乳喂养可以预防膀胱结石的发生。

(2)下尿路梗阻:见于尿道狭窄、前列腺增生、膀胱颈部梗阻、肿瘤等情况,膀胱内尿盐沉积而形成结石,老年人多见。

(3)膀胱异物:膀胱内异物,如线头、导管、金属物等均可使尿盐沉积在其周围而形成结石。

(4)感染:继发于下尿路梗阻或膀胱异物的感染,尿中 pH 升高,尿中磷酸钙、铵和镁盐沉积,形成膀胱结石。

(5)其他:见于代谢性疾病、寄生虫等。

2.临床表现

(1)症状:膀胱结石的典型症状为排尿突然中断,伴有排尿困难和膀胱刺激症状,改变体位后可缓解疼痛并继续排尿。排尿中断时可伴有疼痛并放射至远端尿道及阴茎头部,常伴有终末血尿。并发感染可有脓尿。

(2)体征:患者排尿中断后须改变体位或摇晃身体才能继续排尿。

3.辅助检查

(1)B超检查:可发现结石的大小及位置,同时还可发现膀胱憩室、前列腺增生等情况。

(2)X线检查:大多数结石能被显影。

(3)膀胱镜检查:能直接看到膀胱内结石,并同时可发现膀胱内其他病变。

(4)直肠指检:较大膀胱结石可被扪及。

4.治疗要点

需手术治疗,采用经尿道膀胱镜取石或碎石术、耻骨上膀胱切开取石术。如存在前列腺增生、膀胱异物、尿道狭窄等形成结石的因素应在取石的同时一并处理。

5.护理措施

(1)经尿道膀胱镜取石或碎石术:术后除按术后常规护理外,应注意保持尿管引流的通畅、观察尿管引流尿液的颜色,部分患者会出现尿液颜色较深,呈深红色,或伴有血块,应及时通知医师,必要时进行膀胱高压冲洗冲出血块或给予持续膀胱冲洗,待患者尿液颜色转为淡黄色即可停止冲洗。一般 3~4 天拔除尿管。

(2)耻骨上膀胱切开取石术:术后患者留置导尿管、膀胱侧间隙引流管和/或膀胱造瘘管。保持尿管与膀胱造瘘管的引流通畅,否则会由于尿液潴留膀胱压力升高导致尿液经造瘘管渗出至膀胱侧间隙,引流管内液体引流增多,且颜色为淡红色,影响切口的愈合。做好引流管与尿管的护理。根据患者病情的恢复及医嘱拔除引流管与尿管。最后拔除膀胱造瘘管,拔管前应先行闭管,如患者能自行经尿道排尿后方可拔除。

(3)健康指导:①指导患者遵医嘱定期到门诊复查。②多喝水,勤排尿,不要憋尿,每天保持尿量最好在 1 500 mL 左右。③及时治疗泌尿系统感染。④根据结石形成的原因给予相应的指导。

(二)尿道结石

尿道结石绝大多数来自肾和膀胱,有尿道狭窄、憩室及异物时也可致尿道结石。主要见于男性,常位于前尿道。

1.临床表现

(1)症状:典型症状为排尿困难,呈点滴状,同时伴有尿痛和会阴部疼痛,严重者可发生尿潴留。

(2)体征:前尿道结石可沿尿道扪及,后尿道结石经直肠指检可触及。

2.辅助检查

B超和X线检查可明确病变部位。

3.治疗要点

尿道结石应根据结石的大小、形状、所在部位及尿道情况决定治疗方式。小的结石可直接取出或轻轻向尿道远端推挤、钩出或钳出,注意操作温柔,避免损伤尿道。后尿道结石可用尿道探条将结石轻推入膀胱,再按膀胱结石进行处理。

4.护理措施

(1)执行一般手术前、后护理常规。

(2)健康指导:指导患者出院后多饮水、勤排尿,尤其不要憋尿,尿道结石取出后可发生尿道狭窄,因此出院后应注意观察排尿情况,需要时定期到医院进行尿道扩张。

(邵园园)

第四节　泌尿系统肿瘤

一、肾癌

肾癌是泌尿系统较常见的肿瘤之一,仅次于膀胱癌。又称肾细胞癌、肾腺癌等,是肾脏最常见的实质性恶性肿瘤。

肾癌高发年龄为50～70岁,男女发病比例为2∶1。随着体检的普及,越来越多没有临床表现的肾癌在体检和检查其他疾病时被发现,称之为"偶发肾癌"。

(一)病因

肾癌的病因不明确,可能与以下因素有关。

1.吸烟

增加发生肾癌的危险,与吸烟量、吸烟时间有关。

2.肥胖

流行病学调查发现肥胖与肾癌的发病有相关性。

3.职业

有些化学物质,如二甲胺、铅、镉等,动物实验可诱发肾癌,但在人体尚未证实。石油精炼厂和石油化工产品行业、报纸印刷工人、干洗等行业因接触有害化学物质增加肾癌危险性。

4.激素和药物等化学物质

特别是激素对动物和人类可能引起肾癌;利尿药可能是促进肾癌发生的因素,高血压患者因服用利尿药易发生肾癌。

5.其他

长期患有肾结石及感染可诱发上皮化生及不典型增生而发展成癌;此外,透析者容易发生肾癌,因此透析超过3年者应每年进行B超检查。家族性肾癌为染色体遗传病,多数发病年龄比较早,趋于多病灶和双侧性。

(二)病理

肾癌常累及肾脏的一侧,多为单发,肿瘤为类圆形、实性。肾癌没有真正的组织学包膜,但常有被压迫的肾实质和纤维组织组成假包膜。肾癌细胞含有3种基本细胞类型,即透明细胞、颗粒细胞、梭形细胞。以透明细胞为其主要成分占60%~85%,由肾小管上皮细胞发生而来。约半数肾癌同时有两种细胞。以梭形细胞为主的肾癌恶性度最高,预后最差,较少见。局限在包膜内的肾癌恶性度较小。肾癌的转移途径有3种:直接蔓延、血行转移和淋巴转移。

(三)临床表现

肾位置深在,一般出现症状多为晚期,且肾癌的临床表现多变。

1.症状

(1)血尿、腰痛、肿块,是肾癌典型的临床表现,然而只有10%的患者同时具备3种症状,一般患者只有其中的一项或两项,但均为晚期表现。血尿的特点为间歇性、无痛、全程肉眼血尿,血尿的程度与肾癌体积大小和分期并不一致,邻近肾盂、肾盏的肿瘤随着肿瘤的生长容易穿破肾盂、肾盏出现血尿,而肿瘤向外生长可以无血尿发生。多数患者表现为腰部钝痛或隐痛,多由于肿瘤生长牵拉肾包膜而引起。肿瘤内部出血或尿中血块通过输尿管时则可引起剧烈腰痛或腹痛,当肿瘤侵犯周围脏器和腰肌时疼痛较重且为持续性。

(2)副瘤综合征:也称为肾外表现,易与全身其他疾病相混淆,而忽略肾本身病变。包括发热,高血压,血沉增快,红细胞增多症,肝、肾功能异常等。肾癌患者发热是由于肿瘤本身产生的内生致热源,男性精索静脉曲张,平卧后不能消失,提示有肾静脉或下腔静脉内癌栓形成。

(3)转移症状:如病理骨折、咯血、神经麻痹及转移部位疼痛。

2.体征

当肿瘤长大到一定程度时可在腰、腹部触及肿大的肾脏。

(四)辅助检查

1.B超检查

B超可以发现肾内直径1 cm以上的占位病变。因其检查简便、无创、经济,在体检时常使用。若体积较小的肾占位病变可结合CT或肾动脉造影来确定。

2.放射线检查

(1)尿路平片(KUB):可见肾的外形增大,肿瘤内有时可见钙化影。

(2)静脉尿路造影(IVU):可见肾盂肾盏受压变形,出现不规则形、狭窄、拉长、移位或充盈缺损。肿瘤较大、破坏严重时患肾不显影。IVU还可了解双肾功能尤其是健侧肾功能情况。

(3)CT:可以发现肾内直径0.5 cm以上的病变,能明确显示肾脏肿瘤的大小、部位、与邻近器官的关系。

(4)MRI:对肾癌的分期很准确,尤其对肾静脉和下腔静脉内有无癌栓的辨别优于CT,但发现肿瘤不如CT。

3.血管造影

能显示新生血管、动静脉瘘、肾静脉和腔静脉病变。当肿瘤坏死、囊性变、动脉栓塞时血管造影可不显影。目前肾动脉造影常用于较大的或手术困难的肾癌,术前进行造影和动脉栓塞,可以减少手术出血量。对于晚期肾癌,动脉栓塞加入化疗药物可以作为姑息疗法。因血管造影剂有肾毒性,不适用于肾功能不全者。

4.核素检查

用于检查肾癌骨转移病灶。

(五)治疗要点

肾癌一经发现应及早手术治疗,最主要的治疗方法是根治性肾切除术,亦可在腹腔镜下行肾癌根治术。若肾癌较大,术前可先行肾动脉栓塞治疗,以减少术中出血。<3 cm 的肾癌如位置表浅、在肾上极或下极可考虑做保留肾组织的肾癌切除术(部分肾切除术)。肾癌对放射治疗及化学治疗均不敏感,可行生物治疗、生物化疗、细胞因子治疗。

(六)护理措施

1.术前护理

(1)血尿护理:血尿较轻的患者,无须特殊处理,但会造成患者心理上的不安,护士应安慰并告诉患者术后血尿症状会消失,不要过分担心;血尿较重的患者,指导卧床休息、多饮水,同时注意观察血尿的颜色及量,遵医嘱应用止血药和输血治疗,必要时进行膀胱持续冲洗。

(2)疼痛护理:肾癌患者的疼痛多为胀痛,一般无须处理;若疼痛较重、难以忍受时,可遵医嘱给予镇痛药,同时指导患者卧床休息,注意询问患者疼痛的性质。

(3)发热护理 肾癌患者的发热多为中度,是肿瘤产生内生致热源所致。可嘱患者多饮温水,防止感冒受凉。若体温超过 38 ℃采取物理降温或药物降温,但由于肿瘤的存在,体温下降只是暂时的,之后还会升高。

(4)常规术前准备。

2.术后护理

(1)体位:肾癌根治术术后 6 小时患者生命体征平稳后可给予半卧位,以利于患者的呼吸,并促进充分引流。部分肾切除术术后则需平卧位 1~2 周。

(2)饮食:术后患者留置胃肠减压期间给予禁食,注意询问患者是否排气,观察有无腹膜刺激症状。听诊肠鸣音以了解患者肠蠕动恢复情况,如患者已排气则可拔除胃肠减压管,先让患者试饮水,如无腹胀等不适情况,则可逐渐进流质饮食、软食,最后过渡到普食。给予患者蛋白质、维生素及纤维素丰富的食物,促进患者早期康复。

(3)疼痛的护理:遵医嘱给予镇痛治疗。术后使用患者自控镇痛泵可起到更好的镇痛效果。

(4)监测尿量:观察并记录 24 小时尿量,若尿量较少时应及时通知医师采取措施。

(5)活动:肾癌根治术术后第二天可指导患者在床上活动,术后第三天以后可以协助患者离床活动。早期活动可以促进患者的血液循环与胃肠蠕动,增进患者食欲,对患者康复有非常重要的意义。活动量以不引起患者不适为标准,若患者体质较虚弱应适当减少活动。保肾手术术后则需绝对卧床 1~2 周。

(6)并发症的观察及护理。

术后出血的观察:①监测患者的生命体征。由于根治性肾切除术创面大,术后可能渗血较多,因此要严密监测术后患者脉搏、血压等生命体征的变化情况,根据病情,每 15~30 分钟测量1 次,直至平稳后每天测量 2 次。②注意观察有无休克的症状和体征,早期发现,及时报告。保持静脉通路通畅,保证液体在单位时间内输入。③注意观察患者局部伤口敷料渗出情况,有渗出应及时通知医师予以更换,同时评估渗出量并做好记录。④观察并记录引流液的颜色和量,做好记录,并重点交接班。保持引流通畅,每 2 个小时挤压引流管 1 次,并检查引流管有无打折、受压等情况,若引流量每小时超过 100 mL、连续 3 小时,说明有活动性出血,应及时通知医师,准备给予输血、止血、补液等措施。必要时需做好再次手术止血的准备。

预防感染。①术后患者抵抗力较低,加之留置的各种管道都会增加患者感染的机会,因此应保持患者清洁、床单位整洁,每天做好口腔、会阴等基础护理。②监测患者体温变化。③保证各种引流管通畅,尤其要保证引流管在引流平面以下,防止逆流引起感染。④定时翻身、叩背排痰:术后患者由于手术切口疼痛,限制患者活动及咳痰,加之全麻使患者呼吸道分泌物增加,痰液黏稠不易咳出,容易造成肺内感染。因此术后第一天开始每 2 个小时协助患者翻身,并给予雾化吸入稀释痰液,配合叩背促进痰液的排出。

3.健康指导

注意休息,术后 3 个月内不要做剧烈运动。可以做一些轻微活动,以增强体质,促进术后早日康复。健康饮食,禁忌高脂饮食。禁止吸烟。加强职业防护,避免直接接触化工产品、染料等致癌物质。每 3~6 个月复查 1 次,如出现血尿、乏力、消瘦、疼痛、腰腹部肿块应立即到医院就诊。指导患者遵医嘱可进行生物免疫治疗。

二、膀胱癌

膀胱肿瘤是泌尿系统中最常见的肿瘤,占我国全部恶性肿瘤的 3.2%,90% 发生于上皮组织的移行上皮肿瘤。膀胱癌有 55%~60% 为表浅的分化较好的乳头状癌,治疗后可以复发,复发往往不在原来治疗的部位,肿瘤的恶性程度也不增加,如果复发在原来部位则可能是治疗不彻底,预计有 10% 以后发展为浸润性癌或转移。

(一)病因

引起膀胱肿瘤的病因很多,与膀胱肿瘤发生有关的危险因素包括以下几种。

1.长期接触某些致癌物质

如染料、纺织、皮革、橡胶、塑料、油漆、印刷等,这些物质里含有联苯胺、β-萘胺、4-氨基双联苯等致癌物质。

2.吸烟

吸烟是最常见的致癌因素,并且也是很重要的危险因素。可能与香烟里含有多种芳香胺的衍生物致癌有关。发病率与吸烟者的吸烟量、吸烟史有关,吸烟量越大、吸烟史越长膀胱癌发生的危险性就越大。

3.膀胱慢性炎症

膀胱结石、膀胱憩室、埃及血吸虫病、膀胱炎等膀胱的慢性炎症与长期异物刺激可诱发膀胱癌。

4.其他

长期大量服用镇痛药非那西丁、内源性色氨酸代谢异常等都可能为膀胱癌的病因或诱因。

(二)病理

膀胱癌的病理类型与肿瘤的组织类型、细胞分化程度、生长方式和浸润深度有关,其中细胞分化程度和浸润深度对患者预后的影响最大。

1.组织类型

上皮性肿瘤占 95%，多数为移行细胞乳头状癌。

2.分化程度

按照肿瘤细胞大小、形态、排列、染色、核改变及分裂可分为 3 级：Ⅰ级为高分化乳头状癌，属低度恶性；Ⅱ级为中分化乳头状癌，属中度恶性；Ⅲ级为低分化乳头状癌，细胞分化不良，属高度恶性。

3.生长方式

分为原位癌、乳头状癌及浸润性癌。原位癌局限在黏膜内，无乳头亦无浸润基底膜现象。移行细胞癌多为乳头状，鳞癌和腺癌为浸润性癌。

4.浸润深度

肿瘤临床分期采用 TNM 分期，即根据原发肿瘤(T)、局部淋巴结(N)、远处转移(M)进行分期。临床上习惯将 Tis、Ta 和 T_1 期肿瘤称为表浅膀胱癌。病理分期(P)同临床分期。膀胱癌的扩散方式有直接蔓延、淋巴转移、血行转移。

(三)临床表现

膀胱肿瘤男性发病率显著高于女性，男女发病率比例约为 4∶1。

1.症状

(1)血尿：是膀胱癌最常见和最早出现的症状，是患者就诊的主要原因。血尿的特点为间歇性无痛性全程肉眼血尿，终末加重。血尿可自行减轻或停止，给患者造成"好转"或"治愈"的错觉，贻误患者的治疗。出血量的多少与肿瘤大小、数目和恶性程度不成比例。分化较好的乳头状肿瘤可有严重的血尿，而分化不良的浸润性癌血尿程度可不严重。非上皮性肿瘤血尿一般较轻。

(2)膀胱刺激症状：尿频、尿急、尿痛是膀胱肿瘤的晚期表现，与肿瘤坏死、破溃或继发感染有关，可能为广泛的原位癌或浸润性癌，当病变集中在三角区症状尤为明显。

(3)排尿困难：当肿瘤位于三角区或膀胱颈部位时会出现排尿困难，甚至出现尿潴留。当出血量较大混有大量血块时可出现膀胱填塞。

(4)晚期表现：膀胱癌晚期可出现腰骶部疼痛、肾积水、肾功能不全、下肢水肿、贫血、体重下降等症状。鳞癌和腺癌为浸润性癌，恶性度高，病程短，预后不良。

2.体征

膀胱癌初期患者没有典型的体征，当出现血块堵塞、排尿困难时可在下腹部触及胀满的膀胱，伴有压痛。若肿瘤长大到一定程度，则在下腹部可触及肿块。

(四)辅助检查

1.实验室检查

尿细胞学检查能发现脱落的肿瘤细胞，可作为以血尿为主要表现的患者的初步筛选检查，需要连续留取 3 天尿标本。

2.影像学检查

B超可发现直径在 0.5 cm 以上的肿瘤，可作为患者的初步筛选。静脉尿路造影(IVU)可了解肾盂、输尿管内有无肿瘤并可了解肾脏的功能。CT、MRI 可进一步确定膀胱肿瘤浸润深度以及有无淋巴结转移等情况。

3.膀胱镜检查

可直接观察到肿瘤的大小、形态、数目、有无蒂等情况，是膀胱肿瘤患者非常重要的一项检查,对膀胱肿瘤的诊断具有非常重要的意义。表浅的乳头状肿瘤呈浅红色、有蒂;有浸润的乳头状肿瘤颜色较深,呈暗红色,乳头融合,蒂周围黏膜水肿,肿物活动度较差;浸润性癌则呈褐色团块,表面坏死及溃疡,边缘隆起水肿。而原位癌一般不易发现,可有膀胱局部黏膜发红。

（五）治疗要点

膀胱肿瘤的治疗以手术为主,根据肿瘤的病理情况和患者的全身状态选择手术方式。原则上 T_a、T_1 和局限的 T_2 期肿瘤可采用保留膀胱的手术,较大、多发、反复发作及分化不良的 T_2 期肿瘤和 T_3 期肿瘤及浸润性鳞癌和腺癌应行膀胱全切除术。肿瘤浸润在黏膜固有层以上的乳头状肿瘤（T_a、T_1）以经尿道膀胱肿瘤电切术（TUR-B）为主要治疗方法,也可行膀胱部分切除术,术后为预防复发可采用膀胱灌注化疗和免疫治疗。根治性膀胱全切除术是浸润性癌的基本治疗方法,切除的范围包括膀胱、前列腺、转移的淋巴结、部分尿道、女性的子宫。最常用的术式是膀胱全切回肠代膀胱术。可控性肠代膀胱术对患者生理、心理影响较小,但手术难度大、术后并发症多。对于年龄大不能耐受较大手术者可采用膀胱全切双输尿管皮肤造口术,但该术式患者术后护理较困难。

（六）护理措施

1.术前护理

（1）观察尿液的颜色及性状:膀胱肿瘤患者多数伴有血尿,术前应注意观察,如出血量较大,应通知医师决定是否需要止血、输血、补液治疗。

（2）保持尿路通畅:嘱患者多喝水、勤排尿,注意观察患者排尿情况。如出血较多,易形成血块堵塞尿道,患者出现排尿困难,应留置导尿管并行膀胱持续冲洗,确保尿管通畅。

（3）术前准备:①皮肤与肠道准备。行膀胱全切除术的患者术前除应备会阴部的皮肤外,还应彻底清洁腹壁皮肤,以利于皮肤乳头的成活。行膀胱全切回肠代膀胱术的患者需要进行完全肠道准备。②膀胱全切回肠代膀胱术的患者术日晨留置胃管。其他术前准备同一般手术。

2.术后护理

（1）TUR-B 患者术后护理。

1）体位:术后给予平卧位,避免激烈活动和坐起,以免气囊导尿管破裂、脱出。卧床期间指导患者双下肢被动或主动地肢体活动,防止下肢深静脉血栓形成,导尿管引出尿液的颜色正常时可指导患者离床活动,注意循序渐进地进行,防止意外的发生。

2）导尿管护理:术后导尿管牵拉固定在大腿的内侧,保持肢体伸直。准确记录 24 小时尿量,观察尿液颜色变化。若导尿管引流不畅或伴有血块时,可使用高压注射器冲出血块,保持尿管引流的通畅。若尿液颜色鲜红,需及时通知医师,遵医嘱经导尿管进行膀胱持续冲洗,冲洗的速度根据引出尿液的颜色决定,同时遵医嘱给予止血、输血和补液治疗。若给予上述措施后患者血尿颜色仍未见减轻,出现心率增快和血压下降时,必要时需入手术室进行二次止血。

3）饮食指导:术后 6 小时可进软食,第二天即可正常饮食。指导患者多饮水,每天 2 000～3 000 mL,以起到内冲洗的作用。多吃蔬菜和水果,防止便秘。

（2）膀胱部分切除患者术后护理。

1）体位:同 TUR-B 术。

2）膀胱侧间隙引流管护理:①保持引流通畅,准确记录引流量。指导患者翻身活动时不要牵拉引流管,亦不要使引流管打折、受压,每两小时挤压引流管 1 次,观察引流液的性状及颜色,准确记录 24 小时引流量。一般术后 2～3 天引流量逐渐减少,为保证引流充分,少于 10 mL 可将引流管提出一半,注意观察引流量,如2～3天后引流量仍少于5 mL,可试验闭管,患者无发热、局部无红肿、渗出则可将引流管拔除。②防止逆行感染,保持引流袋低于引流部位,注意监测患者体温变化。

3)导尿管护理:确保膀胱尿液充分引流、减少膀胱张力,必须保持尿管通畅、无血块阻塞。若尿管不通畅,尿液会经膀胱切口流入膀胱侧间隙,造成切口感染,此时引流液颜色变浅,量增加较多,应引起高度重视,及时查找原因予以处理。每天会阴护理两次,防止感染发生。

4)饮食指导:指导患者排气后进食,防止过早进食引起腹胀。进食后指导患者多饮水、多食水果与蔬菜防止便秘。

(3)膀胱全切患者术后护理。

1)体位:术后生命体征平稳可采取半卧位,使引流充分。

2)引流管护理:膀胱全切双输尿管皮肤造口留置引流管左右各1枚,膀胱全切回肠代膀胱术留置腹膜后及盆腔引流管两枚。引流管的护理同护理常规。膀胱全切回肠代膀胱术后腹膜后引流管注意观察引出液体的量、色及性状,若引出液体较多,呈淡红色,患者尿量减少,可能出现尿瘘,应及时通知医师,保持导尿管的通畅;若引出液体呈粪样,并伴有臭味,可能发生粪瘘,及时通知医师给予相应处理。

3)膀胱全切双输尿管皮肤造口留置左、右输尿管支架管(或单J管)共两枚,膀胱全切回肠代膀胱术留置左、右输尿管支架管(或单J管)及回肠代膀胱引流管共3枚,各引流管要分别记录引流尿液的情况。左右输尿管支架管固定确实并做好标记,指导患者在翻身活动时不要牵拉,注意观察有无滑脱。左右输尿管支架管引流不畅时,需通知医师,用5～8 mL无菌生理盐水低压、缓慢冲洗。

4)饮食指导:膀胱全切的患者需排气后方可进食水,禁食期间要在规定的时间内输入足够的液体,以保证尿量。膀胱全切双输尿管皮肤造口患者排气后,可指导患者从流质饮食逐渐过渡到普食。患者排气后需再观察胃肠蠕动情况1～2天,若无特殊情况,可遵医嘱指导患者进全流半量-全流全量-半流半量-半流全量-软食-普食,逐渐过渡、增加饮食量,并观察进食后患者有无腹痛等腹膜刺激症状。禁食期间可给予肠外营养,患者进普食后应给予高热量、高蛋白、高纤维素、高维生素饮食,同时注意观察排便情况。

5)胃肠减压管的护理:膀胱全切回肠代膀胱术患者术后留置胃肠减压管1枚,记录24小时胃液引出量,同时观察引出胃液的颜色及性状。一般引出胃液为无色或绿色,若为咖啡色应考虑有应激性溃疡发生,及时通知医师采取相应措施。胃肠减压期间防止口腔感染,指导其用漱口水漱口,每天2次口腔护理,并注意观察口腔黏膜有无溃疡发生,患者排气后方可拔除,一般需留置3～5天。

6)造瘘口的护理:①观察造瘘口的血运情况。膀胱全切除术后注意观察患者输尿管皮肤造口或回肠代膀胱腹壁造口黏膜的血运情况,如出现苍白、青紫或发黑,应立即通知医师。皮肤乳头用氯己定棉球清洁,动作要轻柔,使用离被架以减少对皮肤乳头的压迫,促进乳头的成活。②保护造瘘口周围皮肤。由于造瘘口会不断有尿液流出,对造瘘口周围皮肤有腐蚀性,因此应保持造瘘口周围皮肤的清洁与干燥,及时清理流出的尿液;指导患者用柔软的手纸或棉球擦拭,使对皮肤的刺激减少到最低程度;如皮肤出现发红,或有湿疹,可采用皮肤保护剂保护局部皮肤。

7)心理护理:膀胱全切的患者由于正常生理结构的改变,多数患者不能接受自己身体形象,因此护士需要耐心疏导患者,告诉其造口处佩戴集尿器后不会影响正常的生活,经常鼓励患者,使其逐渐适应身体的改变。

3.化疗患者的护理

化疗可以预防术后复发,延迟肿瘤进展,消灭残余肿瘤和原位癌,因此保留膀胱的手术需进行膀胱灌注化疗,具体方法如下。

(1)灌注时间:行 TUR-B 术的患者从术后 1 周、行膀胱部分切除术后的患者从术后 1 个月开始行膀胱灌注化疗。

(2)灌注药物:丝裂霉素、噻替派、卡介苗(BCG)等化疗药物。

(3)灌注方法:通过导尿管将灌注药物注入膀胱,然后拔除导尿管,指导患者每半小时改变体位 1 次,左侧卧位、右侧卧位、仰卧位、俯卧位,以使化疗药物能接触到膀胱壁的各个面。保留 2 小时以上,2 小时后可正常排尿。指导患者灌注前尽量少饮水,以减少尿对灌注药物的稀释。

(4)化疗并发症:化疗药行膀胱灌注的不良反应除化疗药物的毒副作用外还会使患者产生膀胱刺激症状、尿道狭窄,如出现上述症状通知医师是否需要使用抗生素等药物配合治疗或行尿道扩张术。膀胱刺激症状如不十分严重护士可告诉患者应坚持治疗,膀胱刺激症状重者可暂停灌注化疗,待症状减轻或消失后再进行。用噻替哌灌注膀胱可有 30% 被吸收,每次灌注膀胱前必须作血、尿常规检查,若白细胞总数低于 $4 \times 10^9/L$ 或血小板低于 $50 \times 10^9/L$ 暂停灌注,待血常规恢复正常后继续进行。

4.健康指导

(1)定期复查:护士应告诉患者坚持定期复查的重要性。膀胱癌术后患者一般第一年内应每 3 个月复查 1 次,如无复发则可半年复查 1 次,一年后可每年复查 1 次。高危患者推荐两年内每 3 个月 1 次膀胱镜检查,然后 6 个月 1 次检查两年,之后可每年检查 1 次。膀胱镜检查是保留膀胱手术患者复查非常重要的内容。但由于该项检查较痛苦,许多患者难以接受,导致耽误病情。因此护士应做好健康指导,使患者认识到膀胱镜检查的重要性,按照复查时间按时就诊。

(2)生活指导:告诉患者多喝水、勤排尿,不要憋尿。不要接触染料等化学致癌物质。适当锻炼身体以增强身体的抵抗力。

(3)造口的护理:对于造瘘患者护士应指导其佩戴合适的集尿器。每天清晨暴露造瘘口及周围皮肤 0.5~1 小时,如皮肤出现湿疹可用白炽灯照射 15~20 分钟,注意灯泡与患者皮肤的距离,防止烫伤。尿袋可每天煮沸消毒,每周更换 1 次。为防止造瘘口狭窄,需定期进行扩张。

三、前列腺癌

前列腺癌是老年男性常见的恶性肿瘤,在发达国家发病率较高,在美国和欧洲,是男性除肺癌之外第二个死亡病因,而在非洲和亚洲较少见。近年来随着我国生活水平的提高,饮食结构的改变,人均寿命的延长以及医疗水平的提高,前列腺癌发病率迅速增加。

(一)病因

1.已确定的危险因素

(1)年龄:前列腺癌的发病率在 50 岁以后随年龄的增长而增加。

(2)遗传:有家族史的前列腺癌患者发病率较普通人群高。

(3)种族:美国和欧洲发病率高,而亚洲发病率相对较低。

2.可能的危险因素

(1)脂肪:是前列腺癌的重要致癌因子,大量研究表明前列腺癌死亡率与脂肪摄入量高度相关。

(2)激素:前列腺是一个雄激素依赖性器官,早期前列腺癌为内分泌激素依赖性,但激素对前列腺癌变的作用目前还不完全清楚。

3.潜在的危险因素

(1)输精管结扎术:可增加前列腺癌危险性的1.2~2倍。

(2)镉:是烟草和碱性电池中的微量元素,与前列腺癌的发生有弱相关性。

(3)维生素A:维生素A摄入是否有增加前列腺癌的危险尚有争议。在日本和其他前列腺癌低发地区,维生素A的主要来源是蔬菜,而在高发国家美国则为动物脂肪来源,因此维生素A摄入与前列腺癌的危险性实际上是与高动物脂肪摄入有关。

(4)维生素D:维生素D缺乏与前列腺癌死亡率相关。

(5)男性秃顶:雄激素与前列腺癌的发生有关,也与男性秃顶相关,有流行病学研究表明男性秃顶可以增加患前列腺癌的风险。

(二)病理

前列腺癌易发部位在前列腺外周带,只有小部分病例是源于前列腺移行区,即尿道周围和前叶部分。前列腺癌98%为腺癌,移行细胞癌、鳞癌等极少见。前列腺癌大多数为雄激素依赖型,其发生和发展与雄激素关系密切,雄激素非依赖型只占少数,雄激素依赖型最后可发展为雄激素非依赖型。

前列腺癌的转移途径包括以下几个。①直接蔓延:侵入腺体周围组织,累及精囊。②血行播散:经血行传播至脊柱、骨盆最常见。③淋巴扩散:盆腔淋巴结转移较常见。

(三)临床表现

前列腺癌早期多数患者没有任何症状,随着癌肿的发展出现以下症状。

1.下尿路梗阻症状

尿频、尿急、尿流缓慢、尿流中断、排尿不尽,严重者可出现尿潴留或尿失禁。较少患者可出现血尿。

2.局部浸润性症状

膀胱直肠间隙常是局部浸润性前列腺癌最先侵犯区域,包括前列腺、精囊、输精管及输尿管下端等结构。患者表现为腰骶部疼痛,向髋部及下肢放射。

3.转移部位症状

骨转移会表现为骨痛、骨髓压迫神经症状及病理性骨折。

4.晚期症状

贫血、消瘦、下肢水肿、少尿、无尿,最终呈恶病质。

(四)辅助检查

1.直肠指诊(DRE)

可以检测到早期的前列腺癌,但是一种非特异性的检查,发现可触及结节时需要与前列腺增生结节、前列腺炎及前列腺感染性病灶等相鉴别,一般前列腺癌的结节较硬。有时发现为前列腺癌时病变的病理分级已达恶性程度较高的级别。

2.直肠超声检查(TRUS)与前列腺穿刺活检

TRUS可检查患者的前列腺及周围组织结构寻找可疑病灶,并能初步判断肿瘤的体积大小,还能帮助进行前列腺可触及或不可触及病变的穿刺活检。

3.CT 和 MRI

可帮助了解肿瘤与周围组织和器官的关系,有无浸润,为诊断与肿瘤分期的依据。

4.核素检查(ECT)

怀疑有远处转移的前列腺癌患者可发现转移病灶。

5.前列腺特异性抗原(PSA)

PSA 是一种蛋白酶,通常只在前列腺液和精液测得,如在血液中测得 PSA 存在,往往可作为患者发生良性或恶性前列腺病变的标志。正常范围 0~4 ng/mL。将 PSA 测定与 DRE 结合使用会明显提高前列腺癌的检出率,是前列腺癌早期诊断最有效的方法。但进行直肠指诊、导尿等操作会使 PSA 值升高,服用治疗前列腺的有些药物可使 PSA 值降低,因此在检验时应避免上述因素。

(五)治疗要点

前列腺癌的治疗根据患者的年龄、全身状况、临床分期及病理分级等综合因素考虑。方法包括随访观察、根治性前列腺切除术、内分泌治疗、放射治疗、冷冻治疗、综合治疗等。Ⅰ期可观察不做处理,局限于前列腺内的Ⅱ期可行根治性前列腺切除术,Ⅲ、Ⅵ期以内分泌治疗为主。

(六)护理措施

1.内分泌治疗(又称去势治疗)患者的护理

(1)手术去势治疗:即睾丸切除术,术后指导患者使用提睾带或指导患者穿紧身短裤,起到压迫止血的作用。如术前有排尿困难、尿潴留者需留置导尿或行膀胱造瘘术,保持尿液引流通畅,保持造瘘口周围局部敷料清洁与干燥。长期带管的患者注意定期夹闭、定期放尿,训练膀胱功能。

(2)药物去势治疗:采用雌激素类药物、促黄体释放激素类似物(LHRH-A)及类固醇类或非类固醇类抗雄激素药物等。注意观察患者用药后的反应,有的患者会出现潮热、性欲下降、身体不适等症状,轻者能自行调节,重者需通知医师采取支持疗法。

2.根治性前列腺切除术患者的护理

(1)监测生命体征:患者多为老年人,术后注意观察生命体征,防止出现心、脑血管意外。

(2)留置导尿管及造瘘管的护理:保持导尿管通畅,注意观察引流尿液的颜色、性状与量,若引出尿液颜色较深应及时通知医师处理。

(3)引流管的护理:监测引流管引出液体的量、色及性状,若引出量较多、颜色较浅,有可能发生尿道膀胱吻合口瘘,注意保持引流管及导尿管的通畅,延长留置的时间,防止翻身活动时牵拉或拽出。

(4)防止感染:保持伤口及造瘘口局部敷料清洁与干燥,指导患者在排尿、排便时不要污染敷料,如有污染应及时予以更换;监测患者体温变化,若体温超过 38 ℃采取物理或药物降温措施。

3.健康指导

(1)指导患者避免危险因素:尽可能避免潜在的危险因子如高脂饮食、镉、除草剂等。

(2)坚持低脂饮食、多食富含植物蛋白的大豆类食物、长期饮用绿茶、适当提高饮食中微量元素硒和维生素 E 的含量等措施可以预防前列腺癌的发生。

(3)并发症的观察与预防:根治性前列腺切除术的患者术后可能会有尿失禁和勃起功能障碍,指导患者正确面对,坚持进行盆底肌肉锻炼,对改善症状能够起到一定作用。

(4)复查:遵医嘱每 3 个月到半年复查 1 次,尤其注意监测 PSA 水平。药物去势的患者应注意复查肝功能情况。若患者出现骨痛症状应指导其立即就诊。手术的患者第二年可每 6 个月复查 1 次,5 年后每年复查 1 次。

(邵园园)

第八章 妇科护理

第一节 妇科患者的常规护理

一、概述

妇科患者是指妇科住院患者，包括普通妇科、妇科内分泌等住院患者。本节内容涉及妇科疾病常见症状体征、辅助检查、症状护理、术前及术后护理、心理护理、健康教育及注意事项。

二、护理评估

(一)健康史

1.现病史

了解本次疾病发生、演变和诊疗全过程，包括起病时间、主要症状特点、有无伴随症状、发病后诊疗情况及结果、睡眠、饮食、体重及大小便等一般情况的变化。

2.月经史

了解患者的月经史，包括初潮年龄、月经周期及经期持续时间、经量、经期伴随症状。了解月经异常者前次月经时间、末次月经时间、经期有无不适、有无痛经，以及疼痛部位、性质、程度、起止时间等。对于绝经后患者，应询问其绝经年龄、绝经后有无不适等。

3.婚育史

婚姻及生育状况。了解患者结婚年龄、婚次、男方健康情况、分娩史和流产史，主要有分娩或流产次数及时间，分娩方式，有无难产史，产后或流产后有无出血、感染史，采取的避孕措施等。

4.既往史

过去的健康和疾病情况包括以往健康状况、疾病史，特别是妇科病、结核病、肝炎、心血管疾病及腹部手术史等，询问药物、食品过敏史。

5.个人史

询问患者的生活及居住情况，出生地和曾居住地区，个人特殊嗜好、生活方式、营养、卫生习惯、有无烟酒嗜好、有无毒品使用史。

6.家族史

了解父母、兄弟、姊妹及子女的健康状况，询问家族成员有无遗传性疾病(如血友病、白化病等)、可能与遗传有关的疾病(如糖尿病、高血压、肿瘤等)及传染病(如结核等)。

(二)临床表现

1.症状

妇科常见症状主要有阴道流血、白带异常、下腹痛等。

2.体征

外阴发育情况;宫颈大小、硬度,有无糜烂样改变、撕裂、息肉、腺囊肿,有无接触性出血、举痛及摇摆痛等;宫体位置、大小、硬度、活动度、表面是否平整,有无突起,有无压痛等;腹部有无压痛、反跳痛及肌紧张,能否扪到包块,包块位置、大小、硬度,表面光滑与否,活动度,有无压痛,以及与子宫及盆壁关系。

(三)辅助检查

1.影像学检查

(1)超声检查:B超检查子宫肌瘤、子宫腺肌病和腺肌瘤、盆腔炎性疾病、盆腔子宫内膜异位症、卵巢肿瘤、卵泡发育监测、宫内节育器探测等。

(2)X线检查:X线检查借助造影诊断先天性子宫畸形,了解子宫腔及输卵管腔内形态;胸部X线片主要用于妇科恶性肿瘤肺转移的诊断。

(3)计算机断层扫描(CT)、磁共振成像(MRI)、正电子发射扫描(PET)用于妇科肿瘤的进一步检查。

2.生殖道脱落细胞学检查

生殖道脱落细胞学检查用于诊断生殖道感染性疾病和初步筛选恶性肿瘤。

3.宫颈脱落细胞人乳头状瘤病毒(HPV)、脱氧核糖核酸(DNA)检测

宫颈脱落细胞 HPV DNA 检测为宫颈癌及癌前病变的常见筛查手段。

4.妇科肿瘤标志物检查

糖类抗原 125(CA125)、甲胎蛋白(AFP)、癌胚抗原(CEA)、雌激素受体(ER)、孕激素受体(PR)、*Myc* 基因、*ras* 基因等。

5.女性内分泌激素测定

促性腺激素释放激素(gonadotropin releasing hormone,GnRH)、促卵泡生成素(follicle stimulating hormone,FSH)、黄体生成素(luteinizing hormone,LH)、催乳素(prolactin,PRL)、人绒毛膜促性腺激素(human chorionic gonadotropin,human chorionic gonadotrophin,HCG)、人胎盘催乳素(human placental lactogen,HPL)、雌激素、孕激素、雄激素等。

6.女性生殖器官活组织检查

局部活组织检查、诊断性宫颈锥切、诊断性刮宫、组织穿刺。

7.妇科内镜检查

阴道镜、宫腔镜、腹腔镜。

(四)高危因素

1.自理能力受限

此类患者有发生坠床和跌倒的风险,常见于特级、一级护理患者,如化疗所致变态反应若或骨髓抑制的危重症、复杂大手术、妇科肿瘤大手术、妇科肿瘤动脉灌注及栓塞化疗者等。

2.皮肤完整性受损

此类患者有感染或发生压疮的危险,常见于恶性肿瘤患者术后或化疗期间。

(五)心理-社会因素

1.环境改变引发的问题

患者对医院环境感到陌生,对病房作息时间、探视制度不适应,一时不能接受患者的角色。

2.疾病引发的问题

患者对自己所患疾病的性质和程度不清楚,对治疗和护理的期望值过高,难以忍受疾病本身给躯体带来的痛苦,不能接受治疗过程中产生的疼痛等不适。

3.家庭支持与经济状况引发的问题

生病后患者不能照顾家庭或影响生育,患者可能产生负疚感,患者及家属有烦躁、焦虑情绪。恶性肿瘤患者因治疗周期长,可能出现经济困难;担心预后差,患者及家属可能有恐惧、绝望、沮丧、悲哀等情绪变化。

4.宗教信仰与社会关系

宗教信仰与社会关系包括宗教信仰、价值观、工作状况、生活方式、家庭状况、经济状况等。

三、护理措施

(一)入院护理

1.接诊

收集病历资料,填写入院登记,建立病历,填写体温单及首次护理记录单。

2.安置患者

安排床位,填写床头卡,佩戴手腕带,介绍病区环境,送患者到病床。

(二)住院护理

1.常规护理

(1)病房整洁、安静,保持床单位清洁、舒适,注意室内空气流通,避免交叉感染。

(2)测量生命体征,定期巡视病房,细致观察病情变化及治疗反应等,发现异常及时报告医师,做好护理记录和书面交班,危重患者床边交班。

2.晨、晚间护理

整理床单位,开窗通风或关门窗,协助患者翻身、取舒适体位,适时做好压疮护理,以及头面部、口腔、会阴部、足部护理,维护管路安全,观察患者生命体征及病情变化,进行饮食、活动等方面的指导。晚间请探视人员离开病区,创造良好环境,促进患者入睡。

3.症状护理

(1)阴道流血:①测量体温、脉搏、呼吸、血压,观察患者面色、嘴唇、甲床的颜色,评估出血量,记录阴道流血量、颜色及性状,观察有无组织物排出,必要时送病检,观察有无腹痛等其他伴随症状;②预防感染,注意观察体温、脉搏的变化及白细胞计数和分类的变化,保持会阴部清洁、勤换护垫;③进食高蛋白、高热量、高维生素、易消化、含铁丰富的饮食,以补充因流血导致的铁、蛋白质等营养物质的丢失;④阴道流血量多、体质虚弱的重度贫血患者需卧床休息,以减少肌体消耗,活动时避免体位突然改变而发生直立性低血压。

(2)白带异常:①询问并观察患者白带的量、性状、气味,是否伴有外阴瘙痒或灼痛,注意观察用药反应;②注意个人卫生,保持外阴部清洁、干燥,勤换内裤,尽量避免搔抓外阴部致皮肤破损;③治疗期间禁止性生活;④告知行阴道分泌物检查前 24～48 小时避免性交、避免阴道灌洗或局部用药;⑤月经期间暂停阴道冲洗及阴道用药。

(3)下腹痛:①观察下腹痛部位、性质、时间、起病缓急,有无恶心、呕吐、发热等伴随症状;②注意生命体征的变化,未确诊时禁用止痛药;③嘱卧床休息,取平卧或半坐卧位,以缓解疼痛、局限炎症。

(4)下腹部肿块:①观察有无腹痛、阴道流血、排液、发热等症状;②巨大肿块、腹水患者应每天测量并记录空腹体重及腹围,巨大包块压迫膀胱、直肠致排尿排便不畅时,应给了导尿、通便治疗。

4.用药护理

遵医嘱及时、准确用药,对患者说明药物名称、用药目的、剂量、方法、可能出现的不良反应及应对措施。

5.术前护理

(1)饮食护理:外阴、阴道手术及恶性肿瘤手术或可能涉及肠道的手术,术前 3 天进无渣半流质饮食,术前一天进流质饮食,手术前 8 小时禁食,术前 4 小时禁饮。

(2)皮肤准备:腹部手术备皮范围是上起剑突水平,两侧至腋中线,下至大腿内上侧 1/3 及会阴部。阴道手术上起耻骨联合上 10 cm,两侧至腋中线,下至外阴部、肛门周围、臀部及大腿内侧上 1/3。腹腔镜手术患者重点做好脐周清洁,清除脐窝污垢。

(3)肠道准备:应遵医嘱于术前 3 天、术前 1 天、手术当日灌肠或清洁灌肠,也可以口服缓泻剂代替多次灌肠。

(4)阴道准备:遵医嘱术前 1 天或 3 天行阴道冲洗或擦洗,每天 1～2 次。

6.术中护理

按手术室护理常规护理。

7.术后护理

(1)床边交班:术毕返回病房,责任护士向手术室护士及麻醉师详细了解术中情况,包括麻醉类型、手术范围、术中出血量、尿量、用药情况、有无特殊注意事项等;及时为患者测量血压、脉搏、呼吸;观察患者神志;检查输液、腹部伤口、引流管、背部麻醉管、镇痛泵、阴道流血情况等,认真做好床边交班并详细记录。

(2)术后体位:术毕返回病房,根据麻醉方式决定体位,硬膜外麻醉者去枕平卧 6～8 小时,全麻患者未清醒时应去枕平卧,头偏向一侧,然后根据不同手术指导患者采取不同体位,如外阴癌根治术应采取平卧位,腹部手术可采取半卧位。

(3)监测生命体征:通常术后每 15～30 分钟测量一次脉搏、呼吸、血压,观察患者神经精神状态,4～6 小时平稳后可根据手术大小及病情改为每 4 小时 1 次或遵医嘱监测并记录。

(4)饮食护理:术后 6 小时禁食、禁饮,根据病情遵医嘱开始进食流质饮食,然后进食半流质饮食,最后过渡到普食。

(5)伤口护理:观察伤口有无渗血、渗液或敷料脱落情况,有无阴道流血,发现异常应报告医师及时处理。

(6)导尿管护理:保持导尿管通畅,观察并记录尿量、颜色、性质,手术当日每小时尿量应不少于 100 mL,至少 50 mL 以上,如有异常,及时通知医师。根据手术范围及病情,术后留置尿管 1～14 天,保持会阴清洁,每天 2 次擦洗会阴,防止发生泌尿系统感染,尿管拔除后 4～6 小时应督促并协助患者自行排尿,以免发生尿潴留。

(7)引流管护理:包括盆、腹腔引流管,可经腹部或阴道放置,合理固定引流管,注意保持引流管通畅,避免扭曲、受压及脱落,注意观察引流液的颜色、性状及量,并做好记录。一般 24 小时内引流液不超过 200 mL,性状应为淡血性或浆液性,引流量逐渐减少,根据引流量,一般留置 24～48 小时,引流量小于 10 mL 时便可拔除。拔管后,注意观察置管伤口的愈合情况。

(8)活动指导:鼓励患者尽早下床活动,暂时不能下床的患者需勤翻身、适当活动四肢,以改善胃肠功能,预防或减轻腹胀,协助并教会患者做踝足运动,预防静脉血栓的发生。术后第一次下床的患者起床需缓慢,有护士或家属陪护,防止因直立性低血压引起晕厥。

(9)疼痛护理:伤口疼痛,通常术后 24 小时内最为明显,可以更换体位以减轻伤口张力,遵医嘱给予止痛药;腹腔镜手术术后 1～2 天,因二氧化碳气腹原因可引起双肋部及肩部疼痛,即串气痛,多可自行缓解,适当活动四肢可减轻症状,必要时使用镇痛剂。

(10)腹胀护理:如出现腹胀不能缓解,可采取肛管排气、肌内注射新斯的明、"1、2、3"溶液灌肠等护理措施。

8.心理护理

(1)针对患者在不同情况下的心理反应,做出正确的心理评估与判断。

(2)鼓励患者表达自己的情绪,耐心倾听,深入沟通交流,介绍病区病友认识,使其尽快适应医院环境,与医师护士及病友建立良好的关系。

(3)介绍疾病的发展及转归,治疗方案的选择及治疗过程中的注意事项,解答患者及家属的疑问,耐心开导和鼓励患者,使其正确面对疾病,以积极的姿态配合治疗。

(4)争取家属及朋友的支持与开导,建议采取适当的方法放松心情,如听音乐、看书、按摩、深呼吸、热水浴等。

(5)尊重个人宗教信仰及价值观,尊重其采取解除焦虑的措施,如哭泣、愤怒、诉说等。

(6)警惕发生意外,密切观察患者心理变化,及时报告医师,进行心理与药物治疗。

9.危急状况处理

妇科住院患者的常见危急状况是急性大出血(包括内出血),处理措施如下。

(1)立即通知医师的同时,置患者于头抬高 15°,下肢抬高 20°休克卧位,测量生命体征。

(2)迅速扩容,建立静脉通道(18 G 留置针),输入平衡液,对于失血多,血管穿刺困难者,行颈外静脉穿刺或立即配合医师行中心静脉置管术,保证充分的液体补充。

(3)氧气吸入,氧流量调至 2～4 L/min,保持呼吸道通畅,观察生命体征变化。

(4)静脉采血送检,协助医师做好辅助检查及对症处理,输入血液制品,观察输血反应。

(5)需手术的患者必须及时做好术前准备,如交叉配血、备皮、留置导尿管、更换手术衣,尽快护送患者入手术室。

(6)抢救患者执行口头医嘱时需复述,经确认无误后方可执行,抢救完成后 6 小时内及时补记。真实、完整书写护理记录单。

(三)出院护理

(1)执行出院医嘱,通知患者或家属出院时间,做出院健康指导。

(2)协助患者或家属整理物品,办理出院手续,解除腕带。

(3)转入社区继续治疗的患者和社区医务人员交接患者治疗、护理、药品、物品和病情记录单,完整交接患者信息,核对准确。

(4)撤去床头卡,清理床单位,终末消毒,铺好备用床。

(苏冬梅)

第二节 外阴炎及阴道炎

一、外阴炎

外阴炎是妇科常见病,是外阴部的皮肤与黏膜的炎症,可发生于任何年龄,以生育期及绝经后妇女多见。

(一)护理评估

1.健康史

(1)病因评估:外阴炎主要指外阴部的皮肤与黏膜的炎症,以大、小阴唇为多见。由于外阴与尿道、肛门、阴道邻近且暴露,同时,阴道分泌物、月经血、产后的恶露、尿液、粪便的刺激、糖尿病患者的糖尿的长期浸渍,均可引起外阴不同程度的炎症,此外,穿化纤内裤、紧身内裤、使用卫生巾使局部透气性差等,均可诱发外阴部的炎症。

(2)病史评估:评估有无外阴炎的因素存在,有无糖尿病、阴道炎病史。

2.身心状况

(1)症状:外阴瘙痒、疼痛、红、肿、灼热,性交及排尿时加重。

(2)体征:局部充血、肿胀、糜烂,常有抓痕,严重者形成溃疡或湿疹。慢性炎症者,外阴局部皮肤或黏膜增厚、粗糙、皲裂等。

(3)心理-社会状况:了解病程,了解患者对症状的反应,有无烦躁、不安等心理。

(二)护理诊断及合作性问题

(1)皮肤或黏膜完整性受损:与皮肤黏膜炎症有关。

(2)舒适改变:与外阴瘙痒、疼痛、分泌物增多有关。

(3)焦虑:与性交障碍、行动不便有关。

(三)护理目标

(1)患者皮肤与黏膜完整。

(2)患者病情缓解或好转,舒适感增加。

(3)患者情绪稳定,积极配合治疗与护理。

(四)护理措施

1.一般护理

炎症期间宜进食清淡且富含营养的食物,禁食辛辣、刺激性食物。

2.心理护理

患者常出现烦躁不安、焦虑紧张,应帮助患者树立信心,减轻心理负担,坚持治疗,讲究患者常出现烦躁不安、焦虑紧张,应帮助患者树立信心,减轻心理负担,坚持治疗,讲究卫生。

3.病情监护

积极寻找病因,消除刺激原。

4.治疗护理

(1)治疗原则:去除病因,积极治疗原发病,如阴道炎、尿瘘、粪瘘、糖尿病等。

(2)治疗配合。保持外阴清洁干燥,局部使用约 40 ℃的 1∶5 000 高锰酸钾溶液坐浴,每天2 次,每次15～30分钟,5～10 次为 1 个疗程。如有破溃,可涂抗生素软膏或紫草油,急性期可用物理治疗。

(五)健康指导

(1)卫生宣教,指导妇女穿棉质内裤,减少分泌物刺激,对公共场所,如游泳池、公共浴室等谨慎出入,注意经期、孕期、产期及流产后的生殖道清洁,防止感染。

(2)定期妇科检查,积极参与普查与普治。

(3)指导用药方法及注意事项。

(4)加强性道德教育,纠正不良性行为。

(六)护理评价

(1)患者诉说外阴瘙痒症状减轻,舒适感增加。

(2)患者焦虑缓解或消失,掌握了卫生保健常识,能养成良好卫生习惯。

二、前庭大腺炎

细菌侵入前庭大腺腺管内致腺管充血、水肿称为前庭大腺炎。

(一)护理评估

1.健康史

(1)病因评估:前庭大腺腺管开口位于小阴唇与处女膜之间,在性交、流产、分娩或其他情况污染外阴部时,病原体易侵入引起炎症,因此,以育龄妇女多见,主要病原体为葡萄球菌、链球菌、大肠埃希菌、淋病奈瑟菌及沙眼衣原体等。急性炎症发作时,细菌先侵犯腺管,腺管口因炎症肿胀阻塞,渗出物不能排出,积存而形成脓肿,称为前庭大腺脓肿(又称巴氏腺脓肿),多发于一侧。如急性炎症消退,腺管口粘连阻塞,分泌物不能外流,脓液转清,则形成前庭大腺囊肿,多为单侧,大小不等,可持续数年不增大。患者往往无自觉症状。

(2)病史评估:了解患者有无反复的外阴感染史及卫生习惯。

2.身心状况

(1)症状:初起时局部肿胀、疼痛、烧灼感,行走不便,可伴有大小便困难等。有时可出现发热等全身症状(表 8-1)。

表 8-1　前庭大腺炎临床类型及身体状况

临床类型	身体状况
急性期	(1)大阴唇下 1/3 处疼痛、肿胀,严重时行走受限。检查局部可见皮肤红、肿、热、压痛。 (2)脓肿形成时,可触及波动感,脓肿直径可达5～6 cm,可自行破溃。如破口大,引流通畅,脓液流出后炎症消退;如破口小,引流欠佳,炎症持续不退或反复发作。 (3)可出现全身不适、发热等全身症状
慢性期	慢性期囊肿形成,患者感到外阴部有坠胀感或性交不适。检查时局部可触及囊性肿物,大小不一,有时可反复急性发作

(2)体征:外阴部皮肤红肿、压痛明显。当脓肿形成时,疼痛加剧,并可触及波动感,脓肿直径可达5～6 cm。

(3)心理-社会状况：了解病程，了解患者对症状的反应，有无烦躁、不安等心理，患者常有因害羞或怕痛而未及时诊治的心理障碍。

(二)辅助检查

取前庭大腺开口处分泌物做细菌培养，确定病原体。

(三)护理诊断及合作性问题

(1)皮肤完整性受损：与脓肿自行破溃或手术切开引流有关。

(2)疼痛：与局部炎症刺激有关。

(四)护理目标

(1)患者皮肤保持完整。

(2)疼痛缓解或好转。

(五)护理措施

1.一般护理

急性期患者应卧床休息，饮食易消化、富含营养。

2.心理护理

患者常常烦躁不安、焦虑紧张，应尊重患者，为患者保密，以解除其忧虑，使其积极治疗，帮助其建立治愈疾病的信心和生活的勇气。

3.病情监护

观察患者的生命体征，重点观察体温变化，观察伤口愈合情况。

4.治病护理

(1)治疗原则：急性期局部热敷或坐浴，抗生素消炎治疗；脓肿形成或囊肿较大时，切开引流或行囊肿造口术，保持腺体功能，防止复发。

(2)治疗配合：急性炎症发作时，取前庭大腺开口处分泌物做细菌培养，确定病原体。根据细菌培养结果和药物敏感试验选用抗生素口服或肌内注射。脓肿形成或囊肿较大时，切开引流或行囊肿造口术，并放置引流条。术后保持局部清洁，引流条每天更换一次，外阴用 1：5 000 氯己定棉球擦拭，每天擦洗外阴2次，也可用清热解毒中药热敷或坐浴，每天 2 次。

(六)健康指导

(1)向患者及家属讲解此病的病因及预防措施，指导患者注意外阴清洁卫生。

(2)告知患者及家属月经期、产褥期禁止性交；月经期应使用消毒卫生巾预防感染；术后注意事项及正确用药。告知患者相关卫生保健常识，养成良好卫生习惯。

(七)护理评价

(1)患者诉说外阴不适症状减轻，舒适感增加。

(2)患者接受医护人员指导，焦虑缓解或消失。

阴道炎是阴道黏膜及黏膜下结缔组织的炎症，是妇科常见病。正常健康妇女由于解剖结构、组织特点，阴道对病原体的侵入有自然防御功能。当各种因素导致自然防御功能降低，阴道内生态平衡遭到破坏时，病原体侵入导致阴道炎症。幼女及绝经后妇女由于雌激素缺乏，阴道上皮薄，阴道抵抗力低，比青春期及育龄期妇女更易受感染。

三、滴虫性阴道炎

滴虫性阴道炎是由阴道毛滴虫引起的最常见的阴道炎。阴道毛滴虫主要寄生于女性阴道，也可存在于尿道、尿道旁腺及膀胱。男性可存在于包皮皱襞、尿道及前列腺内。滴虫适宜生长在温度为 25～40 ℃,pH 为 5.2～6.6 的潮湿环境。月经前后,阴道内酸性减弱,接近中性,隐藏在腺体及阴道皱襞中的滴虫常得以繁殖,而发生滴虫性阴道炎。此病的传播途径有经性交的直接传播及经游泳池、浴盆、厕所、衣物、器械等途径的间接传播。

(一)护理评估

1.健康史

(1)病因评估:阴道毛滴虫呈梨形,体积为多核白细胞的 2～3 倍。滴虫顶端有 4 根鞭毛,体部有波动膜,后端尖并有轴柱凸出。活的滴虫透明无色,如水滴,鞭毛随波动膜的波动而活动(图 8-1)。阴道毛滴虫极易传播,pH 在 4.5 以下时便受到抑制甚至致死。pH 上升至 7.5 时,其繁殖可完全被抑制。在妊娠期和月经来潮前后,阴道 pH 升高,可使阴道毛滴虫的感染率和发病率升高。

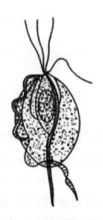

图 8-1　滴虫模式图

(2)病史评估:评估发作与月经周期的关系,既往阴道炎病史,个人卫生情况;分析感染经过;了解治疗经过。

2.身心状况

(1)症状:主要症状为白带呈稀薄泡沫状,量多及伴有外阴、阴道口瘙痒。如有其他细菌混合感染,白带可呈黄绿色、血性、脓性且有臭味。局部可有灼热、疼痛、性交痛。合并尿路感染,可有尿频、尿痛、血尿。阴道毛滴虫能吞噬精子,阻碍乳酸生成,影响精子在阴道内存活,可致不孕。

(2)体征:妇科检查时可见阴道黏膜充血,严重时有散在的出血点。有时可见阴道后穹隆处有液性或脓性泡沫状分泌物。

(3)心理-社会状况:患者常因炎症反复发作而烦恼,出现无助感。

(二)辅助检查

(1)悬滴法:在玻片上加 1 滴温生理盐水,自阴道后穹隆处取少许分泌物混于生理盐水中,用低倍镜检查,如有滴虫,可见其活动。阳性率可达 80%～90%。取分泌物检查前 24～48 小时,避免性交、阴道灌洗及阴道上药。

(2)培养法:适于症状典型而悬滴法未见滴虫者,可用培养基培养,其准确率可达 98%。

(三)护理诊断及合作性问题

(1)知识缺乏:缺乏对疾病传染途径的认识及缺乏阴道炎治疗的知识。

(2)舒适改变:与外阴瘙痒、分泌物增多有关。

(3)组织完整性受损:与分泌物增多、外阴瘙痒、搔抓有关。

(四)护理目标

(1)患者能说出疾病传染的途径、阴道炎的治疗与日常防护知识。

(2)患者分泌物减少.舒适度提高。保持组织完整性,无破损。

(五)护理措施

1.一般护理

注意个人卫生,保持外阴部清洁、干燥,避免搔抓外阴导致皮肤破损。

2.心理护理

解除患者因疾病带来的烦恼,减轻其对确诊后的心理压力,增强治疗疾病的信心。告知患者夫妇滴虫性阴道炎的传播途径、临床表现、治疗方法和注意事项,减轻他们的焦虑心理,同时鼓励他们积极配合治疗。

3.病情观察

观察患者的外阴瘙痒症状、阴道分泌物的量及颜色等。

4.治疗护理

(1)治疗原则:杀灭阴道毛滴虫,保持阴道的自净作用,防止复发,夫妻双方要同时治疗,切断直接传染途径。

(2)治疗配合。①局部治疗:增强阴道酸性环境,用1%乳酸溶液、0.5%醋酸溶液或1:5 000高锰酸钾溶液冲洗阴道后,每晚睡前用甲硝唑200 mg,置于阴道后穹隆,每天一次,10天为1个疗程。②全身治疗:甲硝唑(灭滴灵)每次200～400 mg,每天3次,口服,10天为1个疗程。③指导患者正确用药,按疗程坚持用药,注意冲洗液的浓度、温度。④观察用药后反应:甲硝唑口服后偶见胃肠道反应,如食欲缺乏、恶心、呕吐、白细胞减少、皮疹等,一旦发现,应报告医师并停药。妊娠期、哺乳期妇女应慎用,因为药能通过胎盘进入胎儿体内,并可由乳汁排泄。

(六)健康指导

(1)做好卫生宣教,积极开展普查普治,消灭传染源,严格禁止滴虫阴道炎或带虫者进入游泳池。医疗单位做好消毒隔离,防止交叉感染。治疗期间勤换内裤,内裤、坐浴及洗涤用物应煮沸消毒5～10分钟以消灭病原体,禁止性生活,避免交叉或重复感染的机会。哺乳期妇女在用药期间或用药后24小时内不宜哺乳。经期暂停坐浴、阴道冲洗及阴道用药。

(2)夫妻应双双检查,男方若查出毛滴虫,夫妻应同治,有助于提高疗效,治疗期间应禁止性生活。

(3)治愈标准:治疗后应在每次月经干净后复查1次,连续3次均为阴性,方为治愈。

(七)护理评价

(1)患者自诉外阴不适症状减轻,舒适感增加,悬滴法试验连续3个周期复查为阴性。

(2)患者正确复述预防及治疗此疾病的相关知识。

四、外阴阴道假丝酵母菌病

外阴阴道假丝酵母菌病(vulvovaginal candidiasis,VVC)也称外阴阴道念珠菌病,是一种常见的外阴、阴道炎,80%～90%的病原体为白假丝酵母菌,其发病率仅次于滴虫阴道炎。白假丝酵母菌是真菌,不耐热,加热至60 ℃,持续1小时,即可死亡;但对干燥、日光、紫外线及化学制剂的抵抗力较强。

(一)护理评估

1.健康史

(1)病因评估:念珠菌为条件致病菌,可存在口腔、肠道和阴道而不引起症状。当阴道内糖原增多、酸度增加、局部细胞免疫力下降时,假丝酵母菌可繁殖并引起炎症,故外阴阴道假丝酵母菌病多见于孕妇、糖尿病患者及接受大量雌激素治疗者。此外,长期应用抗生素、服用类固醇皮质激素或免疫缺陷综合征等,可以改变阴道内微生物之间的相互制约关系,易发此症;紧身化纤内裤、肥胖可使会阴局部的温度及湿度增加,也易使念珠菌得以繁殖而引起感染。

(2)传播途径评估:①内源性感染为主要感染,假丝酵母菌除寄生阴道外,还可寄生于人的口腔、肠道,这些部位的假丝酵母菌可互相传染。②通过性交直接传染。③通过接触感染的衣物等间接传染。

(3)病史评估:了解有无糖尿病及长期使用抗生素、雌激素、类固醇皮质激素病史,了解个人卫生习惯及有无不洁性生活史。

2.身心状况

(1)症状:外阴、阴道奇痒,坐卧不安,痛苦异常,可伴有尿痛、尿频、性交痛。阴道分泌物为干酪样或豆渣样。

(2)体征:妇科检查见小阴唇内侧、阴道黏膜红肿并附着白色块状薄膜,容易剥离,下面为糜烂及溃疡。

(3)心理-社会状况:患者常因外阴瘙痒痛苦不堪,由于影响休息与睡眠,产生忧虑与烦躁,评估患者心理障碍及影响疾病治疗的原因。

3.辅助检查

(1)悬滴法:在玻片上加1滴温生理盐水,自阴道后穹隆处取少许分泌物混于生理盐水中,用低倍镜检查,若找到白假丝酵母菌的芽孢和假菌丝即可确诊。

(2)培养法:适于症状典型而悬滴法未见白假丝酵母菌者,可用培养基培养。

(二)护理诊断及合作性问题

1.焦虑

焦虑与易复发,影响休息与睡眠有关。

2.组织完整性受损

组织完整性受损与分泌物增多、外阴瘙痒、搔抓有关。

(三)护理目标

(1)患者情绪稳定,积极配合治疗与护理。

(2)患者病情改善,舒适度提高。

(3)保持组织完整性,组织无破损。

(四)护理措施

1.一般护理

注意个人卫生,保持外阴部清洁、干燥,避免搔抓外阴以免皮肤破损。

2.心理护理

向患者讲解外阴阴道假丝酵母菌病的病因、治疗方法和注意事项等,消除患者的顾虑和焦虑心理,使其积极配合治疗。

3.病情观察

观察患者的外阴瘙痒症状、阴道分泌物的量及颜色等。

4.治疗护理

(1)治疗原则:消除诱因,改变阴道酸碱度,根据患者情况选择局部或全身应用抗真菌药杀灭致病菌。

(2)用药护理:①局部治疗,用 2%~4%碳酸氢钠溶液冲洗阴道或坐浴,再选用制霉菌素栓剂、克霉唑栓剂、咪康唑栓剂等置于阴道内,一般 7~10 天为 1 个疗程。②全身用药,若局部用药效果较差或病情顽固者,可选用伊曲康唑、氟康唑、酮康唑等口服。③用药注意,孕妇要积极治疗,否则阴道分娩时新生儿易感染发生鹅口疮。妊娠期坚持局部治疗,禁用口服唑类药物。勤换内裤,内裤、坐浴及洗涤用物应煮沸消毒 5~10 分钟以消灭病原体,避免交叉和重复感染的机会。④用药护理,嘱阴道灌洗或坐浴应注意药液浓度和治疗时间,灌洗药物要充分溶化,温度一般为40 ℃,切忌过烫,以免烫伤皮肤。

(五)健康指导

(1)做好卫生宣教,养成良好的卫生习惯,每天洗外阴、换内裤。切忌搔抓。

(2)约 15%的男性与女性患者接触后患有龟头炎,对有症状男性也应进行检查与治疗。

(3)鼓励患者坚持用药,不随意中断疗程。

(4)嘱积极治疗糖尿病等疾病,正确使用抗生素、雌激素,以免诱发外阴阴道假丝酵母菌病。

(六)护理评价

(1)患者分泌物减少,性状转为正常,舒适感增加。

(2)患者正确复述预防及治疗此疾病的相关知识,做到积极配合并坚持治疗。

五、萎缩性阴道炎

萎缩性阴道炎属非特异性阴道炎,常见于绝经后及卵巢切除后或盆腔放疗者。绝经后的萎缩性阴道炎又称老年性阴道炎。

(一)护理评估

1.健康史

(1)病因评估:①妇女绝经后;②手术切除卵巢;③产后闭经;④药物假绝经治疗;⑤盆腔放疗后等。由于雌激素水平降低,阴道上皮萎缩变薄,上皮细胞内糖原减少,阴道内 pH 增高,阴道自净作用减弱,局部抵抗力降低,致病菌入侵后易繁殖引起炎症。

(2)病史评估:了解有无糖尿病及长期使用抗生素、雌激素、类固醇皮质激素病史;了解个人卫生习惯及有无不洁性生活史;了解有无进行盆腔放疗等。

2.身心状况

(1)症状:白带增多,多为黄水状,严重感染时可呈脓性,有臭味。黏膜有浅表溃疡时,分泌物可为血性,有的患者可有点滴出血,可伴有外阴瘙痒、灼热、尿频、尿痛、尿失禁等症状。

(2)体征:妇科检查可见阴道皱襞消失,上皮菲薄,黏膜出血,表面可有小出血点或片状出血点;严重时可形成浅表溃疡,阴道弹性消失、狭窄,慢性炎症、溃疡还可引起阴道粘连,导致阴道闭锁。

(3)心理-社会状况:老年人常因思想比较保守,不愿就医而出现无助感。其他患者常因知识缺乏而病急乱投医,因此,应注意评估影响患者不愿就医的因素及家庭支持系统。

3.辅助检查

取分泌物检查,悬滴法排除滴虫性阴道炎和外阴阴道假丝酵母菌病;有血性分泌物时,常需做宫颈刮片或分段诊刮排除宫颈癌和子宫内膜癌。

(二)护理诊断及合作性问题

(1)舒适改变:与外阴瘙痒、疼痛、分泌物增多有关。

(2)知识缺乏:与缺乏绝经后妇女预防保健知识有关。

(3)有感染的危险:与局部分泌物增多、破溃有关。

(三)护理目标

(1)患者分泌物减少,性状转为正常,舒适感增加。

(2)患者正确复述预防及治疗此疾病的相关知识,做到积极配合并坚持治疗。

(3)患者无感染发生或感染被及时发现和控制,体温、血常规正常。

(四)护理措施

1.一般护理

嘱患者保持外阴清洁,勤换内裤。穿棉织内裤,减少刺激等。

2.心理护理

使患者了解老年性阴道炎的病因和治疗方法,减轻其焦虑;对卵巢切除、放疗者给予心理安慰与相关医学知识解释,增强其治疗疾病的信心;解释雌激素替代疗法可缓解症状,帮助其建立治愈疾病的信心。

3.病情观察

观察白带性状、量、气味,有无外阴瘙痒、灼热及膀胱刺激症状等。

4.治疗护理

(1)治疗原则:增强阴道黏膜的抵抗力,抑制细菌生长繁殖。

(2)治疗配合:①增加阴道酸度,用 0.5% 醋酸或 1% 乳酸溶液冲洗阴道,每天 1 次。阴道冲洗后,将甲硝唑 200 mg 或氧氟沙星 200 mg,放入阴道深部,每天 1 次,7～10 天为 1 个疗程。②增加阴道抵抗力,针对病因给予雌激素制剂,可局部用药,也可全身用药。将己烯雌酚 0.125～0.25 mg,每晚放入阴道深部,4 天为 1 个疗程。③全身用药,可口服尼尔雌醇,首次 4 mg,以后每2～4 周 1 次,每晚 2 mg,维持 2～3 个月。

(五)健康指导

(1)对围绝经期、老年妇女进行健康教育,使其掌握预防老年性阴道炎的措施及技巧。

(2)指导患者及其家属阴道灌洗、上药的方法和注意事项。用药前洗净双手及会阴,减少感染的机会。自己用药有困难者,指导其家属协助用药或由医务人员帮助使用。

(3)告知使用雌激素治疗可出现的症状,嘱乳癌或子宫内膜癌患者慎用雌激素制剂。

(六)护理评价

(1)患者分泌物减少,性状转为正常,舒适感增加。

(2)患者正确复述预防及治疗此疾病的相关知识,做到积极配合并坚持治疗。

(苏冬梅)

第三节 子宫颈炎

子宫颈炎是指子宫颈发生的急性/慢性炎症。子宫颈炎是妇科常见疾病之一,包括宫颈阴道部炎症及宫颈管黏膜炎症。临床上分为急性子宫颈炎和慢性子宫颈炎。临床多见的子宫颈炎是急性子宫颈管黏膜炎,若急性子宫颈炎未经及时诊治或病原体持续存在,可导致慢性子宫颈炎症。

由于宫颈管黏膜上皮为单层柱状上皮,抗感染能力较差,当遇到多种病原体侵袭、物理化学因素刺激、机械性子宫颈损伤、子宫颈异物等,引起子宫颈局部充血、水肿,上皮变性、坏死,黏膜、黏膜下组织、腺体周围大量中性粒细胞浸润,或子宫颈间质内有大量淋巴细胞、浆细胞等慢性炎细胞浸润,可伴有子宫颈腺上皮及间质增生和鳞状上皮化生。因子宫颈阴道部鳞状上皮与阴道鳞状上皮相延续,亦可由阴道炎症引起宫颈阴道部炎症。

病原体种类:①性传播疾病的病原体主要是淋病奈瑟菌及沙眼衣原体。②内源性病原体,与细菌性阴道病病原体、生殖道支原体感染有关。

一、护理评估

(一)健康史

1.一般资料

年龄、月经史、婚育史,是否处在妊娠期。

2.既往疾病史

详细了解有无阴道炎、性传播疾病及子宫颈炎症的病史,包括发病时间、病程经过、治疗方法及效果。

3.既往手术史

详细询问分娩手术史,了解阴道分娩时有无宫颈裂伤;是否做过妇科阴道手术操作及有无宫颈损伤、感染史。

4.个人生活史

了解个人卫生习惯,分析可能的感染途径。

(二)生理状况

1.症状

(1)急性子宫颈炎:阴道分泌物增多,呈黏液脓性,阴道分泌物的刺激可引起外阴瘙痒及灼热感;可出现月经间期出血、性交后出血等症状;常伴有尿道症状,如尿急、尿频、尿痛。

(2)慢性子宫颈炎:患者多无症状,少数患者可有阴道分泌物增多,呈淡黄色或脓性,偶有接触性出血、月经间期出血,偶有分泌物刺激引起外阴瘙痒或不适。

2.体征

(1)急性子宫颈炎:检查见脓性或黏液性分泌物从子宫颈管流出;用棉拭子擦拭子宫颈管时,容易诱发子宫颈管内出血。

(2)慢性子宫颈炎:检查可见宫颈呈糜烂样改变,或有黄色分泌物覆盖子宫颈口或从宫颈管流出,也可见子宫颈息肉或子宫颈肥大。

3.辅助检查

(1)实验室检查:分泌物涂片做革兰染色,中性粒细胞＞30/高倍视野;阴道分泌物湿片检查白细胞＞10/高倍视野;做淋菌奈瑟菌及沙眼衣原体检测,以明确病原体。

(2)宫腔镜检查:镜下可见血管充血,宫颈黏膜及黏膜下组织、腺体周围大量中性粒细胞浸润,腺腔内可见脓性分泌物。

(3)宫颈细胞学检查:宫颈刮片、宫颈管吸片,与宫颈上皮瘤样病变或早期宫颈癌相鉴别。

(4)阴道镜及活组织检查:必要时进行,以明确诊断。

(三)高危因素

(1)性传播疾病,年龄＜25岁,多位性伴侣或新性伴侣且为无保护性交。

(2)细菌性阴道病。

(3)分娩、流产或手术致子宫颈损伤。

(4)卫生不良或雌激素缺乏,局部抗感染能力差。

(四)心理-社会因素

1.对健康问题的感受

是否存在因无明显症状,而不重视或延误治疗。

2.对疾病的反应

是否因病变在宫颈,又涉及生殖器官与性,而不愿及时就诊;或因阴道分泌物增多引起不适;或治疗效果不明显而烦躁不安;或遇有白带带血或接触性出血时,担心疾病的严重程度,疑有癌变而恐惧、焦虑。

3.家庭、社会及经济状况

家人对患者是否关心;家庭经济状况及是否有医疗保险。

二、护理诊断

(一)皮肤完整性受损

其与宫颈上皮糜烂及炎性刺激有关。

(二)舒适的改变

其与白带增多有关。

(三)焦虑

其与害怕宫颈癌有关。

三、护理措施

(一)症状护理

1.阴道分泌物增多

观察阴道分泌物颜色、性状、气味及量,选择合适的药液进行阴道冲洗。在不清楚种类时,不可滥用冲洗液,指导患者勤换会阴垫及内裤,保持外阴清洁干燥。

2.外阴瘙痒与灼痛

嘱患者尽量避免搔抓,防止外阴部皮肤破损,减少活动,避免摩擦外阴。

(二)用药护理

药物治疗主要用于急性子宫颈炎。

1.遵医嘱用药

(1)经验性抗生素治疗:在未获得病原体检测结果前,采用针对衣原体的经验性抗生素治疗,阿奇霉素 1 g,单次顿服,或多西环素 100 mg,每天 2 次,连服 7 天。

(2)针对病原体的抗生素治疗:临床上除选用抗淋病奈瑟菌的药物外,同时应用抗衣原体感染的药物。对于单纯急性淋病奈瑟菌性子宫颈炎,常用药物有头孢菌素,如头孢曲松钠 250 mg,单次肌内注射,或头孢克肟 400 mg,单次口服等;对沙眼衣原体所致子宫颈炎,治疗药物有四环素类,如多西环素 100 mg,每天 2 次,连服 7 天。

2.用药观察

注意观察药物的不良反应,若出现不良反应,立即停药并通知医师。

3.用药注意事项

注意药物的半衰期及有效作用时间;注意药物的配伍禁忌;抗生素应现配现用。

4.用药指导

若病原体为沙眼衣原体及淋病奈瑟菌,应对性伴侣进行相应的检查和治疗。

(三)物理治疗及手术治疗的护理

1.宫颈糜烂样改变

若为无症状的生理性柱状上皮异位,无须处理;对伴有分泌物增多、乳头状增生或接触性出血,可给予局部物理治疗,包括激光、冷冻、微波等,也可以给予中药作为物理治疗前后的辅助治疗。

2.慢性子宫颈黏膜炎

针对病因给予治疗,若病原体不清可试用物理治疗,方法同上。

3.子宫颈息肉

配合医师行息肉摘除术。

4.子宫颈肥大

一般无须治疗。

(四)心理护理

(1)加强疾病知识宣传,引导患者正确认识疾病,以及时就诊,接受规范治疗。

(2)向患者解释疾病与健康的问题,鼓励患者表达自己的想法。对病程长、迁延不愈的患者,给予关心和耐心解说,告知疾病的过程及防治措施;对病理检查发现宫颈上皮有异常增生的病例,告知通过密切监测,坚持治疗,可阻断癌变途径,以缓解焦虑心理,增加治疗的信心。

(3)与家属沟通,让其多关心患者,支持患者,坚持治疗,促进康复。

四、健康指导

(一)讲解疾病知识

向患者讲解子宫颈炎的疾病知识,告知及时就诊和规范治疗的重要性。

(二)个人卫生指导

嘱患者保持外阴清洁,每天清洗外阴 2 次,养成良好的卫生习惯,尤其是经期、孕产期及产褥期卫生,避免感染发生。

（三）随访指导

告知患者,物理治疗后有分泌物增多,甚至有多量水样排液,在术后1～2周脱痂时可有少量出血,是创面愈合的过程,不必应诊;如出血量多于月经量则需到医院就诊处理;在物理治疗后2个月内禁止性生活、盆浴和阴道冲洗;治疗后经过2个月经周期,于月经干净后3～7天来院复查,评价治疗效果,效果欠佳者可进行第二次治疗。

（四）体检指导

坚持每1～2年做1次体检,以及早发现异常,以及早治疗。

五、注意事项

(1)治疗前,应常规做宫颈刮片行细胞学检查。

(2)在急性生殖器炎症期不做物理治疗。

(3)治疗时间应选在月经干净后3～7天内进行。

(4)物理治疗后可出现阴道分泌物增多,甚至有大量水样排液,在术后1～2周脱痂时可有少许出血。

(5)应告知患者,创面完全愈合时间为4～8周,期间禁盆浴、性交和阴道冲洗。

(6)物理治疗有引起术后出血、宫颈管狭窄、感染的可能,应定期复查,观察创面愈合情况直到痊愈,同时检查有无宫颈管狭窄。

（苏冬梅）

第四节　盆腔炎性疾病

盆腔炎性疾病（PID）是指女性上生殖道的一组炎性疾病,主要包括子宫内膜炎、输卵管炎、输卵管卵巢脓肿、盆腔腹膜炎。最常见的是输卵管炎及输卵管卵巢脓肿。

女性生殖系统具有比较完善的自然防御功能,当自然防御功能遭到破坏,或肌体免疫力降低、内分泌发生变化或外源性病原体入侵而导致子宫内膜、输卵管、卵巢、盆腔腹膜、盆腔结缔组织发生炎症。感染严重时,可累及周围器官和组织,当病原体毒性强、数量多、患者抵抗力低时,常发生败血症及脓毒血症,若未得到及时治疗可能发生盆腔炎性疾病后遗症。

一、护理评估

（一）健康史

(1)了解既往疾病史、用药史、月经史及药物过敏史。

(2)了解流产、分娩的时间、经过及处理。

(3)了解本次患病的起病时间、症状、疼痛性质、部位、有无全身症状。

（二）生理状况

1.症状

(1)轻者无症状或症状轻微不易被发现,常表现为持续性下腹痛,活动或性交后加重;发热、阴道分泌物增多等。

（2）重者可表现为寒战、高热、头痛、食欲减退；月经期发病者可表现为经量增多、经期延长；腹膜炎者出现消化道症状，如恶心、呕吐、腹胀等；若脓肿形成，可有下腹包块及局部刺激症状。

2.体征

（1）急性面容、体温升高、心率加快。

（2）下腹部压痛、反跳痛及肌紧张。

（3）检查见阴道充血；大量脓性臭味分泌物从宫颈口外流；穹隆有明显触痛；宫颈充血、水肿、举痛明显；子宫体增大有压痛且活动受限；一侧或双侧附件增厚，有包块，压痛。

3.辅助检查

（1）实验室检查：宫颈黏液脓性分泌物，或阴道分泌物0.9％氯化钠溶液湿片中见到大量白细胞；红细胞沉降率升高；血C反应蛋白升高；宫颈分泌物培养或革兰染色涂片淋病奈瑟菌阳性或沙眼衣原体阳性。

（2）阴道超声检查：显示输卵管增粗、输卵管积液，伴或不伴有盆腔积液、输卵管卵巢肿块。

（3）腹腔镜检查：输卵管表面明显充血；输卵管壁水肿；输卵管伞端或浆膜面有脓性渗透物。

（4）子宫内膜活组织检查证实子宫内膜炎。

（三）高危因素

1.年龄

盆腔炎性疾病高发年龄为15～25岁。

2.性活动及性卫生

初次性交年龄小、有多个性伴侣、性交过频及性伴侣有性传播疾病；有使用不洁的月经垫、经期性交等。

3.下生殖道感染

性传播疾病，如淋病奈瑟菌性宫颈炎、衣原体性宫颈炎及细菌性阴道病。

4.子宫腔内手术操作后感染

刮宫术、输卵管通液术、子宫输卵管造影术、宫腔镜检查、人工流产、放置宫内节育器等手术时，消毒不严格或术前适应证选择不当，导致感染。

5.邻近器官炎症直接蔓延

如阑尾炎、腹膜炎等蔓延至盆腔。

6.复发

盆腔炎性疾病再次发作。

（四）心理-社会因素

1.对健康问题的感受

是否存在因无明显症状或症状轻，而不重视致延误治疗。

2.对疾病的反应

是否由于慢性疾病过程长，患者思想压力大而产生焦虑、烦躁情绪；若病情严重，则担心预后，患者往往有恐惧、无助感。

3.家庭、社会及经济状况

是否存在因炎症反复发作，严重影响妇女生殖健康甚至导致不孕，且增加家庭与社会经济负担。

二、护理诊断

(一)疼痛

其与感染症状有关。

(二)体温过高

其与盆腔急性炎症有关。

(三)睡眠形态紊乱

其与疼痛或心理障碍有关。

(四)焦虑

其与病程长治疗效果不明显或不孕有关。

(五)知识缺乏

其与缺乏经期卫生知识有关。

三、护理措施

(一)症状护理

1.密切观察

分泌物增多,观察阴道分泌物颜色、性状、气味及量,选择合适的药液进行阴道冲洗。在不清楚阴道炎的种类时,不可滥用冲洗液,指导患者勤换会阴垫及内裤,保持外阴清洁干燥。

2.支持疗法

卧床休息,取半卧位,有利于脓液积聚于直肠子宫陷凹,使炎症局限;给高热量、高蛋白、高维生素饮食或半流质饮食,以及时补充丢失的液体;对出现高热的患者,采取物理降温,出汗时及时更衣,保持身体清洁舒服;若患者腹胀严重,应行胃肠减压。

3.症状观察

密切监测生命体征,测体温、脉搏、呼吸、血压,每4小时1次;物理降温后30分钟测体温,以观察降温效果。若患者突然出现腹痛加剧,寒战、高热、恶心、呕吐、腹胀,应立即报告医师,同时做好剖腹探查的准备。

(二)用药护理

1.门诊治疗

指导患者遵医嘱用药,了解用药方案并告知注意事项。常用方案:头孢西丁钠2 g,单次肌内注射,同时口服丙磺舒1 g,然后改为多西环素100 mg,每天2次,连服14天,可同时加服甲硝唑400 mg,每天2~3次,连服14天;或选用其他第三代头孢菌素与多西环素、甲硝唑合用。

2.住院治疗

严格遵医嘱用药,了解用药方案并密切观察用药反应。

(1)头霉素类或头孢菌素类药物:头孢西丁钠2 g,静脉滴注,每6小时1次。头孢替坦二钠2 g,静脉滴注,每12小时1次。加多西环素100 mg,每12小时1次,静脉输注或口服。对不能耐受多西环素者,可用阿奇霉素替代,每次500 mg,每天1次,连用3天。对输卵管卵巢脓肿患者,可加用克林霉素或甲硝唑。

(2)克林霉素与氨基糖苷类药物联合方案:克林霉素900 mg,每8小时1次,静脉滴注;庆大霉素先给予负荷量(2 mg/kg),然后予维持量(1.5 mg/kg),每8小时1次,静脉滴注;临床症状、体征改善后继续静脉应用 24～48 小时,克林霉素改口服,每次 450 mg,1 天4 次,连用 14 天;或多西环素 100 mg,每 12 小时1 次,连续用药 14 天。

3.观察药物疗效

若用药后 48～72 小时,体温持续不降,患者症状加重,应及时报告医师处理。

4.中药治疗

主要为活血化瘀、清热解毒药物。可遵医嘱指导服中药或用中药外敷腹部,若需进行中药保留灌肠,按保留灌肠操作规程完成。

(三)手术护理

1.药物治疗无效

经药物治疗 48～72 小时,体温持续不降,患者中毒症状加重或包块增大者。

2.脓肿持续存在

经药物治疗病情好转,继续控制炎症数天(2～3 周),包块仍未消失但已局限化。

3.脓肿破裂

突然腹痛加剧、寒战、高热、恶心、呕吐、腹胀,检查腹部拒按或有中毒性休克表现。

(四)心理护理

(1)关心患者,倾听患者诉说,鼓励患者表达内心感受,通过与患者进行交流,建立良好的护患关系,尽可能满足患者的合理需求。

(2)加强疾病知识宣传,解除患者思想顾虑,增加其对治疗的信心。

(3)与家属沟通,指导家属关心患者,与患者及家属共同探讨适合个人的治疗方案,取得家人的理解和帮助,减轻患者心理压力。

四、健康指导

(一)讲解疾病知识

向患者讲解盆腔炎性疾病的疾病知识,告知及时就诊和规范治疗的重要性。

(二)个人卫生指导

保持会阴清洁做好经期、孕期及产褥期的卫生宣传。

(三)性生活指导及性伴侣治疗

注意性生活卫生,月经期禁止性交。

(四)饮食生活指导

给予高热量、高蛋白、高维生素饮食,增加营养,积极锻炼身体,注意劳逸结合,不断提高肌体抵抗力

(五)随访指导

对于抗生素治疗的患者,应在 72 小时内随诊,明确有无体温下降、反跳痛减轻等临床症状改善。若无改善,需做进一步检查。对沙眼衣原体及淋病奈瑟菌感染者,可在治疗后 4～6 周复查病原体。

五、注意事项

(一)倾听患者主诉

应仔细倾听患者主诉,全面了解患者疾病史,认真阅读治疗方案,制订相应的护理计划,配合

完成相应治疗和处理。

(二)预防宣传

(1)注意性生活卫生,减少性传播疾病。

(2)及时治疗下生殖道感染。

(3)进行公共卫生教育,提高公民对生殖道感染的认识,明白预防感染的重要性。

(4)严格掌握妇科手术指征,做好术前准备,严格无菌操作,预防感染。

(5)及时治疗盆腔炎性疾病,防止后遗症发生。

(安会亭)

第五节　经前紧张综合征

经前紧张综合征是指妇女在月经来潮前出现的一系列异常现象,如头痛、乳房胀痛、失眠、情绪不稳定、抑郁、焦虑、全身水肿等。严重时影响正常的生活和社会活动。

一、护理评估

(一)病史

经前紧张综合征常发生于 30～40 岁的妇女,年轻女性很少出现。症状在排卵后即开始,月经来潮前几天达高峰,经血出现后消失。

(二)身心状况

主要表现为紧张、烦躁易怒、抑郁、焦虑、失眠、注意力不集中、疲乏无力、头痛等。有些妇女出现手足及面部水肿、乳房胀痛,少数妇女因肠黏膜水肿而出现腹泻现象。

(三)检查

盆腔检查及实验室检查均属正常。

二、护理诊断

(一)焦虑

其与一系列精神症状及不被人理解有关。

(二)体液过多

其与水、钠潴留有关。

三、护理目标

让患者正确认识经前紧张综合征,以减轻症状。

四、护理措施

(1)进行关于经前紧张综合征的有关知识的教育和指导,避免经前过度紧张,注意休息和充足的睡眠。

(2)帮助患者适当控制食盐和水的摄入。

（3）给患者服用适当的镇静剂如地西泮,也可服用谷维素来控制神经和精神症状,还可服用适当的利尿剂减轻水肿,以改善头痛等不适。

（4）遵医嘱用孕激素或雄激素拮抗雌激素与醛固酮的作用。

五、评价

（1）患者能够了解经前紧张综合征的相关知识。

（2）患者症状减轻,自我控制能力增强。

（安会亭）

第六节 痛 经

痛经是指在行经前、后或月经期出现下腹疼痛、坠胀伴腰酸及其他不适,严重影响生活和工作质量者。痛经分为原发性痛经与继发性痛经两类。前者指生殖器官无器质性病变的痛经,称功能性痛经;后者指盆腔器质性病变引起的痛经,如子宫内膜异位症等。本节仅叙述原发性痛经。

一、护理评估

(一)健康史

原发性痛经常见于青少年,多发生在有排卵的月经周期,精神紧张、恐惧、寒冷刺激及经期剧烈运动可加重疼痛。评估时需了解患者的年龄和月经史、疼痛特点及与月经的关系、伴随症状和缓解疼痛的方法等。

(二)身体状况

1.痛经

痛经是主要症状,多自月经来潮后开始,最早出现在月经来潮前12小时,月经第1天疼痛最剧烈,持续2~3天后逐渐缓解。疼痛呈痉挛性,多位于下腹正中,常放射至腰骶部、外阴与肛门,少数人的疼痛可放射至大脚内侧。可伴面色苍白、出冷汗、恶心、呕吐、腹泻、头晕、乏力等。痛经多于月经初潮后1~2年发病。

2.妇科检查

生殖器官无器质性病变。

(三)心理-社会状况

患者缺乏痛经的相关知识,担心痛经可能影响健康及婚后的生育能力,表现为情绪低落、烦躁、焦虑;伴随着月经的疼痛,常常使患者抱怨自己是女性。

(四)辅助检查

B超检查生殖器官有无器质性病变。

(五)处理要点

以解痉、镇痛等对症治疗为主,并注意对患者的心理治疗。

二、护理问题

(一)急性疼痛

与经期宫缩有关

(二)焦虑

与反复疼痛及缺乏相关知识有关。

三、护理措施

(一)一般护理

(1)下腹部局部可用热水袋热敷。

(2)鼓励患者多饮热茶、热汤。

(3)注意休息,避免紧张。

(二)病情观察

(1)观察疼痛的发生时间、性质、程度。

(2)观察疼痛时的伴随症状,如恶心、呕吐、腹泻。

(3)了解引起疼痛的精神因素。

(三)用药护理

遵医嘱给予解痉、镇痛药,常用药物有前列腺素合成酶抑制剂(如吲哚美辛、布洛芬等),亦可选用避孕药或中药治疗。

(四)心理护理

讲解有关痛经的知识及缓解疼痛的方法,使患者了解经期下腹坠胀、腰酸、头痛等轻度不适是生理反应。原发性痛经不影响生育,生育后痛经可缓解或消失,从而消除患者紧张、焦虑的情绪。

(五)健康指导

进行经期保健的教育,包括注意经期清洁卫生,保持精神愉快,加强经期保护,避免剧烈运动及过度劳累,防寒保暖等。疼痛难忍时一般选择非麻醉性镇痛药治疗。

(安会亭)

第七节　围绝经期综合征

绝经是每一个妇女生命过程中必然发生的生理过程。绝经提示卵巢功能衰退,生殖功能终止,绝经过渡期是指围绕绝经前、后的一段时期,包括从绝经前出现与绝经有关的内分泌、生理学和临床特征起,至最后一次月经后一年。

围绝经期综合征(menopausal syndrome,MPS)以往称为更年期综合征,是指妇女在绝经前、后由于卵巢功能衰退、雌激素水平波动或下降所致的以自主神经功能紊乱为主,伴有神经心理症状的一组症候群。多发生于45～55岁,约2/3的妇女出现不同程度的低雌激素血症引发的一系列症状。绝经分为自然绝经和人工绝经。自然绝经是指卵巢内卵泡生理性耗竭所致的绝经;人工绝经是指双侧卵巢经手术切除或受放射线损坏导致的绝经,后者更易发生围绝经期综合征。

一、护理评估

(一)健康史

了解患者的发病年龄、职业、文化水平及性格特征,询问月经情况及生育史,有无卵巢切除或盆腔肿瘤放疗,有无心血管疾病及其他疾病病史。

(二)身体状况

1.月经紊乱

半数以上妇女出现 2~8 年无排卵性月经,表现为月经频发、不规则子宫出血、月经稀发(月经周期超过 35 天)以至绝经,少数妇女可突然绝经。

2.雌激素下降相关征象

(1)血管舒缩症状:主要表现为潮热、出汗,是血管舒缩功能不稳定的表现,是围绝经期综合征最突出的特征性症状。潮热起自前胸,涌向头颈部,然后波及全身。在潮红的区域患者感到灼热,皮肤发红,紧接着大量出汗。持续数秒至数分钟不等。此种血管功能不稳定可历时 1 年,有时长达 5 年或更长。

(2)精神神经症状:常有焦虑、抑郁、激动、喜怒无常、脾气暴躁、记忆力下降、注意力不集中、失眠多梦等。

(3)泌尿生殖系统症状:出现阴道干燥、性交困难及老年性阴道炎,排尿困难、尿频、尿急、尿失禁及反复发作的尿路感染。

(4)心血管疾病:绝经后妇女冠状动脉粥样硬化性心脏病(简称冠心病)、高血压和脑出血的发病率及死亡率逐渐增加。

(5)骨质疏松症:绝经后妇女约有 25% 患骨质疏松症、腰酸背痛、腿抽搐、肌肉关节疼痛等。

3.体格检查

全身检查注意血压、精神状态、皮肤、毛发、乳房改变及心脏功能,妇科检查注意生殖器官有无萎缩、炎症及张力性尿失禁。

(三)心理-社会状况

因家庭和社会环境的变化或绝经前曾有精神状态不稳定等,更易引起患者心情不畅、忧虑、多疑、孤独等。

(四)辅助检查

根据患者的具体情况不同,可选择血常规、尿常规、心电图,以及血脂检查、B 超、宫颈刮片及诊断性刮宫等。

(五)处理要点

1.一般治疗

加强心理治疗及体育锻炼,补充钙剂,必要时选用镇静剂、谷维素。

2.激素替代疗法

补充雌激素是关键,可改善症状、提高生活质量。

二、护理问题

（一）自我形象紊乱
与对疾病不正确认识及精神神经症状有关。

（二）知识缺乏
缺乏性激素治疗相关知识。

三、护理措施

（一）一般护理
改善饮食，摄入高蛋白质、高维生素、高钙饮食，必要时可补充钙剂，能延缓骨质疏松症的发生，达到抗衰老效果。

（二）病情观察
（1）观察月经改变情况，注意经量、周期、经期有无异常。

（2）观察面部潮红时间和程度。

（3）观察血压波动、心悸、胸闷及情绪变化。

（4）观察骨质疏松症的影响，如关节酸痛、行动不便等。

（5）观察情绪变化，如情绪不稳定、易怒、易激动、多言多语、记忆力降低。

（三）用药护理
指导应用性激素。

1.适应证

主要用于治疗雌激素缺乏所致的潮热多汗、精神症状、老年性阴道炎、尿路感染，预防存在高危因素的心血管疾病、骨质疏松症等。

2.药物选择及用法

在医师指导下使用，尽量选用天然性激素，剂量个体化，以最小有效量为佳。

3.禁忌证

原因不明的子宫出血、肝胆疾病、血栓性静脉炎及乳腺癌等。

4.注意事项

（1）雌激素剂量过大可引起乳房胀痛、白带多、头痛、水肿、色素沉着、体重增加等，可酌情减量或改用雌三醇。

（2）用药期间可能发生异常子宫出血，多为突破性出血，但应排除子宫内膜癌。

（3）较长时间的口服用药可能影响肝功能，应定期复查肝功能。

（4）单一雌激素长期应用，可使子宫内膜癌危险性增加，雌、孕激素联合用药能够降低风险。坚持体育锻炼，多参加社会活动；定期健康体检，积极防治围绝经期妇女常见病。

（四）心理护理
使患者及其家属了解围绝经期是必然的生理过程，介绍减轻压力的方法，改变患者的认知、情绪和行为，使其正确评价自己。

（五）健康指导
（1）向围绝经期妇女及其家属介绍绝经是一个生理过程，绝经发生的原因及绝经前、后身体将发生的变化，帮助患者消除因绝经变化产生的恐惧心理，并对将发生的变化做好心理准备。

(2)介绍绝经前、后减轻症状的方法,适当的摄取钙质和维生素 D;坚持锻炼如散步、骑自行车等。合理安排工作,注意劳逸结合。

(3)定期普查,更年期妇女最好半年至一年进行 1 次体格检查,包括妇科检查和防癌检查,有选择地做内分泌检查。

(4)绝经前行双侧卵巢切除术者,宜适时补充雌激素。

(安会亭)

第八节 闭 经

闭经是妇科常见症状,分为原发性闭经和继发性闭经两类。原发性闭经指年龄超过 16 岁,第二性征已发育,或年龄超过 14 岁,第二性征尚未发育,且无月经来潮者;继发性闭经指正常月经建立后,因病理性原因月经停止 6 个月,或按自身原来月经周期计算停经 3 个周期以上者。青春期以前、妊娠期、哺乳期及绝经后的无月经均属生理现象。

一、护理评估

(一)健康史

原发性闭经较少见,常由于遗传性因素或先天性发育缺陷所致,评估时应注意患者生殖器官和第二性征发育情况及家族史。继发性闭经发病率高,病因复杂,评估时应详细询问患者月经史,已婚者应注意有无产后大出血、不孕及流产史。根据控制正常月经周期的 4 个环节,按病变部位将闭经分为下丘脑性闭经、垂体性闭经、卵巢性闭经及子宫性闭经。

1.下丘脑性闭经

下丘脑性闭经最常见,以功能性原因为主。

(1)精神因素:精神创伤、紧张忧虑、环境改变、过度劳累、盼子心切或畏惧妊娠等可使内分泌调节功能紊乱而发生闭经。闭经多为一时性,可自行恢复。

(2)剧烈运动、体重下降和神经性厌食:均可诱发闭经。因初潮发生和月经维持有赖于一定比例(17%～20%)的肌体脂肪,中枢神经对体重下降极为敏感。

(3)药物:一般在停药后 3～6 个月月经恢复。

2.垂体性闭经

垂体器质性病变或功能失调可影响卵巢功能而引起闭经。

(1)垂体梗死:常见于产后出血使垂体缺血坏死,出现闭经、性欲减退、毛发脱落、第二性征衰退等希恩综合征。

(2)垂体肿瘤:可引起闭经溢乳综合征。

3.卵巢性闭经

因性激素水平低落,子宫内膜不发生周期性变化而导致闭经。

(1)卵巢功能早衰:40 岁前绝经者称卵巢功能早衰,常伴有围绝经期综合征的表现。

(2)卵巢功能性肿瘤、卵巢切除或组织破坏。

(3)多囊卵巢综合征:表现为闭经、不孕、多毛、肥胖、双侧卵巢增大。

4.子宫性闭经

月经调节功能及第二性征发育正常,但子宫内膜受到破坏或对卵巢激素不能产生正常的反应而引起闭经。

(1)先天性子宫发育不良或子宫切除术后者。

(2)子宫内膜损伤:子宫腔放疗后、结核性子宫内膜炎、子宫腔粘连综合征,后者因人工流产刮宫过度,使子宫内膜损伤粘连而无月经产生。

5.其他内分泌功能异常

甲状腺功能减退或亢进、肾上腺皮质功能亢进、糖尿病等可引起闭经。

(二)身体状况

了解患者的闭经类型、时间及伴随症状。注意观察患者精神状态、智力发育、营养与健康状况;检查全身发育状况,测量身高、体重、四肢与躯干比例;第二性征如音调、毛发分布、乳房发育状况,挤压乳腺有无乳汁分泌;妇科检查生殖器官有无发育异常和肿瘤等。

(三)心理-社会状况

患者担心闭经对自己的健康、性生活及生育能力有影响,病程过长及治疗效果不佳会加重患者及其家属的心理压力,产生情绪低落、焦虑,反过来又加重闭经。

(四)辅助检查

1.子宫功能检查

(1)诊断性刮宫:适用于已婚妇女,必要时可在宫腔镜直视下检查。

(2)子宫输卵管碘油造影:了解子宫腔及输卵管情况。

(3)药物撤退试验:①孕激素试验可评估内源性雌激素水平;②雌、孕激素序贯疗法。

2.卵巢功能检查

通过 B 超检查、基础体温测定、宫颈黏液结晶检查、阴道脱落细胞检查、血清激素测定、诊断性刮宫,了解排卵情况及体内性激素水平。

3.垂体功能检查

如垂体兴奋试验等。

4.其他检查

B 超检查、染色体检查及内分泌检查等。

(五)处理要点

(1)全身治疗积极治疗全身性疾病,增强体质,加强营养,保持正常体重。

(2)心理治疗精神因素所致闭经,应行心理疏导。

(3)病因治疗子宫腔粘连、先天畸形、卵巢及垂体肿瘤等采取相应手术治疗。

(4)性激素替代疗法:根据病变部位及病因,给予相应激素治疗,常用雌激素替代疗法,雌、孕激素序贯疗法和雌、孕激素合并疗法。

(5)诱发排卵常用氯米芬、HCG。

二、护理问题

(一)焦虑

与担心闭经对健康、性生活及生育的影响有关。

(二)功能障碍性悲哀

与长期闭经及治疗效果不佳,担心丧失女性形象有关。

三、护理措施

(一)一般护理

1.鼓励患者增加营养

营养不良引起的闭经者,应供给足够的营养。

2.保证睡眠

工作紧张引起的闭经者,鼓励患者加强锻炼,增强体质,注意劳逸结合。如为肥胖引起的闭经,指导患者进低热量饮食,但需要富有维生素和矿物质,嘱咐患者适当增加运动量。

(二)病情观察

(1)观察患者情绪变化,有无引起闭经的精神因素,如工作、家庭、生活等情况。

(2)对有人工流产、剖宫产史的闭经患者,应监测阴道流血情况及月经变化。

(3)注意患者体重增加或减少的数据和时间,与闭经前、后的关系。

(4)观察患者甲状腺有无肿大、有无糖尿病症状。

(三)用药护理

指导患者合理使用性激素,说明性激素的作用、不良反应、用药方法及注意事项。

(四)心理护理

讲解月经的生理知识,使患者了解闭经与女性特征、生育及健康的关系,减轻心理压力,避免闭经加重。对原发性闭经者,特别是生殖器官畸形者进行心理疏导,保持心情舒畅,正确对待疾病,提高对自我形象的认识。

(五)健康指导

(1)告知患者要耐心坚持规范治疗,在医师的指导下接受全身系统检查。

(2)短期治疗效果可能不明显,要有心理准备,不要放弃治疗,树立战胜疾病的信心。

(安会亭)

第九节 功能失调性子宫出血

功能失调性子宫出血(dysfunctional uterine bleeding,DUB)简称功血,为妇科常见病。它是由于调节生殖系统的神经内分泌机制失常引起的异常子宫出血,而全身及内、外生殖器官无器质性病变存在。常表现为月经周期长短不一、经期延长、经量过多或不规则阴道出血。功血可分为排卵性功血和无排卵性功血两类,约85%的病例属无排卵性功血。功血可发生于月经初潮至绝经期间的任何年龄,约50%的患者发生于绝经前期,育龄期约占30%,青春期约占20%。

一、护理评估

(一)健康史

1.无排卵性功血

(1)青春期:与下丘脑-垂体-卵巢轴调节功能未健全有关,过度劳累、精神紧张、恐惧、忧伤、环境及气候改变等应激刺激,及肥胖、营养不良等因素易导致下丘脑-垂体-卵巢轴调节功能紊乱,卵巢不能排卵。

(2)绝经过渡期:因卵巢功能衰退,卵巢对促性腺激素敏感性降低,卵泡在发育过程中因退行性变而不能排卵。

(3)生育期:可因内、外环境改变,如劳累、应激、流产、手术或疾病等引起短暂无排卵。亦可因肥胖、多囊卵巢综合征、高催乳素血症等因素长期存在,引起持续无排卵。

2.排卵性功血

黄体功能不足原因在于神经内分泌调节功能紊乱,导致卵泡期促卵泡生成素(FSH)缺乏,卵泡发育缓慢,雌激素分泌减少,正反馈作用不足,黄体生成素(LH)峰值不高,使黄体发育不全、功能不足。子宫内膜不规则脱落者,由于下丘脑-垂体-卵巢轴调节功能紊乱或黄体机制异常引起萎缩过程延长。

评估时注意了解患者的发病年龄、月经史、婚育史及发病诱因,有无性激素治疗不当及全身性出血性疾病史。

(二)身体状况

1.月经紊乱

(1)无排卵性功血:最常见的症状是子宫不规则性出血,特点是月经周期紊乱,经期长短不一,经量多少不定。可先有数周或数月停经,然后阴道流血,量较多,持续2~3周或更长时间,不易自止,无腹痛或其他不适。

(2)排卵性功血:黄体功能不足者月经周期缩短,月经频发(月经周期短于21天),不易受孕或怀孕早期易流产;子宫内膜不规则脱落者月经周期正常,但经期延长,长达9~10天,多发生于产后或流产后。

2.贫血

因出血多或时间长,患者出现头晕、乏力、面色苍白等贫血征象。

3.体格检查

体格检查包括全身检查和妇科检查,排除全身性疾病及生殖器官器质性病变。

(三)心理-社会状况

青春期患者常因害羞而影响及时诊治,生育期患者担心影响生育而焦虑,围绝经期患者因治疗效果不佳或怀疑为恶性肿瘤而焦虑、紧张、恐惧。

(四)辅助检查

1.诊断性刮宫

诊断性刮宫可了解子宫内膜反应、子宫内膜病变,达到止血的目的。不规则流血者可随时刮宫,用以止血。确定有无排卵或黄体功能,于月经前一天或者月经来潮6小时内做诊断性刮宫,无排卵性功血的子宫内膜呈增生期改变,黄体功能不足显示子宫内膜分泌不良。子宫内膜不规则脱落,于月经周期第5~6天进行诊断性刮宫,增生期与分泌期子宫内膜共存。

2.B超检查

了解子宫内膜厚度及生殖器官有无器质性改变。

3.血常规及凝血功能检查

了解有无贫血、感染及凝血功能障碍。

4.宫腔镜检查

直接观察子宫内膜,选择病变区进行活组织检查。

5.卵巢功能检查

判断卵巢有无排卵或黄体功能。

(五)处理要点

1.无排卵性功血

青春期和生育期患者以止血、调整周期、促排卵为原则。围绝经期患者以止血、防止子宫内膜癌变为原则。

2.排卵性功血

黄体功能不足的治疗原则是促进卵泡发育,刺激黄体功能及黄体功能替代,分别应用氯米芬、人绒毛膜促性腺激素(HCG)和黄体酮;子宫内膜不规则脱落的治疗原则是促使黄体及时萎缩,子宫内膜及时完整脱落,常用药物有孕激素和 HCG。

二、护理问题

(一)潜在并发症

贫血。

(二)知识缺乏

缺乏性激素治疗的知识。

(三)有感染的危险

与经期延长、肌体抵抗力下降有关。

(四)焦虑

与性激素使用及药物不良反应有关。

三、护理措施

(一)一般护理

患者体质往往较差,应加强营养,改善全身情况,可补充铁剂、维生素 C 和蛋白质。成人体内大约每 100 mL 血中含 50 mg 铁,行经期妇女,每天从食物中吸收铁 0.7～2.0 mg,经量多者应额外补充铁。向患者推荐含铁较多的食物如猪肝、胡萝卜、葡萄干等。按照患者的饮食习惯,为患者制订适合于个人的饮食计划,保证患者获得足够的营养。

(二)病情观察

观察并记录患者的生命体征、出量及入量,嘱患者保留出血期间使用的会阴垫及内裤,以便更准确地估计出血量,出血较多者,督促其卧床休息,避免过度疲劳和剧烈活动,贫血严重者,遵医嘱做好配血、输血、止血措施,执行治疗方案,维持患者正常血容量。

(三)对症护理

1.无排卵性功血

(1)止血:对大量出血患者,要求在性激素治疗 8 小时内见效,24～48 小时内出血基本停止,若 96 小时以上仍不止血者,应考虑有器质性病变存在。

性激素止血。①雌激素:应用大剂量雌激素可迅速提高血内雌激素浓度,促使子宫内膜生长,短期内修复创面而止血,主要用于青春期功血。目前多选用妊马雌酮 2.5 mg 或已烯雌酚 1～

2 mg。②孕激素:适用于体内已有一定水平雌激素的患者。常用药物如甲羟黄体酮或炔诺酮,用药原则同雌激素。③雄激素:拮抗雌激素、增加子宫平滑肌及子宫血管张力而减少出血,主要用于围绝经期功血患者的辅助治疗,可随时停用。④联合用药:止血效果优于单一药物,可用三合激素或口服短效避孕药,血止后逐渐减量。

刮宫术:止血及排除子宫内膜癌变,适用于年龄大于 35 岁、药物治疗无效或存在子宫内膜癌高危因素的患者。

其他止血药:卡巴克洛和酚磺乙胺可减少微血管的通透性,氨基己酸、氨甲苯酸、氨甲环酸等可抑制纤维蛋白溶酶,有减少出血量的辅助作用,但不能赖以止血。

(2)调整月经周期:一般连续用药 3 个周期。在此过程中务必积极纠正贫血,加强营养,以改善体质。

雌、孕激素序贯疗法:人工周期,通过模拟自然月经周期中卵巢的内分泌变化,将雌、孕激素序贯应用,使子宫内膜发生相应变化,引起周期性脱落。适用于青春期功血或生育期功血者,可诱发卵巢自然排卵。雌激素自月经来潮第 5 天开始用药,妊马雌酮 1.25 mg 或己烯雌酚 1 mg,每晚 1 次,连服 20 天,于服雌激素最后 10 天加用甲羟黄体酮每天 10 mg,两药同时用完,停药后3～7 天出血。于出血第 5 天重复用药,一般连续使用 3 个周期。用药 2～3 个周期后,患者常能自发排卵。

雌、孕激素联合疗法:可周期性口服短效避孕药,适用于生育期功血、内源性雌激素水平较高者或绝经过渡期功血者。

后半周期疗法:于月经周期的后半周期开始(撤药性出血的第 16 天)服用甲羟黄体酮,每天10 mg,连服 10 天为 1 个周期,共 3 个周期为 1 个疗程。适用于青春期或绝经过渡期功血者。

(3)促排卵:适用于育龄期功血者。常用药物如氯米芬、人绒毛膜促性腺激素(HCG)等。于月经第5 天开始每天口服氯米芬 50 mg,连续 5 天,以促进卵泡发育。B 超监测卵泡发育接近成熟时,可大剂量肌内注射 HCG 5 000 U 以诱发排卵。青春期不提倡使用。

(4)手术治疗:以刮宫术最常用,既能明确诊断,又能迅速止血。绝经过渡期出血患者激素治疗前宜常规刮宫,最好在子宫镜下行分段诊断性刮宫,以排除子宫内细微器质性病变。对青春期功血刮宫应持慎重态度。必要时行子宫次全切除或子宫切除术。

2.排卵性功血

(1)黄体功能不足,药物治疗如下。①黄体功能替代疗法:自排卵后开始每天肌内注射黄体酮 10 mg,共 10～14 天,用以补充黄体分泌黄体酮的不足。②黄体功能刺激疗法:通常应用HCG 以促进及支持黄体功能。于基础体温上升后开始,隔天肌内注射 HCG 1 000～2 000 U,共5 次,可使血浆黄体酮明显上升,随之正常月经周期恢复。③促进卵泡发育:于月经第 5 天开始,每晚口服氯米芬 50 mg,共 5 天。

(2)子宫内膜不规则脱落,药物治疗如下。①孕激素:自排卵后第 1～2 天或下次月经前10～14 天开始,每天口服甲羟黄体酮 10 mg,连续 10 天,有生育要求可肌内注射黄体酮。②HCG:用法同黄体功能不足。

3.性激素治疗的注意事项

(1)严格遵医嘱正确用药,不得随意停服或漏服,以免使用不当引起子宫出血。

(2)药物减量必须按规定在血止后开始,每 3 天减量 1 次,每次减量不超过原剂量的 1/3,直至维持量,持续用至血止后 20 天停药。

（3）雌激素口服可能引起恶心、呕吐等胃肠道反应，可饭后或睡前服用；对存在血液高凝倾向或血栓性疾病史者禁忌使用。

（4）雄激素用量过大可能出现男性化不良反应。

（四）预防感染

（1）测体温、脉搏。

（2）指导患者保持会阴部清洁，出血期间禁止盆浴及性生活。

（3）注意有无腹痛等生殖器官感染征象。

（4）按医嘱使用抗生素。

（五）心理护理

注意情绪调节，避免过度紧张与精神刺激。特别是青春期少女，父母们不仅要关注女孩的学习状况与膳食状况，还要重视女孩的情绪变化，与其多沟通，了解其内心世界的变化，帮助其释放不良情绪，以使其保持相对稳定的精神-心理状态，避免情绪上的大起大落。

（六）健康指导

（1）宜清淡饮食，多食富含维生素 C 的新鲜瓜果、蔬菜。注意休息，保持心情舒畅。

（2）强调严格掌握雌激素的适应证，并合理使用，对更年期及绝经后妇女更应慎用，应用时间不宜过长，量不宜大，并应严密观察反应。

（3）月经期避免剧烈运动，禁止盆浴及性生活，保持会阴部清洁。

（安会亭）

第十节　外阴、阴道创伤

外阴、阴道部位置虽较隐蔽，但损伤并不少见。此处组织薄弱、神经敏感、血管丰富，受伤后损害重，较疼痛。解剖上前为尿道口，后为肛门，易继发感染，使病情复杂化。

一、护理评估

（一）病因评估

（1）分娩：分娩是导致外阴、阴道创伤的主要原因。

（2）外伤：如骑跨在自行车架上或自高处跌落骑跨于硬物上，外阴骤然触于锐器上，创伤有时可伤及阴道，甚至穿过阴道损伤尿道、膀胱或直肠。

（3）幼女受到强暴所致软组织受损。

（4）初次性交可使处女膜破裂：绝大多数可自行愈合，偶可见裂口延至小阴唇、阴道或伤及穹隆，引起大量阴道流血。

（二）身心状况

（1）症状：疼痛为主要症状，程度可轻可重，患者常坐卧不安，行走困难，随着局部肿块的逐渐增大，疼痛也越来越严重，甚至出现疼痛性休克；水肿或血肿导致局部肿胀，也是常见症状；少量或大量血液自阴道或外阴创伤处流出。

（2）体征：患者出血多，可出现脉搏快、血压低等出血性休克或贫血的体征。妇科检查外阴肿胀出血,形成外阴血肿时,可见外阴部有紫蓝色肿块突起,有明显压痛。

(三)心理-社会状况

由于是意外事件,且创伤又涉及女性最隐蔽部位,患者及家属常表现出明显的忧虑和担心。

二、辅助检查

出血多者红细胞计数及血红蛋白值下降,合并感染者,可见白细胞增高。

三、护理诊断及合作性问题

(一)疼痛

与外阴、阴道的创伤有关。

(二)恐惧

与突发创伤事件,担心预后对自身的影响有关。

(三)感染

与伤口受到污染,未得到及时治疗有关。

四、护理目标

(1)患者疼痛缓解,舒适感增加。

(2)患者无感染发生或感染被及时发现和控制,体温、血常规正常。

五、护理措施

(一)一般护理

患者平卧、给氧。做好血常规检查,建立静脉通道,配血,必要时输血。

(二)心理护理

对患者及家属表示理解,护士应使用亲切温和的语言给予安慰,鼓励他们面对现实,积极配合治疗。

(三)病情监测

密切观察患者生命体征及尿量变化,并准确记录;严密观察患者血肿的大小及其变化,有无活动性出血;术后观察患者阴道及外阴伤口有无出血,有无进行性疼痛加剧或阴道、肛门坠胀等再次血肿的症状。

(四)治疗护理

1.治疗原则

根据不同情况,给予相应处理,原则是止痛、止血、抗休克和抗感染。

2.治疗配合

(1)预防和纠正休克:立即建立静脉通道,做好输血、输液准备,遵医嘱及时给予患者止血药、镇静药、镇痛药;做好手术准备。

(2)配合护理:对损伤程度轻,血肿<5 cm 的患者,采取正确的体位,避免血肿受压;及时给予患者止血、止痛药;24 小时内可冷敷,降低局部神经敏感性和血流速度,有利于减轻患者的疼痛和不适;还可以用丁字带、棉垫加压包扎,预防血肿扩散。24 小时后热敷或外阴部烤灯,促进血肿或水肿的吸收。保持外阴清洁,每天外阴冲洗 3 次,大小便后立即擦洗。血肿较大者,需手

术切开血肿行血管结扎术后抗感染治疗。

(3)术前准备:需要急诊手术的应进行皮肤、肠道的准备。

(4)术后护理:术后常需外阴加压包扎或阴道填塞纱条,患者疼痛较重,应积极止痛。外阴包扎松解或阴道纱条取出后,注意观察患者阴道及外阴伤口有无再次血肿的症状。保持外阴清洁,遵医嘱给予抗生素预防感染。

(五)健康指导

减少会阴部剧烈活动,避免疼痛;合理膳食;保持心情平静。保持局部清洁、干燥;遵医嘱用药;发现异常,及时就诊。

(六)护理评价

评价护理目标是否达到,护理措施的实施情况,健康指导是否落实到位,有无新的护理问题出现。

(安会亭)

第十一节　尿　　瘘

尿瘘是指人体泌尿系统与其他系统之间形成的异常通道。其表现为患者无法自主排尿,尿液不断外流。根据尿瘘的发生部位,它可分为膀胱阴道瘘、尿道阴道瘘、膀胱宫颈瘘、膀胱尿道阴道瘘、膀胱宫颈阴道瘘及输尿管阴道瘘等。临床上以膀胱阴道瘘最多见,有时可同时并存两种以上的尿瘘。

一、护理评估

(一)健康史

1.病因评估

导致尿瘘的原因很多,以产伤和妇科手术损伤为多见。

(1)产伤:难产是造成尿瘘的主要原因,在我国约占90%。根据损伤过程,尿瘘分为坏死型和创伤型两类。坏死型尿瘘是由于产程过长,软产道组织被压迫过久以致局部组织缺血坏死形成;创伤型尿瘘是由于剖宫产手术或产科助产手术操作不当直接损伤所致。

(2)妇科手术创伤:经阴道或经腹的手术时,盆腔粘连操作不细致而误伤膀胱、尿道或输尿管所致。

(3)其他:药物侵蚀、生殖系统肿瘤、放疗、结核浸润膀胱、尿道,长期放置子宫托等导致。

2.病史评估

询问患者分娩史,了解有无难产、盆腔手术史;有无外伤及阴道用药;极少数有生殖器、膀胱肿瘤、结核、放疗等病病史。评估患者目前存在的问题。

(二)身心状况

1.症状

(1)漏尿:漏尿为主要的临床表现,尿液不断由阴道排出,无自主排尿。漏尿出现时间的早晚与尿瘘形成的原因有关,手术直接损伤者术后立即出现,坏死型尿瘘多在产后或手术后 3～7 天出现。

(2)外阴皮炎:外阴皮肤由于尿液长期刺激,导致外阴、臀部,甚至大腿内侧常出现湿疹或皮炎,继发感染后,患者感外阴灼痛、行动不便等。

(3)尿路感染:多伴尿路感染可出现尿频、尿急、尿痛症状。

2.体征

妇科检查可发现尿液从阴道流出的部位,可见外阴、臀部和大腿内侧皮肤炎症部位出现湿疹,甚至浅表溃疡,还能明确漏孔的位置、大小等。

3.心理-社会状况

生殖器官瘘管是一种极为痛苦的损伤性疾病,由于排尿不能自行控制,使外阴部长期浸泡在尿液中,生活不便,身体发出异常的气味,不仅给患者带来了肉体上的痛苦,而且患者因害怕与人群接近,精神上负担也很大,表现为自卑、无助。

二、辅助检查

(一)亚甲蓝试验

目的是鉴别患者漏孔类型。将 200 mL 稀释好的亚甲蓝经尿道注入膀胱,膀胱宫颈瘘可自宫颈外口流出,膀胱阴道瘘者可见蓝色液体从阴道壁小孔溢出,阴道内流出清凉液体,说明流出的尿液来自肾脏,是输尿管阴道瘘。

(二)靛胭脂试验

将靛胭脂 5 mL,静脉推注,10 分钟内看见蓝色液体流入阴道,可确诊者输尿管阴道瘘。适用于亚甲蓝实验阴道流出清亮尿液的患者。

(三)其他

膀胱镜检查可了解膀胱内瘘孔位置和数目;亦可做肾盂输尿管造影,以了解输尿管的情况。

三、护理诊断及合作性问题

(一)皮肤完整性受损
与尿液长期刺激外阴皮肤有关。

(二)社交孤立
与长期漏尿,身体有异味,不愿与人交往有关。

(三)有感染危险
与留置导尿管时间长,肌体抵抗力低有关。

四、护理目标

(1)患者皮肤完整性无受损,舒适感增加。

(2)患者恢复信心,情绪稳定,积极配合治疗与护理。

(3)患者无感染发生或感染被及时发现和控制,体温、血常规正常。

五、护理措施

(一)一般护理

指导患者保持外阴部清洁、干燥,鼓励患者多饮水。由于尿漏,很多患者为了减少排尿,往往自己限制饮水量,造成对皮肤刺激更大的酸性尿液,而多饮水可达到稀释尿液,减少对皮肤的刺激作用,还能起到自身冲洗膀胱的目的。护理人员应向患者解释限制饮水的危害,指导患者每天饮水不少于 3 000 mL。

(二)心理护理

关心体贴患者,理解患者因疾病所导致的不良心理反应和痛苦,耐心讲解尿瘘相关知识,回答患者所提出的各种问题,消除其思想顾虑。

(三)病情监测

观察患者尿液流出位置,漏尿时的伴随症状,对已手术的患者,注意观察术后的愈合情况。

(四)治疗护理

1.治疗要点

手术为首选治疗。对分娩或妇科手术后 7 天内发生的漏尿,可先长时间留置导尿管和/或放置输尿管导管,并变换体位,部分患者可自愈。根据瘘孔部位及类型选择经腹、经阴道或经阴道腹部联合手术的方式。

2.护理配合

(1)术前护理:除按外阴、阴道手术术前常规准备外,有外阴湿疹、溃疡者,需治疗待痊愈后再行手术。老年妇女或闭经者,术前 1 周给予雌激素口服,促使阴道上皮增生,有利于术后伤口的愈合。有尿路感染者应先遵医嘱控制感染后,再行手术。

(2)术后护理:术后护理是手术能否成功的关键,除按外阴、阴道手术术后常规护理外,还应注意。①术后体位,应根据患者瘘孔位置决定,原则上是使瘘孔处于高位,减少尿液浸渍感染。瘘孔在侧面者可采取健侧卧位;膀胱阴道瘘若瘘孔在后底部,应采取俯卧位;由于患者手术后俯卧位会压迫伤口,而又难以保持一种姿势时,多采用侧卧位与平卧位交替进行。②尿管护理,术后保留尿管或耻骨上膀胱造瘘 10～14 cm,注意固定尿管,保持引流通畅,发现阻塞及时处理。尿管拔除后协助患者每 1～2 小时排尿一次,以后逐步延长排尿时间。③术后遵医嘱给予抗生素,每天补液 2 500～3 000 mL,鼓励患者多饮水,稀释尿液,防止发生血尿或尿液浓缩沉积过多形成结石。④术后加强盆底肌锻炼,预防咳嗽和便秘等使腹压增加的因素。

六、健康指导

3 个月内避免性生活,鼓励患者适当活动,避免重体力劳动;尿瘘修补术手术成功者妊娠后应加强孕期保健,并提前住院行剖宫产;如手术失败,指导患者保护会阴,尽量避免外阴皮肤的刺激,同时告之下次手术时间,增强患者再次手术的信心。

七、护理评价

评价护理目标是否达到,护理措施的实施情况,健康指导是否落实到位,有无新的护理问题出现。

(安会亭)

第十二节 子宫脱垂

子宫脱垂是指子宫从正常位置沿阴道下降,子宫颈外口达到坐骨棘水平以下,甚至子宫部分或全部脱出阴道口外,常伴有阴道前后壁膨出。

一、护理评估

(一)健康史

1.病因与发病机制

(1)分娩损伤:分娩损伤是最主要的原因。在分娩过程中,产妇过早屏气,第二产程延长或经阴道手术助产,盆底肌肉、筋膜及子宫韧带过度伸展,甚至撕裂,分娩后未及时修补或修补不佳。产褥期产妇过早体力劳动,过高的腹压会压迫子宫向下移位发生脱垂。

(2)长期腹压增加:如长期慢性咳嗽、习惯性便秘、久站、久蹲等使腹内压增高,迫使子宫向下移位,导致脱出,产褥期腹压增加更容易导致子宫脱垂。

(3)盆底组织发育不良或退行性变:子宫脱垂偶见于未产妇女,主要为先天性盆底组织发育不良所致。老年妇女盆底组织萎缩退化或支持组织削弱,也可发生子宫脱垂。

2.病史评估

了解患者分娩史,评估其有无第二产程延长、阴道助产等难产史,产后恢复情况;了解患者有无慢性病病史,如长期慢性咳嗽等;是否存在先天性盆底组织发育不良。

(二)身心状况

1.症状

子宫脱垂轻度时(Ⅰ度)可无自觉症状,加重后(Ⅱ度、Ⅲ度)出现以下症状。

(1)下坠感及腰背酸痛:常在久站、走路与重体力劳动时加重,卧床休息后症状减轻。

(2)肿物自阴道脱出:走路、蹲或排便等腹压增加时,阴道口有一肿物脱出。轻者平卧休息后可自行恢复,重者不能自行恢复,需用手还纳,甚至用手也难以还纳,行走不便。

(3)阴道分泌物增多:脱出的子宫及阴道壁由于反复摩擦而发生感染,有脓血性分泌物渗出。

(4)大小便异常:由于膀胱、尿道膨出,患者常伴有尿频、尿急甚至尿潴留或压力性尿失禁。直肠膨出的患者可伴有便秘和排便困难等。

2.体征

患者取膀胱截石位,根据患者向下用力屏气时子宫下降的程度,将子宫脱垂分为三度。

Ⅰ度:轻型为子宫颈外口距处女膜处小于 4 cm,但未达处女膜缘;重型为宫颈外口已达处女膜缘,检查时在阴道口可见子宫颈。

Ⅱ度:轻型为宫颈已脱出阴道口,但宫体仍在阴道内;重型为宫颈或部分宫体脱出阴道口外。

Ⅲ度:子宫颈及宫体全部脱出至阴道口外。脱出的子宫及阴道壁由于长期暴露摩擦,导致宫颈及阴道壁可见溃疡,有少量阴道出血或脓性分泌物。

3.心理-社会状况

由于长期的子宫脱垂使患者行动不便,不能从事体力劳动,使工作和生活受到影响,患者感到烦恼、痛苦；严重会影响性生活，患者常出现烦躁、焦虑、情绪低落等。

二、辅助检查

注意检查血常规，注意张力性尿失禁及妇科检查情况。

三、护理诊断及合作性问题

(1)焦虑：与长期的子宫脱出影响日常生活和工作有关。

(2)舒适的改变：与子宫脱出影响行动有关。

(3)组织完整性受损：与外露子宫、阴道前后壁长期摩擦有关。

四、护理目标

(1)患者情绪稳定，能配合治疗、护理活动。

(2)患者病情缓解，舒适感增加。

(3)患者组织完整，无受损。

五、护理措施

(一)一般护理

(1)指导患者保持外阴干燥、清洁，每天用流水冲洗外阴，禁止使用刺激性强的药液。有溃疡者每天用 0.02%高锰酸钾液坐浴 1~2 次，每次 20~30 分钟，勤换内衣裤。

(2)有肿块脱出者及早就医，及时回纳脱出物并教会患者正确的回纳手法，病情重不能回纳者，应卧床休息，减少下地活动次数和时间。

(3)教给患者做盆底肌肉锻炼，如做提肛运动；指导患者避免增加腹压的因素，如咳嗽、久站及久蹲等；保持大便通畅，每天进食蔬菜应保持 500 g。

(4)每天为患者提供酸性果汁，可保持尿液呈酸性，不利于细菌生长；指导患者练习卧床排尿；若有肿块脱出影响排尿，指导患者排尿前先将脱出物还纳；尿潴留留置尿管者，应间歇放尿以训练膀胱功能。排尿功能恢复正常后，鼓励患者每天饮水 2 000 mL 以上。

(5)嘱患者加强营养，进食高蛋白、高维生素食物，增强体质。

(二)心理护理

帮助患者树立战胜疾病的信心，耐心讲解子宫脱垂的知识和预后，鼓励病友间交流沟通，促进积极因素。

(三)病情监护

观察患者有无外阴异物感，子宫脱垂的程度；注意阴道分泌物的颜色、气味、性状。

(四)治疗护理

1.治疗原则

治疗以安全、简单、有效为原则。

(1)非手术治疗。用于Ⅰ度轻型子宫脱垂，年老不能耐受手术或需要生育者。①支持疗法：注意休息，增加营养，保持大便通畅，避免重体力劳动，治疗增加腹压的疾病，加强盆底肌的锻炼。②子宫托：子宫托是一种支持子宫和阴道壁使其维持在阴道内不脱出的工具，适用于各度子宫脱垂及阴道前后壁膨出的患者。重度子宫脱垂伴盆底肌明显萎缩以及宫颈或阴道壁有炎症或有溃痒者均不宜使用,经期和妊娠期停用。

(2)手术治疗。适用于非手术治疗无效或Ⅱ度、Ⅲ度子宫脱垂者。手术方式主要包括:阴道前后壁修补术;阴道前后壁修补加主韧带缩短及宫颈部分切除术,也叫曼彻斯特手术;经阴道子宫全切除及阴道前后壁修补术;阴道纵隔成形术等。

2.治疗配合及特殊专科护理

(1)支持治疗的护理:教会患者做盆底肌肉锻炼增强盆底肌肉张力。做缩肛运动,用力收缩3~10秒,放松5~10秒,每次连续5~10分钟,每天3~4次,持续3个月。

(2)教会患者使用子宫托(图8-2)。①放托:患者排空直肠、膀胱,洗净双手,取半卧位或蹲位,双腿分开,一手持子宫托盘呈倾斜位进入阴道内,将托柄向内、向上旋转,直至托盘达子宫颈,向下屏气,使托盘吸附于宫颈,托柄弯曲度朝前,对正耻骨弓后面。②取托:手指捏住托柄轻轻摇晃,待负压消失后向后外方牵拉取出。③注意事项:放置子宫托之前阴道应有一定水平的雌激素作用,绝经后的妇女可用阴道雌激素霜剂,4~6周后再使用子宫托;经期和妊娠期停用;选择大小合适的子宫托,以放置后不脱出又无不适为宜;每晚取出洗净,次晨放入,切忌久置不取,以免过久压迫导致生殖道糜烂、溃疡甚至瘘;放托后,分别于第1、3、6个月时到医院检查1次,以后每3~6个月到医院复查。

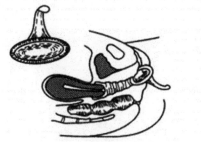
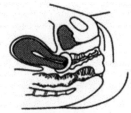

图8-2 喇叭形子宫托及放置

(3)做好术前、术后护理。术前护理同外阴、阴道手术护理。术后除按外阴、阴道手术患者的护理外,应卧床休息7~10天,留尿管10~14天。避免增加腹压,坚持肛提肌锻炼。

六、健康指导

休息3个月,3个月内禁止性生活、盆浴,半年内避免重体力劳动;术后2个月、3个月分别门诊复查;宣传产后护理保健知识,进行产后体操锻炼和盆底肌锻炼,增强体质;积极治疗便秘、慢性咳嗽等长期性疾病;实行计划生育。

七、护理评价

评价护理目标是否达到,护理措施的实施情况,健康指导是否落实到位,有无新的护理问题出现。

(宗艳玲)

第十三节　子宫内膜异位症

　　子宫内膜异位症是指具有生长功能的子宫内膜生长在子宫腔内壁以外引起的症状和体征。异位的子宫内膜绝大多数局限在盆腔内的生殖器官和邻近器官的腹膜面,故临床上称为盆腔子宫内膜异位症。当子宫内膜生长在子宫肌层内称子宫腺肌病,部分患者两者可合并存在。

　　子宫内膜异位症的发病率近年来明显增高,是目前常见的妇科病之一。多见于 30～40 岁的妇女。本病为良性病变,但有远距离转移和种植能力。初潮前无发病者,绝经后异位的子宫内膜组织可逐渐萎缩吸收,妊娠或使用性激素抑制卵巢功能可暂时阻止本病的发展,因此,子宫内膜的发病与卵巢的周期性变化有关。也发生周期性出血,引起周围组织纤维化、粘连,病变局部形成紫蓝色硬结或包块。卵巢的子宫内膜异位症最为常见,卵巢内的异位内膜因反复出血而形成多个囊肿,但以单个多见,故又称为卵巢子宫内膜异位囊肿。囊肿内含暗褐色黏稠的陈旧血,状似巧克力液体,故又称为卵巢巧克力囊肿。

一、护理评估

(一)病史

1.月经史

初潮年龄,月经周期、经期、经量是否正常,有无痛经或其他伴随症状。痛经的性质,是否为进行性加重。

2.婚育史

结婚年龄,婚次,夫妻性生活情况,有无经期性交,生育情况,足月产、早产、流产次数,现有子女数等。

3.既往病史

有无先天性生殖道畸形、子宫手术或经期盆腔检查等情况。

(二)身心状态

1.身体状态

(1)痛经:痛经是子宫内膜异位症的典型症状,其特点为继发性和进行性加重。疼痛多位于下腹部和腰骶部,可放射至阴道、会阴、肛门或大腿,常于月经来潮前 1～2 天开始,经期第一天最为剧烈,以后逐渐减轻,至月经干净时消失。

(2)月经失调:部分患者有经量增多和经期延长,少数出现经前期点滴出血。月经失调可能与卵巢无排卵、黄体功能不足等有关。

(3)性交痛:由于异位的内膜出现在子宫直肠陷凹或病变导致子宫后倾固定,性交时子宫颈受到碰撞及子宫收缩和向上提升,可引起疼痛。

(4)不孕:占 40% 左右,其不孕的原因可能与盆腔内器官和组织广泛粘连和输卵管的蠕动减弱,影响卵子的排出、摄取和受精卵的运行有关。

2.心理状态

由于疼痛、不孕造成患者顾虑重重,心理压力大,需要手术的患者会有紧张、恐惧等心理问题。

（三）诊断性检查

1.妇科检查

典型者子宫后倾固定,盆腔检查可扪及盆腔内有触痛性结节或子宫旁有不活动的囊性包块。

2.辅助检查

（1）B超检查:可确定卵巢子宫内膜异位囊肿的位置、大小和形状。

（2）腹腔镜检查:可发现盆腔内器官或子宫直肠陷凹、子宫骶骨韧带等处有紫蓝色结节。

二、护理诊断

（一）焦虑

其与不孕和需要手术有关。

（二）知识缺乏

其与缺乏自我照顾及与手术相关的知识有关。

（三）舒适改变

其与痛经及手术后伤口有关。

三、护理目标

（1）患者能正确认识疾病的性质及发生原因,解除紧张、恐惧的心理,坚定治疗信心。

（2）患者自觉疼痛症状缓解。

四、护理措施

（1）心理护理:许多年轻患者因顽固的痛经、不孕等情况而焦虑。护理人员应多关心和理解患者,说明该病只要坚持用药或采取必要的手术便可改善症状,鼓励患者树立信心,积极配合治疗,对尚未生育的患者应给予指导和帮助,促使其尽早受孕。

（2）做好卫生宣传教育工作,防止经血逆流,如有先天性生殖道畸形或后天性炎性阴道狭窄、宫颈粘连等应及时手术。凡进入宫腔内的经腹手术,应保护腹壁切口和子宫切口,防止子宫内膜种植到腹壁切口或子宫切口。经期应避免盆腔检查和性交。

（3）使用激素治疗患者,应介绍服药的注意事项及用后可能出现的反应(恶心、食欲缺乏、闭经、乏力或体重增加等),使其解除思想顾虑,提高治疗效果。

（4）用药期间注意有无卵巢子宫内膜异位囊肿破裂的征象,如出现急性腹痛应及时通知医师,并做好剖腹探查的各项准备。

（5）对需要手术者应按腹部手术做好术前准备和术后护理。

（6）出院健康教育,加强患者对病程及治疗的认识,指导伤口处理和康复教育,术后6周避免盆浴和性生活,6周后来院复查。

五、评价

（1）患者无焦虑的表现并对治疗充满信心。

（2）患者能按时服药并了解药物的反应。

（3）自觉症状缓解和消失。

（宗艳玲）

第十四节　子宫腺肌病

子宫腺肌病是指当子宫内膜腺体和间质侵入子宫肌层时,形成弥漫或局限性的病变,是妇科常见病。多发生于 30～50 岁经产妇;约 15% 的患者同时合并子宫内膜异位症;约 50% 的患者合并子宫肌瘤;临床病理切片检查,发现 10%～47% 子宫肌层中有子宫内膜组织,但 35% 无临床症状。

多次妊娠及分娩、人工流产、慢性子宫内膜炎等造成子宫内膜基底层损伤,子宫内膜自基底层侵入子宫肌层内生长,可能是主要原因。此外,由于内膜基底层缺乏黏膜下层的保护,在解剖机构上子宫内膜易于侵入肌层。腺肌病常合并子宫肌瘤和子宫内膜增生,提示高水平雌孕激素刺激,也可能是促进内膜向肌层生长的原因之一。

应视患者症状、年龄、生育要求而定。药物治疗,适用于症状较轻,有生育要求和接近绝经期的患者;年轻或希望生育的子宫腺肌瘤患者,可试行病灶挖除术;症状严重、无生育要求或药物治疗无效者,应行全子宫切除术。

一、护理评估

(一)健康史

了解患者年龄、婚姻、月经史、婚育史、生育史、出现典型症状的情况及对患者身心的影响,了解患者既往患病史。子宫腺肌病多发生于生育年龄的经产妇,常合并内异症和子宫肌瘤,有多次妊娠及分娩或过度刮宫史。生殖道阻塞,如单角子宫、宫颈阴道不通畅患者等常同时合并腺肌病。

(二)生理状况

1.症状

询问患者是否有经量过多、经期延长和逐渐加重的进行性痛经。

2.体征

妇科检查时子宫均匀性增大或局限性隆起、质硬且有压痛。

3.辅助检查

阴道B超提示子宫增大,肌层中不规则回声增强;盆腔MRI可协助诊断;宫腔镜下取子宫肌肉活检,可确诊。

(三)高危因素

1.年龄

40 岁以上的经产妇。

2.子宫损伤

多次妊娠、人工流产、慢性子宫内膜炎等造成子宫内膜基底层损伤。

3.先天不足

生殖道阻塞,如单角子宫、宫颈阴道不通、有子宫无阴道的先天畸形等。

4.卵巢功能失调

高水平雌孕激素刺激者,如子宫肌瘤、子宫内膜增生患者。

(四)心理-社会因素

了解患者对疾病的认知,是否存在焦虑、恐惧等表现;了解患者家庭关系,是否因不孕或继发不孕影响夫妻、家庭关系;了解患者的经济水平等。

二、护理诊断

(一)焦虑

其与月经改变和痛经有关。

(二)知识缺乏

其与缺乏自我照顾及与手术相关的知识有关。

(三)舒适改变

其与痛经有关。

三、护理目标

(1)患者能正确认识疾病的性质及发生原因,解除紧张、恐惧的心理,坚定治疗信心。

(2)患者自觉疼痛症状缓解。

四、护理措施

(一)症状护理

1.月经改变

经量增多者,指导患者使用透气棉质卫生巾,保留卫生巾称重,以评估月经量;经期延长者,早晚用温开水清洗外阴各 1 次,以防逆行感染。若合并贫血,需指导患者遵医嘱服用药物,观察贫血的改善情况。

2.痛经

询问患者疼痛部位、性质、疼痛开始时间及持续时间。疼痛轻者,指导患者腹部热敷、卧床休息;疼痛重者,遵医嘱给予前列腺素合成酶抑制剂。

(二)用药护理

1.口服避孕药

其适用于轻度内异症患者,常用低剂量高效孕激素和炔雌醇复合制剂,用法为每天 1 片,连续用 6～9 个月,护士需观察药物疗效,观察有无恶心、呕吐等不良反应。

2.促性腺激素释放激素激动剂

常用药物:亮丙瑞林 3.75 mg,月经第 1 天皮下注射后,每隔28 天注射 1 次,共 3～6 次。需观察有无潮热、阴道干燥、性欲减退和骨质丢失等不良反应,停药后可消失。连续用药 3 个月以上者,需添加小剂量雌激素和孕激素,以防止骨质丢失。

3.左炔诺黄体酮宫内节育器(LNG-ZUS)

治疗初期部分患者会出现淋漓出血、下移甚至脱落等,需加强随访。

(三)手术护理

1.保守手术

如小病灶挖除术或子宫肌壁楔形切除术,可明显减轻症状并增加妊娠概率。指导其术后6 个月受孕。

2.子宫切除术

年轻或未绝经的患者可保留卵巢;绝经后或合并严重子宫内膜异位症者,可行双卵巢切除术。

（四）心理护理

(1)痛经、月经改变及贫血者影响生活质量,患者焦虑烦躁,向患者说明月经时轻度疼痛不适是生理反应,给予舒缓的音乐、舒适的环境,保证足够的休息和睡眠,患者及家属、护士共同制订规律而适度的锻炼计划,家属督促患者适度锻炼,可缓解患者的心理压力。

(2)手术患者担心预后和性生活,说明子宫切除术后症状可基本消失,生活质量会得到改善。此外,子宫是月经来潮和孕育胎儿的器官,切除子宫不会男性化,增加对治疗的信心。

（五）健康指导

(1)指导患者随访:手术患者出院后3个月到门诊复查,了解术后康复情况。

(2)保守手术和子宫切除患者,术后休息1～3个月,3个月之内避免性生活及阴道冲洗,避免提举重物,防止正在愈合的腹部肌肉用力,并应逐渐加强腹部肌肉的力量。未经医护人员许可避免从事可增加盆腔充血的活动,如跳舞、久站等。

(3)有生殖道阻塞疾病时,嘱患者积极治疗,实施整形手术。

(4)对实施保守手术治疗的患者,指导其术后6个月受孕。

(5)注意高危因素与妇科疾病的相关性,定期做好妇科病普查。

五、评估

(1)医务人员避免过度刮宫,减少内膜碎片进入肌层的机会。

(2)药物治疗过程中如出现严重的绝经期症状,可酌情反向添加治疗提高雌激素水平,降低相关血管症状和骨质疏松的发生,也可提高患者的顺应性。

（宗艳玲）

第十五节　葡　萄　胎

葡萄胎是因妊娠后胎盘滋养细胞增生,间质高度水肿,出现大小不一的水泡,水泡间借蒂相连成串,形如葡萄而得名,也称水泡状胎块。葡萄胎分为完全性葡萄胎和部分性葡萄胎两类,其中大多数为完全性葡萄胎。其主要病理变化:完全性葡萄胎表现为水泡状胎块占满整个子宫腔,无胎儿及其附属物。镜下见绒毛体积增大,滋养细胞增生,间质高度水肿和间质内胎源性血管消失。部分性葡萄胎表现为仅部分绒毛变为水泡,常合并胚胎组织,胎儿多已死亡。镜下见部分绒毛水肿,滋养细胞轻度增生,间质内可见有核红细胞的胎源性血管,还可见胚胎和胎膜的组织结构。

一、护理评估

（一）健康史

了解患者有无导致葡萄胎的高危因素,如妊娠年龄、社会经济地位、营养状况等。了解患者及其家族的既往疾病史,包括滋养细胞疾病史、月经史、生育史等。

（二）身体状况

1.症状

（1）停经后阴道流血：最常见症状，多在停经 8～12 周后出现不规则阴道流血，量多少不定，呈反复性，有时血中可发现水泡状物排出。葡萄胎反复出血如不及时治疗，可导致贫血及继发感染。

（2）妊娠呕吐：较正常妊娠发生早，症状严重而持续时间长。

（3）妊娠期高血压疾病征象：可在妊娠 20 周前出现高血压、水肿和蛋白尿且症状严重。

（4）腹痛：由葡萄胎生长迅速使子宫过度扩张所致，表现为阵发性下腹痛，一般不剧烈，能忍受。若发生黄素化囊肿扭转或破裂，可出现急腹症。

2.体征

（1）子宫异常增大、变软：大多数葡萄胎患者的子宫大于相应的停经月份的妊娠子宫，质地变软，并伴有血清 HCG 水平异常升高。

（2）卵巢黄素化囊肿：由于大量 HCG 刺激卵巢，卵泡内膜细胞发生黄素化而形成囊肿，称为卵巢黄素化囊肿。常为双侧，葡萄胎清除后 2～4 个月可自行消退。

（三）心理-社会状况

患者知情后会出现极大的情绪不安，担心疾病会恶变或对今后生育有影响，并表现出对清宫手术的恐惧和担心。

（四）辅助检查

1.人绒毛膜促性腺激素（HCG）测定

葡萄胎因滋养细胞高度增生，产生大量 HCG，患者血清、尿中的 HCG 均增高，且持续不降。如血清中的 β-HCG 在 100 kU/L 以上。

2.B 超检查

可见子宫大于相应孕周大小的子宫，无妊娠囊或胎心搏动，子宫腔内充满不均质密集状或短条状回声，呈"落雪状"，若水泡较大而形成大小不等的回声区，则呈"蜂窝状"。

（五）处理要点

1.清宫术

葡萄胎一经确诊，应及时清除子宫腔内容物。术后选取水泡小、贴近子宫壁的组织送病理检查。子宫大一次刮净有困难时，可于 1 周后行第二次刮宫。

2.预防性化疗

下列情况可考虑采用预防性化疗：①清宫后 HCG 持续不降或下降缓慢者；②子宫明显大于相应孕周大小的子宫者；③黄素化囊肿直径大于 6 cm 者；④年龄大于 40 岁者；⑤无条件随访者。常选用甲氨蝶呤、氟尿嘧啶或放线菌素-D 单一药物化疗 1 个疗程。

3.子宫切除术

对于年龄大于 40 岁、无生育要求者，可行全子宫切除术，保留双侧卵巢。但子宫切除不能防止转移，不能替代化疗。手术后仍需定期随访。

二、护理问题

（一）焦虑/恐惧

与担心疾病预后有关。

（二）有感染的危险

与反复阴道流血及清宫术有关。

（三）知识缺乏

与缺乏疾病的信息和随访的有关知识有关。

三、护理措施

（一）一般护理

保持病房内空气清新、安静舒适,告知患者卧床休息。鼓励患者进高热量、高蛋白质、高维生素、易消化的食物,以增强肌体的抵抗力。

（二）病情观察

1.严密观察

阴道流血情况排出物中有无水泡样组织,并嘱患者保留会阴垫,以便准确估计出血量。

2.监测生命体征

发现患者阴道大量流血及清宫术中大出血时,应立即报告医师,并严密观察患者面色、血压、脉搏、呼吸等征象。

（三）对症护理

(1)术前应建立静脉通路,补充血容量,吸氧,备好缩宫素、抢救药品及物品。

(2)保持外阴部清洁,每天擦洗。

(3)遵医嘱使用抗生素,复查血常规。

（四）心理护理

引导患者说出心理感受,评估者对疾病的心理承受能力、接受清宫术的心理准备及目前存在的主要心理问题。多与患者沟通,解答患者疑问,解除不必要的思想顾虑。

（五）健康指导

葡萄胎患者作为高危人群,其随访有重要意义。通过定期随访,可早期发现妊娠滋养细胞肿瘤并及时治疗。随访应包括:①HCG定量测定,葡萄胎清宫术后每周测定1次,直至降低到正常水平。随后3个月内仍每周1次,此后3个月每2周1次,然后每月检查1次持续半年,此后每半年1次,共随访2年。②在随访HCG的同时,应注意月经是否规则,有无异常阴道流血、咳嗽、咯血及其他转移灶症状,定时做妇科检查、盆腔B超检查及胸部X线检查。

葡萄胎随访期间必须严格避孕1年。首选避孕套,一般不选用宫内节育器或药物避孕,以免穿孔或混淆子宫出血的原因。

（宗艳玲）

第十六节　侵蚀性葡萄胎与绒毛膜癌

侵蚀性葡萄胎是指葡萄胎组织侵入子宫肌层引起组织破坏或转移至子宫以外,是继发于葡萄胎之后,具有恶性肿瘤行为,但恶性程度不高,多发生在葡萄胎清除后6个月内。绒毛膜癌(choriocarcinoma,CC)是一种高度恶性肿瘤,可继发于正常或异常妊娠之后,早期即可通过血行转移至全身,破坏组织及器官,引起出血坏死。

侵蚀性葡萄胎病理特点为大体可见子宫肌层内有大小不等、深浅不一的水泡状组织。病灶接近子宫浆膜层时,表面可见紫蓝色结节。镜下可见侵入子宫肌层的水泡状组织的形态和葡萄胎相似,绒毛结构及滋养细胞增生和分化不良。绒毛膜癌原发于子宫,肿瘤常位于子宫肌层内,也可突向子宫腔或穿破浆膜,病灶为单个或多个,与周围组织分界清,质地软而脆,暗红色,伴出血坏死。镜下表现为滋养细胞极度不规则增生,肿瘤中不含间质和自身血管,无绒毛或水泡状结构。

一、护理评估

(一)健康史

详细询问患者月经史、生育史及避孕情况,有无妊娠史;如果是葡萄胎清宫术后患者,应详细了解第一次刮宫情况,包括刮宫时间、水泡大小、刮宫量及病理检查结果;了解葡萄胎排空后的随访情况,流产、足月产、异位妊娠后的恢复情况。

(二)身体状况

1.症状

(1)不规则阴道流血:在葡萄胎清宫术、流产或分娩后,出现持续不规则的阴道流血,量多少不定,可继发贫血。

(2)假孕症状:由于肿瘤分泌的 HCG 及雌、孕激素的作用,表现为乳房增大,乳头及乳晕着色,甚至有初乳样分泌,外阴、阴道、子宫颈着色,生殖道质地变软。

(3)腹痛:一般无腹痛。若病灶穿破子宫浆膜层时,可引起急性腹痛。

(4)转移灶症状:侵蚀性葡萄胎及绒毛膜癌主要转移途径是血行播散,出现肺转移、阴道转移、肝转移、脑转移。

2.体征

子宫增大,质地软,形态不规则,有时可触及两侧或一侧卵巢黄素化囊肿。如肿瘤穿破子宫导致腹腔内出血,可有腹部压痛及反跳痛。

(三)心理-社会状况

患者对疾病的预后产生无助感,恐惧化疗和手术。常因子宫切除造成生育无望而绝望,迫切希望得到其亲人的理解和帮助。

(四)辅助检查

1.血 β-HCG 测定

在葡萄胎排空后 9 周或流产、足月产、异位妊娠后 4 周持续阳性。

2.B 超检查

子宫肌层内可见无包膜的强回声团块等。

3.胸部 X 线检查

最初 X 线征象为肺纹理增粗,典型表现为棉絮状或团块状阴影。

4.MRI 检查

可发现肺、脑、肝等部位的转移病灶。

5.组织病理学检查

观察侵犯范围、有无绒毛结构,可区别葡萄胎、侵蚀性葡萄胎及绒毛膜癌(表8-2)。

表 8-2　葡萄胎、侵蚀性葡萄胎、绒毛膜癌的鉴别

鉴别要点	葡萄胎	侵蚀性葡萄胎	绒毛膜癌
病史	无	多发生在葡萄胎清宫术后 6 个月以内	常发生在各种妊娠后 12 个月以上
绒毛结构	有	有	无
浸润深度	蜕膜层	肌层	肌层
组织坏死	无	有	有
肺转移	无	有	有
肝、脑转移	无	少	较易
HCG 测定	＋	＋	＋

(五)处理要点

以化疗为主,手术和放疗为辅。年轻未生育者尽可能不切除子宫,以保留生育能力。

如不得已切除子宫者仍可保留正常的卵巢。需手术治疗者一般主张先化疗,待病情基本控制后再行手术,对肝、脑有转移的重症患者,除以上治疗外,可加用放疗治疗。

二、护理问题

(一)有感染的危险

与阴道流血、化疗导致肌体抵抗力降低,晚期患者长期卧床有关。

(二)预感性悲哀

与担心疾病预后有关。

(三)潜在并发症

阴道转移、肺转移、脑转移。

三、护理措施

(一)一般护理

保持病室空气清新,温度适宜,定期进行病房消毒。嘱患者卧床休息,鼓励患者进高蛋白质、高维生素、易消化的饮食。

(二)病情观察

除观察患者阴道流血及腹痛情况外,还应注意有无咯血、呼吸困难等肺转移症状,及有无头痛、呕吐、视力障碍、偏瘫等脑转移征象。发现异常情况,立即报告医师并配合抢救工作。

(三)对症护理

1.预防感染

(1)监测体温、血常规的变化,对全血细胞计数减少或白细胞计数减少的患者遵医嘱少量多次输新鲜血或行成分输血,并进行保护性隔离。

(2)限制探陪人员,嘱患者少去公共场所,以防感染。

(3)遵医嘱应用抗生素。

2.有转移病灶患者的护理

(1)阴道转移患者的护理:①禁止做不必要的阴道检查,密切观察阴道出血情况;②备血并准备好各种抢救器械和物品;③如破溃大出血,应立即通知医师并配合抢救。

（2）肺转移患者的护理：①卧床休息，有呼吸困难者给予半卧位，并吸氧；②对大咯血患者，应严密观察有无窒息及休克，如发现异常应立即通知医师，给予头低侧卧位，轻叩背部，排出积血，保持呼吸道通畅。

（3）脑转移患者的护理：①采取相应的护理措施，预防跌倒、吸入性肺炎、压疮等情况；②积极配合医师治疗，按医嘱补液，给予止血剂、脱水剂、吸氧、化疗等；③配合医师做好 HCG 测定、腰椎穿刺、CT 等检查。

（四）心理护理

主动与患者交谈，鼓励其宣泄内心的痛苦。耐心讲解疾病有关知识、治疗方法与治疗效果，列举治疗成功的病例，帮助患者树立战胜疾病的信心。

（五）健康指导

指导患者严密随访。第 1 年每月随访 1 次，1 年后每 3 个月随访 1 次共 3 年，以后每年 1 次共 5 年。随访内容及避孕指导同葡萄胎的相关内容。

（宗艳玲）

第九章 产科护理

第一节 产科患者的常规护理

一、概述

产科常规护理包括入院护理、住院护理和出院护理,属于产科责任护士(助产士)的基本工作范畴,具体包括入院接诊、床位安置、护理评估、治疗处置、病情和产程观察、健康教育和出院指导等内容。由于孕产妇不是一般意义上的患者,且任何问题都有可能涉及胎儿和家庭,故产科护理与其他临床科室的护理相比有其特色和不同的专科护理要求,应全面考虑孕产妇、胎婴儿、家庭经济、文化背景、社会心理等。

二、护理评估

(一)健康史

1.年龄

年龄过小易发生难产;年龄过大,尤其是35岁以上的高龄初产妇,易并发妊娠期高血压疾病、产力异常等。

2.职业

患者在工作中是否接触有毒、有害、放射性物质。

3.本次妊娠经过

妊娠早期有无病毒感染史、用药史、发热史、出血史;饮食营养、运动、睡眠、大小便情况;胎动开始时间。

4.推算预产期

按末次月经推算预产期。如孕妇记不清末次月经日期或为哺乳期月经尚未来潮而受孕者,可根据早孕反应开始出现时间、胎动开始时间、子宫底高度和B超检查的胎囊大小、头臀长度、胎头双顶径及股骨长度值推算出预产期。

5.月经史和孕产史

初潮年龄,月经周期,持续时间。了解初产妇孕次和流产史;了解经产妇既往孕产史,如有无难产史、早产史、死胎死产史、分娩方式、有无产后出血和会阴三度裂伤史等,了解出生时新生儿情况。

6.既往史和手术史

重点了解妊娠前有无高血压、心脏病、血液病、肝肾疾病、结核病、糖尿病和甲状腺功能亢进等内分泌疾病;做过何种手术;有无食物、药物过敏史。

7.家族史

询问家族中有无妊娠合并症、双胎及其他遗传性疾病。

8.配偶情况

着重询问配偶有无不良嗜好、健康状况和有无遗传性疾病。

(二)临床表现

1.症状

(1)疼痛:询问疼痛发生时间、部位、性质及伴随症状,鉴别生理性疼痛与病理性疼痛、临产与假临产。

(2)阴道流血:根据出血的量、颜色和性状,鉴别病理性出血(胎盘/血管前置、胎盘早剥等)和临产前征兆(见红)。

(3)阴道流液:观察阴道流液时间、量、颜色、性状、pH 及能否自主控制,判断是破膜还是一过性尿失禁。

(4)其他:有无头晕、头痛、视物模糊等自觉症状。

2.体征

(1)宫缩:通过触诊法或胎儿电子监护仪监测宫缩,观察宫缩的规律性,如持续时间、间歇时间和强度,确定是否临产。假临产特点为宫缩持续时间短(<30 秒)且不恒定,间歇时间长且不规律,宫缩强度不增加,宫缩时宫颈管不短缩,宫口不扩张,常在夜间出现,清晨消失,给予强镇静药物能抑制宫缩。临产开始的标志为规律且逐渐增强的子宫收缩,持续约 30 秒,间歇 5～6 分钟,同时伴随进行性宫颈管消失、宫口扩张和胎先露部下降;用强镇静药物不能抑制宫缩。随着产程进展,宫缩持续时间渐长(50～60 秒),强度增加,间歇渐短(2～3 分钟),当宫口近开全时,宫缩持续时间可长达 1 分钟或以上,间歇期仅 1～2 分钟。

(2)宫口扩张:通过阴道检查或肛查(不建议使用)确定宫口扩张程度。当宫缩渐频繁并增强时,宫颈管逐渐缩短直至消失,宫口逐渐扩张。潜伏期扩张速度较慢,活跃期后加快,当宫口开全时,宫颈边缘消失。

(3)胎先露下降:通过阴道检查明确颅骨最低点与坐骨棘平面之间的关系。潜伏期胎头下降不明显,活跃期加快。

(4)胎膜破裂:胎膜多在宫口近开全时自然破裂,前羊水流出。未破膜者,阴道检查时触及有弹性的前羊水囊;已破膜者,则直接触及先露部,推动先露部时流出羊水。

(三)辅助检查

(1)实验室检查:血常规、尿常规、出凝血时间、血型(ABO 和 Rh)、肝功能、肾功能、乙肝抗原抗体、糖耐量、梅毒螺旋体、HIV 筛查、阴道分泌物等。

(2)B 超检查。

(3)胎儿电子监护。

(4)其他:心电图等。

（四）高危因素

（1）年龄：不满 18 岁或 35 岁以上。

（2）疾病：妊娠合并症与并发症。

（3）异常分娩史。

（4）其他：酗酒、吸毒等。

（五）心理-社会因素

1.分娩意愿

了解其选择自然分娩或剖宫产的原因。

2.宗教信仰

患者有无因宗教信仰的特殊要求。

3.家庭及社会支持度

家族成员对分娩的看法和医院提供的服务。

4.对分娩过程的感知

患者对分娩的恐惧、自身和胎儿安全的担忧、自我形象的要求、母亲角色适应和行为反应。

5.对医院环境感知

隐私保护、环境舒适性要求等。

三、护理措施

（一）入院护理

（1）接诊：热情接待孕产妇，询问就诊原因，初步评估孕产妇情况，包括面色、体态、精神状态，根据情况安排护理工作流程。

（2）安置孕产妇：依孕产妇自理能力，将其送达已准备好的房间和床位；协助安放母婴生活用品。

（3）收集资料：①入院证；②门诊资料（包括围生期保健手册）；③历次产检记录及辅助检查报告单；④分娩计划书。

（4）建立病历，填写床头卡、手腕带并完成放置和佩戴。

（5）测量生命体征、体重，填写三测单，完成首次护理评估单的书写。

（6）通知管床医师，协助完成产科检查，遵医嘱完成相应辅助检查及处理；根据孕产妇的情况和自理能力，与医师共同确定护理级别，提供相应级别的护理。

（7）介绍管床医师、责任护士、病房环境、生活设施及使用方法、作息时间、家属探视陪伴相关制度。

（8）根据入院评估情况，制订个性化护理计划。

（二）住院护理

（1）观察生命体征：每天测量体温、脉搏、呼吸、血压，如患者有血压升高或妊娠期高血压疾病等，应酌情增加测量次数，并报告医师给予相应处理。每周测 1 次体重。

（2）遵医嘱进行相应治疗处理。

（3）活动与休息：指导孕产妇保证足够的睡眠，护理活动应不打扰其休息。鼓励其适当活动，有合并症或并发症等应征求医师意见。

（4）清洁与舒适：病室每天开窗通风；指导孕产妇穿棉质衣服，保持个人卫生和会阴部清洁；

协助并指导家属为生活不能自理的孕产妇进行脸部清洁、口腔护理、会阴护理、足部护理。

（5）排尿与排便：了解每天排便情况，指导产妇勤排尿，多吃含纤维素的食物，增加饮水量，适当活动。

（6）晨晚间护理：观察和了解孕产妇夜间睡眠质量及产科情况，整理床单位，满足孕产妇清洁、舒适和安全的需要，创造良好的环境，保障母婴休息。

3.阴道分娩孕产妇的护理

（1）产前护理。①指导并协助孕妇采取舒适体位，以左侧卧位为宜，增加胎盘血供。②指导孕妇数胎动，每天3次，每次1小时。③每4小时听一次胎心，胎膜破裂和有异常时酌情增加次数；必要时行胎儿电子监护。如胎心异常，及时给予氧气吸入，患者取左侧卧位，并通知医师及时处理。④密切观察产兆，了解宫缩开始和持续时间、频率及强度；适时阴道检查了解宫口软硬度、扩张情况和是否破膜。⑤观察阴道流液：发现破膜立即听胎心，观察羊水的量、色及性状；保持外阴清洁，避免不必要的阴道检查，预防感染。若先露高浮，应取头低足高位，预防脐带脱垂。⑥营养和休息：鼓励患者进食、适当活动、保存体力，指导应对和放松技巧。

（2）产时护理。确诊临产且满足产房转入标准时，转入产房分娩。

（3）产后护理。①每天测量生命体征4次，体温超过38℃时及时报告医师。②子宫复旧和恶露：产后入病房，2小时内每30分钟按压宫底一次，观察阴道出血量、颜色和性状，准确测量产后24小时出血量。每天在同一时间评估宫底高度、子宫收缩情况，同时观察恶露量、颜色和气味，如发现异常，及时排空膀胱，按摩子宫，遵医嘱给宫缩剂。如恶露有异味，提示有感染的可能，配合医师做好血标本和组织标本的采集及使用抗生素。③会阴护理：保持局部清洁干燥。产后数小时内用冰袋冷敷，以减轻疼痛不适，24小时后红外线治疗。每天用0.05%聚维酮碘消毒液或2‰苯扎溴铵擦洗或冲洗会阴2～3次，大便后清洗外阴，保持局部清洁干燥。会阴有缝线者，每天检查有无红肿、硬结、分泌物，取伤口对侧卧位。如有会阴伤口疼痛剧烈或有肛门坠胀感，应报告医师，排除阴道壁或会阴血肿；如患者出现伤口感染，遵医嘱处理，提前拆线，定时换药；会阴水肿者予50%硫酸镁湿热敷。④排尿和排便护理：保持大小便通畅，鼓励患者多饮水，多吃蔬菜及含纤维素食物。产后4～6小时内尽早排尿，若排尿困难可改变体位，解除思想顾虑，温水冲洗、热敷下腹部、针灸或新斯的明注射，无效时导尿。⑤产后1小时进流食或清淡半流饮食，以后进普通饮食。乳母注意增加蛋白质、维生素和铁的摄入。⑥给予活动指导，鼓励尽早下床活动。⑦乳房护理和母乳喂养指导。

4.术前护理

（1）术前禁饮食：择期手术前禁食6小时以上，禁饮水4小时以上，急诊手术即刻禁食、禁饮。

（2）术前皮肤准备：备皮（新的观念不主张），孕妇情况及医院条件允许可指导或协助孕产妇沐浴、更换手术衣、剪指甲，取下义齿、首饰等物品并交家属保管。

（3）药物过敏试验：遵医嘱进行抗生素、局麻药皮试并详细记录结果。

（4）遵医嘱完善相关辅助检查，必要时备血。

（5）送孕妇至手术室前，听胎心、测血压、完善病历。

（6）与手术室工作人员核查身份和物品，做好交接并记录。

5.术后护理

（1）手术结束，由麻醉师和产科医师或手术室助产士送产妇及新生儿回母婴休息室，与病区责任护士进行入室交接，包括手术方式、麻醉方式、手术过程和术中出血情况；目前产妇神志及生命体征;镇痛、输液(血)及用药情况;新生儿情况。

(2)安置床位,搬移尽量平稳,注意保护伤口、导管,防止滑脱或污染。

(3)根据麻醉方式选择适当卧位。全麻未清醒者专人守护,去枕平卧,头偏向一侧;腰麻、硬膜外麻醉患者术后平卧 6 小时,血压平稳后,可用枕头或抬高床头;6 小时后协助其翻身,定期检查皮肤受压情况,鼓励产妇肢体活动,防止下肢静脉血栓形成。

(4)观察生命体征和病情变化:持续心电监护测血压、脉搏、氧饱和度,30 分钟记录一次直至平稳。

(5)切口护理:观察腹部伤口有无渗血、渗液,保持局部清洁干燥。

(6)观察子宫收缩及阴道出血情况:定时观察宫底位置、软硬度,观察阴道流血的量、色和性状,准确估计出血量,有异常及时报告医师。

(7)加强管道护理:标识清晰,避免管道折叠,确保通畅;观察并记录引流液的量及性质。

(8)饮食与排泄:术后 6 小时内禁食、禁饮,之后进无糖无乳流质,肛门排气后逐步过渡到半流质、普食。适当补充维生素和纤维素,保证营养,以利于乳汁的分泌。术后 24 小时拔除尿管,鼓励产妇下床活动,适量饮水,尽早排尿。

(9)指导母乳喂养:分娩后 1 小时内行母婴皮肤接触、早吸吮不少于 30 分钟。

6.心理护理

(1)主动沟通,介绍住院环境、分娩手术相关知识、可能出现的情况和配合方法,缓解因陌生环境、分娩、手术等引起的不良情绪。

(2)观察情绪变化,鼓励孕妇表达分娩经历和内心感受,给予其帮助和疏导。

(3)根据母亲角色适应阶段进行对应护理。①依赖期:产后 3 天内,让产妇休息,医务人员和家属共同完成产妇和新生儿的日常护理。②依赖-独立期:产后 3 天开始,医务人员及家属加倍关心产妇,耐心指导并鼓励产妇参与照护新生儿,促使产妇接纳孩子与自己。③独立期指导产妇及丈夫正确应对压力、照护新生儿、家庭模式和生活方式的改变等,培养新的家庭观念。

7.危急状况处理

(1)阴道流水:密切观察阴道流液时间、量、性质、伴随症状,测定 pH,判断是否破膜。若确诊破膜,立即让产妇平卧、听胎心、检查胎先露是否固定,同时报告医师进行相应处理。

(2)阴道流血:密切观察流血时间,正确估计出血量、性质及伴随症状,同时报告医师进行相应处理。

(3)头昏、头痛:立即监测血压、脉搏等生命体征,警惕子痫等疾病发生,同时报告医师进行相应处理。

(4)胎心、胎动异常:判断是否出现胎儿宫内窘迫及脐带脱垂,做相应的应急处理。

(三)出院护理

(1)按常规完成出院体检,去除手腕带;评估产妇产后/术后恢复情况、饮食及睡眠情况、自护和护理新生儿的能力。

(2)进行新生儿沐浴和体检,评估新生儿情况,包括体重、生理性黄疸消退及母乳喂养情况,更换褓裸,去除手腕带。

(3)完成出院宣教,发放出院指导手册;有出院带药者,详细说明使用方法及注意事项;交代产后随访,定期复查。

(4)签署并执行出院医嘱,完善住院病历;审核住院项目,通知住院处结账。

(5)整理床单位,进行终末消毒;铺好备用床,准备迎接新入院者。　　　　**(王彩霞)**

第二节 妊娠剧吐

妊娠剧吐是指妊娠期恶心,频繁呕吐,不能进食,导致脱水,酸、碱平衡失调,以及水、电解质紊乱,甚至肝、肾功能损害,严重可危及孕妇生命。其发生率 0.3%~1.0%。

一、病因

尚未明确,可能与下列因素有关。

(一)绒毛膜促性腺激素(HCG)水平增高

因早孕反应的出现和消失的时间与孕妇血清 HCG 值上升、下降的时间一致;另外多胎妊娠、葡萄胎患者 HCG 值,显著增高,发生妊娠剧吐的比率也增高;而终止妊娠后,呕吐消失。但症状的轻重与血 HCG 水平并不一定呈正相关。

(二)精神及社会因素

恐惧妊娠、精神紧张、情绪不稳、经济条件差的孕妇易患妊娠剧吐。

(三)幽门螺杆菌感染

近年研究发现妊娠剧吐的患者与同孕周无症状孕妇相比,血清抗幽门螺杆菌的 IgG 浓度升高。

(四)其他因素

维生素缺乏,尤其是维生素 B_6 缺乏可导致妊娠剧吐;变态反应;研究发现几种组胺受体亚型与呕吐有关,临床上抗组胺治疗呕吐有效。

二、病理生理

(1)频繁呕吐导致失水、血容量不足、血液浓缩、细胞外液减少,钾、钠等离子丢失使电解质平衡失调。

(2)不能进食,热量摄入不足,发生负氮平衡,使血浆尿素氮及尿酸升高;由于肌体动用脂肪组织供给热量,脂肪氧化不全,导致丙酮、乙酰乙酸及 β-羟丁酸聚集,产生代谢性酸中毒。

(3)由于脱水、缺氧血转氨酶值升高,严重时血胆红素升高。肌体血液浓缩及血管通透性增加,另外,钠盐丢失,不仅尿量减少,尿中可出现蛋白及管型。肾脏继发性损害,肾小管有退行性变,部分细胞坏死,肾小管的正常排泄功能减退,终致血浆中非蛋白氮、肌酐、尿酸的浓度迅速增加。肾功能受损和酸中毒使细胞内钾离子较多地移到细胞外,出现高钾血症,严重时心脏停搏。

(4)病程长达数周者,可致严重营养缺乏,由于维生素 C 缺乏,血管脆性增加,可致视网膜出血。

三、临床表现

(一)恶心、呕吐

多见于年轻初孕妇,一般停经 6 周左右出现恶心、呕吐,逐渐加重直至频繁呕吐不能进食。

（二）水、电解质紊乱

严重呕吐、不能进食导致失水、电解质紊乱，使氢、钠、钾离子大量丢失，出现低钾血症。营养摄入不足可致负氮平衡，使血浆尿素氮及尿素增高。

（三）酸、碱平衡失调

肌体动用脂肪组织供给能量，使脂肪代谢中间产物酮体增多，引起代谢性酸中毒。病情发展，可出现意识模糊。

（四）维生素缺乏

频繁呕吐、不能进食可引起维生素 B_1 缺乏，导致 Wernicke-Korsakoff 综合征。维生素 K 缺乏，可致凝血功能障碍，常伴血浆蛋白及纤维蛋白原减少，增加孕妇出血倾向。

四、辅助检查

（一）尿液检查

患者尿比重增加，尿酮体阳性，肾功能受损时，尿中可出现蛋白和管型。

（二）血液检查

血液浓缩，红细胞计数增多，血细胞比容上升，血红蛋白值增高；血酮体可为阳性，二氧化碳结合力降低；肝、肾功能受损害时胆红素、转氨酶、肌酐和尿素氮升高。

（三）眼底检查

严重者出现眼底出血。

五、诊断及鉴别诊断

根据病史、临床表现及妇科检查，诊断并不困难。可用 B 超检查排除滋养叶细胞疾病，此外尚需与可引起呕吐的疾病，如急性病毒性肝炎、胃肠炎、胰腺炎、胆管疾病、脑膜炎、脑血管意外及脑肿瘤等鉴别。

六、并发症

（一）Wernicke-Korsakoff 综合征

发病率为妊娠剧吐患者的 10%，是由于妊娠剧吐长期不能进食，导致维生素 B_1 缺乏引起的中枢系统疾病，Wernicke 脑病和 Korsakoff 综合征是一个病程中的先后阶段。

维生素 B_1 是糖代谢的重要辅酶，参与糖代谢的氧化脱羧代谢，维生素 B_1 缺乏时，体内丙酮酸及乳酸堆积，发生糖代谢的三羧酸循环障碍，使得主要靠糖代谢供给能量的神经组织、骨骼肌和心肌代谢出现严重障碍。病理变化主要发生在丘脑、下丘脑的脑室旁区域、中脑导水管的周围区灰质、乳头体、第四脑室底部，迷走神经运动背核，可出现不同程度的神经细胞和神经纤维轴索或髓鞘的丧失，伴有星形细胞和小胶质细胞的增生。毛细血管扩张，血管的外膜和内皮细胞明显增生，有散在小出血灶。

Wernicke 脑病表现为眼球震颤、眼肌麻痹等眼部症状，躯干性共济失调及精神障碍，可同时出现，但大多数患者精神症状迟发。Korsakoff 综合征表现为严重的近事记忆障碍，表情呆滞、缺乏主动性，产生虚构与错构。部分伴有周围神经病变。严重时发展为永久性的精神、神经功能障碍，出现神经错乱、昏迷甚至死亡。

(二)Mallory-Weis 综合征

胃-食管连接处的纵向黏膜撕裂出血,引起呕血和黑粪。严重时,可使食管穿孔,表现为胸痛、剧吐、呕血,需急症手术治疗。

七、治疗

治疗原则:休息,适当禁食,计出入量,纠正脱水、酸中毒及电解质紊乱,补充营养,并需要良好的心理支持。

(一)补液治疗

每天应补充葡萄糖液、生理盐水、平衡液,总量 3 000 mL 左右,加维生素 B_6 100 mg。维生素 C 2~3 g,维持每天尿量≥1 000 mL,肌内注射维生素 B_1,每天 100 mg。为了更好地利用输入的葡萄糖,可适当加用胰岛素。根据血钾、血钠情况决定补充剂量。根据二氧化碳结合力值或血气分析结果,予以静脉滴注碳酸氢钠溶液。

一般经上述治疗 2~3 天后,病情大多迅速好转,症状缓解。待呕吐停止后,可试进少量流食,以后逐渐增加进食量,调整静脉输液量。

(二)终止妊娠

经上述治疗后,若病情不见好转,反而出现下列情况,应迅速终止妊娠:①持续黄疸。②持续尿蛋白。③体温升高,持续在 38 ℃以上。④心率>120 次/分。⑤多发性神经炎及神经性体征。⑥出现Wernicke-Korsakoff 综合征。

(三)妊娠剧吐并发 Wernicke-Korsakoff 综合征的治疗

如不紧急治疗,该综合征的死亡率高达 50%,即使积极处理,死亡率约 17%。在未补给足量维生素 B_1 前,静脉滴注葡萄糖会进一步加重三羧酸循环障碍,使病情加重,导致患者昏迷甚至死亡。对长期不能进食的患者应给维生素 B_1 注射液 400~600 mg 分次肌内注射,以后每天100 mg肌内注射至能正常进食为止,然后改口服,并给予多种维生素。同时应对其内分泌及神经状态进行评价,对病情严重者及时终止妊娠。早期大量维生素 B_1 治疗,上述症状可在数天至数周内有不同程度的恢复,但仍有 60%的患者不能得到完全恢复,特别是记忆恢复往往需要1 年左右的时间。

八、护理

(一)心理护理

了解患者的心理状态,充分调动患者的主动性,帮患者分析病情,使患者了解妊娠剧吐是一种常见的生理现象,经过治疗和护理是可以预防和治愈的,消除不必要的思想顾虑,克服妊娠剧吐带来的不适,树立妊娠的信心,提高心理舒适度。

(二)输液护理

考虑患者的感受,输液前做好解释工作,操作时做到沉着、稳健、熟练、一针见血,尽可能减少穿刺中的疼痛,经常巡视输液情况,观察输液是否通畅,针头是否脱出,输液管有无扭曲、受压,注射部位有无液体外溢、疼痛等。

(三)饮食护理

妊娠剧吐往往与孕妇自主神经系统稳定性、精神状态、生活环境有密切关系,患者在精神紧张下,呕吐更加频繁,引起水、电解质紊乱,由于呕吐后怕进食,长期饥饿热量摄入不足,故在治疗同时应注意患者的心理因素,予以解释安慰,妊娠剧吐患者见到食物往往有种恐惧心理,食欲缺乏,因此,呕吐时禁食,使胃肠得到休息。但呕吐停止后应适当进食,饮食以清淡、易消化为主,还应含丰富蛋白质和碳水化合物,可少量多餐,对患者进行营养与胎儿发育指导,把进餐当成轻松愉快的享受而不是负担,使胎儿有足够的营养,顺利度过早孕反应期。

(四)家庭护理

(1)少吃多餐,选择能被孕妇接受的食物,以流质为主,避免油腻、异味,吐后应继续再吃,若食后仍吐,多次进食补充,仍可保持身体营养的需要,同时避免过冷过热的食物。必要时饮口服补液盐。

(2)卧床休息,环境安静,通风,减少在视线范围内引起不愉快的情景和异味。呕吐时做深呼吸和吞咽动作(即大口喘气),呕吐后要及时漱口,注意口腔卫生。另外要保持外阴的清洁,床铺的整洁。

(3)关心、体贴孕妇,解除不必要的顾虑,孕妇保持心情愉快,避免急躁和情绪激动。

(4)若呕吐导致体温上升,脉搏增快,眼眶凹陷,皮肤无弹性,精神异常,要立即送医院。

九、健康指导

(1)保持情绪的安定与舒畅。

(2)居室尽量布置得清洁、安静、舒适。避免异味的刺激。呕吐后应立即清除呕吐物,以避免恶性刺激,并用温开水漱口,保持口腔清洁。

(3)注意饮食卫生,饮食宜营养价值稍高且易消化为主。可采取少吃多餐的方法。

(4)为防止脱水,应保持每天的液体摄入量,平时宜多吃一些西瓜、生梨、甘蔗等水果。

(5)呕吐严重者,须卧床休息。

(6)保持大便的通畅。

(7)呕吐较剧者,可在食前口中含生姜1片,以达到暂时止呕的目的。

(王彩霞)

第三节 异位妊娠

受精卵在于子宫体腔以外着床称为异位妊娠,习称宫外孕。异位妊娠依受精卵在子宫体腔外种植部位不同分为输卵管妊娠、卵巢妊娠、腹腔妊娠、阔韧带妊娠和宫颈妊娠(图9-1)。

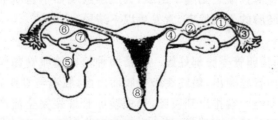

①输卵管壶腹部妊娠;②输卵管峡部妊娠;③输卵管伞部妊娠;④输卵管间质部妊娠;⑤腹腔妊娠;⑥阔韧带妊娠;⑦卵巢妊娠;⑧宫颈妊娠

图9-1 异位妊娠的发生部位

异位妊娠是妇产科常见的急腹症,发病率约1%,是孕产妇的主要死亡原因之一。以输卵管妊娠最常见。输卵管妊娠占异位妊娠95%左右,其中壶腹部妊娠最多见,约占78%,其次为峡部、伞部、间质部妊娠较少见。

一、病因

(一)输卵管炎症

此是异位妊娠的主要病因。可分为输卵管黏膜炎和输卵管周围炎。输卵管黏膜炎轻者可发生黏膜皱褶粘连、管腔变窄。或使纤毛功能受损,从而导致受精卵在输卵管内运行受阻并于该处着床;输卵管周围炎病变主要在输卵管浆膜层或浆肌层,常造成输卵管周围粘连、输卵管扭曲、管腔狭窄、蠕动减弱而影响受精卵运行。

(二)输卵管手术史输卵管绝育史及手术史者

输卵管妊娠的发生率为10%～20%。尤其是腹腔镜下电凝输卵管及硅胶环套术绝育,可因输卵管瘘或再通而导致输卵管妊娠。曾经接受输卵管粘连分离术、输卵管成形术(输卵管吻合术或输卵管造口术)者,在再次妊娠时输卵管妊娠的可能性亦增加。

(三)输卵管发育不良或功能异常

输卵管过长、肌层发育差、黏膜纤毛缺乏、双输卵管、输卵管憩室或有输卵管副伞等,均可造成输卵管妊娠。输卵管功能(包括蠕动、纤毛活动以及上皮细胞分泌)受雌、孕激素调节。若调节失败,可影响受精卵正常运行。

(四)辅助生殖技术

近年,由于辅助生育技术的应用,使输卵管妊娠发生率增加,既往少见的异位妊娠,如卵巢妊娠、宫颈妊娠、腹腔妊娠的发生率增加。1998年,美国报道因助孕技术应用所致输卵管妊娠的发生率为2.8%。

(五)避孕失败

宫内节育器避孕失败,发生异位妊娠的机会较大。

(六)其他

子宫肌瘤或卵巢肿瘤压迫输卵管,影响输卵管管腔通畅,使受精卵运行受阻。输卵管子宫内膜异位可增加受精卵着床于输卵管的可能性。

二、病理

(一)输卵管妊娠的特点

输卵管管腔狭小,管壁薄且缺乏黏膜下组织,其肌层远不如子宫肌壁厚与坚韧,妊娠时不能形成完好的蜕膜,不利于胚胎的生长发育,常发生以下结局。

1.输卵管妊娠流产

多见于妊娠8～12周输卵管壶腹部妊娠。受精卵种植在输卵管黏膜皱襞内,由于蜕膜形成不完整,发育中的胚泡常向管腔突出,最终突破包膜而出血,胚泡与管壁分离,若整个胚泡剥离落入管腔,刺激输卵管逆蠕动经伞端排出到腹腔,形成输卵管妊娠完全流产,出血一般不多。若胚泡剥离不完整,妊娠产物部分排出到腹腔,部分尚附着于输卵管壁,形成输卵管妊娠不全流产,滋养细胞继续侵蚀输卵管壁,导致反复出血,形成输卵管血肿或输卵管周围血肿,血液不断流出并积聚在直肠子宫陷窝形成盆腔血肿,量多时甚至流入腹腔。

2.输卵管妊娠破裂

多见于妊娠 6 周左右输卵管峡部妊娠。受精卵着床于输卵管黏膜皱襞间,胚泡生长发育时绒毛向管壁方向侵蚀肌层及浆膜,最终穿破浆膜,形成输卵管妊娠破裂。输卵管肌层血管丰富。短期内可发生大量腹腔内出血,使患者出现休克。其出血量远较输卵管妊娠流产多,腹痛剧烈;也可反复出血,在盆腔与腹腔内形成血肿。孕囊可自破裂口排出,种植于任何部位。若胚泡较小则可被吸收;若过大则可在直肠子宫陷凹内形成包块或钙化为石胎。

输卵管间质部妊娠虽少见,但后果严重,其结局几乎均为输卵管妊娠破裂。由于输卵管间质部管腔周围肌层较厚、血运丰富,因此破裂常发生于孕 12～16 周。其破裂犹如子宫破裂,症状较严重,往往在短时间内出现低血容量休克症状。

3.陈旧性宫外孕

输卵管妊娠流产或破裂,若长期反复内出血形成的盆腔血肿不消散,血肿机化变硬并与周围组织粘连,临床上称为陈旧性宫外孕。

4.继发性腹腔妊娠

无论输卵管妊娠流产或破裂,胚胎从输卵管排入腹腔内或阔韧带内,多数死亡,偶尔也有存活者。若存活胚胎的绒毛组织附着于原位或排至腹腔后重新种植而获得营养,可继续生长发育,形成继发性腹腔妊娠。

(二)子宫的变化

输卵管妊娠和正常妊娠一样,合体滋养细胞产生 HCG 维持黄体生长,使类固醇激素分泌增加,致使月经停止来潮、子宫增大变软、子宫内膜出现蜕膜反应。若胚胎受损或死亡,滋养细胞活力消失,蜕膜白宫壁剥离而发生阴道流血。有时蜕膜可完整剥离,随阴道流血排出三角形蜕膜管型;有时呈碎片排出。排出的组织见不到绒毛,组织学检查无滋养细胞,此时血 β-HCG 下降。子宫内膜形态学改变呈多样性,若胚胎死亡已久,内膜可呈增生期改变,有时可见 Arias-Stella(A-S)反应,镜检见内膜腺体上皮细胞增生、增大,细胞边界不清,腺细胞排列成团突入腺腔,细胞极性消失,细胞核肥大、深染,细胞质有空泡。这种子宫内膜过度增生和分泌反应,可能为类固醇激素过度刺激所引起;若胚胎死亡后部分深入肌层的绒毛仍存活,黄体退化迟缓,内膜仍可呈分泌反应。

三、临床表现

输卵管妊娠的临床表现与受精卵着床部位、有无流产或破裂,以及出血量多少与时间长短等有关。

(一)症状

典型症状为停经后腹痛与阴道流血。

1.停经

除输卵管间质部妊娠停经时间较长外,多有 6～8 周停经史。有 20%～30% 患者无停经史,将异位妊娠时出现的不规则阴道流血误认为月经。或由于月经过期仅数天而不认为是停经。

2.腹痛

腹痛是输卵管妊娠患者的主要症状。在输卵管妊娠发生流产或破裂之前,由于胚胎在输卵管内逐渐增大,常表现为一侧下腹部隐痛或酸胀感。当发生输卵管妊娠流产或破裂时,突感一侧下腹部撕裂样疼痛,常伴有恶心、呕吐。若血液局限于病变区,主要表现为下腹部疼痛,当血液积聚于直肠子宫陷凹时,可出现肛门坠胀感。随着血液由下腹部流向全腹,疼痛可由下腹部向全腹部扩散,血液刺激膈肌,可引起肩胛部放射性疼痛及胸部疼痛。

3.阴道流血

胚胎死亡后。常有不规则阴道流血,色暗红或深褐,量少呈点滴状,一般不超过月经量,少数患者阴道流血量较多,类似月经。阴道流血可伴有蜕膜管型或蜕膜碎片排出,是子宫蜕膜剥离所致。阴道流血一般常在病灶去除后方能停止。

4.晕厥与休克

由于腹腔内出血及剧烈腹痛,轻者出现晕厥,严重者出现失血性休克。出血量越多越快,症状出现越迅速越严重,但与阴道流血量不成正比。

5.腹部包块

输卵管妊娠流产或破裂时所形成的血肿时间较久者,由于血液凝同并与周围组织或器官(如子宫、输卵管、卵巢、肠管或大网膜等)发生粘连形成包块,包块较大或位置较高者,腹部可扪及。

(二)体征

根据患者内出血的情况,患者可呈贫血貌。腹部检查:下腹压痛、反跳痛明显,出血多时,叩诊有移动性浊音。

四、处理原则

处理原则以手术治疗为主,其次是药物治疗。

(一)药物治疗

1.化学药物治疗

主要适用于早期输卵管妊娠、要求保存生育能力的年轻患者。符合下列条件可采用此法:①无药物治疗的禁忌证;②输卵管妊娠未发生破裂或流产;③输卵管妊娠包块直径≤4 cm;④血β-HCG<2 000 U/L;⑤无明显内出血,常用甲氨蝶呤(MTX),治疗机制是抑制滋养细胞增生,破坏绒毛,使胚胎组织坏死、脱落、吸收。但在治疗中若病情无改善,甚至发生急性腹痛或输卵管破裂症状,则应立即进行手术治疗。

2.中医药治疗

中医学认为本病属血瘀少腹,不通则痛的实证。以活血化瘀、消癥为治则,但应严格掌握指征。

(二)手术治疗

手术治疗分为保守手术和根治手术。保守手术为保留患侧输卵管,根治手术为切除患侧输卵管。手术治疗适用于:①生命体征不稳定或有腹腔内出血征象者;②诊断不明确者;③异位妊娠有进展者(如血β-HCG处于高水平,附件区大包块等);④随诊不可靠者;⑤药物治疗禁忌证者或无效者。

1.保守手术

此适用于有生育要求的年轻妇女,特别是对侧输卵管已切除或有明显病变者。

2.根治手术

此适用于无生育要求的输卵管妊娠内出血并发休克的急症患者。

3.腹腔镜手术

这是近年治疗异位妊娠的主要方法。

五、护理

（一）护理评估

1.病史

应仔细询问月经史，以准确推断停经时间。注意不要将不规则阴道流血误认为末次月经，或由于月经仅过期几天，不认为是停经。此外，对不孕、放置宫内节育器、绝育术、输卵管复通术、盆腔炎等与发病相关的高危因素应予高度重视。

2.身心状况

输卵管妊娠发生流产或破裂前，症状及体征不明显。当患者腹腔内出血较多时呈贫血貌，严重者可出现面色苍白，四肢湿冷，脉快、弱、细，血压下降等休克症状。体温一般正常，出现休克时体温略低，腹腔内血液吸收时体温略升高，但不超过 38 ℃。下腹有明显压痛、反跳痛，尤以患侧为重，肌紧张不明显，叩诊有移动性浊音。血凝后下腹可触及包块。

由于输卵管妊娠流产或破裂后，腹腔内急性大量出血及剧烈腹痛，以及妊娠终止的现实都将是孕妇出现较为激烈的情绪反应。可表现为哭泣、自责、无助、抑郁和恐惧等行为。

3.诊断检查

（1）腹部检查：输卵管妊娠流产或破裂者，下腹部有明显压痛或反跳痛，尤以患侧为甚，轻度腹肌紧张；出血多时，叩诊有移动性浊音；如出血时间较长，形成血凝块，在下腹可触及软性肿块。

（2）盆腔检查：输卵管妊娠未发生流产或破裂者，除子宫略大较软外，仔细检查可能触及胀大的输卵管并有轻度压痛。输卵管妊娠流产或破裂者，阴道后穹隆饱满，有触痛。将宫颈轻轻上抬或左右摇动时引起剧烈疼痛，称为宫颈抬举痛或摇摆痛，是输卵管妊娠的主要体征之一。子宫稍大而软，腹腔内出血多时子宫检查呈漂浮感。

（3）阴道后穹隆穿刺：是一种简单、可靠的诊断方法，适用于疑有腹腔内出血的患者。由于腹腔内血液易积聚于子宫直肠陷凹，抽出暗红色不凝血为阳性，说明存在血腹症。无内出血、内出血量少、血肿位置较高或子宫直肠陷凹有粘连者，可能抽不出血液，因而穿刺阴性不能排除输卵管妊娠存在。如有移动性浊音，可做腹腔穿刺。

（4）妊娠试验：放射免疫法测血中 HCG，尤其是 β-HCG 阳性有助诊断。虽然此方法灵敏度高，异位妊娠的阳性率一般可达 80％～90％，但 β-HCG 阴性者仍不能完全排除异位妊娠。

（5）血清孕酮测定：对判断正常妊娠胚胎的发育情况有帮助，血清孕酮＜5 ng/mL 应考虑宫内妊娠流产或异位妊娠。

（6）超声检查：B 超显像有助于诊断异位妊娠。阴道 B 超检查较腹部 B 超检查准确性高。诊断早期异位妊娠。单凭 B 超现象有时可能会误诊。若能结合临床表现及 β-HCG 测定等，对诊断的帮助很大。

（7）腹腔镜检查：适用于输卵管妊娠尚未流产或破裂的早期患者和诊断有困难的患者，腹腔内有大量出血或伴有休克者，禁做腹腔镜检查。在早期异位妊娠患者，腹腔镜可见一侧输卵管肿大，表面紫蓝色，腹腔内无出血或有少量出血。

（8）子宫内膜病理检查：诊刮仅适用于阴道流血量较多的患者，目的在于排除宫内妊娠流产。将宫腔排出物或刮出物做病理检查，切片中见到绒毛，可诊断为宫内妊娠，仅见蜕膜未见绒毛者有助于诊断异位妊娠。现已经很少依靠诊断性刮宫协助诊断。

(二)护理诊断

1.潜在并发症

出血性休克。

2.恐惧

与担心手术失败有关。

(三)预期目标

(1)患者休克症状得以及时发现并缓解。

(2)患者能以正常心态接受此次妊娠失败的事实。

(四)护理措施

1.接受手术治疗患者的护理

(1)护士在严密监测患者生命体征的同时,配合医师积极纠正患者休克症状,做好术前准备。手术治疗是输卵管异位妊娠的主要处理原则。对于严重内出血并发休克的患者,护士应立即开放静脉,交叉配血,做好输血输液的准备。以便配合医师积极纠正休克,补充血容量,并按急症手术要求迅速做好手术准备。

(2)加强心理护理:护士于术前简洁明了地向患者及家属讲明手术的必要性,并以亲切的态度和切实的行动赢得患者及家属的信任,保持周围环境的安静、有序,减少和消除患者的紧张、恐惧心理,协助患者接受手术治疗方案。术后,护士应帮助患者以正常的心态接受此次妊娠失败的现实,向她们讲述异位妊娠的有关知识,一方面可以减少因害怕再次发生移位妊娠而抵触妊娠的不良情绪,另一方面也可以增加和提高患者的自我保健意识。

2.接受非手术治疗患者的护理

对于接受非手术治疗方案的患者,护士应从以下几方面加强护理。

(1)护士需密切观察患者的一般情况、生命体征,并重视患者的主诉,尤应注意阴道流血量与腹腔内出血量不成比例,当阴道流血量不多时,不要误认为腹腔内出血量亦很少。

(2)护士应告诉患者病情发展的一些指征,如出血增多、腹痛加剧、肛门坠胀感明显等,以便当患者病情发展时,医患均能及时发现,给予相应处理。

(3)患者应卧床休息,避免腹部压力增大,从而减少异位妊娠破裂的机会。在患者卧床期间,护士需提供相应的生活护理。

(4)护士应协助正确留取血标本,以检测治疗效果。

(5)护士应指导患者摄取足够的营养物质,尤其是富含铁蛋白的食物,如动物肝脏、肉类、豆类、绿叶蔬菜及黑木耳等,以促进血红蛋白的增加,增强患者的抵抗力。

3.出院指导

输卵管妊娠的预后在于防治输卵管的损伤和感染,因此护士应做好妇女的健康保健工作,防止发生盆腔感染。教育患者保持良好的卫生习惯,勤洗浴、勤换衣,性伴侣稳定。发生盆腔炎后须立即彻底治疗,以免延误病情。另外,由于输卵管妊娠者中约有10%的再发生率和50%～60%的不孕率。因此,护士需告诫患者,下次妊娠时要及时就医,并且不宜轻易终止妊娠。

(五)护理评价

(1)患者的休克症状得以及时发现并纠正。

(2)患者消除了恐惧心理.愿意接受手术治疗。

（王彩霞）

第四节 过 期 妊 娠

一、概述

(一)定义

平时月经周期规则,妊娠达到或超过 42 周(≥294 天)尚未分娩者,称为过期妊娠,其发生率占妊娠总数的 3%～15%。

(二)发病机制

各种原因引起的雌孕激素失调导致孕激素优势,分娩发动延迟,胎位不正、头盆不称,胎儿、子宫不能密切接触,反射性子宫收缩减少,引起过期妊娠。

(三)处理原则

妊娠 40 周以后胎盘功能逐渐下降,42 周以后明显下降,因此,在妊娠 41 周以后,即应考虑终止妊娠,尽量避免过期妊娠。应根据胎儿安危状况、胎儿大小、宫颈成熟度综合分析,选择恰当的分娩方式。

(1)促宫颈成熟:目前常用的促宫颈成熟的方法主要有 PGE_2 阴道制剂和宫颈扩张球囊。

(2)人工破膜可减少晚期足月和过期妊娠的发生。

(3)引产术:常用静脉滴注缩宫素,诱发宫缩直至临产;胎头已衔接者,通常先人工破膜,1 小时后开始滴注缩宫素引产。

(4)适当放宽剖宫产指征。

二、护理评估

(一)健康史

详细询问患者病史,准确判断预产期、妊娠周数等。

(二)症状、体征

孕期达到或超过 42 周,通过胎动、胎心率、B 超检查、雌孕激素测定、羊膜镜检查等确定胎盘功能是否正常。

(三)辅助检查

B 超检查、雌孕激素测定、羊膜镜检查;胎儿监测的方法包括 NST、CST、生物物理评分(BPP)、改良 BPP(NST＋羊水测量)。尽管 41 周及以上孕周者应行胎儿监测,但采用何种方法及以何频率目前都尚无充分的资料予以确定。

(四)高危因素

高危因素包括初产妇、既往过期妊娠史、男性胎儿、孕妇肥胖。对双胞胎的研究也提示遗传倾向对晚期或过期妊娠的风险因素占 23%～30%。某些胎儿异常可能也与过期妊娠相关,如无脑儿和胎盘硫酸酯酶缺乏,但并不清楚两者之间联系的确切原因。

(五)心理-社会因素

过期妊娠加大胎儿、新生儿及孕产妇风险,导致个人、家庭成员产生紧张、焦虑、担忧等不良情绪。

三、护理措施

(一)常规护理

(1)查看历次产检记录,准确核实孕周。

(2)听胎心,待产期间每 4 小时听 1 次或遵医嘱;交接班必须听胎心;临产后按产程监护常规进行监护;每天至少进行一次胎儿电子监护,特殊情况随时监护。

(3)重视自觉胎动并记录于入院病历中。

(二)产程观察

(1)加强胎心监护。

(2)观察胎膜是否破裂,以及羊水量、颜色、性状等。

(3)注意产程进展、观察胎位变化。

(4)不提倡常规会阴侧切。

(三)用药护理

1.缩宫素静脉滴注

缩宫素作用时间短,半衰期为 5~12 分钟。

(1)静脉滴注中缩宫素的配制方法:应先用生理盐水或乳酸钠林格注射液 500 mL,用 7 号针头行静脉滴注,按每分钟 8 滴调好滴速,然后再向输液瓶中加入 2.5 U 缩宫素,将其摇匀后继续滴入。切忌先将 2.5 U 缩宫素溶于生理盐水或乳酸钠林格注射液中直接穿刺行静脉滴注,因此法初调时不易掌握滴速,可能在短时间内使过多的缩宫素进入体内,不够安全。

(2)合适的浓度与滴速:因缩宫素个体敏感度差异极大,静脉滴注缩宫素应从小剂量开始循序增量,起始剂量为 2.5 U 缩宫素溶于 500 mL 生理盐水或乳酸钠林格注射液中,即 0.5‰ 缩宫素浓度,以每毫升 15 滴计算,相当于每滴液体中含缩宫素 0.33 mU。从每分钟 8 滴开始,根据宫缩、胎心情况调整滴速,一般每隔 20 分钟调整 1 次。应用等差法,即从每分钟 8 滴 (2.7 mU/min)调整至 16 滴(5.4 mU/min),再增至 24 滴(8.4 mU/min);为安全起见,也可从每分钟 8 滴开始,每次增加 4 滴,直至出现有效宫缩。

(3)有效宫缩的判定标准:10 分钟内出现 3 次宫缩,每次宫缩持续 30~60 秒,伴有宫颈的缩短和宫口扩张。最大滴速不得超过每分钟 40 滴,即 13.2 mU/min,如达到最大滴速,仍不出现有效宫缩时可增加缩宫素浓度,但缩宫素的应用量不变。增加浓度的方法是 500 mL 生理盐水或乳酸钠林格注射液中加 5 U 缩宫素,即 1‰ 缩宫素浓度,先将滴速减半,再根据宫缩情况进行调整,增加浓度后,最大增至每分钟 40 滴(26.4 mU),原则上不再增加滴数和缩宫素浓度。

(4)注意事项:①要有专人观察宫缩强度、频率、持续时间及胎心率变化并及时记录,调好宫缩后行胎心监护,破膜后要观察羊水量及有无胎粪污染及其程度。②警惕变态反应。③禁止肌内、皮下、穴位注射及鼻黏膜用药。④输液量不宜过大,以防止发生水中毒。⑤宫缩过强时应及时停用缩宫素,必要时使用宫缩抑制剂。⑥引产失败,因缩宫素引产成功率与宫颈成熟度、孕周、胎先露高低有关,如连续使用 2~3 天仍无明显进展,应改用其他引产方法。

2.前列腺素制剂促宫颈成熟

常用的促宫颈成熟的药物主要是前列腺素制剂。目前常在临床使用的前列腺素制剂如下。

(1)可控释地诺前列酮栓:一种可控制释放的前列腺素 E_2(PGE$_2$)栓剂,含有 10 mg 地诺前列酮,以 0.3 mg/h 的速度缓慢释放,需低温保存,可以控制药物释放,在出现宫缩过频时能方便取出。

1)应用方法:外阴消毒后将可控释地诺前列酮栓置于阴道后穹隆深处,并旋转 90°,使栓剂横置于阴道后穹隆,宜于保持原位。在阴道口外保留 2~3 cm 终止带,以便于取出。在药物置入后,嘱孕妇平卧 20~30 分钟,以利栓剂吸水膨胀;2 小时后复查,若栓剂仍在原位孕妇可下地活动。

2)出现以下情况时应及时取出:①出现规律宫缩(每 3 分钟 1 次的宫缩)并同时伴随有宫颈成熟度的改善,宫颈 Bishop 评分≥6 分。②自然破膜或行人工破膜术。③子宫收缩过频(每 10 分钟有 5 次及以上的宫缩)。④置药 24 小时。⑤有胎儿出现不良状况的证据(胎动减少或消失、胎动过频、胎儿电子监护结果分级为Ⅱ类或Ⅲ类)。⑥出现不能用其他原因解释的母体不良反应,如恶心、呕吐、腹泻、发热、低血压、心动过速或者阴道流血增多。取出至少 30 分钟后方可静脉滴注缩宫素。

3)禁忌证:包括哮喘、青光眼、严重肝肾功能不全等;有急产史或有 3 次以上足月产史的经产妇;瘢痕子宫妊娠;有子宫颈手术史或子宫颈裂伤史;已临产;Bishop 评分≥6 分;急性盆腔炎;前置胎盘或不明原因阴道流血;胎先露异常;可疑胎儿窘迫;正在使用缩宫素;对地诺前列酮或任何赋形剂成分过敏者。

(2)米索前列醇:一种人工合成的前列腺素 E_1(PGE_1)制剂,有 100 μg 和 200 μg 两种片剂,美国食品与药品监督管理局(FDA)于 2002 年批准米索前列醇用于妊娠中期促宫颈成熟和引产,而用于妊娠晚期促宫颈成熟虽未经 FDA 和中国国家食品药品监督管理总局认证,但美国 ACOG 于 2009 年又重申了米索前列醇在产科领域使用的规范。参考美国 ACOG 2009 年的规范并结合我国米索前列醇的临床使用经验,经中华医学会妇产科学分会产科学组多次讨论,米索前列醇在妊娠晚期促宫颈成熟的应用常规为,用于妊娠晚期未破膜而宫颈不成熟的孕妇,是一种安全有效的引产方法。每次阴道放药剂量为 25 μg,放药时不要将药物压成碎片。如 6 小时后仍无宫缩,在重复使用米索前列醇前应行阴道检查,重新评价宫颈成熟度,了解原放置药物是否溶化、吸收,如未溶化和吸收则不宜再放。每天总量不超过 50 μg,以免药物吸收过多。如需加用缩宫素,应该在最后一次放置米索前列醇后再过 4 小时以上,并行阴道检查证实米索前列醇已经吸收才可以加用。使用米索前列醇者应在产房观察,监测宫缩和胎心率,一旦出现宫缩过频,应立即进行阴道检查,并取出残留药物。

1)优点:价格低、性质稳定、易于保存、作用时间长,尤其适合基层医疗机构应用。一些前瞻性随机临床试验和荟萃分析表明,米索前列醇可有效促进宫颈成熟。母体和胎儿使用米索前列醇产生的多数不良后果与每次用药量超过 25 μg 相关。

2)禁忌证与取出指征:应用米索前列醇促宫颈成熟的禁忌证及药物取出指征与可控释地诺前列酮栓相同。

(四)产程处理

进入产程后,应鼓励产妇取左侧卧位、吸氧。产程中最好连续监测胎心,注意羊水形状,必要时取胎儿头皮血测 pH,及早发现胎儿宫内窘迫,并及时处理。过期妊娠时,常伴有胎儿窘迫、羊水粪染,分娩时应做相应准备。胎儿娩出后立即在直接喉镜指引下行气管插管,吸出气管内容物,以减少胎粪吸入综合征的发生。

(五)心理护理

(1)为孕产妇提供心理支持,帮助其建立母亲角色。

(2)安抚产妇家属,帮助产妇家庭应对过期妊娠分娩。

(3)接纳可能出现的难产,行胎头吸引、产钳助产等。

四、健康指导

(1)合理、适当地休息、饮食、睡眠等。

(2)情绪放松、身体放松。

(3)适当运动,无其他特殊情况时取自由体位待产。

(4)讲解临产征兆、自觉胎动计数等,指导产妇如何积极配合治疗。

(5)讲解过期妊娠分娩及过期产儿护理原则。

五、注意事项

应急处理:做好正常分娩、难产助产、剖宫产准备。

(王彩霞)

第五节 多 胎 妊 娠

一、概述

(一)定义

一次妊娠宫腔内同时有两个或两个以上的胎儿时为多胎妊娠,以双胎妊娠为多见。随着辅助生殖技术广泛开展,多胎妊娠发生率明显增高。

(二)类型特点

多胎妊娠包括由一个卵子受精后分裂而形成的单卵双胎妊娠和由两个卵子分别受精而形成的双卵双胎妊娠,双卵双胎妊娠约占双胎妊娠的70%,两个卵子可来源于同一成熟卵泡或两侧卵巢的成熟卵泡。

(三)治疗原则

1.妊娠期

及早诊断出双胎妊娠者并确定羊膜绒毛性,增加其产前检查次数,注意休息,加强营养,注意预防贫血、妊娠期高血压疾病的发生,防止早产、羊水过多、产前出血等。

2.分娩期

观察产程和胎心变化,如发现有宫缩乏力或产程延长,应及时处理。第一个胎儿娩出后,应立即断脐,助手扶正第二个胎儿的胎位,使其保持纵产式,等待15～20分钟后,第二个胎儿自然娩出。如等待15分钟仍无宫缩,则可人工破膜或静脉滴注催产素促进宫缩。如发现有脐带脱垂或怀疑胎盘早剥时,即手术助产。如第一个胎儿为臀位,第二个胎儿为头位,应注意防止胎头交锁导致难产。

3.产褥期

第二个胎儿娩出后应立即肌内注射或静脉滴注催产素,腹部放置沙袋,防止腹压骤降引起休克,同时预防发生产后出血。

二、护理评估

(一)健康史

评估本次妊娠的双胎羊膜绒毛膜性,孕妇的早孕反应程度,食欲、呼吸情况,以及下肢水肿、静脉曲张程度。

(二)生理状况

1.孕妇的并发症

妊娠期高血压疾病、妊娠期肝内胆汁瘀积症、贫血、羊水过多、胎膜早破、宫缩乏力、胎盘早剥、产后出血、流产等。

2.围产儿并发症

早产、脐带异常、胎头交锁、胎头碰撞、胎儿畸形及单绒毛膜双胎特有的并发症,如双胎输血综合征、选择性生长受限、一胎无心畸形等;极高危的单绒毛膜单羊膜囊双胎,由于两个胎儿共用一个羊膜腔,两胎儿间无羊膜分隔,因脐带缠绕和打结而发生宫内意外的可能性较大。

(三)辅助检查

1.B超检查

B超检查可以早期诊断双胎、畸胎,能提高双胎妊娠的孕期监护质量。在妊娠6～9周,可通过孕囊数目判断绒毛膜性;妊娠10～14周,可以通过双胎间的羊膜与胎盘交界的形态判断绒毛膜性。单绒毛膜双胎羊膜分隔与胎盘呈"T"征,而双绒毛膜双胎胎膜融合处夹有胎盘组织,所以胎盘融合处表现为"双胎峰"(或"λ"征)。

妊娠18～24周,最晚不要超过26周,对双胎妊娠进行超声结构筛查。双胎容易因胎儿体位的关系影响结构筛查质量,有条件的医院可根据孕周分次进行包括胎儿心脏在内的结构筛查。

2.血清学筛查

唐氏综合征在单胎与双胎妊娠孕中期血清学筛查的检出率分别为60%～70%和45%,其假阳性率分别为5%和10%。由于双胎妊娠筛查检出率较低,而且假阳性率较高,目前并不推荐单独使用血清学指标进行双胎的非整倍体筛查。

3.有创性产前诊断

双胎妊娠有创性产前诊断操作带来的胎儿丢失率要高于单胎妊娠,以及后续处理如选择性减胎等也存在危险性,建议转诊至有能力进行宫内干预的产前诊断中心进行。

(四)高危因素

多胎妊娠者可出现妊娠期高血压疾病、妊娠肝内胆汁瘀积症、贫血、羊水过多、胎膜早破、宫缩乏力、胎盘早剥、产后出血、流产等多种并发症。

(五)心理-社会因素

双胎妊娠的孕妇在孕期必须适应两次角色转变,首先是接受妊娠,其次当被告知是双胎妊娠时,必须适应第二次角色转变,即成为两个孩子的母亲;双胎妊娠属于高危妊娠,孕妇既兴奋又常常担心母儿的安危,尤其担心胎儿的存活率。

三、护理措施

（一）常规护理

（1）增加产前检查的次数，每次监测宫高、腹围和体重。

（2）注意休息；卧床时最好取左侧卧位，增加子宫、胎盘的血供，减少早产的机会。

（3）加强营养，尤其是注意补充铁、钙、叶酸等，以满足妊娠的需要。

（二）症状护理

双胎妊娠孕妇胃区受压致食欲减退，因此应鼓励孕妇少量多餐，满足孕期需要，必要时给予饮食指导，如增加铁、叶酸、维生素的供给。因双胎妊娠的孕妇腰背部疼痛症状较明显，应注意休息，可指导其做骨盆倾斜运动，局部热敷也可缓解症状。采取措施预防静脉曲张的发生。

（三）用药护理

双胎妊娠可能出现妊娠期高血压疾病、妊娠肝内胆汁淤积症、贫血、羊水过多、胎膜早破、胎盘早剥等多种并发症，按相应用药情况护理。

（四）分娩期护理

（1）阴道分娩时严密观察产程进展和胎心率变化，及时处理问题。

（2）防止第二胎儿胎位异常、胎盘早剥；防止产后出血的发生；产后腹部加压，防止腹压骤降引起的休克。

（3）如行剖宫产，需要配合医师做好剖宫产术前准备和产后双胎新生儿护理准备；如系早产，产后应加强对早产儿的观察和护理。

（五）心理护理

帮助双胎妊娠的孕妇完成两次角色转变，使其接受成为两个孩子母亲的事实。告知双胎妊娠虽属高危妊娠，但孕妇不必过分担心母儿的安危，说明保持心情愉快、积极配合治疗的重要性，指导家属准备双份新生儿用物。

四、健康指导

护士应指导孕妇注意休息，加强营养，注意阴道流血量和子宫复旧情况，防止产后出血。并指导产妇正确进行母乳喂养，选择有效的避孕措施。

五、注意事项

合理营养，注意补充铁剂，防止妊娠期贫血，妊娠晚期特别注意避免疲劳，加强休息，预防早产和分娩期并发症。

（王彩霞）

第六节　前　置　胎　盘

妊娠 28 周后，胎盘附着于子宫下段，甚至胎盘下缘达到或覆盖宫颈内口，其位置低于胎先露部，称为前置胎盘。前置胎盘是妊娠晚期严重并发症，也是妊娠晚期阴道流血最常见的原因。其发病率国外报道 0.5%,国内报道 0.24%～1.57%。

一、病因

目前尚不清楚,高龄初产妇(年龄＞35 岁)、经产妇及多产妇、吸烟或吸毒妇女为高危人群。其病因可能与下述因素有关。

(一)子宫内膜病变或损伤

多次刮宫、分娩、子宫手术史等是前置胎盘的高危因素。上述情况可损伤子宫内膜,引起子宫内膜炎或萎缩性病变,再次受孕时子宫蜕膜血管形成不良、胎盘血供不足,刺激胎盘面积增大延伸到子宫下段。前次剖宫产手术瘢痕可妨碍胎盘在妊娠晚期向上迁移。增加前置胎盘的可能性。据统计发生前置胎盘的孕妇,85%～95%为经产妇。

(二)胎盘异常

双胎妊娠时胎盘面积过大,前置胎盘发生率较单胎妊娠高 1 倍;胎盘位置正常而副胎盘位于子宫下段接近宫颈内口;膜状胎盘大而薄,扩展到子宫下段,均可发生前置胎盘。

(三)受精卵滋养层发育迟缓

受精卵到达子宫腔后,滋养层尚未发育到可以着床的阶段,继续向下游走到达子宫下段,并在该处着床而发育成前置胎盘。

二、分类

根据胎盘下缘与宫颈内口的关系,将前置胎盘分为 3 类(图 9-2)。

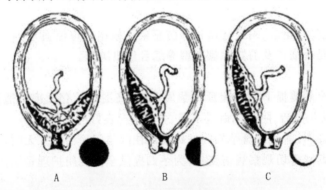

图 9-2　前置胎盘的类型
A.完全性前置胎盘;B.部分性前置胎盘;C.边缘性前置胎盘

(1)完全性前置胎盘又称中央性前置胎盘,胎盘组织完全覆盖宫颈内口。

(2)部分性前置胎盘宫颈内口部分为胎盘组织所覆盖。

(3)边缘性前置胎盘胎盘附着于子宫下段,胎盘边缘到达宫颈内口,未覆盖宫颈内口。

胎盘位于子宫下段,与胎盘边缘极为接近,但未达到宫颈内口,称为低置胎盘。胎盘下缘与宫颈内口的关系可因宫颈管消失、宫口扩张而改变。前置胎盘类型可因诊断时期不同而改变,如临产前为完全性前置胎盘,临产后因口扩张而成为部分性前置胎盘。目前临床上均依据处理前最后一次检查结果来决定其分类。

三、临床表现

(一)症状

前置胎盘的典型症状是妊娠晚期或临产时,发生无诱因、无痛性反复阴道流血。妊娠晚期子宫下段逐渐伸展,牵拉宫颈内口,宫颈管缩短;临产后规律宫缩使宫颈管消失成为软产道的一部分。宫颈外口扩张,附着于子宫下段及宫颈内口的胎盘前置部分不能相应伸展而与其附着处分离,血窦破裂出血。前置胎盘出血前无明显诱因,初次出血量一般不多,剥离处血液凝固后,出血自然停止;也有初次即发生致命性大出血而导致休克的。由于子宫下段不断伸展,前置胎盘出血常反复发生,出血量也越来越多。阴道流血发生的迟早、反复发生次数、出血量多少与前置胎盘类型有关。完全性前置胎盘初次出血时间早,多在妊娠28周左右,称为"警戒性出血"。边缘性前置胎盘出血多发生于妊娠晚期或临产后,出血量较少。部分性前置胎盘的初次出血时间、出血量及反复出血次数,介于两者之间。

(二)体征

患者一般情况与出血量有关,大量出血呈现面色苍白、脉搏增快微弱、血压下降等休克表现。腹部检查:子宫软,无压痛,大小与妊娠周数相符。由于子宫下段有胎盘占据,影响胎先露部入盆,故胎先露高浮,易并发胎位异常。反复出血或一次出血量过多,使胎儿宫内缺氧,严重者胎死宫内。当前置胎盘附着于子宫前壁时,可在耻骨联合上方听到胎盘杂音。临产时检查见宫缩为阵发性,间歇期子宫完全松弛。

四、处理原则

处理原则是抑制宫缩、止血、纠正贫血和预防感染。根据阴道流血量、有无休克、妊娠周数、胎位、胎儿是否存活、是否临产及前置胎盘类型等综合作出决定。

(一)期待疗法

应在保证孕妇安全的前提下尽可能延长孕周,以提高围生儿存活率。适用于妊娠<34周、胎儿体重<2 000 g、胎儿存活、阴道流血量不多、一般情况良好的孕妇。

尽管国外有资料证明,前置胎盘孕妇的妊娠结局住院与门诊治疗并无明显差异,但我国仍应强调住院治疗。住院期间密切观察病情变化,为孕妇提供全面优质护理是期待疗法的关键措施。

(二)终止妊娠

1.终止妊娠指征

(1)孕妇反复发生多量出血甚至休克者,无论胎儿成熟与否,为了母亲安全应终止妊娠。

(2)期待疗法中发生大出血或出血量虽少,但胎龄达孕36周以上,胎儿成熟度检查提示胎儿肺成熟者。

(3)胎龄未达孕36周,出现胎儿窘迫征象,或胎儿电子监护发现胎心异常者。

(4)出血量多,危及胎儿。

(5)胎儿已死亡或出现难以存活的畸形,如无脑儿。

2.剖宫产

剖宫产可在短时间内娩出胎儿,迅速结束分娩,对母儿相对安全,是处理前置胎盘的主要手段。剖宫产指征应包括完全性前置胎盘,持续大量阴道流血;部分性和边缘性前置胎盘出血量较多,先露高浮,短时间内不能结束分娩;胎心异常。术前应积极纠正贫血、预防感染等,备血,做好处理产后出血和抢救新生的准备。

3.阴道分娩

边缘性前置胎盘、枕先露、阴道流血不多、无头盆不称和胎位异常,估计在短时间内能结束分娩者,可予以试产。

五、护理

(一)护理评估

1.病史

除个人健康史外,在孕产史中尤其注意识别有无剖宫产术、人工流产术及子宫内膜炎等前置胎盘的易发因素。此外妊娠中特别是孕 28 周后,是否出现无痛性、无诱因、反复阴道流血症状,并详细记录具体经过及医疗处理情况。

2.身心状况

患者的一般情况与出血量的多少密切相关。大量出血时可见面色苍白、脉搏细速、血压下降等休克症状。孕妇及其家属可因突然阴道流血而感到恐惧或焦虑,既担心孕妇的健康,更担心胎儿的安危,可能显得恐慌、紧张、手足无措。

3.诊断检查

(1)产科检查:子宫大小与停经月份一致,胎儿方位清楚,先露高浮,胎心可以正常,也可因孕妇失血过多致胎心异常或消失。前置胎盘位于子宫下段前壁时,可于耻骨联合上方听见胎盘血管杂音。临产后检查,宫缩为阵发性,间歇期子宫肌肉可以完全放松。

(2)超声检查:B超断层相可清楚看到子宫壁、胎头、宫颈和胎盘的位置,胎盘定位准确率达95%以上,可反复检查,是目前最安全、有效的首选检查方法。

(3)阴道检查:目前一般不主张应用。只有在近临产期出血不多时,终止妊娠前为除外其他出血原因或明确诊断决定分娩方式前考虑采用。要求阴道检查操作必须在输血、输液和做好手术准备的情况下方可进行。怀疑前置胎盘的个案,切忌肛查。

(4)术后检查胎盘及胎膜:胎盘的前置部分可见陈旧血块附着呈黑紫色或暗红色,如这些改变位于胎盘的边缘,而且胎膜破口处距胎盘边缘<7 cm,则为部分性前置胎盘。如行剖宫产术,术中可直接了解胎盘附着的部分并确立诊断。

(二)护理诊断

1.潜在并发症

出血性休克。

2.有感染的危险

有感染的危险与前置胎盘剥离面靠近子宫颈口、细菌易经阴道上行感染有关。

(三)预期目标

(1)接受期待疗法的孕妇血红蛋白不再继续下降,胎龄可达或更接近足月。

(2)产妇产后未发生产后出血或产后感染。

(四)护理措施

根据病情须立即接受终止妊娠的孕妇,立即安排孕妇去枕侧卧位,开放静脉,配血,做好输血准备。在抢救休克的同时,按腹部手术患者的护理进行术前准备,并做好母儿生命体征监护及抢救准备工作。接受期待疗法的孕妇的护理措施如下。

1.保证休息

减少刺激孕妇需住院观察,绝对卧床休息,尤以左侧卧位为佳,并定时间断吸氧,每天 3 次,每次 1 小时,以提高胎儿血氧供应。此外,还需避免各种刺激,以减少出血可能。医护人员进行腹部检查时动作要轻柔,禁做阴道检查和肛查。

2.纠正贫血

除采取口服硫酸亚铁、输血等措施外,还应加强饮食营养指导,建议孕妇多食高蛋白及含铁丰富的食物,如动物肝脏、绿叶蔬菜和豆类等,一方面有助于纠正贫血,另一方面还可以增强肌体抵抗力,同时也促进胎儿发育。

3.监测生命体征

及时发现病情变化严密观察并记录孕妇生命体征,阴道流血的量、色,流血事件及一般状况,检测胎儿宫内状态。按医嘱及时完成实验室检查项目,并交叉配血备用。发现异常及时报告医师并配合处理。

4.预防产后出血和感染

(1)产妇回病房休息时严密观察产妇的生命体征及阴道流血情况,发现异常及时报告医师处理,以防止或减少产后出血。

(2)及时更换会阴垫,以保持会阴部清洁、干燥。

(3)胎儿分娩后,以及早使用宫缩剂,以预防产后大出血;对新生儿严格按照高危儿处理。

5.健康教育

护士应加强对孕妇的管理和宣教。指导围孕期妇女避免吸烟、酗酒等不良行为,避免多次刮宫、引产或宫内感染,防止多产,减少子宫内膜损伤或子宫内膜炎。对妊娠期出血,无论量多少均应就医,做到及时诊断、正确处理。

(五)护理评价

(1)接受期待疗法的孕妇胎龄接近(或达到)足月时终止妊娠。

(2)产妇产后未出现产后出血和感染。

(王彩霞)

第七节　胎盘早剥

妊娠 20 周以后或分娩期正常位置的胎盘在胎儿娩出前部分或全部从子宫壁剥离,称为胎盘早剥。胎盘早剥是妊娠晚期严重并发症,具有起病急、发展快特点,若处理不及时可危及母儿生命。胎盘早剥的发病率:国外 1‰~2‰,国内 0.46‰~2.1‰。

一、病因

胎盘早剥确切的原因及发病机制尚不清楚,可能与下述因素有关。

(一)孕妇血管病变

孕妇患严重妊娠期高血压疾病、慢性高血压、慢性肾脏疾病或全身血管病变时,胎盘早剥的发生率增高。妊娠合并上述疾病时,底蜕膜螺旋小动脉痉挛或硬化,引起远端毛细血管变性坏死甚至破裂出血,血液流至底蜕膜层与胎盘之间形成胎盘后血肿。致使胎盘与子宫壁分离。

(二)机械性因素

外伤尤其是腹部直接受到撞击或挤压;脐带过短(<30 cm)或脐带围绕颈、绕体相对过短时,分娩过程中胎儿下降牵拉脐带造成胎盘剥离;羊膜穿刺时刺破前壁胎盘附着处,血管破裂出血引起胎盘剥离。

(三)宫腔内压力骤减

双胎妊娠分娩时,第一胎儿娩出过速;羊水过多时,人工破膜后羊水流出过快,均可使宫腔内压力骤减,子宫骤然收缩,胎盘与子宫壁发生错位剥离。

(四)子宫静脉压突然升高

妊娠晚期或临产后,孕妇长时间仰卧位,巨大妊娠子宫压迫下腔静脉,回心血量减少,血压下降。此时子宫静脉淤血、静脉压增高、蜕膜静脉床淤血或破裂,形成胎盘后血肿,导致部分或全部胎盘剥离。

(五)其他一些高危因素

如高龄孕妇、吸烟、可卡因滥用、孕妇代谢异常、孕妇有血栓形成倾向、子宫肌瘤(尤其是胎盘附着部位肌瘤)等与胎盘早剥发生有关。有胎盘早剥史的孕妇再次发生胎盘早剥的危险性比无胎盘早剥史者高 10 倍。

二、分类及病理变化

胎盘早剥主要病理改变是底蜕膜出血并形成血肿,使胎盘从附着处分离。按病理类型,胎盘早剥可分为显性、隐性及混合性 3 种(图 9-3)。若底蜕膜出血量少,出血很快停止,多无明显的临床表现,仅在产后检查胎盘时发现胎盘母体面有凝血块及压迹。若底蜕膜继续出血,形成胎盘后血肿,胎盘剥离面随之扩大,血液冲开胎盘边缘并沿胎膜与子宫壁之间经过颈管向外流出,称为显性剥离或外出血。若胎盘边缘仍附着于子宫壁或由于胎先露部固定于骨盆入口,使血液积聚于胎盘与子宫壁之间,称为隐性剥离或内出血。由于子宫内有妊娠产物存在,子宫肌不能有效收缩,以压迫破裂的血窦而止血,血液不能外流,胎盘后血肿越积越大,子宫底随之升高。当出血达到一定程度时,血液终会冲开胎盘边缘及胎膜外流,称为混合型出血。偶有出血穿破胎膜溢入羊水中成为血性羊水。

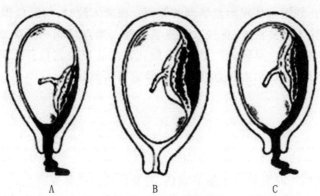

图 9-3 胎盘早剥类型

A.显性剥离;B.隐性剥离;C.混合性剥离

胎盘早剥发生内出血时,血液积聚于胎盘与子宫壁之间,随着胎盘后血肿压力的增加,血液浸入子宫肌层,引起肌纤维分离、断裂甚至变性,当血液渗透至子宫浆膜层时,子宫表面现紫蓝色瘀斑,称为子宫胎盘卒中,又称为库弗莱尔子。有时血液还可渗入输卵管系膜、卵巢生发上皮下、阔韧带内。子宫肌层由于血液浸润、收缩力减弱,造成产后出血。

严重的胎盘早剥可以引发一系列病理生理改变。从剥离处的胎盘绒毛和蜕膜中释放大量组织凝血活酶,进入母体血液循环,激活凝血系统,导致弥散性血管内凝血(DIC),肺、肾等脏器的毛细血管内微血栓形成,造成脏器缺血和功能障碍。胎盘早剥持续时间越长,促凝物质不断进入母血,激活纤维蛋白溶解系统,产生大量的纤维蛋白原降解产物(FDP),引起继发性纤溶亢进。发生胎盘早剥后,消耗大量凝血因子,并产生高浓度FDP,最终导致凝血功能障碍。

三、临床表现

根据病情严重程度,Sher将胎盘早剥分为3度。

(一)Ⅰ度

Ⅰ度多见于分娩期,胎盘剥离面积小,患者常无腹痛或腹痛轻微,贫血体征不明显。腹部检查见子宫软,大小与妊娠周数相符,胎位清楚,胎心率正常。产后检查见胎盘母体面有凝血块及压迹即可诊断。

(二)Ⅱ度

Ⅱ度为胎盘剥离面为胎盘面积1/3左右。主要症状为突然发生持续性腹痛、腰酸或腰背痛,疼痛程度与胎盘后积血量成正比。无阴道流血或流血量不多,贫血程度与阴道流血量不相符。腹部检查见子宫大于妊娠周数,子宫底随胎盘后血肿增大而升高。胎盘附着处压痛明显(胎盘位于后壁则不明显),宫缩有间歇,胎位可扪及,胎儿存活。

(三)Ⅲ度

Ⅲ度为胎盘剥离面超过胎盘面积1/2。临床表现较Ⅱ度重。患者可出现恶心、呕吐、面色苍白、四肢湿冷、脉搏细数、血压下降等休克症状,且休克程度大多与阴道流血量不成正比。腹部检查见子宫硬如板状,宫缩间歇时不能松弛,胎位扪不清,胎心消失。

四、处理原则

纠正休克、及时终止妊娠是处理胎盘早剥的原则。患者入院时,情况危重、处于休克状态,应积极补充血容量,及时输入新鲜血液,尽快改善患者状况。胎盘早剥一旦确诊,必须及时终止妊娠。终止妊娠的方法根据胎次、早剥的严重程度、胎儿宫内状况及宫口开大等情况而定。此外,对并发症如凝血功能障碍、产后出血和急性肾衰竭等进行紧急处理。

五、护理

(一)护理评估

1.病史

孕妇在妊娠晚期或临产时突然发生腹部剧痛,有急性贫血或休克现象,应引起高度重视。护士需结合有无妊娠期高血压疾病或高血压病史、胎盘早剥史、慢性肾炎史、仰卧位低血压综合征史及外伤史,进行全面评估。

2.身心状况

胎盘早剥孕妇发生内出血时,严重者常表现为急性贫血和休克症状,而无阴道流血或有少量阴道流血。因此对胎盘早剥孕妇除进行阴道流血的量、色评估外,应重点评估腹痛的程度、性质、孕妇的生命体征和一般情况,以及时、准确地了解孕妇的身体状况。胎盘早剥孕妇入院时情况危急,孕妇及其家属常常感到高度紧张和恐惧。

3.诊断检查

(1)产科检查:通过四步触诊判断胎方位、胎心情况、宫高变化、腹部压痛范围和程度等。

(2)B超检查:正常胎盘B超图像应紧贴子宫体部后壁、前壁或侧壁,若胎盘与子宫体之间有血肿时,在胎盘后方出现液性低回声区,暗区常不止一个,并见胎盘增厚。若胎盘后血肿较大时,能见到胎盘胎儿面凸向羊膜腔,甚至能使子宫内的胎儿偏向对侧。若血液渗入羊水中,见羊水回声增强、增多,是羊水浑浊所致。当胎盘边缘已与子宫壁分离,未形成胎盘后血肿,则见不到上述图像,故B超检查诊断胎盘早剥有一定的局限性。重型胎盘早剥时常伴胎心、胎动消失。

(3)实验室检查:主要了解患者贫血程度及凝血功能。重型胎盘早剥患者应检查肾功能与二氧化碳结合力。若并发DIC时进行筛选试验(血小板计数、凝血酶原时间、纤维蛋白原测定),结果可疑者可做纤溶确诊试验(凝血酶时间、优球蛋白溶解时间、血浆鱼精蛋白副凝时间)。

(二)可能的护理诊断

1.潜在并发症

弥散性血管内凝血。

2.恐惧

此与胎盘早剥引起的起病急、进展快,危及母儿生命有关。

3.预感性悲哀

此与死产、切除子宫有关。

(三)预期目标

(1)孕妇出血性休克症状得到控制。

(2)患者未出现凝血功能障碍、产后出血和急性肾衰竭等并发症。

(四)护理措施

胎盘早剥是一种妊娠晚期严重危及母儿生命的并发症,积极预防非常重要。护士应使孕妇接受产前检查,预防和及时治疗妊娠期高血压疾病、慢性高血压、慢性肾病等;妊娠晚期避免仰卧位及腹部外伤;施行外倒转术时动作要轻柔;处理羊水过多和双胎者时,避免子宫腔压力下降过快等。对于已诊断为胎盘早剥的患者,护理措施如下。

1.纠正休克

改善患者的一般情况护士应迅速开放静脉,积极补充其血容量,及时输入新鲜输血。既能补充血容量,又可补充凝血因子。同时密切监测胎儿状态。

2.严密观察病情变化

及时发现并发症凝血功能障碍表现为皮下、黏膜或注射部位出血,子宫出血不凝,有时有尿血、咯血及呕血等现象;急性肾衰竭可表现为尿少或无尿。护士应高度重视上述症状,一旦发现,及时报告医师并配合处理。

3.为终止妊娠做好准备

一旦确诊,应及时终止妊娠,以孕妇病情轻重、胎儿宫内状况、产程进展、胎产式等具体状态决定分娩方式,护士需为此做好相应准备。

4.预防产后出血

胎盘早剥的产妇胎儿娩出后易发生产后出血,因此分娩后应及时给予宫缩剂,并配合按摩子宫,必要时按医嘱做切除子宫的术前准备。未发生出血者,产后仍应加强生命体征观察,预防晚期产后出血的发生。

5.产褥期的处理

患者在产褥期应注意加强营养,纠正贫血。更换消毒会阴垫,保持会阴清洁,预防感染。根据孕妇身体情况给予母乳指导。死产者及时给予退乳措施,可在分娩后 24 小时内尽早服用大剂量雌激素,同时紧束双乳,少进汤类;水煎生麦芽当茶饮;针刺足临泣、悬钟等穴位等。

(五)护理评价

(1)母亲分娩顺利,婴儿平安出生。

(2)患者未出现并发症。

(王彩霞)

第八节 胎 膜 早 破

胎膜早破(premature rupture of membranes,PROM)是指在临产前胎膜自然破裂。它是常见的分娩期并发症,妊娠满 37 周的发生率为 10%,妊娠不满 37 周的发生率为 2.0%~3.5%。胎膜早破可引起早产及围生儿死亡率增加,亦可导致孕产妇宫内感染率和产褥期感染率增加。

一、病因

一般认为胎膜早破与以下因素有关,常为多因素所致。

(一)上行感染

可由生殖道病原微生物上行感染,引起胎膜炎,使胎膜局部张力下降而破裂。

(二)羊膜腔压力增高

常见于多胎妊娠、羊水过多等。

(三)胎膜受力不均

胎先露高浮、头盆不称、胎位异常可使胎膜受压不均导致破裂。

(四)营养因素

缺乏维生素 C、锌及铜,可使胎膜张力下降而破裂。

(五)宫颈内口松弛

常因手术创伤或先天性宫颈组织薄弱,宫颈内口松弛,胎膜进入扩张的宫颈或阴道内,导致感染或受力不均,而使胎膜破裂。

(六)细胞因子

IL-1、IL-6、IL-8、TNF-α 升高,可激活溶酶体酶,破坏羊膜组织,导致胎膜早破。

(七)机械性刺激

创伤或妊娠后期性交也可导致胎膜早破。

二、临床表现

(一)症状

孕妇突感有较多液体自阴道流出,有时可混有胎脂及胎粪,无腹痛等其他产兆,当咳嗽、打喷嚏等腹压增加时,羊水可少量间断性排出。

(二)体征

肛诊或阴检时,触不到羊膜囊,上推胎儿先露部可见到羊水流出。如伴羊膜腔感染时,可有臭味,并伴有发热、母儿心率增快、子宫压痛,以及白细胞计数增多、C反应蛋白升高。

三、对母儿的影响

(一)对母亲的影响

胎膜早破后,生殖道病原微生物易上行感染,通常感染程度与破膜时间有关。羊膜腔感染易发生产后出血。

(二)对胎儿的影响

胎膜早破经常诱发早产,早产儿易发生呼吸窘迫综合征。羊膜腔感染时,可引起新生儿吸入性肺炎,严重者发生败血症、颅内感染等。脐带受压、脐带脱垂时可致胎儿窘迫。胎膜早破发生的孕周越小,胎肺发育不良发生率越高,围生儿死亡率越高。

四、处理原则

预防感染和脐带脱垂,如有感染、胎窘征象,及时行剖宫产终止妊娠。

五、护理

(一)护理评估

1.病史

询问病史,了解是否有发生胎膜早破的病因,确定具体的胎膜早破的时间、妊娠周数,是否有宫缩、见红等产兆,是否出现感染征象,是否出现胎窘现象。

2.身心状况

观察孕妇阴道流液的色、质、量,是否有气味。孕妇常可能因为不了解胎膜早破的原因,而对不可自控的阴道流液形成恐慌,可能担心自身与胎儿的安危。

3.辅助检查

(1)阴道流液的pH测定:正常阴道液pH为4.5～5.5,羊水pH为7.0～7.5。若pH>6.5,提示胎膜早破,准确率90%。

(2)肛查或阴道窥阴器检查:肛查时未触到羊膜囊,上推胎儿先露部,有羊水流出。阴道窥阴器检查时见液体自宫口流出或可见阴道后穹隆有较多混有胎脂和胎粪的液体。

(3)阴道液涂片检查:阴道液置于载玻片上,干燥后镜检可见羊齿植物叶状结晶为羊水,准确率95%。

(4)羊膜镜检查:可直视胎先露部,看不到前羊膜囊,即可诊断。

(5)胎儿纤维结合蛋白(fetal fibronectin,fFN)测定:fFN是胎膜分泌的细胞外基质蛋白。当宫颈及阴道分泌物内fFN含量>0.05 mg/L时,胎膜抗张能力下降,易发生胎膜早破。

(6)超声检查:羊水量减少可协助诊断,但不可确诊。

(二)护理诊断

(1)有感染的危险:与胎膜破裂后,生殖道病原微生物上行感染有关。

(2)知识缺乏:缺乏预防和处理胎膜早破的知识。

(3)有胎儿受伤的危险:与脐带脱垂、早产儿肺部发育不成熟有关。

(三)护理目标

(1)孕妇无感染征象发生。

(2)孕妇了解胎膜早破的知识如突然发生胎膜早破,能够及时进行初步应对。

(3)胎儿无并发症发生。

(四)护理措施

1.预防脐带脱垂的护理

胎膜早破并胎先露未衔接的孕妇绝对卧床休息,多采用左侧卧位,注意抬高臀部防止脐带脱垂造成胎儿宫内窘迫。注意监测胎心变化,进行肛查或阴检时,确定有无隐性脐带脱垂,一旦发生,立即通知医师,并于数分钟内结束分娩。

2.预防感染

保持床单位清洁。使用无菌的会阴垫于外阴处,勤于更换,保持清洁干燥,防止上行感染。更换会阴垫时观察羊水的色、质、量、气味等。嘱孕妇保持外阴清洁,每天对其会阴擦洗2次。同时观察产妇的生命体征,血生化指标,了解是否存在感染征象。按医嘱一般破膜大于12小时给予抗生素防止感染。

3.监测胎儿宫内情况

密切观察胎心率的变化,嘱孕妇自测胎动。如有混有胎粪的羊水流出,即为胎儿宫内缺氧的表现,应及时予以吸氧,左侧卧位,并根据医嘱做好相应的护理。

若胎膜早破孕周小于35周者。根据医嘱予地塞米松促进胎肺成熟。若孕周小于37周并已临产,或孕周大于37周。胎膜早破大于12小时后仍未临产者,可根据医嘱尽快结束分娩。

4.健康教育

孕期时为孕妇讲解胎膜早破的定义与原因,并强调孕期卫生保健的重要性。指导孕妇,如出现胎膜早破现象,无须恐慌,应立即平卧,及时就诊。孕晚期禁止性交,避免腹部碰撞或增加腹压。指导孕期补充足量的维生素和锌、铜等微量元素。如宫颈内口松弛者,应多卧床休息,并遵医嘱根据需要于孕14~16周时行宫颈环扎术。

(王彩霞)

第九节　胎　儿　窘　迫

胎儿窘迫是指孕妇、胎儿、胎盘等各种原因引起的胎儿宫内缺氧,影响胎儿健康甚至危及生命。胎儿窘迫是一种综合征,主要发生在临产过程。也可发生在妊娠后期。发生在临产过程者,可以是妊娠后期的延续和加重。

一、病因

胎儿窘迫的病因涉及多方面,可归纳为三大类。

(一)母体因素

妊娠妇女患有高血压疾病、慢性肾炎、妊娠高血压综合征、重度贫血、心脏病、肺源性心脏病、高热、吸烟、产前出血性疾病和创伤、急产或子宫不协调性收缩、缩宫素使用不当、产程延长、子宫过度膨胀、胎膜早破等;或者产妇长期仰卧位,镇静药、麻醉药使用不当等。

(二)胎儿因素

胎儿心血管系统功能障碍、胎儿畸形,如严重的先天性心血管疾病、母婴血型不合引起的胎儿溶血、胎儿贫血、胎儿宫内感染等。

(三)脐带、胎盘因素

脐带因素有长度异常、缠绕、打结、扭转、狭窄、血肿、帆状附着;胎盘因素有植入异常、形状异常、发育障碍、循环障碍等。

二、病理生理

胎儿窘迫的基本病理生理变化是缺血、缺氧引起的一系列变化。缺氧早期或者一过性缺氧时。肌体主要通过减少胎盘和自身耗氧量代偿,胎儿则通过减少对肾与下肢血供等方式来保证心脑血流量,不产生严重的代偿障碍及器官损害。缺氧严重则可引起严重的并发症。缺氧初期通过自主神经反射兴奋交感神经,使肾上腺儿茶酚胺及皮质醇分泌增多,引起血压上升及心率加快。此时胎儿的大脑、肾上腺、心脏及胎盘血流增加,而肾、肺、消化系统等血流减少,出现羊水减少、胎儿发育迟缓等。若缺氧继续加重,则转为兴奋迷走神经,血管扩张,有效循环血量减少,主要器官的功能由于血流不能保证而受损,于是胎心率减慢。缺氧继续发展下去可引起严重的器官功能损害,尤其可以引起缺血缺氧性脑病甚至胎死宫内。此过程基本是低氧血症至缺氧,然后至代谢性酸中毒,主要表现为胎动减少、羊水少、胎心监护基线变异差、出现晚期减速甚至呼吸抑制。由于缺氧时肠蠕动加快,肛门括约肌松弛引起胎粪排出。此过程可以形成恶性循环,更加重母体及胎儿的危险。不同原因引起的胎儿窘迫表现过程可以不完全一致,所以应加强监护、积极评价、及时发现高危征象并积极处理。

三、临床表现

胎儿窘迫的主要表现为胎心音改变、胎动异常及羊水胎粪污染或羊水过少,严重者胎动消失。根据其临床表现,胎儿窘迫可以分为急性胎儿窘迫和慢性胎儿窘迫。急性胎儿窘迫多发生在分娩期,主要表现为胎心率加快或减慢;CST 或者 OCT 等出现频繁的晚期减速或变异减速;羊水胎粪污染和胎儿头皮血 pH 下降,出现酸中毒。羊水胎粪污染可以分为三度:Ⅰ度羊水呈浅绿色;Ⅱ度羊水呈黄绿色,浑浊;Ⅲ度羊水呈棕黄色,稠厚。慢性胎儿窘迫发生在妊娠末期,常延续至临产并加重,主要表现为胎动减少或消失、NST 基线平直、胎儿发育受限、胎盘功能减退、羊水胎粪污染等。

四、处理原则

急性胎儿窘迫者,应积极寻找原因并给予及时纠正。若宫颈未完全扩张、胎儿窘迫情况不严重者,给予吸氧,嘱产妇左侧卧位,若胎心率变为正常,可继续观察;若宫口开全、胎先露部已达坐骨棘平面以下3 cm者,应尽快助产经阴道娩出胎儿;若因缩宫素使宫缩过强造成胎心率减慢者。应立即停止使用,继续观察,病情紧迫或经上述处理无效者立即剖宫产结束分娩。慢性胎儿窘迫者,应根据妊娠周数、胎儿成熟度和窘迫程度决定处理方案。首先应指导妊娠妇女采取左侧卧位,间断吸氧,积极治疗各种并发症或并发症,密切监护病情变化。若无法改善,则应在促使胎儿成熟后迅速终止妊娠。

五、护理评估

(一)健康史

了解妊娠妇女的年龄、生育史、内科疾病史如高血压疾病、慢性肾炎、心脏病等;本次妊娠经过,如妊娠高血压综合征、胎膜早破、子宫过度膨胀(如羊水过多和多胎妊娠);分娩经过,如产程延长(特别是第二产程延长)、缩宫素使用不当。了解有无胎儿畸形、胎盘功能的情况。

(二)身心状况

胎儿窘迫时,妊娠妇女自感胎动增加或停止。在窘迫的早期可表现为胎动过频(每24小时大于20次);若缺氧未纠正或加重,则胎动转弱且次数减少,进而消失。胎儿轻微或慢性缺氧时,胎心率加快(>160次/分);若长时间或严重缺氧。则会使胎心率减慢。若胎心率<100次/分则提示胎儿危险。胎儿窘迫时主要评估羊水量和性状。

孕产妇夫妇因为胎儿的生命遭遇危险而产生焦虑,对需要手术结束分娩产生犹豫、无助感。对于胎儿不幸死亡的孕产妇夫妇,其感情上受到强烈的创伤,通常会经历否认、愤怒、抑郁、接受的过程。

(三)辅助检查

1.胎盘功能检查

出现胎儿窘迫的妊娠妇女一般24小时尿 E_3 值急骤减少 $30\%\sim40\%$,或于妊娠末期连续多次测定在每24小时10 mg以下。

2.胎心监测

胎动时胎心率加速不明显,基线变异率<3次/分,出现晚期减速、变异减速等。

3.胎儿头皮血血气分析

pH<7.20。

六、护理诊断/诊断问题

(一)气体交换受损(胎儿)

气体交换受损(胎儿)与胎盘子宫的血流改变、血流中断(脐带受压)或血流速度减慢(子宫-胎盘功能不良)有关。

(二)焦虑

焦虑与胎儿宫内窘迫有关。

(三)预期性悲哀

预期性悲哀与胎儿可能死亡有关。

七、预期目标

(1)胎儿情况改善,胎心率在 120～160 次/分。

(2)妊娠妇女能运用有效的应对机制控制焦虑。

(3)产妇能够接受胎儿死亡的现实。

八、护理措施

(1)妊娠妇女左侧卧位,间断吸氧。严密监测胎心变化,一般每 15 分钟听 1 次胎心或进行胎心监护,注意胎心变化。

(2)为手术者做好术前准备,如宫口开全、胎先露部已达坐骨棘平面以下 3 cm 者,应尽快阴道助产娩出胎儿。

(3)做好新生儿抢救和复苏的准备。

(4)心理护理:①向孕产妇提供相关信息,包括医疗措施的目的、操作过程、预期结果及孕产妇需做的配合;将真实情况告知孕产妇,有助于其减轻焦虑,也可帮助产妇面对现实。必要时陪伴产妇,对产妇的疑虑给予适当的解释。②对于胎儿不幸死亡的父母亲,护理人员可安排一个远离其他婴儿和产妇的单人房间,陪伴他们或安排家人陪伴他们,勿让其独处;鼓励其诉说悲伤,接纳其哭泣及抑郁的情绪,陪伴在旁提供支持及关怀;若他们愿意,护理人员可让他们看看死婴并同意他们为死产婴儿做一些事情,包括沐浴、更衣、命名、拍照或举行丧礼,但事先应向他们描述死婴的情况,使之有心理准备。解除"否认"的态度而进入下一个阶段,提供足印卡、床头卡等作为纪念,帮助他们使用适合自己的压力应对技巧和方法。

九、结果评价

(1)胎儿情况改善,胎心率在 120～160 次/分。

(2)妊娠妇女能运用有效的应对机制来控制焦虑,叙述心理和生理上的感受。

(3)产妇能够接受胎儿死亡的现实。

(王彩霞)

第十节 羊 水 栓 塞

羊水栓塞(amniotic fluid embolism,AFE)是指在分娩过程中,羊水突然进入母体血液循环而引起的急性肺栓塞、休克和弥散性血管内凝血(DIC)、肾衰竭和猝死的严重分娩并发症。其起病急、病情凶险,是造成孕产妇死亡的重要原因之一,发生于足月分娩者死亡率高达 70%～80%。也可发生在妊娠早、中期的流产,但病情较轻,死亡率较低。

一、病因

羊水栓塞是由污染羊水中的有形物质(胎儿毳毛、角化上皮、胎脂、胎粪)进入母体血液循环引起。通常有以下几个原因。

(1)羊膜腔内压力增高(子宫收缩过强),胎膜与宫颈壁分离或宫颈口扩张引起宫颈黏膜损伤时,静脉血窦开放,羊水进入母体血循环。

(2)宫颈裂伤、子宫破裂、前置胎盘、胎盘早剥或剖宫产术中羊水通过病理性开放的子宫血窦进入母体血循环。

（3）羊膜腔穿刺或钳刮术时子宫壁损伤处静脉窦也可以成为羊水进入母体通道。

二、病理生理

近年来研究认为，羊水栓塞主要是变态反应。羊水进入母体循环后，通过阻塞肺小血管，引起变态反应而导致凝血机制异常，使肌体发生一系列的病理生理变化。

（一）肺动脉高压

羊水内的有形物质如胎儿毳毛、胎脂、胎粪、角化上皮细胞等直接形成栓子。一方面，羊水的有形物质激活凝血系统，使小血管内形成广泛的血栓而阻塞肺小血管，反射性引起迷走神经兴奋，使肺小血管痉挛加重。另一方面，羊水内有形物质经肺动脉进入肺循环，阻塞小血管，引起肺内小支气管痉挛，支气管内分泌物增加，使肺通气、换气量减少，反射性地引起肺小血管痉挛，肺小管阻塞而引起肺动脉压增高，导致急性右心衰竭，继而发生呼吸和循环功能衰竭、休克，甚至死亡。

（二）过敏性休克

羊水中有形物质成为致敏原，作用于母体，引起变态反应所导致的过敏性休克，多在羊水栓塞后立即出现血压骤降甚至消失，甚至心、肺功能衰竭的表现。

（三）弥散性血管内凝血（DIC）

妊娠时母体血液呈高凝状态。羊水中含有大量促凝物质可激活母体凝血系统，进入母血液循环后，在血管内产生大量的微血栓，消耗大量的凝血因子和纤维蛋白原，从而导致DIC。同时纤维蛋白原下降时，可激活纤溶系统，由于大量凝血物质的消耗和纤溶系统的激活，产妇血液系统由高凝状态转变为纤溶亢进，血液不凝固，极易发生严重的产后出血及失血性休克。

（四）急性肾衰竭

由于休克和DIC，导致肾脏急剧缺血，进一步发生肾衰竭。

三、临床表现

（一）症状

羊水栓塞起病急骤、来势凶险，多发生于分娩过程中，尤其发生在胎儿娩出前后的短时间内。临床经过可分为以下3个阶段。

1.急性休克期

在分娩过程中。尤其是刚破膜不久，产妇突感寒战、烦躁不安、气急、恶心、呕吐等先兆症状，继而出现呛咳、呼吸困难、发绀、抽搐、昏迷，迅速出现循环衰竭，进入休克或昏迷状态。病情严重者仅在数分钟内死亡。

2.出血期

患者渡过呼吸、循环衰竭和休克而进入凝血功能障碍阶段，表现为难以控制的大量出血，血液不凝，身体其他部位出血如切口渗血、全身皮肤黏膜出血、血尿、消化道大出血或肾脏出血，产妇可死于出血性休克。

3.急性肾衰竭

后期存活的患者出现少尿、无尿和尿毒症的症状。主要为循环功能衰竭引起的肾脏缺血，DIC早期形成的血栓堵塞肾内小血管，引起肾脏缺血、缺氧，导致肾脏器质性损害。

(二)体征

心率增快,血压骤降,肺部听诊可闻及湿啰音。全身皮肤黏膜有出血点及瘀斑,阴道流血不止,切口渗血不凝。

四、处理原则

及时处理,立即抢救,抗过敏,纠正呼吸、循环系统衰竭和改善低氧血症,抗休克,防止 DIC 和肾衰竭的发生。

五、护理

(一)护理评估

1.病史

评估发生羊水栓塞临床表现的各种诱因,有无胎膜早破或人工破膜,前置胎盘或胎盘早剥,宫缩过强或强直性宫缩,中期妊娠引产或钳刮术,羊膜腔穿刺术等病史。

2.身心状况

胎膜破裂后,胎儿娩出后或手术中产妇突然出现寒战、呛咳、气急、烦躁不安、尖叫、呼吸困难、发绀、抽搐、出血不凝、不明原因休克等症状和体征,血压下降或消失,应考虑为羊水栓塞,立即进行抢救。

3.辅助检查

(1)血涂片查找羊水有形物质:采集下腔静脉血,镜检见到羊水有形成分可确诊。

(2)床旁胸部 X 线片:可见肺部双侧弥漫性点状、片状浸润影,沿肺门分布,伴轻度肺不张和右心扩大。

(3)床旁心电图或心脏彩色多普勒超声检查:提示有心房、有心室扩大,ST 段下降。

(4)若患者死亡,行尸检时,可见肺水肿、肺泡出血。心内血液查到有羊水有形物质,肺小动脉或毛细血管有羊水有形成分栓塞,子宫或阔韧带血管内查到羊水有形物质。

(二)护理诊断

(1)气体交换受损:与肺血管阻力增加、肺动脉高压、肺水肿有关。

(2)组织灌注无效:与弥散性血管内凝血及失血有关。

(3)有胎儿窘迫的危险:与羊水栓塞、母体血循环受阻有关。

(三)护理目标

(1)实施抢救后,患者胸闷、气急、呼吸困难等症状有所改善。

(2)患者心率、血压恢复正常,出血量减少,肾功能恢复正常。

(3)新生儿无生命危险。

(四)护理措施

1.羊水栓塞的预防

加强产前检查,及时注意有无诱发因素,及时发现前置胎盘、胎盘早剥等并发症并予以积极处理。严密观察产程进展情况,正确掌握缩宫素的使用方法,防止宫缩过强。严格掌握人工破膜的指征和时间,宜在宫缩间歇期行人工破膜术,破口要小,并注意控制羊水流出的速度。

2.配合医师,并积极抢救患者

(1)吸氧:最初阶段是纠正缺氧。给予患者半卧位,加压给氧,必要时给予气管插管或者气管切开,减轻肺水肿,改善脑缺氧。

(2)抗过敏:根据医嘱,尽快给予大剂量肾上腺糖皮质激素抗过敏、解除痉挛,保护细胞。可予地塞米松 20～40 mg 静脉推注,以后根据病情可静脉滴注维持。氢化可的松 100～200 mg 加入 5％～10％葡萄糖注射液 50～100 mL 快速静脉滴注,后予 300～800 mg 加入 5％葡萄糖注射液 250～500 mL 静脉滴注,日用上限可达 500～1 000 mg。

(3)缓解肺动脉高压:解痉药物能改善肺血流灌注,预防有心衰竭所致的呼吸、循环衰竭。首选盐酸罂粟碱,30～90 mg 加入 25％葡萄糖注射液 20 mL 缓慢推注,能松弛平滑肌,扩张冠状动脉、肺和脑动脉,降低小血管阻力。与阿托品合用扩张小动脉效果更佳。其次使用阿托品,阿托品能阻断迷走神经反射所导致的肺血管和支气管痉挛。1 mg 阿托品加入 10％～25％葡萄糖注射液 10 mL,每 15～30 分钟静脉推注 1 次。直至症状缓解,微循环改善为止。第三,使用氨茶碱。氨茶碱具有松弛支气管平滑肌、解除肺血管痉挛的作用,250 mg 氨茶碱加入 25％葡萄糖注射液 20 mL 缓慢推注。第四,酚妥拉明为 α肾上腺素能抑制剂,能解除肺血管痉挛,降低肺动脉阻力,消除肺动脉高压。可用 5～10 mg 加入 10％葡萄糖注射液 100 mL 静脉滴注。

(4)抗休克。①补充血容量、使用升压药物:扩容常使用右旋糖酐-40 静脉滴注,并且补充新鲜的血液和血浆。在抢救过程中,监测中心静脉压,了解心脏负荷情况,并据此调节输液量和输液速度。升压药物可用多巴胺 20 mg 加入 5％葡萄糖溶液 250 mL 静脉滴注,随时根据血压调节滴速。②纠正酸中毒:根据血氧分析和血清电解质结果,判断是否存在酸中毒。一旦发现,5％碳酸氢钠 250 mL 静脉滴注。及时应用可纠正休克和代谢失调,并根据血清电解质,及时纠正电解质紊乱。③纠正心力衰竭消除肺水肿:使用毛花苷 C 或毒毛花苷 K 静脉滴注。同时使用呋塞米静脉推注,有利于消除肺水肿,防止急性肾衰竭。

(5)防治 DIC:DIC 阶段应早期抗凝,补充凝血因子,及时输注新鲜血液和血浆、纤维蛋白原等;应用肝素,尤其在羊水栓塞时其血液呈高凝状态时短期内使用。用药过程中监测出凝血时间,如使用肝素过量(凝血时间＞30 分钟),则出现出血倾向,如伤口渗血、血肿、阴道流血不止等,可用鱼精蛋白对抗。

DIC 晚期纤溶时期,抗纤溶可使用氨基己酸、氨甲苯酸、氨甲环酸抑制纤溶激活酶,使纤溶酶原不被激活,从而抑制纤维蛋白溶解。抗纤溶的同时补充纤维蛋白原和凝血因子,防止大出血。

(6)预防肾衰竭:抢救的同时注意尿量,如补足血容量后仍然少尿或无尿,需要及时使用呋塞米等利尿剂,预防与治疗肾衰竭。

(7)预防感染:使用肾毒性较小的抗生素防止感染。

(8)产科处理:第一产程发病的产妇应立即考虑行剖宫产终止妊娠,去除病因。第二产程发病者,及时行阴道助产结束分娩,并且密切观察出血量、出凝血时间等,如果发生产后出血不止,应及时配合医师,做好子宫切除术的准备。

3.提供心理支持

如果在发病抢救过程中,产妇神志清醒,应给予产妇鼓励,安抚其紧张和恐惧的心理,使其配合医师抢救;对于家属要表示理解和抚慰,向家属解释产妇的病情,争取家属的支持和配合。在产妇病情稳定的情况下,可允许家属探视并且陪伴产妇,同时,病情稳定的康复期,可与产妇和家属一起制定康复计划,适时地给予相应的健康教育。

(苏冬梅)

第十一节 子宫破裂

子宫破裂是指在分娩期或妊娠晚期子宫体部或子宫下段发生破裂,是产科严重的并发症,若不及时诊治,可随时威胁母儿生命。

根据子宫破裂发生的时间可分为妊娠期破裂和分娩期破裂;根据子宫破裂发生的部位可分为子宫体部破裂和子宫下段破裂;根据子宫破裂发生的程度可分为完全性破裂和不完全性破裂。完全破裂是指子宫壁的全层破裂,导致宫腔内容物进入腹腔,破裂常发生于子宫下段。不完全破裂是指子宫内膜、肌层部分或全部破裂,而浆膜层完整,常发生于子宫下段,宫腔与腹腔不相通,而往往在破裂侧进入阔韧带之间,形成阔韧带血肿。

一、病因

(一)梗阻性难产

它是引起子宫破裂最常见的原因。骨盆狭窄、头盆不称、软产道阻塞(发育畸形、瘢痕或肿瘤等)、胎位异常(肩先露、额先露),胎儿异常(巨大胎儿、胎儿畸形)等,均可以导致胎先露部下降受阻,子宫上段为克服产道阻力而强烈收缩,使子宫下段过分伸展变薄超过最大限度,而发生子宫破裂。

(二)瘢痕子宫

剖宫产、子宫修补术、子宫肌瘤剔除术等都会使术后子宫肌壁留有瘢痕,于妊娠晚期或者临产后因子宫收缩牵拉及宫腔内压力增高而致子宫瘢痕破裂。宫体部瘢痕多于妊娠晚期发生自发破裂,多为完全破裂;子宫下段瘢痕破裂多发生于临产后,为不完全破裂。前次手术后伴感染或愈合不良者,发生子宫破裂概率更大。

(三)宫缩剂使用不当

分娩前肌内注射缩宫素或过量静脉滴注缩宫素,使用前列腺素栓剂及其他子宫收缩药物使用不当,均可导致子宫收缩过强,造成子宫破裂。多产、高龄、子宫畸形或发育不良、多次刮宫史、宫腔感染等都会增加子宫破裂的概率。

(四)手术创伤

手术创伤多发生于不适当或粗暴的阴道助产手术,如宫颈口未开全时行产钳或臀牵引术,强行剥离植入性胎盘或严重粘连胎盘,行毁胎术、穿颅术时器械、胎儿骨片伤及子宫等情况均可导致子宫破裂。

二、临床表现

子宫破裂多发生于分娩期,通常是个逐渐发展的过程,可分为先兆子宫破裂和子宫破裂两个阶段。其症状与破裂发生的时间、部位、范围、出血量、胎儿及子宫肌肉收缩情况有关。

(一)先兆子宫破裂

子宫病理性缩复环形成、下腹部压痛、胎心率异常、血尿,是先兆子宫破裂的四大主要表现。

1.症状

常见于产程长、有梗阻性难产因素的产妇。产妇通常在临产过程中,当宫缩过强,但胎儿下降受阻,产妇表现为烦躁不安、疼痛难忍、下腹部拒按、呼吸急促、脉搏加快,同时膀胱受压充血,出现排尿困难及血尿。

2.体征

因胎先露部下降受阻,子宫收缩过强,子宫体部肌肉增厚变短,子宫下段肌肉变薄拉长,在两者间形成环状凹陷,称为病理性缩复环。可见该环逐渐上升至脐平或脐上,压痛明显(图9-4)。因子宫收缩过强过频,胎儿可能触不清,胎心率先加快后减慢或听不清,胎动频繁。

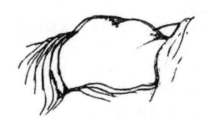

图9-4 病理性缩复环

(二)子宫破裂

1.症状

产妇突感下腹部撕裂样剧痛,子宫收缩停止,腹部稍感舒适。后因血液、羊水进入腹腔,出现全腹持续性疼痛,伴有面色苍白、冷汗淋漓、脉搏细速、呼吸急促等现象。

2.体征

产妇全腹压痛、反跳痛,腹壁下可扪及胎体,子宫位于侧方,胎心胎动消失。阴道出血可见鲜血流出,下降中的胎儿先露部消失,扩张的宫颈口回缩,部分产妇可扪及子宫下段裂口及宫颈。若为子宫不完全破裂者,上述体征不明显,仅在不全破裂处有压痛、腹痛,若破裂口累及两侧子宫血管,可致急性大出血或形成阔韧带内血肿,查体时可在子宫一侧扪及逐渐增大且有压痛的包块。

三、处理原则

(一)先兆子宫破裂

立即抑制宫缩,使用麻醉药物或者肌内注射哌替啶,即刻行剖宫产终止妊娠。

(二)子宫破裂

在输血、输液、吸氧等抢救休克的同时,无论胎儿是否存活,都尽快做好剖宫产的准备,进行手术治疗。根据产妇全身状况、破裂的部位和程度、破裂的时间、有无感染征象等决定手术方法。

四、护理

(一)护理评估

1.病史

收集产妇既往有无与子宫破裂相关的病史,如子宫手术瘢痕、剖宫产史;此次妊娠有无出现高危因素,如胎位不正、头盆不称等;临产期间有无滥用缩宫素。

2.身心状况

评估产妇目前的临床表现和生命体征、情绪变化。如宫缩的强度、间隔时间、腹部疼痛的性质,有无排尿困难、有无血尿、有无出现病理性缩复环,同时监测胎儿宫内情况,了解有无出现胎儿窘迫征象。产妇精神状态有无烦躁不安、恐惧、焦虑、衰竭等现象。

3.辅助检查

(1)腹部检查:可了解产妇腹部疼痛的部位和体征,从而判断子宫破裂的阶段。

(2)实验室检查:血常规检查可了解有无白细胞计数升高、血红蛋白下降等感染、出血征象;同时尿常规检查可了解有无肉眼血尿。

(3)超声检查:可协助发现子宫破裂的部位和胎儿的位置。

(二)护理诊断

1.疼痛

疼痛与产妇出现强直行宫缩、子宫破裂有关。

2.组织灌注无效

组织灌注无效与子宫破裂后出血量多有关。

3.预感性悲哀

预感性悲哀与担心自身预后和胎儿可能死亡有关。

(三)护理目标

(1)及时补充血容量,产妇低血容量予以纠正。

(2)能够抑制强直性子宫收缩,产妇疼痛略有缓解。

(3)产妇情绪能够得到安抚和平稳。

(四)护理措施

1.预防子宫破裂

向孕产妇宣教,做好计划生育工作,避免多次人工流产,减少多产。认真做好产前检查,如有瘢痕子宫、产道异常者提前入院待产。正确处理产程,严密观察产程进展,尽早发现先兆子宫破裂的征象并进行及时处理。严格掌握使用缩宫素的指征和禁忌证,避免滥用,滴注缩宫素时应有专人看护并记录,从小剂量起,逐渐增加,严防发生过强宫缩。

2.先兆子宫破裂的护理

密切观察产程进展,注意胎儿心率变化。待产时,如果宫缩过强过频,下腹部压痛明显,或出现病理性缩复环时,及时报告医师,停止缩宫素等一切操作,严密监测产妇生命体征,根据医嘱使用抑制宫缩药物。

3.子宫破裂的护理

迅速开放静脉通路,短时间内补充液体、输血,补足血容量,同时吸氧、保暖,纠正酸中毒,进行抗休克处理,根据医嘱做好手术前各项准备,严密监测产妇生命体征、24 小时出入量,各种实验室检查结果,评估出血量,根据医嘱使用抗生素防止感染。

4.心理支持

协助医师根据产妇的情况,向产妇及家属解释病情治疗计划,取得家属的支持和产妇的配合。如果出现胎儿死亡的产妇,要努力开解其悲伤的心情,鼓励其说出内心感受,为其提供安静的环境,同时给予关心和生活上的护理,努力帮助其接受现实,调整情绪,为产妇提供相应的产褥期休养计划,做好关于其康复的各种宣教。

(苏冬梅)

第十二节　自　然　流　产

流产是指妊娠不足 28 周、胎儿体重不足 1 000 g 而终止者。流产发生于妊娠 12 周前者称早期流产,发生在妊娠 12 周至不足 28 周者称晚期流产。流产又分为自然流产和人工流产,本节内容仅限于自然流产。自然流产的发生率占全部妊娠的 15% 左右,多数为早期流产,是育龄妇女的常见病,严重影响了妇女生殖健康。

一、病因和发病机制

导致自然流产的原因很多,可分为胚胎因素和母体因素。早期流产常见的原因是胚胎染色体异常、孕妇内分泌异常、生殖器官畸形、生殖道感染、血栓前状态、免疫因素异常等;晚期流产多由宫颈功能不全等因素引起。

(一)胚胎因素

胚胎染色体异常是自然流产最常见的原因。据文献报道,46%～54% 的自然流产与胚胎染色体异常有关。流产发生越早,胚胎染色体异常的频率越高,早期流产中染色体异常的发生率为 53%,晚期流产为 36%。

胚胎染色体异常包括数量异常和结构异常。在数量异常中第一位的是染色三体,占 52%,除 1 号染色三体未见报道外,各种染色三体均有发现,其中以 13、16、18、21 及 22 号染色体最常见,18-三体约占 1/3;第二位的是 45,X 单体,约占 19%;其他依次为三倍体占 16%,四倍体占 5.6%。染色体结构异常主要是染色体易位,占 3.8%,嵌合体占 1.5%,染色体倒置、缺失和重叠也见有报道。

多数三体胚胎是以流产或死胎告终,但也有少数能成活,如 21-三体、13-三体、18-三体等。单体是减数分裂不分离所致,以 X 单体最为多见,少数胚胎如能存活,足月分娩后即形成特纳综合征。三倍体常与胎盘的水泡样变性共存,不完全水泡状胎块的胎儿可发育成三倍体或第 16 号染色体的三体,流产较早,少数存活,继续发育后伴有多发畸形,未见活婴。四倍体活婴极少,绝大多数极早期流产。在染色体结构异常方面,不平衡易位可导致部分三体或单体,易发生流产或死胎。总之,染色体异常的胚胎多数结局为流产,极少数可能继续发育成胎儿,但出生后也会发生某些功能异常或合并畸形。若已流产,妊娠产物有时仅为一空孕囊或已退化的胚胎。

(二)母体因素

1.夫妇染色体异常

习惯性流产与夫妇染色体异常有关,习惯性流产者夫妇染色体异常发生频率为 3.2%,其中多见的是染色体相互易位,占 2%,罗伯逊易位占 0.6%。着床前配子在女性生殖道时间过长,配子发生老化,流产的机会也会增加。在促排卵及体外受精等辅助生殖技术中,是否存在配子老化问题目前尚不清楚。

2.内分泌因素

(1)黄体功能不良(luteal phase defect,LPD):黄体中期孕酮峰值低于正常标准值,或子宫内膜活检与月经时间同步差 2 天以上即可诊断为 LPD。高浓度孕酮可阻止子宫收缩,使妊娠子宫保持相对静止状态;孕酮分泌不足,可引起妊娠蜕膜反应不良,影响受精卵着床和发育,导致流产。孕期孕酮的来源有两条途径:一是由卵巢黄体产生,二是胎盘滋养细胞分泌。孕 6～8 周后卵巢黄体产生孕酮逐渐减少,之后由胎盘产生孕酮替代,如果两者衔接失调则易发生流产。在习惯性流产中有 23％～60％的病例存在黄体功能不全。

(2)多囊卵巢综合征(polycystic ovarian syndrome,PCOS):有人发现在习惯性流产中多囊卵巢的发生率可高达 58％,而且其中有 56％的患者 LH 呈高分泌状态。现认为 PCOS 患者高浓度的 LH 可能导致卵细胞第二次减数分裂过早完成,从而影响受精和着床过程。

(3)高催乳素血症:高水平的催乳素可直接抑制黄体颗粒细胞增生及其分泌功能。高催乳素血症的临床主要表现为闭经和泌乳,当催乳素水平高于正常值时,则可表现为黄体功能不全。

(4)糖尿病:血糖控制不良者流产发生率可高达 15％～30％,妊娠早期高血糖还可能造成胚胎畸形的危险因素。

(5)甲状腺功能:目前认为甲状腺功能减退或亢进与流产有着密切的关系,妊娠前期和早孕期进行合理的药物治疗,可明显降低流产的发生率。有学者报道,甲状腺自身抗体阳性者流产发生率显著升高。

3.生殖器官解剖因素

(1)子宫畸形:米勒管先天性发育异常导致子宫畸形,如单角子宫、双角子宫、双子宫、子宫纵隔等。子宫畸形可影响子宫血供和宫腔内环境造成流产。母体在孕早期使用或接触己烯雌酚可影响女胎子宫发育。

(2)Asherman 综合征:由宫腔创伤(如刮宫过深)、感染或胎盘残留等引起宫腔粘连和纤维化。宫腔镜下行子宫内膜切除或黏膜下肌瘤切除手术也可造成宫腔粘连。子宫内膜受损伤可影响胚胎种植,导致流产发生。

(3)宫颈功能不全:是导致中晚期流产的主要原因。宫颈功能不全在解剖上表现为宫颈管过短或宫颈内口松弛。由于存在解剖上的缺陷,随着妊娠的进程子宫增大,宫腔压力升高,多数患者在中、晚期妊娠出现无痛性的宫颈管消退、宫口扩张、羊膜囊突出、胎膜破裂,最终发生流产。宫颈功能不全主要由于宫颈局部创伤(分娩、手术助产、刮宫、宫颈锥形切除、Manchester 手术等)引起,先天性宫颈发育异常较少见;另外,胚胎时期接触己烯雌酚也可引起宫颈发育异常。

(4)其他:子宫肿瘤可影响子宫内环境,导致流产。

4.生殖道感染

有一些生殖道慢性感染被认为是早期流产的原因之一。能引起反复流产的病原体往往是持续存在于生殖道而母体很少产生症状,而且此病原体能直接或间接导致胚胎死亡。生殖道逆行感染一般发生在妊娠 12 周以前,过此时期,胎盘与蜕膜融合,构成机械屏障,而且随着妊娠进程,羊水抗感染力也逐步增强,感染的机会减少。

(1)细菌感染:布鲁菌属和弧菌属感染可导致动物(牛、猪、羊等)流产,但在人类还不肯定。

(2)沙眼衣原体:文献报道,妊娠期沙眼衣原体感染率为 3％～30％,但是否直接导致流产尚无定论。

(3)支原体:流产患者宫颈及流产物中支原体的阳性率均较高,血清学上也支持人支原体和解脲支原体与流产有关。

(4)弓形虫:弓形虫感染引起的流产是散发的,与习惯性流产的关系尚未完全证明。

(5)病毒感染:巨细胞病毒经胎盘可累及胎儿,引起心血管系统和神经系统畸形,致死或流产。妊娠前半期单纯疱疹感染流产发生率可高达70%，即使不发生流产，也易累及胎儿、新生儿。妊娠初期风疹病毒感染者流产的发生率较高。人免疫缺陷病毒感染与流产密切相关，Temmerman等报道，HIV-1抗体阳性是流产的独立相关因素。

5.血栓前状态

凝血因子浓度升高，或凝血抑制物浓度降低而产生的血液易凝状态，尚未达到生成血栓的程度，或者形成的少量血栓正处于溶解状态。

血栓前状态与习惯性流产的发生有一定的关系，临床上包括先天性和获得性血栓前状态，前者是由于凝血和纤溶有关的基因突变造成，如凝血因子Ⅴ突变、凝血酶原基因突变、蛋白C缺陷症、蛋白S缺陷症等；后者主要是抗磷脂抗体综合征、获得性高半胱氨酸血症以及肌体存在各种引起血液高凝状态的疾病等。

各种先天性血栓形成倾向引起自然流产的具体机制尚未阐明，目前研究得比较多的是抗磷脂抗体综合征，并已肯定它与早、中期胎儿丢失有关。普遍的观点认为高凝状态使子宫胎盘部位血流状态改变，易形成局部微血栓，甚至胎盘梗死，使胎盘血供下降，胚胎或胎儿缺血缺氧，引起胚胎或胎儿发育不良而流产。

6.免疫因素

免疫因素引起的习惯性流产，可分自身免疫型和同种免疫型。

(1)自身免疫型：主要与患者体内抗磷脂抗体有关，部分患者同时可伴有血小板减少症和血栓栓塞现象，这类患者可称为早期抗磷脂抗体综合征。在习惯性流产中，抗磷脂抗体阳性率约为21.8%。另外，自身免疫型习惯性流产还与其他自身抗体有关。

在正常情况下，各种带负电荷的磷脂位于细胞膜脂质双层的内层，不被免疫系统识别；一旦暴露于肌体免疫系统，即可产生各种抗磷脂抗体。抗磷脂抗体不仅是一种强烈的凝血活性物质，激活血小板和促进凝血，导致血小板聚集，血栓形成；同时可直接造成血管内皮细胞损伤，加剧血栓形成，使胎盘循环发生局部血栓栓塞，胎盘梗死，胎死宫内，导致流产。近来的研究还发现，抗磷脂抗体可能直接与滋养细胞结合，从而抑制滋养细胞功能，影响胎盘着床过程。

(2)同种免疫型：现代生殖免疫学认为，妊娠是成功的半同种异体移植现象，孕妇由于自身免疫系统产生一系列的适应性变化，从而对宫内胚胎移植物表现出免疫耐受，不发生排斥反应，妊娠得以继续。

在正常妊娠的母体血清中，存在一种或几种能够抑制免疫识别和免疫反应的封闭因子，也称封闭抗体，以及免疫抑制因子，而习惯性流产患者体内则缺乏这些因子。因此，使得胚胎遭受母体的免疫打击而排斥。封闭因子既可直接作用于母体淋巴细胞，又可与滋养细胞表面特异性抗原结合，从而阻断母儿之间的免疫识别和免疫反应，封闭母体淋巴细胞对滋养细胞的细胞毒作用。还有认为封闭因子可能是一种抗独特型抗体，直接针对T淋巴细胞或B淋巴细胞表面特异性抗原受体(BCR/TCR)，从而防止母体淋巴细胞与胚胎靶细胞起反应。

几十年来，同种免疫型习惯性流产与HLA抗原相容性的关系一直存有争议。有学者提出习惯性流产可能与夫妇HLA抗原的相容性有关，在正常妊娠过程中夫妇或母胎间HLA抗原是不相容的，胚胎所带的父源性HLA抗原可以刺激母体免疫系统，产生封闭因子。同时，滋养细胞表达的HLA-G抗原能够引起抑制性免疫反应，这种反应对胎儿具有保护性作用，能够抑制母体免疫系统对胎儿胎盘的攻击。

7.其他因素

(1)慢性消耗性疾病:结核和恶性肿瘤常导致早期流产,并威胁孕妇的生命;高热可导致子宫收缩;贫血和心脏病可引起胎儿胎盘单位缺氧;慢性肾炎、高血压可使胎盘发生梗死。

(2)营养不良:严重营养不良直接可导致流产。现在更强调各种营养素的平衡,如维生素 E 缺乏也可造成流产。

(3)精神、心理因素:焦虑、紧张、恐吓等严重精神刺激均可导致流产。近来还发现,噪音和振动对人类生殖也有一定的影响。

(4)吸烟、饮酒等:近年来育龄妇女吸烟、饮酒,甚至吸毒的人数有所增加,这些因素都是流产的高危因素。孕期过多饮用咖啡也可增加流产的危险性。

(5)环境毒性物质:影响生殖功能的外界不良环境因素很多,可以直接或间接对胚胎造成损害。过多接触某些有害的化学物质(如砷、铅、苯、甲醛、氯丁二烯、氧化乙烯等)和物理因素(如放射线、噪音及高温等),均可引起流产。

尚无确切的依据证明使用避孕药物与流产有关,然而,有报道宫内节育器避孕失败者,感染性流产发生率有所升高。

二、病理

早期流产时胚胎多数先死亡,随后发生底蜕膜出血,造成胚胎的绒毛与蜕膜层分离,已分离的胚胎组织如同异物,引起子宫收缩而被排出。有时也可能蜕膜海绵层先出血坏死或有血栓形成,使胎儿死亡,然后排出。8 周以内妊娠时,胎盘绒毛发育尚不成熟,与子宫蜕膜联系还不牢固,此时流产妊娠产物多数可以完整地从子宫壁分离而排出,出血不多。妊娠 8～12 周时,胎盘绒毛发育茂盛,与蜕膜联系较牢固。此时若发生流产,妊娠产物往往不易完整分离排出,常有部分组织残留宫腔内影响子宫收缩,致使出血较多。妊娠 12 周后,胎盘已完全形成,流产时往往先有腹痛,然后排出胎儿、胎盘。有时由于底蜕膜反复出血,凝固的血块包绕胎块,形成血样胎块稽留于宫腔内。血红蛋白因时间长久被吸收形成肉样胎块,或纤维化与子宫壁粘连。偶有胎儿被挤压,形成纸样胎儿,或钙化后形成石胎。

三、临床表现

(一)停经

多数流产患者有明显的停经史,根据停经时间的长短可将流产分为早期流产和晚期流产。

(二)阴道流血

发生在妊娠 12 周以内流产者,开始时绒毛与蜕膜分离,血窦开放,即开始出血。当胚胎完全分离排出后,由于子宫收缩,出血停止。早期流产的全过程均伴有阴道流血,而且出血量往往较多。晚期流产者,胎盘已形成,流产过程与早产相似,胎盘继胎儿分娩后排出,一般出血量不多。

(三)腹痛

早期流产开始阴道流血后宫腔内存有血液,特别是血块,刺激子宫收缩,呈阵发性下腹痛,特点是阴道流血往往出现在腹痛之前。晚期流产则先有阵发性的子宫收缩,然后胎儿胎盘排出,特点是往往先有腹痛,然后出现阴道流血。

四、临床类型

根据临床发展过程和特点的不同,流产可以分为 7 种类型。

（一）先兆流产

先兆流产指妊娠28周前，先出现少量阴道流血，继之常出现阵发性下腹痛或腰背痛。

妇科检查：宫颈口未开，胎膜未破，妊娠产物未排出，子宫大小与停经周数相符。妊娠有希望继续者，经休息及治疗后，若流血停止及下腹痛消失，妊娠可以继续；若阴道流血量增多或下腹痛加剧，则可能发展为难免流产。

（二）难免流产

难免流产是先兆流产的继续，妊娠难以持续，有流产的临床过程，阴道出血时间较长，出血量较多，而且有血块排出，阵发性下腹痛，或有羊水流出。

妇科检查：宫颈口已扩张，羊膜囊突出或已破裂，有时可见胚胎组织或胎囊堵塞于宫颈管中，甚至露见于宫颈外口，子宫大小与停经周数相符或略小。

（三）不全流产

不全流产指妊娠产物已部分排出体外，尚有部分残留于宫腔内，由难免流产发展而来。妊娠8周前发生流产，胎儿胎盘成分多能同时排出；妊娠8～12周时，胎盘结构已形成并密切连接于子宫蜕膜，流产物不易从子宫壁完全剥离，往往发生不全流产。由于宫腔内有胚胎组织残留，影响子宫收缩，以致阴道出血较多，时间较长，易引起宫内感染，甚至因流血过多而发生失血性休克。

妇科检查：宫颈口已扩张，不断有血液自宫颈口内流出，有时尚可见胎盘组织堵塞于宫颈口或部分妊娠产物已排出于阴道内，而部分仍留在宫腔内。一般子宫小于停经周数。

（四）完全流产

完全流产指妊娠产物已全部排出，阴道流血逐渐停止，腹痛逐渐消失。

妇科检查：宫颈口已关闭，子宫接近正常大小。常常发生于妊娠8周以前。

（五）稽留流产

稽留流产又称过期流产，指胚胎或胎儿已死亡滞留在宫腔内尚未自然排出者。患者有停经史和/或早孕反应，按妊娠时间计算已达到中期妊娠但未感到腹部增大，病程中可有少量断续的阴道流血，早孕反应消失。尿妊娠试验由阳性转为阴性，血清β-HCG值下降，甚至降至非孕水平。B超检查子宫小于相应孕周，无胎动及心管搏动，子宫内回声紊乱，难以分辨胎盘和胎儿组织。

妇科检查：阴道内可少量血性分泌物，宫颈口未开，子宫较停经周数小，由于胚胎组织机化，子宫失去正常组织的柔韧性，质地不软，或已孕4个月尚未听见胎心，触不到胎动。

（六）习惯性流产

习惯性流产指自然流产连续发生3次或3次以上者。每次流产多发生于同一妊娠月份，其临床经过与一般流产相同。早期流产的原因常为黄体功能不足、多囊卵巢综合征、高催乳素血症、甲状腺功能低下、染色体异常、生殖道感染及免疫因素等。晚期流产最常见的原因为宫颈内口松弛、子宫畸形、子宫肌瘤等。宫颈内口松弛者于妊娠后，常于妊娠中期，胎儿长大，羊水增多，宫腔内压力增加，胎囊向宫颈内口突出，宫颈管逐渐短缩、扩张。患者多无自觉症状，一旦胎膜破裂，胎儿迅即排出。

（七）感染性流产

感染性流产是指流产合并生殖系统感染。各种类型的流产均可并发感染，包括选择性或治疗性的人工流产，但以不全流产、过期流产和非法堕胎为常见。感染性流产的病原菌常常是阴道或肠道的寄生菌(条件致病菌),有时为混合性感染。厌氧菌感染占 60% 以上,需氧菌中以大肠埃希菌和假芽孢杆菌为多见,也见有 β-溶血链球菌及肠球菌感染。患者除了有各种类型流产的临床表现和非法堕胎史外,还出现一系列感染相关的症状和体征。

妇科检查:宫口可见脓性分泌物流出,宫颈举痛明显,子宫体压痛,附件区增厚或有痛性包块。严重时感染可扩展到盆腔、腹腔乃至全身,并发盆腔炎、腹膜炎、败血症及感染性休克等。

五、病因筛查及诊断

诊断流产一般并不困难。根据病史及临床表现多能确诊,仅少数需进行辅助检查。确诊流产后,还应确定流产的临床类型,同时还要对流产的病因进行筛查,这对决定流产的处理方法很重要。

(一)病史

应询问患者有无停经史和反复流产史,有无早孕反应、阴道流血,应询问阴道流血量及其持续时间,有无腹痛,腹痛的部位、性质及程度,还应了解阴道有无水样排液,阴道排液的色、量及有无臭味,有无妊娠产物排出等。

(二)体格检查

观察患者全身状况,有无贫血,并测量体温、血压及脉搏等。在消毒条件下进行妇科检查,注意宫颈口是否扩张,羊膜囊是否膨出,有无妊娠产物堵塞于宫颈口内;宫颈阴道部是否较短,甚至消退,内外口松弛,可容一指通过,有时可触及羊膜囊或见有羊膜囊突出于宫颈外口。子宫大小与停经周数是否相符,有无压痛等。并应检查双侧附件有无肿块、增厚及压痛。检查时操作应轻柔,尤其对疑为先兆流产者。

(三)辅助检查

对诊断有困难者,可采用必要的辅助检查。

1.B 超显像

目前应用较广,对鉴别诊断与确定流产类型有实际价值。对疑为先兆流产者,可根据妊娠囊的形态、有无胎心反射及胎动来确定胚胎或胎儿是否存活,以指导正确的治疗方法。一般妊娠5 周后宫腔内即可见到孕囊光环,为圆形或椭圆形的无回声区,有时由于着床过程中的少量出血,孕囊周围可见环形暗区,此为早孕双环征。孕 6 周后可见胚芽声像,并出现心管搏动。孕8 周可见胎体活动,孕囊约占宫腔一半。孕 9 周可见胎儿轮廓。孕 10 周孕囊几乎占满整个宫腔。孕 12 周胎儿出现完整形态。不同类型的流产及其超声图像特征有所差别,可帮助鉴别诊断。

(1)先兆流产声像图特征:子宫大小与妊娠月份相符,少量出血者孕囊一侧见无回声区包绕,出血多者宫腔有较大量的积血,有时可见胎膜与宫腔分离,胎膜后有回声区,孕 6 周后可见到正常的心管搏动。

(2)难免流产声像图特征:孕囊变形或塌陷,宫颈内口开大,并见有胚胎组织阻塞于宫颈管内,羊膜囊未破者可见到羊膜囊突入宫颈管内或突出宫颈外口,心管搏动多已消失。

(3)不全流产声像图特征:子宫较正常妊娠月份小,宫腔内无完整的孕囊结构,代之以不规则的光团或小暗区,心管搏动消失。

(4)完全流产声像图特征:子宫大小正常或接近正常,宫腔内空虚,见有规则的宫腔线,无不规则光团。

B超检查在确诊宫颈机能不全引起的晚期流产中也很有价值。通过B超可以观察宫颈长度、内口宽度、羊膜囊突出等情况,能够客观地评价妊娠期宫颈结构,且具有无创伤可重复等优点,近年来临床应用较多。可作为宫颈功能评价的超声指标较多,如宫颈长度、宫颈内口宽度、宫颈漏斗宽度等。一般认为,宫颈结构随着妊娠进程有所变化,故动态观察妊娠期宫颈结构变化的意义更大。目前国内规定:孕12周时如三条径线中有一异常即提示宫颈功能不全,这包括宫颈长度<25 mm、宽度>32 mm和内径>5 mm。

另外,以超声多普勒血流频谱显示孕妇子宫动脉和胎儿脐动脉,可判断宫内胎儿健康状况及母体并发症。目前常用动脉血流频谱的收缩期速度峰值与舒张期速度最低值的比值,估计动脉血管的阻力,早孕期动脉阻力高者,胎儿血供和营养不足,可诱发胚胎发育停止。

2.妊娠试验

用免疫学方法,近年临床多用试纸法,对诊断妊娠有意义。为进一步了解流产的预后,多选用血清β-HCG的定量测定。一般妊娠后8~9天在母血中即可测出β-HCG,随着妊娠的进程,β-HCG逐渐升高,早孕期β-HCG倍增时间为48小时左右,孕8~10周达高峰。血清β-HCG值低或呈下降趋势,提示可能发生流产。

3.其他激素测定

其他激素主要有血孕酮的测定,可以协助判断先兆流产的预后。甲状腺功能低下和亢进均易发生流产,测定游离T_3和T_4有助于孕期甲状腺功能的判断。人胎盘催乳素(HPL)的分泌与胎盘功能密切相关,妊娠6~7周时血清HPL正常值为0.02 mg/L,8~9周为0.04 mg/L。HPL低水平常常是流产的先兆。正常空腹血糖值为5.9 mmol/L,异常时应进一步做糖耐量试验,排除糖尿病。

4.血栓前状态测定

血栓前状态的妇女可能没有明显的临床表现,但母体的高凝状态使子宫胎盘部位血流状态改变,形成局部微血栓,甚至胎盘梗死,使胎盘血供下降,胚胎或胎儿缺血缺氧,引起胚胎或胎儿发育不良而流产。如下诊断可供参考:D-二聚体、FDP数值增加表示已经产生轻度凝血-纤溶反应的病理变化;而对虽有危险因子参与,但尚未发生凝血-纤溶反应的患者,却只能用血浆凝血机能亢进动态评价,如血液流变学和红细胞形态检测;另外凝血和纤溶有关的基因突变造成凝血因子Ⅴ突变、凝血酶原基因突变、蛋白C缺陷症、蛋白S缺陷症,抗磷脂抗体综合征、获得性高半胱氨酸血症以及肌体存在各种引起血液高凝状态的疾病等均需引起重视。

(四)病因筛查

引发流产发生的病因众多,特别是针对习惯性流产者,进行系统的病因筛查,明确诊断,及时干预治疗,为避免流产的再次发生是必要的。筛查内容包括胚胎染色体及夫妇外周血染色体核型分析、生殖道微生物检测、内分泌激素测定、生殖器官解剖结构检查、凝血功能测定、自身抗体检测等。

六、处理

流产为妇产科常见病,一旦发生流产症状,应根据流产的不同类型,及时进行恰当的处理。

(一)先兆流产处理原则

(1)休息镇静:患者应卧床休息,禁止性生活,阴道检查操作应轻柔,精神过分紧张者可使用对胎儿无害的镇静剂,如苯巴比妥(鲁米那)0.03~0.06 g,每天3次。加强营养,保持大便通畅。

（2）应用黄体酮或 HCG：黄体功能不足者，可用黄体酮 20 mg，每天或隔天肌内注射 1 次，也可使用 HCG 以促进孕酮合成，维持黄体功能，用法为 1 000 U，每天肌内注射 1 次，或 2 000 U，隔天肌内注射 1 次。

（3）其他药物：维生素 E 为抗氧化剂，有利受精卵发育，每天 100 mg 口服。基础代谢率低者可以服用甲状腺素片，每天 1 次，每次 40 mg。

（4）出血时间较长者，可选用无胎毒作用的抗生素，预防感染，如青霉素等。

（5）心理治疗：要使先兆流产患者的情绪安定，增强其信心。

（6）经治疗 2 周症状不见缓解或反而加重者，提示可能胚胎发育异常，进行 B 超检查及 β-HCG测定，确定胚胎状况，给以相应处理，包括终止妊娠。

（二）难免流产处理原则

（1）孕 12 周内可行刮宫术或吸宫术，术前肌内注射催产素 10 U。

（2）孕 12 周以上可先催产素 5～10 U 加于 5％葡萄糖液 500 mL 内静脉滴注，促使胚胎组织排出，出血多者可行刮宫术。

（3）出血多伴休克者，应在纠正休克的同时清宫。

（4）清宫术后应详细检查刮出物，注意胚胎组织是否完整，必要时做病理检查或胚胎染色体分析。

（5）术后应用抗生素预防感染。出血多者可使用肌内注射催产素以减少出血。

（三）不全流产处理原则

（1）一旦确诊，无合并感染者应立即清宫，以清除宫腔内残留组织。

（2）出血时间短，量少或已停止，并发感染者，应在控制感染后再做清宫术。

（3）出血多并伴休克者，应在抗休克的同时行清宫术。

（4）出血时间较长者，术后应给予抗生素预防感染。

（5）刮宫标本应送病理检查，必要时可送检胎儿的染色体核型。

（四）完全流产处理原则

如无感染征象，一般不需特殊处理。

（五）稽留流产处理原则

1.早期过期流产

宜及早清宫，因胚胎组织机化与宫壁粘连，刮宫时有可能遇到困难，而且此时子宫肌纤维可发生变性，失去弹性，刮宫时出血可能较多并有子宫穿孔的危险。故过期流产的刮宫术必须慎重，术时注射宫缩剂以减少出血，如一次不能刮净可于 5～7 天后再次刮宫。

2.晚期过期流产

均为妊娠中期胚胎死亡，此时胎盘已形成，诱发宫缩后宫腔内容物可自然排出。若凝血功能正常，可先用大剂量的雌激素，如己烯雌酚 5 mg，每天 3 次，连用 3～5 天，以提高子宫肌层对催产素的敏感性，再静脉滴注缩宫素（5～10 单位加于 5％葡萄糖液内），也可用前列腺素或依沙吖啶等进行引产，促使胎儿、胎盘排出。若不成功，再做清宫术。

3.预防 DIC

胚胎坏死组织在宫腔稽留时间过长，尤其是孕 16 周以上的过期流产，容易并发 DIC。所以，处理前应检查血常规、出凝血时间、血小板计数、血纤维蛋白原、凝血酶原时间、凝血块收缩试验、D-二聚体、纤维蛋白降解产物及血浆鱼精蛋白副凝试验（3P 试验）等，并做好输血准备。若存在凝血功能异常,应及早使用纤维蛋白原、输新鲜血或输血小板等,高凝状态可用低分子肝素,防止或避免 DIC 发生,待凝血功能好转后再行引产或刮宫。

4.预防感染

过期流产病程往往较长,且多合并有不规则阴道流血,易继发感染,故在处理过程中应使用抗生素。

(六)习惯性流产处理原则

有习惯性流产史的妇女,应在怀孕前进行必要的检查,包括夫妇双方染色体检查与血型鉴定及其丈夫的精液检查,女方尚需进行内分泌、生殖道感染、血栓前状态、生殖道局部或全身免疫等检查及生殖道解剖结构的详细检查,查出原因者,应于怀孕前及时纠治。

1.染色体异常

若每次流产均由于胚胎染色体异常所致,这提示流产的病因与配子的质量有关。如精子畸形率过高者建议到男科治疗,久治不愈者可行供者人工授精(AID)。如女方为高龄,胚胎染色体异常多为三体,且多次治疗失败可考虑做赠卵体外受精——胚胎移植术(IVF)。夫妇双方染色体异常可做 AID,或赠卵 IVF 及种植前诊断(PGD)。

2.生殖道解剖异常

完全或不完全子宫纵隔可行纵隔切除术。子宫黏膜下肌瘤可在宫腔镜下行肌瘤切除术,壁间肌瘤可经腹肌瘤挖出术。宫腔粘连可在宫腔镜下做粘连分离术,术后放置宫内节育器 3 个月。宫颈内口松弛者,于妊娠前作宫颈内口修补术。若已妊娠,最好于妊娠 14～16 周行宫颈内口环扎术,术后定期随诊,提前住院,待分娩发动前拆除缝线,若环扎术后有流产征象,治疗失败,应及时拆除缝线,以免造成宫颈撕裂。国际上有对于有先兆流产症状的患者进行紧急宫颈缝扎术获得较好疗效的报道。

3.内分泌异常

黄体功能不全者主要采用孕激素补充疗法。孕时可使用黄体酮 20 mg 隔天或每天肌内注射至孕 10 周左右,或 HCG 1 000～3 000 U,隔天肌内注射 1 次。如患者存在多囊卵巢综合征、高催乳素血症、甲状腺功能异常或糖尿病等,均宜在孕前进行相应的内分泌治疗,并于孕早期加用孕激素。

4.感染因素

孕前应根据不同的感染原进行相应的抗感染治疗。

5.免疫因素

自身免疫型习惯性流产的治疗多采用抗凝剂和免疫抑制剂治疗。常用的抗凝剂有阿司匹林和肝素,免疫抑制剂以泼尼松为主,也有使用人体丙种球蛋白治疗成功的报道。同种免疫型习惯性流产采用主动免疫治疗,自 20 世纪 80 年代以来,国外有学者开始采用主动免疫治疗同种免疫型习惯性流产。即采用丈夫或无关个体的淋巴细胞对妻子进行主动免疫致敏,其目的是诱发女方体内产生封闭抗体,避免母体对胚胎的免疫排斥。

6.血栓前状态

目前多采用低分子肝素(LMWH)单独用药或联合阿司匹林是目前主要的治疗方法。一般 LMWH 5 000 IU 皮下注射,每天 1～2 次。用药时间从早孕期开始,治疗过程中必须严密监测胎儿生长发育情况和凝血-纤溶指标,检测项目恢复正常,即可停药。但停药后必须每月复查凝血-纤溶指标,有异常时重新用药。有时治疗可维持整个孕期,一般在终止妊娠前 24 小时停止使用。

7.原因不明习惯性流产

当有怀孕征兆时,可按黄体功能不足给以黄体酮治疗,每天 10～20 mg 肌内注射,或 HCG 2 000 U,隔天肌内注射一次。确诊妊娠后继续给药直至妊娠 10 周或超过以往发生流产的月份,并嘱其卧床休息,禁忌性生活,补充维生素 E 并给予心理治疗,以解除其精神紧张,并安抚其情绪。同时在孕前和孕期尽量避免接触环境毒性物质。

(七)感染性流产

流产感染多为不全流产合并感染。治疗原则应积极控制感染,若阴道流血不多,应用广谱抗生素2～3 天,待控制感染后再行刮宫,清除宫腔残留组织以止血。若阴道流血量多,静脉滴注广谱抗生素和输血的同时,用卵圆钳将宫腔内残留组织夹出,使出血减少,切不可用刮匙全面搔刮宫腔,以免造成感染扩散。术后继续应用抗生素,待感染控制后再行彻底刮宫。若已合并感染性休克者,应积极纠正休克。若感染严重或腹、盆腔有脓肿形成时,应行手术引流,必要时切除子宫。

七、护理

(一)护理评估

1.病史

停经、阴道流血和腹痛是流产孕妇的主要症状。应详细询问患者停经史、早孕反应情绪;阴道流血的持续时间与阴道流血量;有无腹痛,腹痛的部位、性质及程度。此外,还应了解阴道有无水样排液,排液的色、量和有无臭味,以及有无妊娠产物排出等。对于既往病史,应全面了解孕妇在妊娠期间有无全身性疾病、生殖器官疾病、内分泌功能失调及有无接触有害物质等,以识别发生流产的诱因。

2.身心诊断

流产孕妇可因出血过多而出现休克,或因出血时间过长、宫腔内有残留组织而发生感染。因此,护士应全面评估孕妇的各项生命体征。判断流产类型,尤其须注意与贫血及感染相关的征象(表 9-1)。

表 9-1　各型流产的临床表现

类型	病史			妇科检查	
	出血量	下腹痛	组织排出	宫颈口	子宫大小
先兆流产	少	无或轻	无	闭	与妊娠周数相符
难免流产	中～多	加剧	无	扩张	相符或略小
不全流产	少～多	减轻	部分排出	扩张或有物堵塞或闭	小于妊娠周数
完全流产	少～无	无	全部排出	闭	正常或略大

流产孕妇的心理状况以焦虑和恐惧为特征。孕妇面对阴道流血往往会不知所措,甚至有过度严重化情绪,同时对胎儿健康的担忧也会直接影响孕妇的情绪反应,孕妇可能会表现伤心、郁闷、烦躁不安等。

3.诊断检查

(1)产科检查:在消毒条件下进行妇科检查,进一步了解宫颈口是否扩张、羊膜是否破裂、行无妊娠产物堵塞于宫颈口内;子宫大小与停经周数是否相符、有无压痛等,并应检查双侧附件有无肿块、增厚及压痛等。

(2)实验室检查:多采用放射免疫方法对绒毛膜促性腺激素(HCG)、胎盘生乳素(HPL)、雌激素和孕激素等进行定量测定,如测定的结果低于正常值,提示有流产可能。

(3)B超显像:超声显像可显示有无胎囊、胎动、胎心等,从而可诊断并鉴别流产及其类型,指导正确处理。

(二)可能的护理诊断

1.有感染的危险

与阴道出血时间过长、宫腔内有残留组织等因素有关。

2.焦虑

与担心胎儿健康等因素有关。

(三)预期目标

(1)出院时护理对象无感染征象。

(2)先兆流产孕妇能积极配合保胎措施,继续妊娠。

(四)护理措施

对于不同类型的流产孕妇,处理原则不同,其护理措施亦有差异。护理在全面评估孕妇身心状况的基础上,综合病史及诊断检查,明确基本处理原则,认真执行医嘱,积极配合医师为流产孕妇进行诊断,并为之提供相应的护理措施。

1.先兆流产孕妇的护理

先兆流产孕妇需卧床休息,禁止性生活,禁用肥皂水灌肠,以减少各种刺激。护士除了为其提供生活护理外,通常遵医嘱给孕妇适量镇静剂、孕激素等。随时评估孕妇的病情变化,如是否腹痛加重、阴道流血量增多等。此外,由于孕妇的情绪状态也会影响其保胎效果,因此护士还应注意观察孕妇的情绪反应,加强心理护理,从而稳定孕妇情绪,增强保胎信心。护士须向孕妇及家属讲明以上保胎措施的必要性,以取得孕妇及家属的理解和配合。

2.妊娠不能再继续者的护理

护士应积极采取措施,及时采取终止妊娠的措施,协助医师完成手术过程,使妊娠产物完全排出,同时开放静脉,做好输液、输血准备。并严密检测孕妇的体温、血压及脉搏。观察其面色、腹痛、阴道流血及与休克有关的征象。有凝血功能障碍者应予以纠正,然后再行引产或手术。

3.预防感染

护士应检测患者的体温、血象及阴道流血,以及分泌物的性质、颜色、气味等,并严格执行无菌操作规程,加强会阴部的护理。指导孕妇使用消毒会阴垫,保持会阴部清洁,维持良好的卫生习惯。当护士发现感染征象后应及时报告医师,并按医嘱进行抗感染处理。此外,护士还应嘱患者流产后1个月返院复查,确定无禁忌证后,方可开始性生活。

4.协助患者顺利渡过悲伤期

患者由于失去婴儿,往往会出现伤心、悲哀等情绪反应。护士应给予同情和理解,帮助患者及家属接受现实,顺利渡过悲伤期。此外,护士还应与孕妇及家属共同讨论此次流产的原因,并向他们讲解有关流产的相关知识,帮助他们为再次妊娠做好准备。有习惯性流产史的孕妇在下一次妊娠确诊后卧床休息,加强营养,禁止性生活。补充B族维生素、维生素E、维生素C等,治疗期必须超过以往发生流产的妊娠月份。病因明确者,应积极接受对因治疗。黄体功能不足者。

按医嘱正确使用黄体酮治疗,以预防流产;子宫畸形者须在妊娠前先进行矫正手术。宫颈内口松弛者应在未妊娠前做宫颈内口松弛修补术。如已妊娠,则可在妊娠14~16周时行子宫内口缝扎术。

(五)护理评价

(1)护理对象体温正常,血红蛋白及白细胞数正常,无出血、感染征象。

(2)先兆流产孕妇配合保胎治疗,继续妊娠。

(苏冬梅)

第十三节 早 产

早产是指妊娠满28周至不足37周(196~258天)间分娩者。此时娩出的新生儿称为早产儿,体重为1 000~2 499 g。各器官发育尚不够健全,出生孕周越小,体重越轻,预后越差。国内早产占分娩总数的5%~15%。约15%早产儿于新生儿期死亡。近年由于早产儿治疗学及监护手段的进步,其生存率明显提高,伤残率下降,国外学者建议将早产定义时间上限提前到妊娠20周。

一、病因

诱发早产的常见原因:①胎膜早破、绒毛膜羊膜炎最常见,30%~40%早产与此有关;②下生殖道及泌尿系统感染,如B族溶血性链球菌、沙眼衣原体、支原体感染、急性肾盂肾炎等;③妊娠并发症与并发症,如妊娠期高血压疾病、妊娠期肝内胆汁淤积症,妊娠合并心脏病、慢性肾炎、病毒性肝炎、急性肾盂肾炎、急性阑尾炎、严重贫血、重度营养不良等;④子宫过度膨胀及胎盘因素,如羊水过多、多胎妊娠、前置胎盘、胎盘早剥、胎盘功能减退等;⑤子宫畸形,如纵隔子宫、双角子宫等;⑥宫颈内口松弛;⑦每天吸烟>10支,酗酒。

二、临床表现

早产的主要临床表现是子宫收缩,最初为不规则宫缩,常伴有少许阴道流血或血性分泌物,以后可发展为规则宫缩,其过程与足月临产相似,胎膜早破较足月临产多见。宫颈管先逐渐消退,然后扩张。妊娠满28周至不足37周出现至少10分钟一次的规则宫缩,伴宫颈管缩短,可诊断先兆早产。妊娠满28周至不足37周出现规则宫缩(20分钟≥4次,或60分钟≥8次,持续>30秒),伴宫颈缩短≥80%,宫颈扩张1 cm以上。诊断为早产临产。部分患者可伴有少量阴道流血或阴道流液。以往有晚期流产、早产史及产伤史的孕妇容易发生早产。诊断早产一般并不困难,但应与妊娠晚期出现的生理性子宫收缩相区别。生理性子宫收缩一般不规则、无痛感,且不伴有宫颈管消退和宫口扩张等改变。

三、处理原则

若胎膜未破,胎儿存活、无胎儿窘迫,无严重妊娠并发症及并发症时,应设法抑制宫缩,尽可能延长孕周;若胎膜已破,早产不可避免时,应设法提高早产儿存活率。

四、护理

(一)护理评估

1.病史

详细评估可致早产的高危因素,如孕妇以往有流产、早产史或本次妊娠期有阴道流血史,则发生早产的可能性大,应详细询问并记录患者既往出现的症状及接受治疗的情况。

2.身心诊断

妊娠晚期者子宫收缩规律(20 分钟≥4 次),伴以宫颈管消退≥75%,以及进行性宫颈扩张 2 cm 以上时,可诊断为早产者临产。

早产已不可避免时,孕妇常会不自觉地把一些相关的事情与早产联系起来而产生自责感;由于孕妇对结果的不可预知,恐惧、焦虑、猜测也是早产孕妇常见的情绪反应。

3.辅助检查

通过全身检查及产科检查,结合阴道分泌物的生化指标检测,核实孕周,评估胎儿成熟度、胎方位等;观察产程进展,确定早产的进程。

(二)可能的护理诊断

1.有新生儿受伤的危险

与早产儿发育不成熟有关。

2.焦虑

与担心早产儿预后有关。

(三)预期目标

(1)新生儿不存在因护理不当而产生的并发症。

(2)患者能平静地面对事实,接受治疗及护理。

(四)护理措施

1.预防早产

孕妇良好的身心状况可减少早产的发生,突发的精神创伤亦可诱发早产。因此,应做好孕期保健工作,指导孕妇加强营养,保持平静心情。避免诱发宫缩的活动,如抬举重物、性生活等。高危孕妇必须多卧床休息,以左侧卧位为宜,以增加子宫血循环,改善胎儿供氧,慎做肛查和引导检查等,积极治疗并发症。宫颈内口松弛者应于孕 14～18 周或更早些时间做预防性宫颈环扎术,防止早产的产生。

2.药物治疗的护理

先兆早产的主要治疗为抑制宫缩,与此同时,还要积极控制感染治疗并发症和并发症。护理人员应能明确具体药物的作用和用法,并能识别药物的不良反应,以避免毒性作用的发生,同时,应对患者做相应的健康教育。常用抑制宫缩的药物有以下几类。

(1)β 肾上腺素受体激动素:其作用为激动子宫平滑肌 β 受体,从而抑制宫缩。此类药物的不良反应为心跳加快、血压下降、血糖增高、血钾降低、恶心、出汗、头痛等。常用药物有利托君、沙丁胺醇等。

(2)硫酸镁:镁离子直接作用于肌细胞,使平滑肌松弛,抑制子宫收缩。一般采用 25%硫酸镁 20 mL 加于 5%葡萄糖液 100～250 mL 中,在 30～60 分钟内缓慢静脉滴注,然后用 25%硫酸镁 20～10 mL 加于 5%葡萄糖液 100～250 mL 中,以每小时 1～2 g 的速度缓慢静脉滴注,直至宫缩停止。

(3)钙通道阻滞剂:阻滞钙离子进入细胞而抑制宫缩。常刚硝苯地平 5~10 mg,舌下含服,每天 3 次。用药时必须密切注意孕妇及血压的变化,若合并使用硫酸镁时更应慎重。

(4)前列腺素合成酶抑制剂:前列腺素有刺激子宫收缩和软化宫颈的作用,其抑制剂则有减少前列腺素合成的作用,从而抑制宫缩。常用药物有吲哚美辛及阿司匹林等。但此类药物可抑制胎儿前列腺素的合成和释放,使胎儿体内前列腺素减少,而前列腺素有药物可通过胎盘抑制胎儿前列腺素的合成和释放,使胎儿体内前列腺素减少,而前列腺素有维持胎儿动脉导管开放的作用,缺乏时导管可能过早关闭而致胎儿血液循环障碍。因此,临床已较少应用,必要时仅能短期(不超过 1 周)服用。

3.预防新生儿并发症的发生

在保胎过程中,应每天行胎心监护,教会患者自数胎动,有异常时及时采用应对措施。在分娩前按医嘱给孕妇糖皮质激素如地塞米松、倍他米松等,可促胎肺成熟,是避免发生新生儿呼吸窘迫综合征的有效步骤。

4.为分娩做准备

如早产已不可避免,应尽早决定合理分娩的方式,如臀位、横位,估计胎儿成熟度低;而产程又需较长时间者,可选用剖宫产术结束分娩;经阴道分娩者,应考虑使用产钳和会阴切开术以缩短产程,从而减少分娩过程中对胎头的压迫。同时,充分做好早产儿保暖和复苏的准备,临产后慎用镇静剂,避免发生新生儿呼吸抑制的情况;产程中应给孕妇吸氧;新生儿出生后,立即结扎脐带,防止过多母血进入胎儿循环,造成循环系统负荷过载。

5.为孕妇提供心理支持

安排时间与孕妇进行开放式的讨论,让患者了解早产的发生并非她的过错,有时甚至是无缘由的。也要避免为减轻孕妇的负疚感而给予过于乐观的保证。由于早产是出乎意料的,孕妇多没有精神和物质准备,对产程的孤独无助感尤为敏感,因此,丈夫、家人和护士在身旁提供支持较足月分娩更显重要,并能帮助孕妇重建自尊,以良好的心态承担早产儿母亲的角色。

(五)护理评价

(1)患者能积极配合医护措施。

(2)母婴顺利经历全过程。

(安会亭)

第十四节 羊 水 异 常

一、概述

(一)定义

1.羊水过多

妊娠期间羊水量超过 2 000 mL,为羊水过多。羊水的外观和性状与正常无异样,多数孕妇羊水增多缓慢,在较长时间内形成,称为慢性羊水过多;少数孕妇可在数天内羊水急剧增加,称为急性羊水过多。其发生率为 0.5%~1%。

2.羊水过少

妊娠晚期羊水量少于 300 mL 为羊水过少。羊水过少的发病率为 0.4%~4%,羊水过少严重影响胎儿预后,羊水量少于 50 mL,围生儿的死亡率也高达 88%。

(二)主要发病机制

胎儿畸形羊水循环障碍,多胎妊娠血压循环量增加,胎儿尿量增加,胎盘病变、妊娠合并症等导致羊水过多或过少。

(三)治疗原则

治疗方法取决于胎儿有无畸形、孕周大小及孕妇自觉症状的严重程度,羊水过多时应在分娩期警惕脐带脱垂和胎盘早剥的发生。

二、护理评估

(一)健康史

详细询问病史,了解孕妇年龄、有无妊娠合并症、有无先天畸形家族史及生育史。若孕妇羊水过少,应了解其自觉胎动情况。

(二)症状体征

1.羊水过多

(1)急性羊水过多:较少见,多发生于妊娠 20~24 周,由于羊水量急剧增多,在数天内子宫急剧增大,横膈上抬,患者出现呼吸困难,不能平卧,甚至出现发绀,孕妇表情痛苦,腹部因张力过大而感到疼痛,食量减少。由于胀大的子宫压迫下腔静脉,影响静脉回流,导致孕妇下肢及外阴部水肿、静脉曲张。

(2)慢性羊水过多:较多见,多发生于妊娠晚期,羊水可在数周内逐渐增多,多数孕妇能适应,常在产前检查时发现。孕妇子宫大于妊娠月份,腹部膨隆,腹壁皮肤发亮、变薄,触诊时感到皮肤张力大,胎位不清,胎心遥远或听不到。羊水过多的孕妇容易并发妊娠期高血压疾病、胎位不正、早产等。患者破膜后因子宫骤然缩小,可以引起胎盘早剥。产后因患者子宫过大,可引起子宫收缩乏力而致产后出血。

2.羊水过少

孕妇于胎动时感觉腹痛,检查时发现宫高、腹围小于同期正常妊娠孕妇,子宫的敏感度较高,轻微的刺激即可引起宫缩,临产后阵痛剧烈,宫缩不协调,宫口扩张缓慢,产程延长。羊水过少若发生在妊娠早期,可以导致胎膜与胎体相连;若发生妊娠中、晚期,子宫周围压力容易对胎儿产生影响,造成胎儿斜颈、曲背、手足畸形等异常。

(三)辅助检查

1.B 超

测量单一最大羊水暗区垂直深度(AFV),AFV≥8 cm 即可诊断为羊水过多,若用羊水指数法,羊水指数(AFI)≥25 cm 为羊水过多。测量单一最大羊水暗区垂直深度≤2 cm 即可考虑为羊水过少,≤1 cm 为严重羊水过少;若用羊水指数法,AFI≤5.0 cm 可诊断为羊水过少,<8.0 cm 应警惕羊水过少的可能。除羊水测量外,B 超还可判断胎儿有无畸形,羊水与胎儿的交界情况等。

2.神经管缺陷胎儿的检测

此类胎儿可做羊水及母血甲胎蛋白(AFP)测定。若为神经管缺陷胎儿,羊水中的甲胎蛋白均值超过正常妊娠平均值 3 个标准差以上有助于诊断。

3.电子胎儿监护

电子胎儿监护可出现胎心变异减速和晚期减速。

4.胎儿染色体检查

需排除胎儿染色体异常时可做羊水细胞培养,或采集胎儿脐带血细胞培养,做染色体核型分析,荧光定量 PCR 法快速诊断。

5.羊膜囊造影

羊膜囊造影用以了解胎儿有无消化道畸形,但应注意造影剂对胎儿有一定损害,还可能引起胎儿早产和宫腔内感染,应慎用。

(四)高危因素

胎儿畸形、胎盘功能减退、羊膜病变、双胎、母胎血型不合、糖尿病、母体妊娠期高血压疾病可能导致的胎盘血流减少等。

(五)心理-社会因素

孕妇及家属因担心胎儿可能会有某种畸形,会感到紧张、焦虑不安,甚至产生恐惧心理。

三、护理措施

(一)常规护理

向孕妇及其家属介绍羊水过多或过少的原因及注意事项,包括:指导孕妇摄取低钠饮食,防止便秘;减少增加腹压的活动以防胎膜早破;改善胎盘血液供应;自觉胎动监测;出生后的胎儿应认真全面评估,识别畸形。

(二)症状护理

观察孕妇的生命体征,定期测量宫高、腹围和体重,判断病情进展,并及时发现并发症。观察胎心、胎动及宫缩,及早发现胎儿宫内窘迫及早产的征象。羊水过多时行人工破膜,应密切观察胎心和宫缩,及时发现胎盘早剥和脐带脱垂的征象。产后应密切观察子宫收缩及阴道流血情况,防止产后出血。发生羊水过少时,严格 B 超监测羊水量,并注意观察有无胎儿畸形。

(三)孕产期处理

(1)羊水过多:腹腔穿刺放羊水时应防止速度过快、量过多,一次放羊水量不超过 1 500 mL,放羊水后腹部放置沙袋或加腹带包扎以防血压骤降发生休克。腹腔穿刺放羊水时应注意无菌操作,防止发生感染,同时按医嘱给予抗感染药物。

(2)羊水过少患者合并有过期妊娠、胎儿生长受限等,需及时终止妊娠,应遵医嘱做好阴道助产或剖宫产的准备。若羊水过少患者合并胎膜早破或者产程中发现羊水过少,需遵医嘱进行预防性羊膜腔灌注治疗,应注意严格无菌操作,防止发生感染,同时按医嘱给予抗感染药物。有国外文献报道,羊膜腔输液的治疗方法不降低剖宫产和新生儿窒息的发生率,反而可能增加胎粪吸入综合征的发生率,此项治疗手段现已较少应用。

(四)心理护理

让孕妇及家人了解羊水过多或过少的发生发展过程,正确面对羊水过多或过少可能给胎儿带来的不良结局,引导孕产妇减少焦虑,主动参与治疗护理过程。

四、健康指导

羊水过多或过少产妇若胎儿正常,母婴健康平安,应做好正常分娩及产后的健康指导;羊水过多或过少合并胎儿畸形者,应积极进行健康宣教,引导孕产妇正确面对终止妊娠,顺利度过产褥期。

五、注意事项

腹腔穿刺放羊水时严格操作,严密观察羊水量、性质、病情等变化。

（安会亭）

第十五节 脐 带 异 常

一、概述

(一)定义

脐带异常包括脐带先露或脱垂、脐带缠绕、脐带长度异常、脐带打结、脐带扭转等,可引起胎儿急性或慢性缺氧,甚至胎死宫内。本节以脐带先露与脱垂为例进行讨论。脐带先露是指胎膜未破时脐带位于胎先露部前方或一侧,脐带脱垂是指胎膜破裂后脐带脱出于宫颈口外,降至阴道内甚至露于外阴部。

(二)病因

导致脐带先露与脱垂的主要原因有头盆不称、胎头入盆困难、胎位异常(如臀先露、肩先露、枕后位)、胎儿过小、羊水过多、脐带过长、脐带附着异常及低置胎盘等。

(三)治疗原则

早期发现脐带异常,迅速解除脐带受压,选择正确的分娩方式,保障胎儿安全。

二、护理评估

(一)健康史

详细了解产前检查结果,有无羊水过多、胎儿过小、胎位异常、低置胎盘等。

(二)临床表现

1.症状

若脐带未受压可无明显症状,若脐带受压,产妇自觉胎动异常甚至消失。

2.体征

出现频繁的变异减速,上推胎先露部及抬高臀部后恢复,若胎儿缺氧严重可伴有胎心消失。胎膜已破者,阴道检查可在胎先露旁或前方触及脐带,甚至脐带脱出于外阴。

(三)辅助检查

1.产科检查

在胎先露旁或前方触及脐带,甚至脐带脱出于外阴。

2.胎儿电子监护

胎儿电子监护可发现伴有频繁的变异减速,甚至胎心音消失。

3.B 超检查

B 超检查有助于明确诊断。

（四）心理-社会因素

评估孕产妇及家属有无焦虑、恐慌等心理问题,对脐带脱垂的认识程度及家庭支持度。

（五）高危因素

(1)胎儿过小者。

(2)羊水过多者。

(3)脐带过长者。

(4)胎先露部入盆困难者。

(5)胎位异常者,如肩先露、臀先露等。

(6)胎膜早破而胎先露未衔接者。

(7)脐带附着位置低或低置胎盘者。

三、护理措施

（一）常规护理

除产科常规护理外,还需注意协助孕妇取臀高位卧床休息,以缓解脐带受压。

（二）分娩方式的选择

1.脐带先露

若为经产妇,胎膜未破,宫缩良好,且胎心持续良好者,可在严密监护下经阴道分娩;若为初产妇或足先露、肩先露者,应行剖宫产术。

2.脐带脱垂

胎心尚好,胎儿存活者,应尽快娩出胎儿。对于宫口开全,胎先露部已达坐骨棘水平以下者,还纳脐带后行阴道助产术;若产妇宫口未开全,应立即协助产妇取头低臀高位,将胎先露部上推,还纳脐带,应用宫缩抑制剂,缓解脐带受压,严密监测胎心的同时尽快行剖宫产术。

（三）心理护理

(1)了解孕产妇及家属的心理状态,并予以心理支持,缓解其紧张、焦虑情绪。

(2)讲解脐带脱垂相关知识,以取得其对诊疗护理工作的配合。

四、健康指导

(1)教会孕妇自数胎动,以便早期发现胎动异常。

(2)督促其定期产前检查,妊娠晚期及临产后再次行超声检查。

五、注意事项

脐带脱垂为非常紧急的情况,一旦发现,应立即进行脐带还纳,并保持手在阴道内,直到胎儿娩出。

（安会亭）

第十六节　产力异常

一、疾病概要

产力是以子宫收缩力为主,子宫收缩力贯穿于分娩全过程。在分娩过程中,子宫收缩的节律性,对称性及极性不正常或强度、频率发生改变时,称子宫收缩力异常,简称产力异常。子宫收缩力异常临床上分为子宫收缩乏力和子宫收缩过强两类,每类又分为协调性子宫收缩和不协调收缩性子宫收缩,具体分类见(图9-5)。

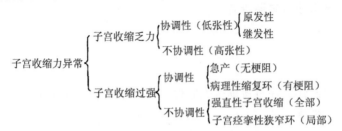

图 9-5　子宫收缩力异常的分类

二、子宫收缩乏力

(一)护理评估

1.病史

有头盆不称或胎位异常;胎儿先露部下降受阻;子宫壁过度伸展;多产妇子宫肌纤维变性;子宫发育不良或畸形;产妇精神紧张及过度疲劳;内分泌失调产妇体内雌激素、缩宫素、前列腺素、乙酰胆碱等分泌不足;过多应用镇静剂或麻醉剂等因素。

2.身心状况

(1)宫缩乏力:有原发性和继发性两种。原发性宫缩乏力是指产程开始就出现宫缩乏力,宫口不能如期扩张,胎先露部不能如期下降,导致产程延长;继发性宫缩乏力是指产程开始子宫收缩正常,只是在产程较晚阶段(多在活跃期后期或第二产程),子宫收缩转弱,产程进展缓慢甚至停滞。

协调性宫缩乏力(低张性宫缩乏力):子宫收缩具有正常的节律性、对称性和极性,但收缩力弱,宫腔内压力低,表现为持续时间短,间歇期长且不规律,宫缩<2次/10分钟。此种宫缩乏力,多属继发性宫缩乏力。协调性宫缩乏力时由于宫腔内压力低,对胎儿影响不大。

不协调性宫缩乏力(高张性宫缩乏力):子宫收缩的极性倒置,宫缩的兴奋点不是起自两侧宫角部,而是来自子宫下段的一处或多处冲动,子宫收缩波由下向上扩散,收缩波小而不规律,频率高,节律不协调;宫腔内压力虽高,但宫缩时宫底部不强,而是子宫下段强,宫缩间歇期子宫壁也不完全松弛,表现为子宫收缩不协调,宫缩不能使宫口扩张,不能使胎先露部下降,属无效宫缩。

(2)产程延长:通过肛查或阴道检查,发现宫缩乏力导致异常(图9-6)。产程延长有以下7种。

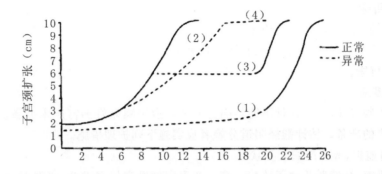

(1)潜伏期延长;(2)活跃期延长;(3)活跃期停滞;(4)第二产程延长

图 9-6　产程异常示意图

潜伏期延长:从临产规律宫缩开始至宫口扩张 3 cm 称潜伏期。初产妇潜伏期正常约需 8 小时,最大时限 16 小时,超过 16 小时称潜伏期延长。

活跃期延长:从宫口扩张 3 cm 开始至宫口开全称活跃期。初产妇活跃期正常约需 4 小时,最大时限 8 小时,超过 8 小时称活跃期延长。

活跃期停滞:进入活跃期后,宫口扩张无进展达 2 小时以上,称活跃期停滞。

第二产程延长:第二产程初产妇超过 2 小时,经产妇超过 1 小时尚未分娩,称第二产程延长。

第二产程停滞:第二产程达 1 小时胎头下降无进展,称第二产程停滞。

胎头下降延缓:活跃期晚期至宫口扩张 9~10 cm,胎头下降速度每小时少于 1 cm,称胎头下降延缓。

胎头下降停滞:活跃期晚期胎头停留在原处不下降达 1 小时以上,称胎头下降停滞。

以上 7 种产程进展异常,可以单独存在,也可以合并存在。当总产程超过 24 小时称滞产。

(3)对产妇的影响:由于产程延长可出现疲乏无力,肠胀气,排尿困难等,影响子宫收缩,严重时可引起脱水,酸中毒,低钾血症;由于第二产程延长,可导致组织缺血,水肿,坏死,形成膀胱阴道瘘或尿道阴道瘘;胎膜早破以及多次肛查或阴道检查增加感染机会;产后宫缩乏力影响胎盘剥离,娩出和子宫壁的血窦关闭,容易引起产后出血。

(4)对胎儿的影响:协调性宫缩乏力容易造成胎头在盆腔内旋转异常,使产程延长,增加手术产机会,对胎儿不利。不协调性宫缩乏力,不能使子宫壁完全放松,对子宫胎盘循环影响大,胎儿在子宫内缺氧,容易发生胎儿窘迫。胎膜早破易造成脐带受压或脱垂,造成胎儿窘迫甚至胎死宫内。

(二)护理诊断

1.疼痛

腹痛,与不协调性子宫收缩有关。

2.有感染的危险

与产程延长、胎膜破裂时间延长有关。

3.焦虑

与担心自身和胎儿健康有关。

4.潜在并发症

胎儿窘迫,产后出血。

(三)护理目标

(1)疼痛减轻,焦虑减轻,情绪稳定。

(2)未发生软产道损伤、产后出血和胎儿缺氧。

(3)新生儿健康。

(四)护理措施

首先配合医师寻找原因,估计不能经阴道分娩者遵医嘱做好剖宫产术准备。或阴道分娩过程中应做好助产的准备。估计能经阴道分娩者应实施下列护理措施。

1.加强产时监护,改善产妇全身状况

加强产程观察,持续胎儿电子监护。第一产程应鼓励产妇多进食,必要时静脉补充营养;避免过多使用镇静药物,注意及时排空直肠和膀胱。

2.协助医师加强宫缩

(1)协调性宫缩乏力应实施下列措施。①人工破膜:宫口扩张3 cm或3 cm以上,无头盆不称,胎头已衔接者,可行人工破膜。②缩宫素静脉滴注:适用于协调性宫缩乏力,宫口扩张3 cm,胎心良好,胎位正常,头盆相称者。使用方法为取缩宫素2.5 U加入5%葡萄糖液500 mL内,使每滴糖液含缩宫素0.33 mU,从4~5滴/分即12~15 mU/分,根据宫缩强弱进行调整,通常不超过30~40滴,维持宫缩为间歇时间2~3分钟,持续时间40~60秒。对于宫缩仍弱者,应考虑到酌情增加缩宫素剂量。在使用缩宫素时,必须有专人守护,严密观察,应注意观察产程进展,监测宫缩、听胎心率及测量血压。

(2)不协调性宫缩乏力应调节子宫收缩,恢复其极性。要点:①给予强镇静剂哌替啶100 mg,或地西泮10 mg静脉推注,不协调性宫缩多能恢复为协调性宫缩。②在宫缩恢复为协调性之前,严禁应用缩宫素。③若经处理,不协调性宫缩未能得到纠正,或伴有胎儿窘迫征象,或伴有头盆不称,均应行剖宫产术。④若不协调性宫缩已被控制,但宫缩仍弱时,可用协调性宫缩乏力时加强宫缩的各种方法处理。

3.预防产后出血及感染

破膜12小时以上应给予抗生素预防感染。当胎儿前肩娩出时,给予缩宫素10~20 U静脉滴注,使宫缩增强,促使胎盘剥离与娩出及子宫血窦关闭。

(五)护理教育

应对孕妇进行产前教育,使孕妇了解分娩是生理过程,增强其对分娩的信心。分娩前鼓励多进食,必要时静脉补充营养;避免过多使用镇静药物,注意检查有无头盆不称等,均是预防宫缩乏力的有效措施;注意及时排空直肠和膀胱,必要时可行温肥皂水灌肠及导尿。

三、子宫收缩过强

(一)护理评估

1.协调性子宫收缩过强(急产)

子宫收缩的节律性,对称性和极性均正常,仅子宫收缩力过强、过频。若产道无阻力,宫口迅速开全,分娩在短时间内结束,总产程不足3小时,称急产。经产妇多见。

对产妇及胎儿新生儿的影响:宫缩过强过频,产程过快,可致初产妇宫颈,阴道以及会阴撕裂伤;接产时来不及消毒可致产褥感染;胎儿娩出后子宫肌纤维缩复不良,易发生胎盘滞留或产后出血;宫缩过强,过频影响子宫胎盘血液循环,胎儿在宫内缺氧,易发生胎儿窘迫,新生儿窒息甚至死亡;胎儿娩出过快,胎头在产道内受到的压力突然解除,可致新生儿颅内出血;接产时来不及消毒,新生儿易发生感染;若坠地可致骨折、外伤。

2.不协调性子宫收缩过强

由于分娩发生梗阻或不适当地应用缩宫素,粗暴地进行阴道内操作或胎盘早剥血液浸润子宫肌层等因素造成。引起宫颈内口以上部分的子宫肌层出现强直性痉挛性收缩,宫缩间歇期短或无间歇。产妇烦躁不安,持续性腹痛,拒按。胎位触不清,胎心听不清。有时可出现病理缩复环,血尿等先兆子宫破裂征象。子宫壁局部肌肉呈痉挛性不协调性收缩形成的环状狭窄,持续不放松,称子宫痉挛性狭窄环。狭窄环可发生在宫颈,宫体的任何部分,多在子宫上下段交界处,也可在胎体某一狭窄部,以胎颈,胎腰处常见。

(二)护理措施

(1)有急产史的孕妇,在预产期前1~2周不应外出远走,以免发生意外,有条件应提前住院待产。临产后不应灌肠,提前做好接产及抢救新生儿窒息的准备。胎儿娩出时,勿使产妇向下屏气。若急产来不及消毒及新生儿坠地者,新生儿应肌内注射维生素 K_1 10 mg 预防颅内出血,并尽早肌内注射精制破伤风抗毒素1 500 U。产后仔细检查软产道,若有撕裂应及时缝合。若属未消毒的接产,应给予抗生素预防感染。

(2)确诊为强直性宫缩,应及时给予宫缩抑制剂,如 25% 硫酸镁 20 mL 加入 5% 葡萄糖液 20 mL 内缓慢静脉推注(不少于 5 分钟)。若属梗阻性原因,应立即行剖宫产术。若仍不能缓解强直性宫缩,应行剖宫产术。

(3)子宫痉挛性狭窄环,应认真寻找导致子宫痉挛性狭窄环的原因,及时纠正,停止一切刺激,如禁止阴道内操作,停用缩宫素等。若无胎儿窘迫征象,给予镇静剂,也可给予宫缩抑制剂,一般可消除异常宫缩。

(4)经上述处理,子宫痉挛性狭窄环不能缓解,宫口未开全,胎先露部高,或伴有胎儿窘迫征象,均应立即行剖宫产术。若胎死宫内,宫口已开全,可行乙醚麻醉,经阴道分娩。

(安会亭)

第十七节　产　道　异　常

产道是胎儿经阴道娩出时必经的通道,包括骨产道及软产道。产道异常可使胎儿娩出受阻,临床上以骨产道异常多见。

一、骨产道异常

(一)疾病概要

骨盆是产道的主要构成部分,其大小和形状与分娩的难易有直接关系。骨盆结构形态异常,或径线较正常为短,称为骨盆狭窄。

1.骨盆入口平面狭窄

我国妇女状况常见有单纯性扁平骨盆和佝偻病性扁平骨盆两种类型。狭窄分级见表9-2。

表 9-2　骨盆入口狭窄分级

分级	狭窄程度	分娩方式选择
1级临界性狭窄(临床常见)	骶耻外径 18 cm	绝大多数可经阴道分娩
	入口前后径 10 cm	
2级相对狭窄(临床常见)	骶耻外径 16.5~17.5 cm	需经试产后才能决定可否阴道分娩
	入口前后径 8.5~9.5 cm	
3级绝对狭窄	骶耻外径≤16.0 cm	必须剖宫产结束分娩
	入口前后径≤8.0 cm	

2.中骨盆及出口平面狭窄

我国妇女状况常见有漏斗骨盆和横径狭窄骨盆两种类型。狭窄分级见表 9-3。

表 9-3　骨盆中骨盆及出口狭窄分级

分级	狭窄程度	分娩方式选择
1级临界性狭窄	坐骨棘间径 10 cm	根据头盆适应情况考虑可否经阴道分娩。不宜试产,考虑助产或剖宫产结束分娩。
	坐骨结节间径 7.5 cm	
2级相对狭窄	坐骨棘间径 8.5~9.5 cm	
	坐骨结节间径 6.0~7.0 cm	
3级绝对狭窄	坐骨棘间径≤8.0 cm	
	坐骨结节间径≤5.5 cm	

3.骨盆三个平面狭窄

称为均小骨盆。骨盆形状正常,但骨盆入口、中骨盆及出口平面均狭窄,各径线均小于正常值 2 cm 或以上,多见于身材矮小、体型匀称妇女。

4.畸形骨盆

见于小儿麻痹后遗症、先天性畸形、长期缺钙、外伤以及脊柱与骨盆关节结核病等。骨盆变形,左右不对称,骨盆失去正常形态称畸形骨盆。

(二)护理评估

1.病史

询问孕妇幼年有无佝偻病、脊髓灰质炎、脊柱和髋关节结核以及外伤史。对经产妇,应了解既往有无难产史及其发生原因,新生儿有无产伤等。

2.身心状态

(1)骨盆入口平面狭窄的临床表现。①胎头衔接受阻:若入口狭窄时,即使已经临产而胎头仍未入盆,经检查胎头跨耻征阳性。胎位异常如臀先露,颜面位或肩先露的发生率是正常骨盆的 3 倍。②临床表现为潜伏期及活跃期早期延长:若已临产,根据骨盆狭窄程度,产力强弱,胎儿大小及胎位情况不同,临床表现也不尽相同。

(2)中骨盆平面狭窄的临床表现。①胎头能正常衔接:潜伏期及活跃期早期进展顺利。当胎头下降达中骨盆时,由于内旋转受阻,胎头双顶径被阻于中骨盆狭窄部位之上,常出现持续性枕横位或枕后位。同时出现继发性宫缩乏力,活跃期后期及第二产程延长甚至第二产程停滞。

②中骨盆狭窄的临床表现:当胎头受阻于中骨盆时,有一定可塑性的胎头开始变形,颅骨重叠,胎头受压,使软组织水肿,产瘤较大,严重时可发生脑组织损伤,颅内出血及胎儿宫内窘迫。若中骨盆狭窄程度严重,宫缩又较强,可发生先兆子宫破裂及子宫破裂,强行阴道助产,可导致严重软产道裂伤及新生儿产伤。

(3)骨盆出口平面狭窄的临床表现:骨盆出口平面狭窄与中骨盆平面狭窄常同时存在。若单纯骨盆出口平面狭窄者,第一产程进展顺利,胎头达盆底受阻,胎头双顶径不能通过出口横径。强行阴道助产,可导致软产道,骨盆底肌肉及会阴严重损伤。

3.检查

(1)一般检查:测量身高,孕妇身高145 cm应警惕均小骨盆。观察孕妇体型,步态有无跛足,有无脊柱及髋关节畸形,米氏菱形窝是否对称,有无尖腹及悬垂腹等。

(2)腹部检查。①腹部形态:观察腹型,尺测子宫长度及腹围,预测胎儿体重,判断能否通过骨产道。②胎位异常:骨盆入口狭窄往往因头盆不称,胎头不易入盆导致胎位异常,如臀先露、肩先露。③估计头盆关系:正常情况下,部分初孕妇在预产期前2周,经产妇于临产后,胎头应入盆。如已临产,胎头仍未入盆,则应充分估计头盆关系。检查头盆是否相称的具体方法为孕妇排空膀胱,仰卧,两腿伸直。检查者将手放在耻骨联合上方,将浮动的胎头向骨盆腔方向推压。若胎头低于耻骨联合前表面,表示胎头可以入盆,头盆相称,称胎头跨耻征阴性;若胎头与耻骨联合前表面在同一平面,表示可疑头盆不称,称胎头跨耻征可疑阳性;若胎头高于耻骨联合前表面,表示头盆明显不称,称胎头跨耻征阳性。图9-7为头盆关系检查。

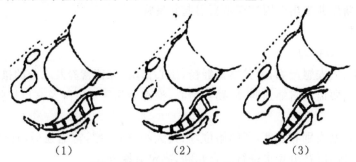

(1)头盆相称;(2)头盆可能不称;(3)头盆不称

图9-7 头盆关系检查

(3)骨盆测量。①骨盆外测量:骨盆外测量各径线<正常值2 cm或以上为均小骨盆。骶耻外径<18 cm为扁平骨盆。坐骨结节间径<8 cm,耻骨弓角度<90°,为漏斗骨盆。骨盆两侧径(以一侧髂前上棘至对侧髂后上棘间的距离)及同侧(从髂前上棘至同侧髂后上棘间的距离)直径相差大于1 cm为偏斜骨盆。②骨盆内测量:骨盆外测量发现异常,应进行骨盆内测量。对角径<11.5 cm,骶岬突出为骨盆入口平面狭窄,属扁平骨盆。中骨盆平面狭窄及骨盆出口平面狭窄往往同时存在,应测量骶骨前面弯度,坐骨棘间径,坐骨切迹宽度。若坐骨棘间径<10 cm,坐骨切迹宽度<2横指,为中骨盆平面狭窄。若坐骨结节间径<8 cm,应测量出口后矢状径及检查骶尾关节活动度,估计骨盆出口平面的狭窄程度。若坐骨结节间径与出口后矢状径之和<15 cm,为骨盆出口狭窄。图9-8为"对角径"测量法。

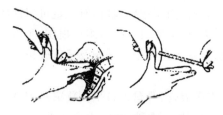

图 9-8 "对角径"测量法

(三)护理诊断

1.恐惧

与分娩结果未知及手术有关。

2.有新生儿受伤的危险

与手术产有关。

3.有感染的危险

与胎膜早破有关。

4.潜在并发症

失血性休克。

(四)护理目标

(1)产妇恐惧感减轻。

(2)孕产妇及新生儿未出现因护理不当引起并发症。

(五)护理措施

1.心理支持及一般护理

在分娩过程中,应安慰产妇,使其精神舒畅,信心倍增,保证营养及水分的摄入,必要时补液。还需注意产妇休息,要监测宫缩强弱,应勤听胎心,检查胎先露部下降及宫口扩张程度。

2.执行医嘱

(1)明确狭窄骨盆类别和程度,了解胎位,胎儿大小,胎心率,宫缩强弱,宫口扩张程度,破膜与否,结合年龄,产次,既往分娩史进行综合判断,决定分娩方式。

(2)骨盆入口平面狭窄在临产前或在分娩发动时有下列情况时实施剖宫产术。①明显头盆不称(绝对性骨盆狭窄)。骶耻外径≤16.0 cm,骨盆入口前后径≤8.0 cm,胎头跨耻征阳性者。若胎儿死亡,如骨盆入口前后径<6.5 cm 时,虽碎胎也不能娩出,必须剖宫。②轻度狭窄,同时具有下列情况者:胎儿大、胎位异常、高龄初产妇、重度妊高征及胎儿珍贵患者。③屡有难产史且无一胎儿存活者。

(3)试产:骨盆入口平面狭窄属轻度头盆不称(相对性骨盆狭窄)。骶耻外径 16.5~17.5 cm,骨盆入口前后径 8.5~9.5 cm,胎头跨耻征可疑阳性。足月活胎体重<3 000 g,胎心率和产力正常,可在严密监护下进行试产。试产时应密切观察宫缩、胎心音及胎头下降情况,并注意产妇的营养和休息。如宫口渐开大,儿头渐下降入盆,即为试产成功,多能自产,必要时可用负压吸引或产钳助产。若宫缩良好,经2~4小时(视头盆不称的程度而定)胎头仍不下降、宫口扩张迟缓或停止扩张者,表明试产失败,应及时行剖宫产术结束分娩。若试产时出现子宫破裂先兆或胎心音有改变,应从速剖宫,并发宫缩乏力、胎膜早破及持续性枕后位者,也以剖宫为宜。如胎儿已死,则以穿颅为宜。

（4）中骨盆及骨盆出口平面狭窄的处理：中骨盆狭窄者,若宫口已开全,胎头双顶径下降至坐骨棘水平以下时,可采用手法或胎头吸引器将胎头位置转正,再行胎头吸引术或产钳术助产;若胎头双顶径阻滞在坐骨棘水平以上时,应行剖宫产术。

出口狭窄多伴有中骨盆狭窄。出口是骨产道最低部位,应慎重选择分娩方式。出口横径＜7 cm时,应测后矢状径,即自出口横径的中心点至尾骨尖的距离。如横径与后矢状径之和＞15 cm,儿头可通过,大都须作较大的会阴切开,以免发生深度会阴撕裂。如二者之和＜15 cm,则胎头不能通过,需剖宫或穿颅。

（5）骨盆三个平面狭窄的处理：若估计胎儿不大,胎位正常,头盆相称,宫缩好,可以试产,通常可通过胎头变形和极度俯屈,以胎头最小径线通过骨盆腔,可能经阴道分娩。若胎儿较大,有明显头盆不称,胎儿不能通过产道,应尽早行剖宫产术。

（6）畸形骨盆的处理：根据畸形骨盆种类,狭窄程度,胎儿大小,产力等情况具体分析。若畸形严重,明显头盆不称者,应及时行剖宫产术。

3.其他

预防并发症及加强新生儿护理

二、软产道异常

软产道异常亦可引起难产,软产道包括子宫下段、宫颈、阴道及外阴。软产道异常所致的难产少见,容易被忽视。应于妊娠早期常规行双合诊检查,以了解外阴、阴道及宫颈情况,以及有无盆腔其他异常等,具有一定临床意义。

（一）外阴异常

有会阴坚韧、外阴水肿、外阴瘢痕等。

（二）阴道异常

有阴道横隔、阴道纵隔、阴道狭窄、阴道尖锐湿疣、阴道囊肿和肿瘤等。

（三）宫颈异常

有宫颈外口黏合、宫颈水肿、宫颈坚韧常见于高龄初产妇、宫颈瘢痕、宫颈癌、宫颈肌瘤、子宫畸形等。

（四）盆腔肿瘤

有子宫肌瘤或卵巢肿瘤等。

（安会亭）

第十八节 胎位异常

一、概要

胎位异常是造成难产的常见因素之一。最常见的异常胎位为臀位,占3％～4％。本节仅介绍持续性枕后位、枕横位、臀先露、肩先露。

(一)持续性枕后位、枕横位

在分娩过程中,胎头以枕后位或枕横位衔接。在下降过程中,胎头枕部因强有力宫缩绝大多数能向前转,转成枕前位自然分娩。仅有5%～10%胎头枕骨持续不能转向前方,直至分娩后期仍位于母体骨盆后方或侧方,致使分娩发生困难者,称持续性枕后位或持续性枕横位。国外报道发病率均为5%左右。

(二)臀先露

臀先露是最常见的异常胎位,占妊娠足月分娩总数的3%～4%,多见于经产妇。臀先露以骶骨为指示点,有骶左前、骶左横、骶左后、骶右前、骶右横、骶右后6种胎位。根据胎儿两下肢所取姿势,分为3类:单臀先露或腿直臀先露,最多见;完全臀先露或混合臀先露,较多见;不完全臀先露或足位,较少见。

(三)肩先露

胎体纵轴与母体纵轴相垂直为横产式。胎体横卧于骨盆入口之上,先露部为肩,称肩先露,又称横位,占妊娠足月分娩总数的0.25%,是一种对母儿最不利的胎位。胎儿极小或死胎浸软极度折叠后才能自然娩出外,正常大小的足月胎儿不可能从阴道自产。根据胎头在母体左或右侧和胎儿肩胛朝向母体前或后方,有肩左前、肩左后、肩右前、肩右后4种胎位。

二、护理评估

(一)病史

骨盆形态、大小异常是发生持续性枕后位、枕横位的重要原因。胎头俯屈不良、子宫收缩乏力、头盆不称、前置胎盘、膀胱充盈、子宫下段宫颈肌瘤等均可影响胎头内旋转,形成持续性枕横位或枕后位。

肩先露与臀先露发生原因相似:①胎儿在宫腔内活动范围过大,如羊水过多、经产妇腹壁松弛及早产儿羊水相对过多,胎儿容易在宫腔内自由活动形成臀先露。②胎儿在宫腔内活动范围受限,如子宫畸形、胎儿畸形等。③胎头衔接受阻,如狭窄骨盆,前置胎盘易发生。

(二)身心状况与检查

1.持续性枕后位、枕横位

(1)表现:临产后胎头衔接较晚及俯屈不良,常导致协调性宫缩乏力及宫口扩张缓慢,产妇自觉肛门坠胀及排便感,致使宫口尚未开全时过早使用腹压。持续性枕后位常致活跃期晚期及第二产程延长。

(2)腹部检查:在宫底部触及胎臀,胎背偏向母体后方或侧方,在对侧明显触及胎儿肢体。若胎头已衔接,有时可在胎儿肢体侧耻骨联合上方扪到胎儿颏部。胎心在脐下一侧偏外方听得最响亮,枕后位时因胎背伸直,前胸贴近母体腹壁,胎心在胎儿肢体侧的胎胸部位也能听到。

(3)肛门检查或阴道检查:当肛查宫口部分扩张或开全时,若为枕后位,感到盆腔后部空虚,查明胎头矢状缝位于骨盆斜径上。前囟在骨盆右前方,后囟(枕部)在骨盆左后方则为枕左后位,反之为枕右后位。查明胎头矢状缝位于骨盆横径上,后囟在骨盆左侧方,则为枕左横位,反之为枕右横位。当出现胎头水肿,颅骨重叠,囟门触不清时,需行阴道检查借助胎儿耳郭及耳屏位置及方向判定胎位,若耳郭朝向骨盆后方,诊断为枕后位;若耳郭朝向骨盆侧方,诊断为枕横位。

(4)B超检查:根据胎头颜面及枕部位置,能准确探清胎头位置以明确诊断。

(5)危害。①对产妇的影响:胎位异常导致继发性宫缩乏力,使产程延长,常需手术助产,容易发生软产道损伤,增加产后出血及感染机会。若胎头长时间压迫软产道,可发生缺血坏死脱落,形成生殖道瘘。②对胎儿的影响:第二产程延长和手术助产机会增多,常出现胎儿窘迫和新生儿窒息,使围生儿死亡率增高。

2.臀先露

(1)表现:孕妇常感肋下有圆而硬的胎头。常致宫缩乏力,宫口扩张缓慢,产程延长。

(2)腹部检查:子宫呈纵椭圆形,胎体纵轴与母体纵轴一致。在宫底部可触到圆而硬,按压时有浮球感的胎头。若未衔接,在耻骨联合上方触到不规则,软而宽的胎臀,胎心在脐左(或右)上方听得最清楚。衔接后,胎臀位于耻骨联合之下,胎心听诊以脐下最明显。

(3)肛门检查及阴道检查肛门检查时,触及软而不规则的胎臀或触到胎足、胎膝(图 9-9、图 9-10)。

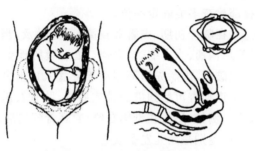

图 9-9　臀先露检查示意图

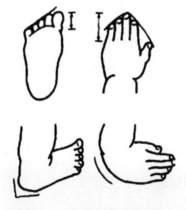

图 9-10　胎手与胎足的鉴别

(4)B超检查:可明确诊断,能准确探清臀先露类型及胎儿大小、胎头姿势等。

(5)危害。①对产妇的影响:容易发生胎膜早破或继发性宫缩乏力,使产后出血与产褥感染的机会增多,容易造成宫颈撕裂甚至延及子宫下段。②对胎儿及新生儿的影响:胎臀高低不平,对前羊膜囊压力不均匀,常致胎膜早破,发生脐带脱垂是头先露的 10 倍,脐带受压可致胎儿窘迫甚至死亡;胎膜早破,使早产儿及低体重儿增多。后出胎头牵出困难,常发生新生儿窒息,臂丛神经损伤及颅内出血。

3.肩先露

(1)表现:分娩初期,因先露部高,不能紧贴子宫下段及宫颈内口,缺乏直接刺激,容易发生宫缩乏力;由于先露部不能紧贴骨盆入口,致前后羊水沟通,当宫缩时,宫颈口处胎膜所承受的压力很大,胎肩对宫颈压力不均,容易发生胎膜破裂及脐带脱垂。破膜后羊水迅速外流,胎儿上肢或脐带容易脱出,导致胎儿窘迫甚至死亡。羊水流出后,胎体紧贴宫壁,宫缩转强,胎肩被挤入盆腔,胎臂可脱出于阴道口外,而胎头和胎体则被阻于骨盆入口之上,称为"忽略性横位。"此时由于羊水流失殆尽,子宫不断收缩,上段越来越厚,下段异常伸展变薄,出现"病理性缩复环",可导致子宫破裂。由于失血、感染及水、电解质发生紊乱等,可严重威胁产妇生命,多数胎儿因缺氧而死亡。有时破膜后,分娩受阻,子宫呈麻痹状态,产程延长,常并发严重宫腔感染。

(2)腹部检查:外形呈横椭圆形,子宫底部较低,耻骨联合上方空虚,在腹部一侧可触到大而硬的胎头,对侧为臀,胎心在脐周两旁最清晰。子宫呈横椭圆形,子宫长度低于妊娠周数,子宫横径宽。宫底部及耻骨联合上方较空虚,在母体腹部一侧触到胎头,另侧触到胎臀。肩前位时,胎背朝向母体腹壁,触之宽大平坦;肩后位时,胎儿肢体朝向母体腹壁,触及不规则的小肢体。胎心在脐周两侧最清楚。根据腹部检查多能确定胎位。

(3)肛门检查或阴道检查:在临产初期,先露部较高,不易触及,当宫口已扩开。由于先露部不能紧贴骨盆入口,致前后羊水沟通,当宫缩时,宫颈口处胎膜所承受的压力很大,易发生胎膜破裂及脐带或胎臂脱垂。胎膜未破者,因胎先露部浮动于骨盆入口上方,肛查不易触及胎先露部。若胎膜已破,宫口已扩张者,阴道检查可触到肩胛骨或肩峰,肋骨及腋窝。肩胛骨朝向母体前或后方,可决定肩前位或肩后位。例如,胎头在母体右侧,肩胛骨朝向后方,则为肩右后位。胎手若已脱出于阴道口外,可用握手法鉴别是胎儿左手或右手。

(4)B超检查:能准确探清肩先露,并能确定具体胎位。

三、护理诊断

(一)恐惧
与分娩结果未知及手术有关。

(二)有新生儿受伤的危险
与胎儿缺氧及手术产有关。

(三)有感染的危险
与胎膜早破有关。

(四)潜在并发症
产后出血、子宫破裂、胎儿窘迫。

四、护理目标

(1)产妇恐惧感减轻,积极配合医护工作。

(2)孕产妇及新生儿未出现因护理不当引起并发症。

(3)产妇与家属对胎儿夭折能正确面对。

五、护理措施

(一)及早发现异常并纠正
妊娠期加强围生期保健,宣传产前检查,妊娠发现胎位异常者,配合医师进行纠正。28周以前臀位多能自行转成头位,可不予处理。30周以后仍为臀位者,应设法纠正。常用的矫正方法有以下几种。

1.胸膝卧位

让孕妇排空膀胱,松解裤带,做胸膝卧位姿势,每天 2 次,每次 15 分钟,使胎臀离开骨盆腔,有助于自然转正。为了方便进行早晚各做一次为宜,连做 1 周后复查。

2.激光照射或艾灸至阴穴

激光照射至阴穴,左右两侧各照射 10 分钟,每天 1 次,7 次为 1 个疗程,有良好效果。也可用艾灸条,每天 1 次,每次 15～20 分钟,5 次为 1 个疗程。1 周后复查 B 超。

3.外转胎位术

现已少用。腹壁较松子宫壁不太敏感者,可试外倒转术,将臀位转为头位。倒转时切勿用力过猛,亦不宜勉强进行,以免造成胎盘早剥。倒转前后均应仔细听胎心音。

(二)执行医嘱,协助做好不同方式分娩的一切准备

1.持续性枕后位、枕横位

在骨盆无异常,胎儿不大时,可以试产。试产时应严密观察产程,注意胎头下降,宫口扩张程度,宫缩强弱及胎心有无改变。

(1)第一产程。①潜伏期:需保证产妇充分营养与休息。若有情绪紧张,睡眠不好可给予哌替啶或地西泮。②活跃期宫口开大 3～4 cm,产程停滞除外头盆不称可行人工破膜;若产力欠佳,静脉滴注缩宫素。在试产过程中,出现胎儿窘迫征象,应行剖宫产术结束分娩。

(2)第二产程:若第二产程进展缓慢,初产妇已近 2 小时,经产妇已近 1 小时,应行阴道检查。当胎头双顶径已达坐骨棘平面或更低时,可先行徒手将胎头枕部转向前方;若转成枕前位有困难时,也可向后转成正枕后位,再以产钳助产。若以枕后位娩出时,需作较大的会阴后一斜切开。若胎头位置较高,疑有头盆不称,需行剖宫产术,中位产钳禁止使用。

(3)第三产程:因产程延长,容易发生产后宫缩乏力,胎盘娩出后应立即静脉注射或肌内注射子宫收缩剂,以防发生产后出血。有软产道裂伤者,应及时修补。新生儿应重点监护。产后应给予抗生素预防感染。

2.臀先露

臀位分娩的关键在于胎头能否顺利娩出,儿头娩出的难易,与胎儿与骨盆的大小及与宫颈是否完全扩张有直接关系。对疑有头盆不称、高龄初产妇及经产妇屡有难产史者,均应仔细检查骨盆及胎儿的大小,常规作 B 超以进一步判断胎儿大小,排除胎儿畸形。未发现异常者,可从阴道分娩,如有骨盆狭窄或相对头盆不称(估计胎儿体重≥3 500 g),或足先露、胎膜早破、胎儿宫内窘迫、脐带脱垂者,以剖宫取胎为宜。因此应根据产妇年龄、胎产次、骨盆类型、胎儿大小、胎儿是否存活、臀先露类型及有无合并症,于临产初期做出正确判断,决定分娩方式。

(1)择期剖宫产的指征:狭窄骨盆,软产道异常,胎儿体重≥3 500 g,胎儿窘迫,高龄初产,有难产史,不完全臀先露等,均应行剖宫产术结束分娩。

(2)决定经阴道分娩的处理。

第一产程:待产时应耐心等待,做好产妇的思想工作,以解除顾虑,产妇应侧卧,不宜站立走动,少作肛查,不灌肠,尽量避免胎膜破裂。勤听胎心音,一旦破膜,应立即听胎心。若胎心变慢或变快,应行肛查,必要时行阴道检查,了解有无脐带脱垂。若有脐带脱垂,胎心尚好,宫口未开全,为抢救胎儿,需立即行剖宫产术。若无脐带脱垂,可严密观察胎心及产程进展。若出现协调性宫缩乏力,应设法加强宫缩。

臀位接产的关键在于儿头的顺利娩出,而儿头的顺利娩出有赖于产道,特别是宫颈是否充分扩张。胎膜破裂后,当宫口开大 4~5 cm 时,儿臀或儿足出现于阴道口时,消毒外阴之后,用一消毒巾盖住,每次阵缩用手掌紧紧按住使之不能立即娩出,使用"堵"外阴方法。此法有利于后出胎头的顺利娩出。在"堵"的过程中,应每隔 10~15 分钟听胎心一次,并注意宫口是否开全。宫口已开全再堵易引起胎儿窘迫或子宫破裂。宫口近开全时,要做好接产和抢救新生儿窒息的准备。"堵"时用力要适当,忌用暴力,直到胎臀显露于阴道口,检查宫口确已开全为止。"堵"的时间一般需 0.5~1.0 小时,初产妇有时需堵 2~3 小时。

第二产程:臀位阴道分娩,有自然娩出、臀位助产及臀位牵引等 3 种方式。自然分娩系胎儿自行娩出;臀位助产是胎臀及胎足自行娩出后,胎肩及胎头由助产者牵引;臀位牵引系胎儿全部由助产者牵引娩出,为手术的一种,应有一定适应证。后者对胎儿威胁较大。接产前,应导尿排空膀胱。初产妇应做会阴切开术。3 种分娩方式分述如下。①自然分娩,胎儿自然娩出,不做任何牵拉。极少见,仅见于经产妇,胎儿小,宫缩强,骨盆腔宽大者。②臀助产术,当胎臀自然娩出至脐部后,胎肩及后出胎头由接产者协助娩出。脐部娩出后,一般应在 2~3 分钟娩出胎头,最长不能超过 8 分钟。后出胎头娩出有主张用单叶产钳,效果佳。③臀牵引术,胎儿全部由接产者牵拉娩出,此种手术对胎儿损伤大,一般情况下应禁止使用。

第三产程:产程延长易并发子宫收缩乏力性出血。胎盘娩出后,应肌内注射缩宫素或麦角新碱,防止产后出血。行手术操作及有软产道损伤者,应及时检查并缝合,给予抗生素预防感染。

3.肩先露

妊娠期发现肩先露应及时矫正。可采用胸膝卧位,激光照射(或艾灸)至阴穴。上述矫正方法无效,应试行外转胎位术转成头先露,并包扎腹部以固定胎头。若行外转胎位术失败,应提前住院决定分娩方式。

分娩期应根据产妇年龄、胎产次、胎儿大小、骨盆有无狭窄、胎膜是否破裂、羊水留存量、宫缩强弱、宫颈口扩张程度、胎儿是否存活、有无并发感染及子宫先兆破裂等决定分娩方式。

(1)足月活胎,对于有骨盆狭窄、经产妇有难产史、初产妇横位估计经阴道分娩有困难者,应于临产前行择期剖宫产术结束分娩。

(2)初产妇,足月活胎,临产后应行剖宫产术。如系经产妇,宫缩不紧,胎膜未破,仍可试外倒转术,若外倒转失败,也可考虑剖宫产。

(3)破膜后,立即做阴道检查,了解宫颈口扩张情况、胎方位及有无脐带脱垂等。如胎心好,宫颈口扩张不大,特别是初产妇有脐带脱垂,估计短时期内不可能分娩者,应即剖宫取胎。如系经产妇,宫颈口已扩张至 5 cm 以上,胎膜破裂不久,可在全麻麻醉下试做内倒转术,使横位变为臀位,待宫口开全后再行臀位牵引术。如宫口已近开全或开全,倒转后即可作臀牵引。

(4)破膜时间过久,羊水流尽,子宫壁紧贴胎儿,胎儿存活,已形成忽略性横位时,应立即剖宫取胎。如胎儿已死,可在宫颈口开全后做断头术,出现先兆子宫破裂或子宫破裂征象,无论胎儿死活,均应立即行剖宫产术。如宫腔感染严重,应同时切除子宫。

(5)胎儿已死,无先兆子宫破裂征象,若宫口近开全,在全麻下行断头术或碎胎术。

(6)胎盘娩出后应常规检查阴道、宫颈及子宫下段有无裂伤,并及时做必要的处理。如有血尿,应放置导尿管,以防尿瘘形成。产后用抗生素预防感染。

(7)临时发现横位产及无条件就地处理者,可给哌替啶 100 mg 或氯丙嗪 50 mg,设法立即转院,途中尽量减少颠簸,以防子宫破裂。

(安会亭)

第十九节 产 后 出 血

产后出血是指胎儿娩出后24小时内失血量超过500 mL。它是分娩期的严重并发症。居我国围产妇死亡原因首位。其发病率占分娩总数2%～3%,其中80%以上在产后2小时内发生产后出血。

一、病因

临床上产后出血的主要原因有子宫收缩乏力、胎盘因素、软产道裂伤及凝血功能障碍等,这些病因可单一存在,也可互相影响,共同并存。

(一)子宫收缩乏力

子宫收缩乏力是产后出血的最主要、最常见的病因,占产后出血总数的70%～80%。

1.全身因素

产妇对分娩有恐惧心理,精神高度紧张;产程过长,造成产妇体力衰竭;产妇合并慢性全身性疾病;临产后过多地使用镇静剂、麻醉剂或子宫收缩抑制剂。

2.局部因素

(1)子宫过度膨胀,肌纤维过度伸展:多胎妊娠、巨大儿、羊水过多等。

(2)子宫肌水肿或渗血:前置胎盘、胎盘早剥、妊娠期高血压、宫腔感染等。

(3)宫肌壁损伤:剖宫产史、子宫肌瘤剥除术后、急产等。

(4)子宫病变:子宫肌瘤、子宫畸形等。

(二)胎盘因素

1.胎盘滞留

胎盘大多在胎儿娩出后15分钟内娩出,如30分钟后胎盘仍不娩出,胎盘剥离面血窦不能关闭而导致产后出血。常见于膀胱充盈,使已剥离的胎盘滞留宫腔;宫缩剂使用不当,使剥离后的胎盘嵌顿于宫腔内;第三产程时过早牵拉脐带或挤压宫底,影响胎盘正常剥离。胎盘剥离不全部位血窦开放而出血。

2.胎盘粘连或胎盘植入

胎盘绒毛仅穿入子宫壁表层为胎盘粘连。胎盘绒毛穿入子宫壁肌层为胎盘植入。部分性胎盘粘连或植入表现为胎盘部分剥离,部分未剥离,导致子宫收缩不良,已剥离面的血窦开放而致出血。完全性胎盘粘连或植入因胎盘未剥离而无出血。

3.胎盘部分残留

当部分胎盘小叶、胎膜或副胎盘残留于宫腔时,影响子宫收缩而出血。

(三)软产道裂伤

常因为急产、子宫收缩过强、产程进展过快、软产道未经充分扩张、软产道组织弹性差、巨大儿分娩、会阴助产不当、未做会阴侧切或会阴侧切切口过小等,在胎儿娩出时可致软产道撕裂。

(四)凝血功能障碍

任何原因引起的凝血功能异常均可导致产后出血。

(1)妊娠合并凝血功能障碍性疾病:如血小板减少症、白血病、再生障碍性贫血、重症肝炎等。

(2)妊娠并发症导致凝血功能障碍:如重度妊娠期高血压疾病、胎盘早剥、死胎、羊水栓塞等均可影响凝血功能,从而发生弥散性血管内凝血(DIC),导致子宫大量出血。

二、临床表现

产后出血主要表现为阴道大量流血及失血性休克导致的相关症状和体征。

(一)症状

产后出血产妇会出现休克症状,面色苍白、冷汗淋漓、口渴、心悸、头晕、烦躁、畏寒、寒战,甚至表情淡漠、呼吸急促,很快会陷入昏迷状态。

胎儿娩出后立即出现鲜红色的阴道流血,应为软产道裂伤;胎儿娩出数分钟后出现暗红色阴道流血,可能是胎盘因素引起;胎盘娩出后见阴道流血较多,可能为子宫收缩乏力或胎盘、胎膜残留;胎儿娩出后阴道持续流血并且有出血不凝的现象,可能发生凝血功能障碍;如果产妇休克症状明显,但阴道流血量不多,可能发生软产道裂伤而造成阴道壁血肿,此类产妇会有尿频或明显的肛门坠胀感。

(二)体征

产妇会出现脉压缩小、血压下降、脉搏细速,子宫收缩乏力和胎盘因素所致产后出血的产妇,子宫轮廓不清、触不到宫底,按摩后子宫可收缩变硬,停止按摩子宫又变软,按摩子宫时会有大量出血。如有宫腔积血或胎盘滞留,宫底可升高,按摩子宫并挤压宫底部等刺激宫缩时,可使胎盘或者积血排出。若腹部检查宫缩较好、子宫轮廓清晰,但阴道流血不止,可考虑为软产道裂伤或凝血功能障碍所致。

三、处理原则

针对出血原因,迅速止血,补充血容量。纠正失血性休克。同时防止感染。

四、护理评估

(一)病史

评估产妇有无与产后出血相关的病史。例如,孕前有无出血性疾病,有无重症肝炎,有无子宫肌壁损伤史,有无多次人流史,有无产后出血史。孕期产妇有无妊娠合并妊娠期高血压疾病、前置胎盘、胎盘早剥、多胎妊娠,产妇有无合并内科疾病。分娩期产妇有无过多使用镇静剂,情绪是否稳定,是否产程过长或者急产,有无产妇衰竭、有无软产道裂伤等情况。

(二)身心状况

评估产妇产后出血所导致症状和体征的严重程度。产后出血发生初期,产妇有代偿功能,症状、体征可能不明显,待肌体出现失代偿情况,可能很快进入休克期,并且容易发生感染。当产妇合并有内科疾病时,可能出血不多,也会很快进入休克状态。

(三)辅助检查

1.评估产后出血量

注意阴道流血是否凝固,同时估计出血量。通常有以下3种方法。

(1)称重法:失血量(mL)=[胎儿娩出后所有使用纱布、敷料总重(g)－使用前纱布、敷料总重(g)]/1.05(血液比重g/mL)。

（2）容积法：用产后接血容器收集血液后，放入量杯测量失血量。

（3）面积法：可按接血纱布血湿面积粗略估计失血量。

2.测量生命体征和中心静脉压

观察血压下降的情况；呼吸短促，脉搏细速，体温开始低于正常后升高，通过观察体温情况来判断有无感染征象。中心静脉压测定结果若低于 1.96×10^{-2} kPa 提示右心房充盈压力不足，即血容量不足。

3.实验室检查

抽取产妇血进行生化指标化验，如血常规、出凝血时间、凝血酶原时间、纤维蛋白原测定等。

五、护理诊断

（一）潜在并发症

出血性休克。

（二）有感染的危险

与出血过多、肌体抵抗力下降有关。

（三）恐惧

与出血过多、产妇担心自身预后有关。

六、护理目标

（1）及时补充血容量，产妇生命体征尽快恢复平稳。

（2）产妇无感染症状发生，体温、血常规指标等正常。

（3）产妇能理解病情，并且预后无异常。

七、护理措施

（一）预防产后出血

1.妊娠期

加强孕前及孕期保健，如有凝血功能障碍等相关疾病的产妇，应积极治疗后再孕，定期接受产检，及时治疗高危妊娠。对有产后出血危险的高危妊娠者，应提早入院，住院待产。

2.分娩期

第一产程严密观察产妇的产程进展，鼓励产妇进食和休息，防止疲劳和产妇衰竭，同时合理使用宫缩剂，防止产程延长或急产，适当使用镇静剂以保证产妇休息。第二产程严格执行无菌技术，指导产妇正确使用腹压；严格掌握会阴切开的时机，保护会阴，避免胎儿娩出过快，胎儿娩出后立即使用宫缩剂，以加强子宫收缩，减少出血。第三产程时，不可过早牵拉脐带，挤压子宫，待胎盘剥离征象出现后及时协助胎盘娩出，并仔细检查胎盘、胎膜，软产道有无裂伤或血肿。若阴道出血多，应查明原因，及时处理。

3.产后观察

产后 2 小时产妇仍于产房观察，80%的产后出血发生在这一期间。注意观察产妇子宫收缩，恶露的色、质、量，会阴切口处有无血肿，定时测量产妇的生命体征，发现异常，及时处理。督促产妇及时排空膀胱，以免因膀胱充盈影响宫缩致产后出血。尽可能进行早接触、早吸吮，可刺激子宫收缩，减少阴道出血量。重视产妇主诉，同时对有高危因素的产妇，保持静脉通畅。做好随时急救的准备。

(二)针对出血原因,积极止血,纠正失血性休克,防止感染

1.子宫收缩乏力

子宫收缩乏力所致产后出血,可加强子宫收缩,通过使用宫缩剂、按摩子宫、宫腔填塞或结扎血管等方法止血。

(1)使用宫缩剂:胎儿、胎盘娩出后即刻使用宫缩剂促进子宫收缩。可用缩宫素肌内注射或静脉滴注,卡前列甲酯栓纳肛、地诺前列酮宫肌内注射射等均可促进子宫收缩,用药前注意产妇有无禁忌证。

(2)按摩子宫:胎盘娩出后,一手置于产妇腹部触摸子宫底部,拇指在前,其余四指在后,均匀而有节律地按摩子宫,促使子宫收缩,直至子宫收缩正常为止(图9-11)。如效果不佳,可采用腹部-阴道双手压迫子宫方法。一手在子宫体部按摩子宫体后壁。另一手戴无菌手套深入阴道握拳置于阴道前穹隆处,顶住子宫前壁,两手相对紧压子宫,均匀而有节律地按摩,不仅可以刺激子宫收缩且可压迫子宫内血窦,减少出血(图9-12)。

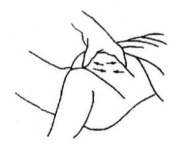

图9-11 按摩子宫

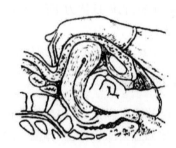

图9-12 腹部-阴道双手压迫子宫

(3)宫腔填塞:一种是宫腔纱条填塞法。应用无菌纱布条填塞宫腔,有明显的局部止血作用,适用于子宫全部松弛无力,以及经过子宫按摩、应用宫缩剂仍然无效者。术者用卵圆钳将无菌纱布条送入宫腔内,自宫底由内向外填紧宫腔。压迫止血,助手在腹部固定子宫。一般于24小时后取出纱条,填塞纱条后要严密观察子宫收缩情况,观察生命体征,警惕填塞不紧,若留有空隙,可造成隐匿性出血,以及宫腔内继续出血、积血而阴道不流血的假象。24小时后取出纱条,取出前应先使用宫缩剂。另一种是宫腔填塞气囊。宫腔纱布条填塞可能会造成填塞不均匀、填塞不紧等情况而造成隐性出血,纱条填塞无效时或可直接使用宫腔气囊填塞。在气泵的作用下向气球囊充气配合止血辅料对子宫腔进行迅速止血,它对宫腔加压均匀,并且止血效果较好,操作简单,便于抢救时能及时使用。

(4)结扎盆腔血管:如遇子宫收缩乏力、前置胎盘等严重产后出血的产妇,上述处理无效时,可经阴道结扎子宫动脉上行支或结扎髂内动脉。

(5)动脉栓塞:在超声提示下,行股动脉穿刺插入导管至髂内动脉或子宫动脉,注入吸收性明胶海绵栓塞动脉。栓塞剂可于2~3周自行吸收,血管恢复畅通,但需要在产妇生命体征平稳时进行。

(6)子宫切除:如经积极抢救无效者,危及产妇生命,根据医嘱做好全子宫切除术的术前准备。

2.胎盘因素

怀疑有胎盘滞留时应立即做阴道检查或宫腔探查,做好必要的刮宫准备。胎盘已剥离者,可协助产妇排空膀胱,牵拉脐带,按压宫底,协助胎盘娩出。若胎盘部分剥离、部分粘连时,可徒手进入宫腔,协助剥离胎盘后取出。若胎盘部分残留者。徒手不能取出胎盘,使用大刮匙刮取残留胎盘;胎盘植入者,不可强行剥离,做好子宫切除的准备。

3.软产道裂伤

应及时准确地进行修复缝合。如果出现血肿,则需要切开血肿、清除积血、缝合止血,同时补充血容量,必要时可置橡皮引流。

4.凝血功能障碍

排除以上各种因素后,根据血生化报告,针对不同病因治疗,及时补充新鲜全血,补充血小板、纤维蛋白原,或凝血酶原复合物、凝血因子等。如果发生弥散性血管内凝血应进行抗凝与抗纤溶治疗。积极抢救。

5.失血性休克

对失血量多的产妇,其休克程度与出血量、出血速度和产妇自身状况有关。在抢救的同时,尽可能正确地判断出血量,判断出血程度,并补充相同的血量为原则,止血治疗的同时进行休克抢救。建立有效的静脉通路,测量中心静脉压,根据医嘱补充晶体和胶体,纠正低血压。给予产妇安静的环境,平卧,吸氧并保暖,纠正酸中毒,同时观察产妇的意识状态、皮肤颜色、生命体征和尿量。根据医嘱使用广谱抗生素防止感染。

(三)健康指导

(1)产后出血后,产妇抵抗力下降、活动无耐力,医护人员应主动给予产妇关心,使其增加安全感,并且帮助产妇进行生活护理,鼓励产妇说出内心感受,针对产妇的情况,逐步改善饮食,纠正贫血,逐步增加活动量,促进预后。

(2)指导产妇加强营养和适度活动等自我保健知识,同时宣教关于自我观察子宫复旧和恶露情况,自我护理会阴伤口、功能锻炼等方法,指导其定时产后检查,随时根据医师的检查结果调节产后自我恢复的方案。向产妇提供产后避孕指导,产褥期禁止盆浴,禁止性生活。晚期产后出血可能发生于分娩 24 小时之后,于产褥期发生大量出血,也可能发生于产后 1～2 周,应予以高度警惕。

(宗艳玲)

第二十节　妊娠合并心脏病

一、概述

(一)定义

妊娠合并心脏病是一种严重的妊娠合并症,包括妊娠前已患有心脏病以及妊娠后发现或发生的心脏病。其中,先天性心脏病占 35%～50%,位居第一位。妊娠合并心脏病在我国孕产妇死因顺位中高居第二位,为非直接产科死亡原因的首位。我国妊娠合并心脏病的发病率约为 1%。

(二)妊娠、分娩对心脏病的影响

1.妊娠期

循环血容量于妊娠6周开始逐渐增加,32～34周达高峰,产后2～6周逐渐恢复正常,总循环血量的增加可导致心排血量增加和心率增快。另外,妊娠末期,增大的子宫使膈肌升高,心脏向上、向左前发生移位,导致心脏大血管轻度扭曲,使心脏负荷进一步加重,心脏病孕妇容易发生心力衰竭。

2.分娩期

强力的宫缩及耗氧量的增加使分娩期成为心脏负担最重的时期。第一产程,每次宫缩会导致250～500 mL血液被挤入体循环,增加回心血量和心排血量,加重心脏负担;第二产程,除子宫收缩外,腹肌和骨骼肌的收缩使外周阻力增加,加之分娩时屏气使肺循环压力增加,腹腔压力增高,内脏血液回流入心脏增加,此时心脏前后负荷显著加重;第三产程,胎儿娩出后,腹压骤减,大量血液流向内脏,回心血量减少;而胎盘娩出后由于胎盘循环终止,子宫收缩使子宫内血液迅速进入体循环,使回心血量骤增。血流动力学的急剧变化容易导致心力衰竭。

3.产褥期

产后3天内,子宫收缩使大量血液进入体循环,且产妇组织中潴留的大量水分也回流到体循环,使心脏负担再次加重,因此仍需谨防心力衰竭的发生。

综上,妊娠32～34周、分娩期及产后3天内,是心脏病患者最危险的时期,护理人员应严密观察,确保母婴安全。

(三)治疗原则

积极防治心力衰竭和感染。

二、护理评估

(一)健康史

详细了解产科病史和既往病史,包括有无不良孕产史、心脏病史、心脏病相关疾病史、心力衰竭史,以及心功能状态等。

(二)临床表现

1.症状

活动受限、发绀等,应特别注意有无早期心力衰竭的症状和体征,包括:①轻微活动后即出现胸闷、心悸、气短;②休息时心率超过110次/分,呼吸超过20次/分;③夜间常因胸闷而需坐起呼吸或到窗口呼吸新鲜空气;④肺底部出现少量持续性湿啰音,咳嗽后不消失。

2.体征

呼吸、心率增快,心脏增大、肝大、水肿、颈静脉怒张、杵状指等。

(三)辅助检查

1.产科检查

产科检查可评估胎儿宫内状况。

2.影像学检查

B超心动图检查有无心肌肥厚、瓣膜运动异常、心内结构畸形等。

3.心电图检查

心电图检查有无严重心律失常,如心房颤动、心房扑动、三度房室传导阻滞等。

(四)心理-社会因素

孕产妇有无焦虑、恐惧等心理问题,孕产妇及家属对疾病知识的掌握情况、重视程度以及家庭支持度。

三、护理措施

(一)常规护理

执行产科常规护理,但妊娠合并心脏病的孕妇还应注意以下问题。

(1)休息指导:孕妇应保证每天 10 小时以上的睡眠,且中午宜休息 2 小时;避免过度劳累及情绪激动。分娩后,在心功能允许的情况下,鼓励其早期下床活动,以防血栓形成。

(2)营养指导:指导孕妇高热量、高维生素、低盐低脂饮食,少量多餐,多食蔬菜、水果,以防便秘加重心脏负担;每天食盐量不超过 4~5 g。

(3)定期产前检查:妊娠 20 周前每 2 周检查 1 次,妊娠 20 周后,尤其是 32 周后,每周检查 1 次。若心功能在Ⅲ级或以上,有心力衰竭征象,应立即入院治疗;若心功能为Ⅰ~Ⅱ级,应在妊娠 36~38 周入院待产。

(4)妊娠合并心脏病的孕妇应适当放宽剖宫产指征,经阴道分娩者应采取半卧位,臀部抬高,下肢放低,产程中加强观察。

(二)症状与体征护理

1.生命体征及自觉症状

根据病情,定期观察孕产妇的生命体征及自觉症状,或使用生理监护仪连续监护;正确识别早期心力衰竭的症状与体征,预防心力衰竭的发生。

2.分娩期的产程观察

有条件的医院应使用生理监护仪进行持续监护,无生理监护仪的医院应严密观察患者生命体征和自觉症状。第一产程,每 15 分钟监测 1 次血压、脉搏、呼吸、心率及自觉症状,每 30 分钟测胎心率 1 次;减轻或消除紧张情绪,必要时遵医嘱使用镇静剂。第二产程,指导产妇使用呼吸等放松技巧以减轻疼痛;每 10 分钟监测血压、脉搏、呼吸、心率等 1 次;行胎儿电子监护,持续监测胎儿情况;宫口开全后行产钳助产术或胎头吸引术以缩短产程。

3.预防产后出血和感染

胎儿娩出后立即压沙袋于腹部,持续 24 小时,以防腹压骤降诱发心力衰竭。输液时,严格控制输液速度,有条件者使用输液泵,并随时评估心脏功能。严格遵循无菌操作规程,产后遵医嘱给予抗生素预防感染。

(三)用药护理

为预防产后出血,遵医嘱应用缩宫素,但禁用麦角新碱,以防静脉压升高,增加心脏负担;产后遵医嘱预防性使用抗生素;使用强心药者,应严密观察不良反应。

(四)心理护理

妊娠合并心脏病的孕产妇最担心的问题是自身和胎儿的安全,医务人员应指导孕产妇及家属掌握心力衰竭的诱发因素,预防心力衰竭及识别早期心力衰竭等相关知识。

(五)急性心力衰竭的急救

(1)体位:坐位,双腿下垂,以减少回心血量。

(2)吸氧:高流量给氧 6~8 L/min,必要时面罩加压给氧。

(3)用药：遵医嘱给予镇静剂、利尿剂、血管扩张剂、洋地黄制剂、氨茶碱等。

(4)紧急情况下无抢救条件时，可采取四肢轮流三肢结扎法，以减少静脉回心血量。

四、健康指导

(一)预防心力衰竭的诱因

多休息，避免过度劳累；注意保暖，预防感冒；保持心情愉快，避免过度激动；进食清淡食物，避免过饱；适度运动，多进食高纤维食物，防止便秘。

(二)母乳喂养指导

心功能Ⅰ～Ⅱ级者，可以母乳喂养，但要避免过劳；心功能Ⅲ级或以上者，不宜母乳喂养，应指导其及时回乳，并教会家属人工喂养的方法。

(三)出院指导

全面评估产妇的身心状况，与家属共同制订康复计划；在心功能允许的情况下，鼓励其适度参与新生儿照护，促进亲子关系建立；新生儿有缺陷或死亡者，鼓励其表达情感，并给予理解与安慰。

(四)避孕指导

不宜再妊娠者，应在剖宫产的同时行输卵管结扎术，或在产后1周行绝育术；未行绝育术者，应指导其采取适宜的避孕措施，严格避孕。

五、注意事项

(一)预防心力衰竭

孕产期应避免过度劳累、感冒、过度激动、便秘等，防止发生心力衰竭。

(二)识别心力衰竭的早期临床表现

容易发生心力衰竭的3个时期为妊娠32～34周、分娩期、产后72小时，识别心力衰竭的早期临床表现对于及早处理、改善预后具有十分重要的意义。

(三)心力衰竭急救时用药

发生心力衰竭时，应快速、准确按医嘱给药。因此，应熟练掌握常用急救药物的剂量、用药方法、药理作用及不良反应。

（宗艳玲）

第二十一节 妊娠期高血压疾病

妊娠期高血压疾病是妊娠期特有的疾病。发病率我国9.4％～10.4％，国外7％～12％。本病命名强调生育年龄妇女发生高血压、蛋白尿症状与妊娠之间的因果关系。多数病例在妊娠期出现一过性高血压、蛋白尿症状，分娩后即随之消失。该病严重影响母婴健康，是孕产妇和围生儿患病率及死亡率的主要原因。

一、高危因素与病因

(一)高危因素

流行病学调查发现与妊娠期高血压疾病发病风险增加密切相关有如下高危因素：初产妇、孕妇年龄过小或超过 35 岁、多胎妊娠、妊娠期高血压病史及家族史、慢性高血压、慢性肾炎、抗磷脂抗体综合征、糖尿病、肥胖、营养不良、低社会经济状况。

（二）病因

妊娠期高血压疾病至今病因不明，多数学者认为当前可较合理解释的原因有以下几种。

1.异常滋养层细胞侵入子宫肌层

研究认为，子痫前期患者胎盘有不完整的滋养层细胞侵入子宫动脉，蜕膜血管与血管内滋养母细胞并存，子宫螺旋动脉发生广泛改变，包括血管内皮损伤、组成血管壁的原生质不足、肌内膜细胞增殖及脂类，首先在肌内膜细胞，其次在吞噬细胞中积聚，最终发展为动脉粥样硬化而引发妊娠期高血压疾病的一系列症状。

2.免疫机制

妊娠被认为是成功的自然同种异体移植。胎儿在妊娠期内不受排斥是因胎盘的免疫屏障作用、母体内免疫抑制细胞及免疫抑制物的作用。研究发现子痫前期呈间接免疫，子痫前期孕妇组织相容性抗原 HLA-DR4 明显高于正常孕妇。HLA-DR4 在妊娠期高血压疾病发病中的作用可能：①直接作为免疫基因，通过免疫基因产物，如抗原影响 R 噬细胞呈递抗原；②与疾病致病基因连锁不平衡；③使母胎间抗原呈递及识别功能降低，导致封闭抗体产生不足，最终导致妊娠期高血压疾病的发生。

3.血管内皮细胞受损

炎性介质如肿瘤坏死因子、白细胞介素-6、极低密度脂蛋白等可能促成氧化应激，导致类脂过氧化物持续生成，产生大量毒性因子，引起血管内皮损伤，干扰前列腺素平衡而使血压升高，导致一系列病理变化。研究认为这些炎性介质、毒性因子可能来源于胎盘及蜕膜。因此，胎盘血管内皮损伤可能先于全身其他脏器。

4.遗传因素

妊娠期高血压疾病的家族多发性提示遗传因素与该病发生有关。研究发现血管紧张素原基因变异 T235 的妇女妊娠期高血压疾病的发生率较高。也有人发现妇女纯合子基因突变有异常滋养细胞浸润。遗传性血栓形成可能发生于子痫前期。单基因假设能够解释子痫前期的发生，但多基因遗传也不能排除。

5.营养缺乏

已发现多种营养如低清蛋白血症、钙、镁、锌、硒等缺乏与子痫前期发生发展有关。研究发现妊娠期高血压疾病患者细胞内钙离子升高、血清钙下降，导致血管平滑肌细胞收缩，血压上升。

6.胰岛素抵抗

近年研究发现妊娠期高血压疾病患者存在胰岛素抵抗，高胰岛素血症可导致一氧化氮（NO）合成下降及脂质代谢紊乱，影响前列腺素 E_2 的合成，增加外周血管的阻力，升高血压。因此认为胰岛素抵抗与妊娠期高血压疾病的发生密切相关，但尚需进一步研究。

二、病理生理变化

本病基本病理生理变化是全身小血管痉挛，内皮损伤及局部缺血，全身各系统各脏器灌流减少。由于小动脉痉挛，造成管腔狭窄、血管外周阻力增大、内皮细胞损伤、通透性增加、体液和蛋白质渗漏，表现为血压上升、蛋白尿、水肿和血液浓缩等。全身各组织器官因缺血、缺氧而受到不同程度损害。严重者脑、心、肝、肾及胎盘等的病理变化可导致抽搐、昏迷、脑水肿、脑出血,以及心、肾衰竭、肺水肿、肝细胞坏死及被膜下出血。胎盘绒毛退行性变、出血和梗死,胎盘早期剥离以及凝血功能障碍而导致弥散性血管内凝血(DIC)等。主要病理生理变化简示如下(图 9-13)。

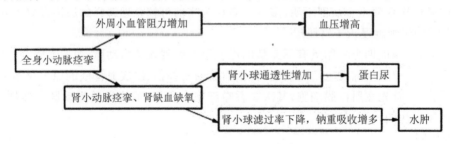

图 9-13　妊娠期高血压疾病病理生理变化

三、临床表现与分类

妊娠期高血压疾病分类与临床表现见表 9-4。

表 9-4　妊娠期高血压疾病分类及临床表现

分类	临床表现
妊娠期高血压	妊娠期首次出现血压≥18.7/12.0 kPa(140/90 mmHg),并于产后 12 周恢复正常;尿蛋白(一);少数患者可伴有,上腹部不适或血小板减少,产后方可确诊
子痫前期	
轻度	妊娠 20 周以后出现血压≥18.7/12.0 kPa(140/90 mmHg);尿蛋白>0.3 g/24 h 或随机尿蛋白(十);可伴有上腹不适,头痛等症状
重度	血压≥21.3/14.7 kPa(160/110 mmHg);尿蛋白>2.0 g/24 h 或随机尿蛋白>(++);血清肌酐>106 mmol/L,血小板低于 100×10⁹/L;血 LDH 升高;血清 ALT 或 AST 升高;持续性头痛或其他脑神经或视觉障碍;持续性上腹不适
子痫	子痫前期孕妇抽搐不能用其他原因解释
慢性高血压并发子痫前期	血压高血压孕妇妊娠 20 周以前无尿蛋白,若出现尿蛋白>0.3 g/24 h;高血压孕妇妊娠 20 周后突然尿蛋白增加或血压进一步升高或血小板<100×10⁹/L
妊娠合并慢性高血压	妊娠前或妊娠 20 周前舒张压>12.0 kPa(90 mmHg)(除外滋养细胞疾病),妊娠期无明显加重;或妊娠 20 周后首次诊断高血压并持续到产后 12 周后

需要注意以下几方面。

(1)通常正常妊娠、贫血及低蛋白血症均可发生水肿,妊娠期高血压疾病之水肿无特异性,因此不能作为其诊断标准及分类依据。

(2)血压较基础血压升高 4.0/2.0 kPa(30/15 mmHg),但低于 18.7/12.0 kPa(140/90 mmHg)时,不作为诊断依据,但必须严密观察。

(3)重度子痫前期是妊娠 20 周后出现高血压、蛋白尿,且伴随以下至少一种临床症状或体征者,见表 9-5。

表 9-5　重度子痫前期的临床症状和体征

收缩压 21.3～24.0 kPa(160～180 mmHg),或舒张压>14.7 kPa(110 mmHg)
24 小时尿蛋白>3.0 g,或随机尿蛋白(＋＋＋)以上
中枢神经系统功能障碍
精神状态改变和严重头痛(频发,常规镇痛药不缓解)
脑血管意外
视物模糊,眼底点状出血,极少数患者发生皮质性盲
肝细胞功能障碍,肝细胞损伤,血清转氨酶至少升高 2 倍
上腹部或右上象限痛等肝包膜肿胀症状,肝被膜下出血或肝破裂
少尿,24 小时尿量<500 mL
肺水肿,心力衰竭
血小板<100×10⁹/L
凝血功能障碍
微血管病性溶血(血 LDH 升高)
胎儿生长受限、羊水过少、胎盘早剥

子痫前可有不断加重的重度子痫前期,但子痫也可发生于血压升高不显著、无蛋白尿或水肿者。通常产前子痫较多,约 25％子痫发生于产后 48 小时。

子痫抽搐进展迅速,前驱症状短暂,表现为抽搐、面部充血、口吐白沫、深昏迷;随之深部肌肉僵硬。很快发展成典型的全身阵挛性惊厥、有节律的肌肉收缩和紧张,持续 1.0～1.5 分钟,期间患者无呼吸动作,此后抽搐停止,呼吸恢复,但患者仍昏迷,最后意识恢复,但有困顿、易激惹、烦躁等症状。

四、处理原则

妊娠期高血压疾病的治疗目的和原则是争取母体可以完全恢复健康,胎儿生后能够存活,以对母儿影响最小的方式终止妊娠。对于妊娠期高血压可住院也可在家治疗,应保证休息,加强孕期检查,密切观察病情变化,以防发展为重症。子痫前期应住院治疗、积极处理,防止发生子痫及并发症。治疗原则为解痉、降压、镇静,合理扩容及利尿,适时终止妊娠。常用的治疗药物如下。

(1)解痉药物:以硫酸镁为首选药物。硫酸镁有预防和控制子痫发作的作用,适用于子痫前期和子痫的治疗。

(2)镇静药物:适用于对硫酸镁有禁忌或疗效不明显时,但分娩时应慎用,以免药物通过而对胎儿产生影响,主要用药有地西泮和冬眠合剂。

(3)降压药物:仅适用于血压过高,特别是舒张压高的患者,舒张压≥14.7 kPa(110 mmHg)或平均动脉压≥14.7 kPa(110 mmHg)者,可应用降压药物。选用的药物以不影响心排血量、肾血流量及子宫胎盘灌注量为宜。常用药物有肼屈嗪、硝苯地平、尼莫地平等。

(4)扩容药物:扩容应在解痉的基础上进行。扩容治疗时,应严密观察脉搏、呼吸、血压及尿量,防止肺水肿和心力衰竭的发生。常用的扩容剂有清蛋白、全血、平衡液和右旋糖酐-40。

(5)利尿药物:仅用于全身性水肿、急性心力衰竭、肺水肿、脑水肿、血容量过高且伴有潜在肺水肿者。用药过程中应严密监测患者的水和电解质平衡情况,以及药物的毒副反应。常用药物有呋塞米、甘露醇。

五、护理

(一)护理评估

1.病史

详细询问患者与孕前及妊娠 20 周前有无高血压、蛋白尿和/或水肿及抽搐等征象；既往病史中有无原发性高血压、慢性肾炎及糖尿病；有无家族史。此次妊娠经过，出现异常现象的时间及治疗经过。

2.身心状况

除评估患者一般健康状况外，护士需重点评估患者的血压、蛋白尿、水肿、自觉症状，以及抽搐、昏迷等情况。在评估过程中应注意以下几方面。

(1)初测高血压有升高者，需休息 1 小时后再测，方能正确反映血压情况。同时不要忽略测得血压与其基础血压的比较。而且也可经过翻身试验(roll over test，ROT)进行判断，即存孕妇左侧卧位时测血压直至血压稳定后，嘱其翻身卧位 5 分钟再测血压，若仰卧位舒张压较左侧卧位 $\geqslant 2.7$ kPa(20 mmHg)，提示有发生先兆子痫的倾向。

(2)留取 24 小时尿进行尿蛋白检查。凡 24 小时蛋白尿定量 $\geqslant 0.3$ g 者为异常。由于蛋白尿的出现及量的多少反映了肾小管痉挛的程度和肾小管细胞缺氧及其功能受损的程度，护士应给予高度重视。

(3)妊娠后期水肿发生的原因除妊娠期高血压疾病外，还可由于下腔静脉受增大子宫压迫使血液回流受阻、营养不良性低蛋白血症及贫血等引起，因此水肿的轻重并不一定反应病情的严重程度。但是水肿不明显者，也有可能迅速发展为子痫，应引起重视。此外，还应注意水肿不明显，但体重于 1 周内增加超过 0.5 kg 的隐性水肿。

(4)孕妇出现头痛、眼花、胸闷、恶心、呕吐等自觉症状时提示病情的进一步发展，即进入子痫前期阶段，护士应高度重视。

(5)抽搐与昏迷是最严重的表现，护士应特别注意发作状态、频率、持续时间、间隔时间、神智情况，以及有无唇舌咬伤、摔伤，甚至发生骨折、窒息或吸入性肺炎等。

妊娠期高血压疾病孕妇的心理状态与病情程度密切相关。妊娠期高血压孕妇由于身体尚未感明显不适，心理上往往易忽略，不予重视。随着病情的发展，当血压明显升高，出现自觉症状时，孕妇紧张、焦虑、恐惧的心理也会随之加重。此外，孕妇的心理状态还与孕妇对疾病的认识，以及其支持系统的认识与帮助有关。

3.诊断检查

(1)尿常规检查：根据蛋白尿量确定病情严重程度；根据镜检出现管型判断肾功能受损情况。

(2)血液检查。①测定血红蛋白、血细胞比容、血浆黏度、全血黏度，以了解血液浓缩程度；重症患者应测定血小板数、凝血时间，必要时测定凝血酶时间、纤维蛋白原和鱼精蛋白副凝试验(3P 试验)等，以了解有无凝血功能异常。②测定血电解质及二氧化碳结合力，以及时了解有无电解质紊乱及酸中毒。③肝、肾功能测定：如进行丙氨酸氨基转移酶(ACT)、血尿素氮、肌酐及尿酸等测定。④眼底检查：重度子痫前期时，眼底小动脉痉挛、动静脉比例可由正常的 2：3 变为 1：2 甚至 1：4，或出现视网膜水肿、渗出、出血，甚至视网膜剥离、一时性失明等。⑤其他检查：如心电图、超声心动图、胎盘功能、胎儿成熟度检查等，可视病情而定。

(二)护理诊断

1.体液过多

与下腔静脉受增大子宫压迫或血液回流受阻或营养不良性低蛋白血症有关。

2.有受伤的危险

与发生抽搐有关。

3.潜在并发症

胎盘早期剥离。

(三)预期目标

(1)妊娠期高血压孕妇病情缓解,发展为中、重度。

(2)子痫前期病情控制良好、未发生子痫及并发症。

(3)妊娠高血压疾病孕妇明确孕期保健的重要性。积极配合产前检查及治疗。

(四)护理措施

1.妊娠期高血压疾病的预防

护士应加强孕早期健康教育,使孕妇及家属了解妊娠期高血压疾病的知识及其对母儿的危害,从而促使孕妇自觉于妊娠早期开始做产前检查,并坚持定期检查,以便及时发现异常,及时得到治疗和指导。同时,还应指导孕妇合理饮食,增加蛋白质、维生素,以及富含铁、钙、锌的食物,减少过量脂肪和盐的摄入,对预防妊娠期高血压疾病有一定作用。尤其是钙的补充,可从妊娠20周开始。每天补充钙剂 2 g,可降低妊娠期高血压疾病的发生。此外,孕妇应采取左侧卧位休息以增加胎盘绒毛血供,同时保持心情愉快也有助于妊娠期高血压疾病的预防。

2.妊娠期高血压的护理

(1)保证休息:妊娠期高血压孕妇可在家休息,但需注意适当减轻工作,创造安静、清洁环境,以保证充分的睡眠(8～10 h/d)。在休息和睡眠时以左侧卧位为宜,在必要时也可换成右侧卧位,但要避免平卧位,其目的是解除妊娠子宫下腔静脉的压迫,改善子宫胎盘循环。此外,孕妇精神放松、心情愉快也有助于抑制妊娠期高血压疾病的发展。因此,护士应帮助孕妇合理安排工作和生活,既不紧张劳累,又不单调郁闷。

(2)调整饮食:妊娠期高血压孕妇除摄入足量的蛋白质(100 g/d 以上)、蔬菜,补充维生素、铁和钙剂。食盐不必严格限制,因为长期低盐饮食可引起低钠血症,易发生产后血液循环衰竭,而且低盐饮食也会影响食欲,减少蛋白质的摄入,加强母儿不利。但全身水肿的孕妇应限制食盐的摄入量。

(3)加强产前保健:根据病情需要适当增加检查次数,加强母儿监测措施,密切注意病情变化,防止发展为重症。同时向孕妇及家属讲解妊娠期高血压疾病相关知识,便于病情发展时孕妇能及时汇报,并督促孕妇每天数胎动。检测体重,及时发现异样,从而提高孕妇的自我保健意识,并取得家属的支持和理解。

3.子痫前期的护理

(1)一般护理:①轻度子痫前期的孕妇需住院治疗,卧床休息。左侧卧位。保持病室安静,避免各种刺激。若孕妇为重度子痫前期患者,护士还应准备呼叫器、床挡、急救车、吸引器、氧气、开口器、产包以及急救药品,如硫酸镁、葡萄糖酸钙等。②每 4 小时测 1 次血压,如舒张压渐上升,提示病情加重。并随时观察和询问孕妇有无头晕、头痛、恶心等自觉症状。③注意胎心变化,以及胎动、子宫敏感度(肌张力)有无变化。④重度子痫前期孕妇应根据病情需要,适当限制食盐摄入量(每天少于 3 g),每天或隔天测体重,每天记录液体出入量、测尿蛋白。必要时测 24 小时蛋白定量,测肝功能、肾功能、二氧化碳结合力等项目。

(2)用药护理:硫酸镁是目前治疗子痫前期的首选解痉药物。镁离子能抑制运动神经末梢对乙酰胆碱的释放,阻断神经和肌肉间的传导,使骨骼肌松弛;镁离子可以刺激血管内皮细胞合成前列环素,降低肌体对血管紧张素Ⅱ的反应,缓解血管痉挛状态,从而预防和控制子痫的发作。同时,镁离子可以提高孕妇和胎儿血红蛋白的亲和力,改善氧代谢。护士应明确硫酸镁的用药方法、毒性反应以及注意事项。

(3)用药方法:硫酸镁可采用肌内注射或静脉用药。①肌内注射,通常于用药 2 小时后血液浓度达高峰,且体内浓度下降缓慢,作用时间长,但局部刺激性强,患者常因疼痛而难以接受。注射时应注意使用长针头行深部肌内注射,也可加利多卡因于硫酸镁溶液中,以缓解疼痛刺激,注射后用无菌棉球或创可贴覆盖针孔,防止注射部位感染,必要时可行局部按揉或热敷,促进肌肉组织对药物的吸收。②静脉用药,可行静脉滴注或推注,静脉用药后可使血中浓度迅速达到有效水平,用药后约 1 小时血浓度可达高峰,停药后血浓度下降较快,但可避免肌内注射引起的不适。基于不同用药途径的特点,临床多采用两种方式互补长短。

(4)毒性反应:硫酸镁的治疗浓度和中毒浓度相近,因此在进行硫酸镁治疗时应严密观察其毒性作用,并认真控制硫酸镁的入量。通常主张硫酸镁的滴注速度以 1 g/h 为宜,不超过 2 g/h,每天维持用量15~20 g。硫酸镁过量会使呼吸和心肌收缩功能受到抑制,危及生命。中毒现象首先表现为膝反射减弱或消失,随着血镁浓度的增加可出现全身肌张力减退及呼吸抑制,严重者心跳可突然停止。

(5)注意事项:护士在用药前及用药过程中均应检测孕妇血压,同时还应检测以下指标。①膝腱反射必须存在;②呼吸不少于 16 次/分;③尿量每 24 小时不少于 600 mL,或每小时不少于 25 mL,尿少提示排泄功能受抑制。镁离子易蓄积发生中毒。由于钙离子可与镁离子争夺神经细胞上的同一受体,阻止镁离子的继续结合,因此应随时准备好 10%的葡萄糖酸钙注射液,以便出现毒性作用时及时予以解毒。10%葡萄糖酸钙 10 mL 在静脉推注时宜在 3 分钟内推完,必要时可每小时重复 1 次,直至呼吸、排尿和神经抑制恢复正常,但 2.1 小时内不超过 8 次。

4.子痫患者的护理

子痫为妊娠期高血压疾病最严重的阶段,直接关系到母儿安危,因此子痫患者的护理极为重要。

(1)协助医师控制抽搐:患者一旦发生抽搐,应尽快控制。硫酸镁为首选药物,必要时可加用强有力的镇静药物。

(2)专人护理,防止受伤:在子痫发生后,首先应保持患者的呼吸道通畅。并立即给氧,用开口器或于上、下磨牙间放置一缠好纱布的压舌板,用舌钳固定舌头,以防咬伤唇舌或发生舌后坠。使患者取头低侧卧位,以防黏液吸入呼吸道或舌头阻塞呼吸道,也可避免发生低血压综合征。必要时,用吸引器吸出喉部黏液或呕吐物,以免窒息。在患者昏迷或未完全清醒时,禁止给予一切饮食和口服药,防止误入呼吸道而致吸入性肺炎。

(3)减少刺激,以免诱发抽搐:患者应安置于单人暗室,保持绝对安静,以避免声、光刺激;一切治疗活动和护理操作尽量轻柔且相对集中,避免干扰患者。

(4)严密监护:密切注意血压、脉搏、呼吸、体温及尿量(留置尿管)、记出入量,及时进行必要的血、尿化验和特殊检查,及早发现脑出血、肺水肿、急性肾衰竭等并发症。

(5)为终止妊娠做好准备:子痫发作者往往在发作后自然临产,应严密观察并及时发现产兆,且做好母子抢救准备。如经治疗病情得以控制仍未临产者,应在孕妇清醒后24～48小时内引产,或子痫患者经药物控制后6～12小时,需考虑终止妊娠。护士应做好终止妊娠的准备。

5.妊娠期高血压疾病

孕妇的产时及产后护理妊娠期高血压疾病孕妇的分娩方式应根据母儿的情形而定。若决定经阴道分娩,在第一产程中,应密切检测患者的血压、脉搏、尿量、胎心和子宫收缩情况,以及有无自觉症状;血压升高时应及时与医师联系。在第二产程中应尽量缩短产程,避免产妇用力,初产妇可行会阴侧切并用产钳助产。在第三产程中,需预防产后出血,在胎儿娩出前肩后立即静脉推注缩宫素(禁用麦角新碱),及时娩出胎盘并按摩宫底,观察血压变化,重视患者的主诉。病情较重者于分娩开始即需开放静脉。胎盘娩出后测血压,病情稳定者,方可送回病房。重症患者产后应继续硫酸镁治疗1～2天,产后21小时至5天内仍有发生子痫的可能,故不可放松治疗及其护理措施。

妊娠期高血压疾病孕妇在产褥期仍需继续监测血压,产后48小时内应至少每4小时观察1次血压,即使产前未发生抽搐,产后48小时亦有发生的可能,故产后48小时内仍应继续硫酸镁的治疗和护理。使用大量硫酸镁的孕妇,产后易发生子宫收缩乏力,恶露较常人多,因此应严密观察子宫复旧情况,严防产后出血。

(五)护理评价

(1)妊娠期高血压孕妇休息充分、睡眠良好、饮食合理,病情缓解,未发展为重症。

(2)子痫前期预防病情得以控制,未发生子痫及并发症。

(3)妊娠期高血压孕妇分娩经过顺利。

(4)治疗中,患者未出现硫酸镁的中毒反应。

(宗艳玲)

第十章　老年科护理

第一节　老年人肺炎

一、疾病简介

老年人感染性疾病中,肺部感染最为常见,是老年人的重要死亡原因之一。老年人由于肌体抵抗力降低及患慢性支气管炎、肺气肿、糖尿病等基础疾病者较多,肺炎的发生率和病死率较一般人群高,今后 65 岁以上的老年人逐年增多,老年人肺炎的诊治必将会受到重视。

老年人肺炎的病因绝大多数由微生物引起,其中以细菌性肺炎最为多见,如肺炎球菌、金黄色葡萄球菌、革兰阴性菌、真菌等。病毒、支原体也是老年肺炎的常见病原体。这些病原体常常是复合致病。近年来,革兰阴性菌在老年人肺炎中的发病率有所增加,其中以铜绿假单胞菌、克雷伯杆菌为多见。此外,放射、物理、化学等因素也可引起肺炎。老年人解剖结构有生理功能变化引起上呼吸道保护性反射减弱,病原体易进入下呼吸道;免疫功能下降;口咽部细菌寄生增加,也更易进入下呼吸道发生肺炎。临床中常遇到的无明显诱因而发生吸入性肺炎,多见于年老体弱,各系统及器官功能下降,行动障碍或长期卧床及吞咽动作不协调者,易误吸而致的肺部感染。

二、主要表现

大多数特别是老年人症状不典型,起病多缓慢而隐袭。发热不显著或有中度不规则发热,很少畏寒或寒战。全身症状较重,乏力倦怠、食欲锐减。轻度咳嗽,痰多黏稠,咳出困难,量不大,有些患者的起始症状是嗜睡或意识模糊、腹泻。脉速、呼吸急促,肺突变体征不典型,常发现呼吸音减低,肺底部啰音。

本病可并发心力衰竭和休克,严重者可出现弥散性血管内凝血、急性肾衰竭等并发症。

三、治疗要点

(一)控制感染

细菌性肺炎合理的治疗应该做痰培养及药敏试验,痰培养是哪种细菌,对哪种抗菌药敏感,就选用哪种抗生素,这样在治疗上才有针对性。但在痰培养结果未出现以前或因某些因素的影响,培养不出阳性结果,经验治疗也很重要。临床上一般地细菌性肺炎分为革兰阳性球菌肺炎和革兰阴性杆菌肺炎。起病急剧,血白细胞计数明显增高、中性粒细胞计数增高,再结合临床表现,一般可考虑为革兰阳性球菌肺炎,可选用哌拉西林钠、头孢唑林钠、阿米卡星、环丙沙星等药物治疗。年老体弱、久病卧床,白细胞计数不增高或略增高,一般以革兰阴性杆菌肺炎的可能性大,选用氨基苷类加第二代头孢菌素或第三代头孢菌素等药物治疗。

(二)支持疗法

患者应卧床休息。鼓励其翻身、咳嗽、咯痰,对痰黏稠不易咳出者加用止咳化痰药。有缺氧及呼吸困难症状者给予吸氧。给予高热量、高蛋白、高维生素饮食,酌情静脉给予清蛋白、血浆、氨基酸等。

(三)并发症治疗

老年肺炎并发症有时可引起严重后果,积极治疗并发症极为重要。呼吸衰竭发病率较高,应加强氧疗,如仍不改善可行气管插管和机械通气。心力衰竭是肺炎死亡的重要原因,一旦发生心力衰竭应立即给予强心、利尿治疗。休克多见于低血容量休克和感染性休克,应补充血容量,并合理选用血管活性药物。

四、护理措施

在老年肺炎整个过程中精心护理极为重要。

(1)急性期应多卧床休息,活动困难者应定时翻身,急性期后应加强活动。

(2)严密观察病情变化:注意的神志改变警惕感染性休克的发生。定时测生命体征,记出入量,注意出入量平衡。

(3)给予高蛋白、高维生素、高热量流质饮食,适当食用纤维蔬菜水果以保持大便通畅,鼓励多饮水。

(4)对急性期,应加强氧疗,给予低流量持续吸氧。

(5)高热者应给予物理降温,如酒精擦浴、冰袋。使体温控制在 38 ℃以下,必要时可给予药物降温。

(6)鼓励咳嗽,咯出痰液。房间空气湿化,给予祛痰药或雾化吸入,定时进行叩背、咳嗽练习,以利排痰。

(7)留取痰标本的方法:尽量在抗生素使用前或停止使用抗生素 2 天以上留取痰标本,患者晨起用白开水漱口 3~4 次,用力从肺深部咳出痰液,留置在消毒痰盒中,及时送检。

五、保健

避免受寒,过度疲劳,酗酒等诱发因素,老年人应重视合理饮食,保证充足营养,坚持户外活动,并学会心理调节,对增强体质,预防呼吸道感染都非常重要。对于易感人群如慢性肺疾病,糖尿病慢性肝病,以及年老体弱者,应使用多价肺炎球菌疫苗、流感病毒疫苗,对提高免疫力预防或减轻疾病的发生,都会产生积极的效果。

(孔春华)

第二节 老年人慢性肺源性心脏病

一、疾病简介

患有多年慢性支气管炎的中老年人可并发阻塞性肺气肿,常可出现逐渐加重的呼吸困难,初时往往在活动后气短,渐至休息时也感气促,在寒冷季节常因呼吸道感染使症状加重,甚至发生发绀或呼吸衰竭。由于长期反复咳嗽使肺泡膨胀、压力增高、肺泡周围毛细血管受压而阻力加大,加重了心脏负担,久之可导致肺源性心脏病。

肺源性心脏病是老年常见病。简单地说就是肺源性心脏病的简称,慢性支气管炎反复发作,支气管黏膜充血、水肿,大量黏液性渗出物阻塞小气道,气道不通畅,造成肺泡间隔断裂,影响气体交换功能,就会出现肺气肿。由于支气管炎不断发作,甚至引起支气管周围炎和肺炎,炎症波及附近的肺动脉和支气管动脉,致使这些动脉的管壁增厚、管腔变得狭窄,就会引起肺动脉压力增高,进而引起右心室和右心房肥大。发展成为阻塞性肺气肿,最后导致肺源性心脏病。支气管炎→肺气肿→肺源性心脏病,这就是本病演变的三个阶段。

二、主要表现

(一)原有肺部疾病的表现

有长期的咳嗽、咯痰、气促和哮喘等症状和肺气肿体征,如桶状胸,肺部叩诊呈过清音,肺下界下移。听诊呼吸音减弱或有干、湿啰音,心浊音界不易叩出,心音遥远,某些患者可伴有杵状指。

(二)心脏受累的表现

肺部疾病累及心脏的过程是逐渐的长期的,早期仅为疲劳后感到心悸气短,以及肺动脉高压及右心室肥大,如肺动脉第二心音亢进。剑突下有较明显的心脏搏动。叩诊可能肺动脉及心浊音界扩大,但多数因伴有肺气肿而不易查出,随病程进展逐渐出现心悸,气急加重,或有发绀。后期可出现右心衰竭的表现,如颈静脉怒张、肝大和压痛、下肢水肿和腹水。心悸常增快,可有相对性二尖瓣关闭不全,在三尖瓣区或剑突下可闻及收缩期吹风样杂音,或心前区奔马律。

(三)呼吸衰竭的表现

病变后期如继发感染,往往出现严重的呼吸困难、咳喘加重。白黏痰增多或吐黄绿色脓痰,发绀明显,头痛,有时烦躁不安,有时神志模糊,或嗜睡,或谵语,四肢肌肉抖动既所谓"肺性脑病";其原因是血氧减少,二氧化碳潴留中毒,酸碱平衡失调,电解质紊乱及脑组织 pH 下降等一系列内环境紊乱所致。

三、治疗要点

(一)基础疾病和发病诱因的治疗

在治疗肺实质性疾病引起的肺源性心脏病时,应积极有效地控制感染。根据临床表现和痰细菌培养及药物敏感试验结果合理选用抗生素。感染细菌不明确时应使用兼顾球菌和杆菌的抗菌药物。保持呼吸道通畅,鼓励咯痰,气道局部湿化或用祛痰药排痰,应用支气管扩张药,包括β受体激动药、茶碱及抗胆碱药物等。合理实施氧疗,合并呼吸衰竭伴中度以上二氧化碳潴留的宜用持续性控制性给氧,以达到既能将血氧含量提高到生命安全水平,又能避免二氧化碳过度升高对呼吸的抑制。氧流量通常控制在 $0.8\sim1.5$ L/min,使氧分压调整在 $6.7\sim8.0$ kPa($50\sim60$ mmHg);往往病情愈重,氧流量控制愈严格。若在前述治疗过程中神志状态恶化,呼吸明显抑制,咳嗽反射减弱,二氧化碳分压>10.7 kPa(80 mmHg)时,可试用呼吸兴奋药。对其效果尚有不同的看法。常用药物的疗效依次为吗乙苯吡酮、香草酸二乙胺、氨苯噻唑、巴豆丙酰胺及尼可刹米。重症呼吸衰竭经保守治疗 $12\sim24$ 小时无效时,应及时实施机械通气治疗。经鼻腔插管比经口腔或气管切开有更多的优点,已被普遍应用。在治疗肺血管病引起的肺源性心脏病时,对肺血栓形成或栓塞宜应用口服抗凝药(如华法林)或肺动脉血栓摘除术治疗;活动性肺血管炎需抗炎或服用肾上腺皮质激素。

(二)肺动脉高压的降压治疗

降低肺动脉压为辅助治疗手段,常用的血管扩张药有钙通道阻滞剂(硝苯地平)、肼屈嗪、肾上腺能受体阻断药(酚苄明、苄胺唑啉、妥拉唑林、哌唑嗪)、硝酸盐制剂及血管紧张素转换酶抑制剂(后者只用于缺氧性肺源性心脏病)。血管扩张药可产生某些不良反应,特别在重症,可引起低血压、低氧加重、矛盾性肺动脉压升高,甚至猝死,因此,应在密切监护下使用。

(三)心力衰竭的治疗

与一般心力衰竭的治疗基本相同,可慎用地高辛,使用利尿药、血管扩张药和血管紧张素转换酶抑制剂(卡托普利、依那普利)等。当并存有重度呼吸衰竭时,应侧重于使呼吸通畅,注意防止过度利尿引起排痰困难。

(四)稳定期的康复治疗

康复治疗的目的是稳定情绪,逆转的心理和心理病理状态,并尽可能提高心肺功能和生活质量。常用的疗法如下。

1.教育

对及其家庭成员进行有关肺源性心脏病的卫生常识教育和医护指导,以调动战胜疾病的主动精神。

2.长期家庭氧疗

每天吸氧至少15小时,长期坚持。这不仅能降低肺动脉压力,增加心排血量,缓解症状,增强体质,改善预后,甚至可使增厚的肺血管改变逆转。

3.中药扶正固本、活血化瘀治疗

常用的药物有黄芪、党参、白术、防风、茯苓、麦冬、五味子、丹参、当归、川芎等。

4.预防感冒、及时控制肺部感染

可用肺炎球菌疫苗和流感病毒疫苗预防肺内感染,也可试服黄芪或间歇注射核酪以提高肌体的免疫功能。继发于病毒感染的呼吸道细菌感染以流感嗜血杆菌、肺炎链球菌及部分革兰阴性杆菌最为常见,因此,应及时选用对这些细菌比较敏感的抗生素进行治疗。

5.改善心肺功能

常用的药物有肾上腺能受体激动药和茶碱类药物,部分可试用皮质激素。其他尚有气功疗法、呼吸治疗及物理治疗等。

四、护理措施

(一)心理护理

因长期患病,对治疗失去信心,护士应经常与谈心,解除对疾病的忧虑和恐惧,增强与疾病斗争的信心;同时要解决实际困难,使其安心治疗。

(二)生活护理

心肺功能代偿良好时,可让适当参加体能锻炼,但不易过度活动,还应注意休息。当出现呼吸困难、发绀、水肿等症状加重时、心肺功能失代偿时,应绝对卧床休息或半坐卧位,抬高床头减轻呼吸困难,给低流量持续氧气吸入,生活上满足需求,做好生活护理,加强巡视病情。

(三)基础护理

病室保持整洁、光线充足,经常开窗,空气对流,温湿度要适当。对长期卧床应预防压疮发生,保持皮肤清洁,每4小时按摩受压部位或给气垫床,骨突部位给棉垫圈或气圈,每天早晚用温水擦洗臀部,经常为翻身,更换衣服。保证营养供给,做好口腔护理,防止口腔溃疡、细菌侵入,必要时用朵贝尔液漱口。减少院内感染,提高护理质量。

(四)饮食指导

肺源性心脏病是慢性疾病,应限制钠盐摄入,鼓励进高蛋白、高热量、多维生素饮食,同时忌辛辣刺激性食物,戒烟、酒,出汗多时应给钾盐类食物,不能进食者可行静脉补液,速度不宜过快,以减轻心脏负担。

(五)控制感染

控制呼吸道感染是治疗肺源性心脏病的重要措施。应保持呼吸道通畅,可给氧气吸入,痰多时可行雾化吸入,无力排痰者及时吸痰,协助患者翻身;按医嘱给抗生素,注意给药方法和用药时间,输液时应现用现配,以免失去疗效;做好24小时出入量记录,对于全身水肿,注射针眼处应压迫片刻,以防感染。用利尿剂时,需观察有无水电解质紊乱及给药效果。

(六)密切观察病情,提高对病情的观察能力

要认真观察神志、发绀,注意体温、脉搏、呼吸、血压及心率变化,输液速度不宜过快,一般以20～30滴/分钟为宜,以减轻心脏负担。护士夜间加强巡视,因肺源性心脏病的死亡多发生夜间0～4时,询问病情要详细,观察有无上消化道出血及肺性脑病的征象,警惕晚期合并弥散性血管内凝血,发现情况及时报告医师,所以护士在抢救治疗肺源性心脏病中起着重要作用。

五、保健

(1)严寒到来时,要及时增添衣服,尽量避免着凉,不能让自己有畏寒感,外出时更要注意穿暖。因一旦受凉,支气管黏膜血管收缩,加之肺源性心脏病免疫功能低下,很容易引起病毒和细菌感染。一般先是上呼吸道,而后蔓延至下呼吸道,引起肺炎或支气管肺炎。此外,脚的保暖对肺源性心脏病也十分重要,不可忽视。

(2)多参加一些户外活动,接触太阳光。天气晴朗时早上可到空气新鲜处如公园或树林里散散步,做一些力所能及的运动,如打太极拳、做腹式呼吸运动,以锻炼膈肌功能,并要持之以恒。出了汗及时用干毛巾擦干,并及时更换内衣。研究结果表明,长期坚持力所能及的运动,可提高肌体免疫功能,能改善肺功能。运动量以不产生气促或其他不适为前提。避免到空气污浊的地方去。

(3)保持室内空气流通。早上应打开窗户,以换进新鲜空气。在卧室里烧炭火或煤火尤其是

缺乏排气管时,对肺源性心脏病不利,应尽量避免。

(4)生活要有规律。每天几点钟起床,几点钟睡觉,何时进餐,何时大便,何时外出散步,都要有规律。中午最好睡睡午觉。心情要舒畅,家庭成员要和睦相处。肺源性心脏病由于长期受疾病折磨,火气难免大些,应尽量克制,不要发脾气。

(5)吸烟者要彻底戒烟,甚至不要和吸烟者一起叙谈、下棋、玩牌等,因被动吸烟对肺源性心脏病同样有害。有痰要及时咳出,以保持气道清洁。

(6)要补充营养。肺源性心脏病多有营养障碍,消瘦者较多,但又往往食欲不好。原则上应少食多餐,还可适当服一些健胃或助消化药。不宜进食太咸的食品。

(7)肺源性心脏病并发下呼吸道感染的表现往往很不典型,发热、咳嗽等症状可能不明显,有时仅表现为气促加重、痰量增多或痰颜色变浓。这都应及时到医院就诊,不要耽误。

(8)自己不要滥用强心、利尿和普萘洛尔类药物。因用药不当可加重病情,甚至发生意外。

(9)有条件者可进行家庭氧疗,这对改善缺氧,提高生活质量和延长寿命都有所裨益。

(10)为提高肌体免疫功能,在严寒到来之前可肌内注射卡介苗注射液,每次 1 mL,每周 2 次,共 3 个月。这样可减少感冒和上呼吸道感染发生。

(孔春华)

第三节　老年人低血压

一、疾病简介

低血压是由于生理或病理原因造成血压收缩压<13.3 kPa(100 mmHg),平时我们讨论的低血压大多为慢性低血压。慢性低血压据统计发病率为 4% 左右,老年人群中可高达 10%。慢性低血压一般可分为三类。①体质性低血压:一般认为与遗传和体质瘦弱有关,多见于 20~50 岁的妇女和老年人,轻者可无如何症状,重者出现精神疲惫、头晕、头痛,甚至昏厥。夏季气温较高时更明显。②直立性低血压:直立性低血压是从卧位到坐位或直立位时,或长时间站立出现血压突然下降超 2.7 kPa(20 mmHg),并伴有明显症状。这些症状包括头晕、视物模糊、乏力、恶心、认识功能障碍、心悸和颈背部疼痛。直立性低血压与多种疾病有关,如多系统萎缩、糖尿病、帕金森病、多发性硬化病、围绝经期障碍、血液透析、手术后遗症、麻醉、降压药、利尿药、催眠药和抗精神抑郁药等,或其他如久病卧床,体质虚弱的老年人。③继发性低血压:由某些疾病或药物引起的低血压,如脊髓空洞症、风湿性心脏病、降压药、抗抑郁药和慢性营养不良症、血液透析患者。

二、主要表现

病情轻微症状可有头晕、头痛、食欲缺乏、疲劳、脸色苍白、消化不良及晕车船等;严重症状包括直立性眩晕、四肢冷、心悸、呼吸困难、共济失调及发音含糊,甚至昏厥、需长期卧床。这些症状主要因血压下降,导致血液循环缓慢,远端毛细血管缺血,以致影响组织细胞氧气和营养的供应,二氧化碳及代谢废物的排泄。尤其影响了大脑和心脏的血液供应。长期如此使肌体功能大大下降,主要危害包括视力、听力下降,诱发或加重老年性痴呆,头晕、昏厥、跌倒、骨折发生率大大增加。乏力、精神疲惫、心情压抑、忧郁等情况经常发生,影响了患者生活质量。据国外专家研究显示,低血压可能导致脑梗死和心肌梗死。直立性低血压病情严重后,可出现每当变换体位时血压迅速下降,发生晕厥,以致被迫卧床不起,另外可诱发脑梗死、心肌缺血,给患者、家庭和社会带来严重问题。

三、治疗要点

低血压轻者如无任何症状,无需药物治疗。主要治疗为积极参加体育锻炼,改善体质,增加营养,多喝水,多吃汤,每天食盐略多于常人。重者伴有明显症状,必须给予积极治疗,改善症状,提高生活质量,防止严重危害发生。近年来推出 α 受体激动剂管通,具有血管张力调节功能,可增加外周动、静脉阻力,防止下肢大量血液郁滞,并能收缩动脉血管,达到提高血压,加大脑、心脏等重要脏器的血液供应,改善低血压的症状,如头晕、乏力、易疲劳等症状。其他药物还有麻黄碱、二氢麦角胺、氟氢可的松等,中药治疗等效果和负作用有待进一步考察。

四、护理措施

(1)适当增加食盐用量,同时多饮水,较多的水分进入血液后可增加血容量,从而可提高血压。

(2)增加营养,吃些有利于调节血压的滋补品,如人参、黄芪、生脉饮等。此外,适当喝些低度酒也可提高血压。

(3)加强体育锻炼,提高肌体调节功能。体育锻炼无论对高血压或低血压都有好处。

(4)为防止晕倒,老年低血压平时应注意动作不可过快过猛,从卧位或坐位起立时,动作应缓慢一点。排尿性低血压还应注意,在排尿时最好用手扶住一样较牢固的东西,以防摔倒。

(5)药物治疗,可选用米多君、哌甲酯、麻黄碱等升压药及三磷腺苷、辅酶 A、B 族维生素及维生素 C,以改善脑组织代谢功能。

五、保健

(1)平时养成运动的习惯,均衡的饮食,培养开朗的个性,以及足够的睡眠。所以低血压的,应过规律的生活。

(2)低血压入浴时,要小心防范突然起立而晕倒,泡温泉也尽量缩短时间。

(3)对血管扩张剂、镇静降压药等慎用。

(4)有直立性低血压的人可以穿弹性袜。夜间起床小便或早晨起床之前先宜活动四肢,或伸一下懒腰,这样活动片刻之后再慢慢起床,千万不要一醒来就猛然起床,以预防短暂性大脑缺血。也可以在站立之前,先闭合双眼,颈前屈到最大限度,而后慢慢站立起来,持续 10~15 秒后再走动,即可达到预防直立性低血压的目的。

（孔春华）

第四节 老年人高脂血症

高脂血症是指脂质代谢或运转异常而使血浆中一种或几种脂质高于正常的一类疾病。由于血脂在血液中是以脂蛋白的形式进行运转的,因此,高脂血症实际上也可认为是高脂蛋白血症。老年人高脂血症的发病率明显高于年轻人。LDL、TC、HDL 与临床心血管病事件发生密切相关。

一、健康史

(1)询问患者病史,主要是引起高脂血症的相关疾病,如有无糖尿病、甲状腺功能减退症、肾病综合征、透析、肾移植及胆管阻塞等。

(2)询问患者有无高脂饮食、嗜好油炸食物、酗酒、运动少等不良生活和饮食习惯。

二、临床表现

患者血脂中一项或多项脂质检测指标超过正常值范围。此外,部分患者的临床特征是眼睑黄斑瘤、肌腱黄色瘤及皮下结节状黄色瘤(好发于肘、膝、臀部)。易伴发动脉粥样硬化、肥胖或糖尿病。少数患者有肝、脾大。此外,患者常有眩晕、心悸、胸闷、健忘、肢体麻木等自觉症状。但部分患者虽血脂高而无任何自觉症状。

三、实验室及其他检查

(一)血脂

常规检查血浆 TC 和 TG 的水平。我国血清 TC 的理想范围是 <5.20 mmol/L,$5.23\sim5.69$ mmol/L 为边缘升高,>5.72 mmol/L 为升高。TG 的合适范围是 <1.70 mmol/L,>1.70 mmol/L 为升高。

(二)脂蛋白

正常值 LDL<3.12 mmol/L,$3.15\sim3.61$ mmol/L 为边缘升高,>3.64 mmol/L 为升高;正常 HDL$\geqslant1.04$ mmol/L,<0.91 mmol/L 为减低。

四、心理-社会状况

了解老年患者对高脂血症的认识和患病的态度,有无治疗的意愿。

五、主要护理诊断

(一)活动无耐力

活动无耐力与肥胖导致体力下降有关。

(二)知识缺乏

缺乏高脂血症的有关知识。

(三)个人应对无效

个人应对无效与不良饮食习惯有关。

六、护理目标

(1)患者体重接近或恢复正常。

(2)患者血脂指标恢复正常或趋于正常。

(3)患者自觉饮食习惯得到纠正。

七、主要护理措施

(一)建立良好的生活习惯,纠正不良的生活方式

1.饮食

由于降血脂药物的不良反应及考虑治疗费用,并且大部分人经过饮食控制可以使血脂水平有所下降,故提倡首先采用饮食治疗。饮食控制应长期自觉地进行。膳食宜清淡、低脂肪,烹调用植物油,每天低于 25 g。少吃动物脂肪、内脏、甜食、油炸食品及含热量较高的食品,宜多吃新鲜蔬菜和水果,少饮酒、不吸烟。设计饮食治疗方案时应仔细斟酌膳食,尽可能与患者的生活习惯相吻合。以便使患者可接受而又不影响营养需要的最低程度。主食每天不要超过 300 g 可适当饮绿茶,以利降低血脂。

2.休息

生活要有规律,注意劳逸结合,保证充足睡眠。

3.运动

鼓励老年人进行适当的体育锻炼,如散步、慢跑、太极拳、门球等,不仅能增加脂肪的消耗、减轻体重,而且可减轻高脂血症。活动量应根据患者的心脑功能、生活习惯和身体状况而定,提倡循序渐进,不宜剧烈运动。若经过饮食和调节生活方式达半年以上,血脂仍未降至正常水平,则可考虑使用药物治疗。

(二)用药护理

对饮食治疗无效,或有冠心病、动脉粥样硬化等危险因素的患者应考虑药物治疗。治疗前应向患者进行药物治疗目的、药物的作用与不良反应等方面的详细指导,以利长期合作。向患者详述服药的剂量和时间,并定期随诊,监测血脂水平。常用的调节血脂药有以下几种。

1.羟甲基戊二酰辅酶 A(hydroxy-methyl-glutaryl coenzyme A,HMG-CoA)

HMG-CoA 主要能抑制胆固醇的生物合成。

2.贝特类

此类药不良反应较轻微,主要有恶心、呕吐、腹泻等胃肠道症状。肝、肾功能不全者忌用。

3.胆酸螯合树脂质

此类药阻止胆酸或胆固醇从肠道吸收,使其随粪便排出。不良反应有胀气、恶心、呕吐、便秘,并干扰叶酸、地高辛、甲状腺素及脂溶性维生素的吸收。

4.烟酸

烟酸有明显的调脂作用。主要不良反应有面部潮红、瘙痒、胃肠道症状。

(三)心理护理

主动关心患者,耐心解答其各种问题,使患者明了本病经过合理的药物和非药物治疗病情可控制,解除患者思想顾虑,使其保持乐观情绪,树立战胜疾病的信心,并长期坚持治疗,以利控制病情。

(四)健康教育

(1)向患者及其家属讲解老年高脂血症的有关知识,使其明了糖尿病、肾病综合征和甲状腺功能减退症等可引起高脂血症,积极治疗原发病。

(2)引导患者及其家属建立健康的生活方式,坚持低脂肪、低胆固醇、低糖、清淡的饮食原则,控制体重;生活规律,坚持运动,劳逸结合;戒烟、戒酒。

(3)交代患者严格遵医嘱服药,定期监测血脂、肾功能等。

(孔春华)

第五节　老年人痛风

痛风是嘌呤代谢紊乱所引起的疾病,其临床特点为高尿酸血症伴痛风性急性关节炎反复发作,痛风石形成和关节畸形,常累及肾脏引起慢性间质性肾炎和尿酸肾结石形成。近 10 余年来,我国医学工作者先后在不同地区对老年前期及老年期 2 847 例人群,进行了高尿酸血症发病情况的调查,共检出无症状性高尿酸血症 580 例,检出率为 20.4%。可见,痛风在我国老年人中也不少见。

一、病因

痛风与尿酸增高有关,引起高尿酸血症的原因,可以是尿酸产生过多,也可以是尿酸排泄减少,或生成超过排泄;或生成增多与排泄减少同时存在,均可使尿酸积累而出现血酸尿酸增高。痛风临床上分为原发性和继发性两类,原发性痛风系先天性嘌呤代谢紊乱性疾病,此类患者多有家族史,可能与遗传有关。继发性痛风多是由于其他疾病、药物等引起尿酸产生增加或排出减少,从而导致高尿酸血症。另外,痛风的发病与饮食结构、环境因素有一定关系。老年人运动减少,肥胖者多见,高血压和动脉粥样硬化可促使。肾脏功能逐渐减退。如果服用影响尿酸排泄药物,加之饮酒,进食高蛋白饮食等,可使老年继发性痛风增多。

嘌呤代谢紊乱引起体内尿酸聚积或因肾脏排泄尿酸减少均可引起高尿酸减少症。尿酸达到饱和状态时,尿酸结晶可在中枢神经系统以外的各部分,特别是关节部位和肾脏产生沉积,这种沉积可引起急慢性痛风性关节炎,急慢性尿酸肾病和尿酸肾结石等。

二、临床表现

原发性痛风多见于中年以上男性,随年龄增长而增多,男女之比约为 20∶1,脑力劳动者及营养良好的人发病较多。

(1)高尿酸血症患者可以没有任何症状,只是在化验血时,才知道血尿酸增高。

(2)急性痛风性关节炎是原发性痛风最常见的首发症状。常因手术、外伤、饮酒、食物过敏、过度疲劳等诱发。典型发作起病急骤,疼痛剧烈,多数在半夜突感关节剧痛而惊醒,数小时内症状发展至高峰,关节及周围软组织出现明显红、肿、热、痛和活动受限,可有关节腔渗液。常有发热,有时伴畏寒或寒战,白细胞数增高,红细胞沉降率增速。当关节疼痛缓解,肿胀消退时,局部皮肤可出现脱屑和瘙痒。

(3)痛风石及慢性关节炎进入慢性关节炎期,尿酸盐在关节内沉积增多,炎症反复发作,波及关节增多,最终使关节僵硬、畸形、活动受限。少数可累及肩、髋大关节及脊柱。痛风石是由于尿酸盐沉积于皮下等组织的一种表现,常发生于慢性痛风性关节炎,其出现率决定于高尿酸血症的程度和持续时间。痛风石小如芝麻,大如鸡蛋或更大,初起时质软,以后质硬。可见于身体任何部位。常见于外耳轮,蹠趾,指间,掌指关节附近,作为异物造成慢性炎症、纤维化及组织破坏,其中软骨和骨的破坏明显。

(4)尿酸结石肾结石中尿酸结石占 5%～10%,原发性痛风患者尿酸结石占 20%～25%,有的甚至是痛风首发症状。

(5)痛风性肾病尿酸结晶可沉积在肾间质或肾小管中,使肾功能受损,临床常出现蛋白尿、夜尿多,高血压等,严重时发展成尿毒症。

(6)痛风的其他伴发症嘌呤代谢紊乱常伴有高脂血症及心血管系统疾病。约71.4%的老年痛风患者体重超重,41%伴发高血压,62%伴高脂血症,冠心病和心肌梗死的伴发率也比非痛风的老年患者高。

三、实验室及其他检查

(一)血尿酸测定

血尿酸高,血尿酸＞0.41 mmol/L(7 mg/dL)(尿酸酶法)。

(二)尿液尿酸测定

24小时尿酸排出量高[正常饮食尿酸35.4 mmol/L(600毫克/24小时尿)],对鉴别尿路结石性质有帮助。

(三)滑囊液检查

急性期肿胀关节处滑液可见尿酸盐结晶。

(四)X线检查

慢性关节炎者X线显示邻近关节骨端圆形钻孔样缺损。

(五)痛风石特殊检查

对痛风结节可做活组织检查,或特殊化学试验鉴定。

四、诊断和鉴别诊断

根据病史、临床特点及实验室检查等可做诊断。本病须与化脓性、创伤性关节炎,类风湿关节炎,风湿性关节炎,假性痛风等相鉴别。

五、治疗

原发性痛风目前尚不能根治。防治目标:①控制高尿酸血症,预防发生过饱和的尿酸盐沉积;②迅速终止急性关节炎发作;③处理痛风石疾病,提高生活、生命质量。

(一)急性发作期的治疗

药物治疗越早越好。早期治疗可使症状迅速缓解,而延迟治疗则炎症不易控制。

1.秋水仙碱

秋水仙碱为首选药物,对本病有特效。治疗初剂量为1 mg口服,以后每2小时0.5 mg,直至疼痛消失或发生恶心、呕吐、腹痛、腹泻等胃肠道症状时停药,一般需4~8 mg,症状可在6~8小时内减轻,24~36小时内控制,以后可给0.5 mg,每天2~3次,维持数天后停药。如胃肠道反应严重,可将此药1~2 mg溶于20 mg生理盐水中,于5~10分钟内缓慢静脉注射,但应注意不能外漏,视病情需要可6~8小时后再注射。有肾功能减退者初24小时内不宜超过2 mg。由于疗效卓著,对诊断困难者可做试验性治疗。治疗中应注意白细胞低下及脱发等反应。

2.苯基丁氮酮或羟苯基丁氮酮

苯基丁氮酮或羟苯基丁氮酮有明显的抗感染作用,且能促进尿酸排出,对发病数天者仍有效。首次剂量200~400 mg,以后每4~6小时100~200 mg,症状好转后减少为100 mg,每天

3 次,连服 3 天。

3.吲哚美辛

吲哚美辛效果同苯基丁氮酮。剂量 25～50 mg,每天 3～4 次,连服 2 天,一般在 24～48 小时内症状消失。

4.炎痛喜康

剂量 20 mg,每天 1 次,饭后服。

5.布洛芬

每次 0.2～0.4 g,每天 2～3 次。

6.卡洛芬

本品为一非甾体抗炎药,其抗感染、镇痛、解热作用,主要是通过抑制前列腺素合成而产生。痛风急性发作:开始每天 600 mg,病情好转后应减少到合适剂量,疗程 3～6 天。

7.芬布芬

本品为一长效非甾体消炎镇痛药物。临床试验表明,本品消炎镇痛作用弱于吲哚美辛,但比乙酰水杨酸强,毒性比吲哚美辛小,胃肠道不良反应小于乙酰水杨酸及其他非甾体消炎镇痛药。每天 600～900 mg,1 次或分次服,多数患者晚上服 600 mg 即可。分次服时每天总量不得超过 900 mg。孕妇及哺乳期妇女,消化道溃疡者慎用。

8.ACTH 或糖皮质激素

上述药物无效或禁忌时用,一般以不用为好(易反跳)。ACTH 25 U 静脉滴注或 40～80 U 肌内注射,泼尼松每天 30 mg 等。曲安西龙(去炎松)5～20 mg 关节腔注射,一般在 24～36 小时缓解。

(二)发作间歇期和慢性期的治疗

1.排尿酸药

排尿酸药常用苯溴马隆,每天 25～100 mg,能抑制肾小管对尿酸重吸收,增加尿酸排泄而降低血尿酸水平,使血尿酸浓度维持在 0.36 mmol/L 或以上。已有尿酸结石形成和/或每天尿排出尿酸3.57 mmol 以上时不宜使用,肾功能不全者疗效降低。服药期间尤需注意大量饮水及碱化尿液,使尿液 pH 维持在 6.0～6.5,晨尿酸性时可以晚上加服乙酰唑胺 250 mg,以增加尿酸的溶解度,避免结石形成。

2.抑制尿酸合成药

抑制尿酸合成药适用于尿酸生成过多,又不宜使用排尿酸药的患者。常用别嘌醇,每次 100 mg,每天 2～4 次,极量为每天 600 mg,待血尿酸降至理想水平时,逐渐减至维持量。肾功能不全者剂量应减半。

(三)对症处理

1.尿酸性肾病

尿酸性肾病先予乙酰唑胺 500 mg,继而每天 3 次,每次 250 mg;在静脉滴注 1.25％碳酸氢钠及补充足够水分的同时,静脉注射呋塞米 40～100 mg,以增加尿流量;立即使用别嘌醇,开始剂量为每天每公斤体重 8 mg,3～4 天后减至每天 100～300 mg;严重者可予血液透析。

2.肾盂或输尿管尿酸结石致急性肾衰竭

肾盂或输尿管尿酸结石致急性肾衰竭除碱化尿液及使用别嘌醇外,可先行经皮肾造口术,以缓解肾外梗阻,再进一步处理肾结石。

3.关节活动障碍

关节活动障碍可进行理疗和体疗。

4.痛风石较大或经皮溃破

痛风石较大或经皮溃破可用手术将痛风石剔除。

六、常见护理问题

(1)疼痛:与关节炎性反应有关。

(2)预感性悲哀:与关节疼痛、影响生活质量有关。

(3)营养失调,高于肌体需要量:与进食高嘌呤饮食、饮酒、进食不节制、知识缺乏等有关。

七、护理目标

(1)患者疼痛减轻或消失。

(2)患者精神状况良好,了解痛风的相关知识,掌握合理进食原则,积极配合治疗。

八、护理措施

(一)一般护理

(1)注意休息,关节炎严重或急性发作时,应绝对卧床休息。抬高患肢,避免受累关节负重。休息至关节疼痛缓解72小时后可恢复活动。

(2)鼓励患者多饮水,每天保持在2 000 mL以上,同时口服碳酸氢钠以碱化尿液,增加尿酸的溶解度,避免结石形成。

(二)病情观察与护理

注意观察病情变化,观察秋水仙碱的疗效及不良反应,发现异常及时报告医师。注意使用时以相当于5～10倍容积的生理盐水稀释,宜缓慢,注射的时间不少于5分钟。

(三)健康教育

首先应去除有无引起继发性尿酸血症的原因,如调整合理的膳食、控制体重、治疗高血压和高脂血症以及避免利尿剂的长期应用等。平时应避免精神紧张、寒冷、过度劳累尤其应注意少进富含嘌呤中等含量的鸡、血、肉类、豌豆、扁豆、干豆类、蘑菇、龙须菜、芹菜、菠菜、菜花等。可采用的食品:乳类、蛋类及其他蔬菜,可鼓励患者多吃水果,痛风间歇期在免嘌呤普食范围内,可采用少量瘦肉、鸡肉、鱼肉等。

(孔春华)

第六节 老年人骨质疏松症

骨质疏松症(osteoporosis,OP)是一种以低骨量、骨组织细微结构衰退为特征,骨质脆性增加和易于骨折的一种全身性代谢性骨病。骨质疏松症分为原发性和继发性两类。老年骨质疏松症属于原发性骨质疏松症(POP)。其显著特点是易发生病理性骨折,患骨质疏松症(OP)的老年人较易发生股骨颈骨折、脊椎骨折,尤以髋部骨折及其并发症对老年人的威胁最严重,一年内可有 15％死亡,致残率达 50％。

原发性骨质疏松症(POP)可分为Ⅰ型和Ⅱ型两种亚型:Ⅰ型即绝经后骨质疏松症,发生于绝经后女性,其中多数患者的骨转换率增高,亦称为高转换型骨质疏松症。Ⅱ型骨质疏松症多见于 60 岁以上的老年人,总体女性发病率显著高于男性。

一、病因

30～40 岁时骨量的积累达到一生中的高峰。40～50 岁以后,骨量开始丢失。随年龄增长,骨代谢中骨重建处在负平衡状态。老年性骨质疏松,女性多发生在绝经后 20 年左右,男性大多在 60 岁以上发生。发病率女性高于男性,女:男约为 2:1。老年骨质疏松的发生与多种因素相关。

(一)遗传因素

多种基因的表达水平和基因多态性可影响骨代谢,如雌激素受体的基因、维生素 D 受体的基因等。另外,骨质疏松性骨折的发生与骨基质胶原和其他结构成分的遗传差异有关。

(二)内分泌因素

与老年性骨质疏松发生密切相关的内分泌因素包括以下两种。

1.雌激素

雌激素在骨重建的平衡中起着重要作用,女性绝经后雌激素水平的下降,易出现骨质丢失,引起骨质疏松。

2.甲状旁腺素(PTH)

随着年龄的增长,老年人因胃肠功能衰退,导致钙摄入不足或肠道对钙的吸收下降,则 PTH 分泌增加,维护血钙水平。而 PTH 可促进破骨细胞的作用,导致骨的吸收大于形成,引起骨质减少。

(三)饮食因素

钙是骨矿物中最主要的成分,维生素 D 有促进肠钙吸收、促进骨细胞的活性作用,磷、蛋白质及微量元素对于骨基质形成密切相关,这些物质的缺乏都可使骨的形成减少。

(四)生活方式

体力活动是刺激骨形成的基本方式,活动过少或长期卧床易使骨量减少发生骨质疏松。此外,光照减少、吸烟、酗酒等均是骨质疏松的诱发因素。

二、身体评估

(一)骨痛和肌无力

骨质疏松症较早出现的症状是骨痛,以腰背部疼痛为主,由脊柱向两侧扩散,久坐或久立疼痛加重,仰卧或坐位疼痛减轻,负重能力下降或不能负重。

(二)身高缩短和脊柱变形(驼背)

骨质疏松严重时,可因椎体骨密度减少导致脊椎椎体压缩变形。每个椎体缩短约 2 mm,身高平均缩短 3～6 cm。严重者因椎体压缩呈前、后高度不等的楔形,形成驼背。

(三)骨折

骨折是导致老年骨质疏松症患者活动受限,甚至引起寿命缩短的最常见、最严重的并发症。骨折的好发部位是脊椎的胸腰段、髋部和桡骨远端。常因轻微活动或创伤诱发,如打喷嚏、弯腰、负重、挤压或摔倒等。老年前期以桡骨远端骨折常见,老年后期以腰椎和股骨上端多见。脊柱压缩性骨折可引起胸廓畸形,使肺功能受损、心血管功能障碍,引起胸闷、气促、呼吸困难等表现。

三、辅助检查

(一)生化检查

主要有以下检查。

1.尿羟赖氨酸糖苷(HOLG)

尿羟赖氨酸糖苷是骨吸收的敏感指标,可升高。

2.骨钙素(BGP)

BGP是骨更新的敏感指标,可出现轻度升高。

(二)X线检查

当骨量丢失超过30%时X线摄片上才能显示出骨质疏松,因此,不利于早期诊断。主要表现为皮质变薄、骨小梁减少变细、骨密度降低、透明度增大。晚期出现骨变形及骨折。

(三)骨密度测定

采用单光子骨密度吸收仪(SPA)、双能X线吸收仪(DEXA)、定量CT(QCT)等方法可测出骨密度。按WHO 1994年的诊断标准,骨密度低于同性别峰值骨量的2.5个标准差及以上时可诊断为骨质疏松。

四、心理-社会因素

身体外形的改变会引起老年人的心理负担,不愿进入公共场所,也会因身体活动不便或担心骨折而拒绝锻炼,因身体不适加上外形变化的影响,可能使老年人的自尊心受到挫伤,从而不利于身体功能的改善。

五、常见护理问题

(1)慢性疼痛:与骨质疏松、肌肉疲劳、骨折等有关。

(2)躯体活动障碍:与疼痛、骨折引起的活动受限有关。

(3)潜在并发症:骨折与骨质疏松、过度运动有关。

(4)情境性自尊低下:与身长缩短或驼背有关。

六、护理实施

治疗和护理目标:①按照饮食与运动原则,合理进餐和运动,维持肌体的功能。②老年患者能正确使用药物或非药物的方法减轻或解除疼痛增加舒适感。③骨折老年人在限制活动期间未发生有关的并发症。④老年人能正视自身形象的改变,情绪稳定,无社交障碍。

(一)一般护理

1.营养与饮食

鼓励老年人多摄入含钙和维生素D丰富的食物,含钙高的食品有牛奶、豆制品、海带、虾米等,富含维生素D的食品有禽、蛋、肝、鱼肝油等。每天营养素的供应量:蛋白质60~70 g,蔬菜350~500 g,钙800 mg,维生素D 10 μg(400 IU),食盐<6 g,维生素C 60 mg。

2.活动与休息

根据每个人的身体情况,制订不同的活动计划。对能运动的老年人,每天进行 30 分钟左右的体育活动以增加和保持骨量;对因疼痛而活动受限的老年人,指导老年人维持关节的功能位,每天进行关节的活动训练。对因为骨折而固定或牵引的老年人,要求每小时尽可能活动身体数分钟,如甩动臂膀、扭动足趾等。

(二)减轻或缓解疼痛

通过卧床休息,使腰部软组织和脊柱肌群得到松弛可减轻疼痛,也可通过洗热水浴、按摩、擦背以促进肌肉放松。对疼痛严重者,可遵医嘱使用止痛药、肌肉松弛剂等药物。

(三)预防并发症

为老年人提供安全的生活环境或装束,防止跌倒和损伤。对已发生骨折的老年人,应每 2 小时翻身一次,保护和按摩受压部位,指导老年人进行呼吸和咳嗽训练,做被动和主动的关节活动训练,定期检查防止并发症的发生。

(四)用药护理

1.钙制剂

注意不可同绿叶蔬菜一起服用,以免因钙螯合物形成降低钙的吸收,使用过程中应增加饮水量,增加尿量以减少泌尿系统结石的形成,并防止便秘。

2.钙调节剂

钙调节剂包括降钙素、维生素 D 和雌激素。使用降钙素时要观察有无低血钙和甲状腺功能亢进的表现。服用维生素 D 的过程中,要监测血清钙和肌酐的变化。对使用雌激素的老年女性患者,应详细了解是否有乳腺癌等家族史和心血管方面的病史,注意阴道出血情况,定期做乳房检查。

3.二磷酸盐

如依替磷酸二钠、阿伦磷酸钠等,此类药物的消化道反应较常见,应晨起空腹服用,同时饮水 $200\sim300$ mL。至少半小时内不能进食或喝饮料,也不宜平卧,以减轻对消化道的刺激。静脉注射要注意血栓性疾病的发生。

(五)心理护理

通过与老年人倾心交谈,鼓励其表达内心的感受,明确忧虑的根源。指导老年人穿宽松的上衣掩饰形体的改变,强调老年人资历、学识或人格方面的优势,增强其自信心,逐渐适应形象的改变。

(六)健康指导

1.基础知识指导

通过书籍、图片和影像资料,讲解骨质疏松发生的原因、表现、辅助检查结果的解释及治疗方法。

2.日常生活指导

坚持适度的运动(每次半小时,每周 $3\sim5$ 次)和户外日光照晒,对预防骨质疏松有重要意义。在日常活动中,防止跌倒,避免用力过度,也可通过辅助工具协助完成各种活动。

3.饮食指导

提供老年人每天的饮食计划单,学会各种营养素的合理搭配,尤其是多摄入含钙及维生素 D 丰富的食物。

4.用药指导

指导老年人服用可咀嚼的片状钙剂,应在饭前 1 小时及睡前服用,应与维生素 D 同时服用,教会老年人观察各种药物的不良反应,明确各种不同药物的使用方法及疗程。

七、护理评价

老年人的疼痛症状减轻或消失;每天能合理地进食、活动和用药,躯体功能有所改善;无骨折发生或骨折后未出现并发症;情绪稳定,能正确对待疾病造成的影响。

（孔春华）

第十一章 皮肤科护理

第一节 皮炎和湿疹

一、面部皮炎

面部皮炎多指发生于面部的接触性皮炎、激素依赖性皮炎、颜面再发性皮炎、染发皮炎、脂溢性皮炎。可由多种原因引起,包括接触动物、植物花粉、化学性物质、化妆品、染发剂、长期应用激素、日晒、尘埃、食用高糖高脂饮食、酗酒、疲劳、情绪紧张等。

（一）一般护理

（1）积极寻找致敏原因,迅速脱离接触一切可疑的致敏物质,当接触致敏物后,立即用大量清水冲洗局部 10～30 分钟,将接触物洗去。

（2）饮食宜清淡,多食富含 B 族维生素的新鲜蔬菜、水果。面部皮炎急性期严格忌食辛辣腥发等易致敏与刺激性饮食,忌酒,尤其海鲜、牛羊肉会加重症状。脂溢性皮炎的患者,应减少高糖、高脂、辛辣食物的摄入。

（3）停用可疑化妆品,清水洗脸,避免一切不良刺激,做好防晒措施,忌用热水、肥皂水洗烫,忌搔抓,保持局部清洁、干燥、预防感染。

（二）专科护理

1.皮损的护理

（1）急性皮炎:轻度红肿、丘疹、水疱而无渗液时外用炉甘石洗剂。渗液少时可外用氧化锌糊剂。渗液明显时,可外用 3％硼酸溶液、0.1％依沙吖啶溶液冷湿敷,每天 2～4 次,每次 30～60 分钟。炎症较重、有渗出并发感染时,应使用冷气喷雾加庆大霉素溶液湿敷皮损处 20 分钟。

（2）慢性期,用冷气喷雾加中药面膜冷敷面部,外涂止痒剂,遵医嘱使用含有或不含有激素的霜剂。

（3）皮肤干燥者,可使用保湿剂,如保湿水、维生素 E 膏等,开始应少量使用并观察有无不适。

（4）脂溢性皮炎伴有睑炎者,应避免局部刺激,用棉签清洗局部,外涂四环素可的松眼膏。

2.病情观察

（1）观察颜面部有无潮红肿胀、瘙痒、丘疹、糜烂、水疱、渗出和灼热感等,不同的接触物质、部位、接触时间及个体差异决定了皮炎的反应程度。

（2）对于过敏体质的患者，初次使用某种化妆品时应非常慎重，事先应做皮肤斑贴试验，或在耳后及手臂内侧试擦，每天 1 次，连续 5～7 天，如无变态反应方可使用。

3.用药护理

（1）遵医嘱用药，停用其他任何外用药物，停用面部护肤或化妆品。

（2）激素依赖性面部皮炎患者，在停用激素类药物或治疗过程中可出现红肿热痛等临床症状加重现象，这是激素反跳现象，可逐步减量停用含有激素成分的药物，亦可用弱效激素替代强效激素逐步减量，避免反跳现象。

（3）面部出现水疱、糜烂、渗液破溃时，禁忌外用带颜色的药物，以免留下色素沉着。

（4）使用抗组胺药物应告知患者不良反应，避免从事驾驶、高空作业等。

（5）长期使用糖皮质激素药物应观察不良反应。

4.心理护理

大多数患者，尤其是女性患者，往往会出现烦躁、焦虑、抑郁等心理。因此每次治疗前后，护士要与患者耐心沟通与交流，告知患者形象改变只是暂时的，介绍治疗期间注意事项和有关诊疗的情况，建立相互信任的护患关系，使其配合治疗与护理。

（三）健康教育

（1）向患者讲解疾病的病因、治疗、预防及日常护理的知识。

（2）指导患者掌握饮食宜忌。

（3）指导患者洁面的方法。保持面部皮损清洁，炎症明显时，指导患者洗脸不可用热水，用温凉水洗脸，勿用香皂或去脂明显的洗涤品，不可用力搓洗，洗后用毛巾轻擦吸干水分。枕巾应每天更换清洗。

（4）告知患者避免过冷、过热刺激，冬季可戴口罩。避免蒸桑拿，热蒸汽可扩张皮肤表面血管，加重面部炎症反应，避免到淡水泳池游泳，消毒氯会加重面部变态反应。

（5）急性皮炎期，停止使用化妆品，皮肤干燥时，可外用无刺激性的护肤水，以减少面部刺激。

（6）瘙痒时勿搔抓，可用冷水外敷，或用手轻轻拍打。严重时可口服抗组胺药物。

（7）花粉过敏的患者，外出时可戴口罩。注意防晒，防止形成炎症性色素沉着。

（8）指导患者面部外用药物、化妆品时宜先选择局部少量使用，观察 3～5 天后，无刺激症状，方可逐步扩大使用范围。

（9）染发引起的面部皮炎，应注意避免洗发时，洗发水及头发接触面部，可采用仰头洗发，必要时可将所染头发剃除。

（10）脂溢性皮炎患者应劳逸结合，保持心情舒畅，避免情绪紧张。

（11）告知患者不要频繁更换化妆品，尽量选择不含香料、温和、无刺激性的护肤品。

二、湿疹

湿疹是一种常见的由多种内外因素引起的表皮及真皮浅层的过敏性炎症性皮肤病，以皮疹多形性、对称分布、剧烈瘙痒、反复发作为特点，易演变成慢性。可发生于任何年龄、任何部位、任何季节。根据临床症状分为急性、亚急性和慢性三期。急性期以丘疱疹为主的多种形态皮损，有渗出倾向。慢性期以苔藓样变为主。

（一）一般护理

（1）病室温湿度适宜，室温维持在 20 ℃左右、湿度保持在 50％～60％，人体感觉最舒适的环境，夏季开空调的时间不宜过长，冬季避免皮肤过度干燥，室内应使用加湿器。

（2）保持床单干燥、柔软、平整、无杂屑，随时清扫床上的痂皮、鳞屑等，减少刺激。

（3）避免接触变应原、花粉及宠物，被服应勤洗、勤晒，不宜到潮湿、灰尘较多的地方。避免接触易致敏的物质，室内不可摆放鲜花，输液时，使用脱敏胶布。

（4）给予患者高热量、高蛋白、高维生素、易消化及滋阴润燥的食物，滋阴、润燥、祛湿的食物有百合、梨、红枣、银耳、蜂蜜、豆浆、薏苡仁等。避免辛辣腥发的食物，禁止饮酒、浓茶、咖啡等易过敏与刺激性食物，母乳喂养的患儿母亲也应忌口。

（5）保持皮肤清洁、滋润，贴身义务选择穿纯棉、柔软、宽松、浅色衣物，勤换洗。每星期洗浴 1～2 次，不可过频，不宜搓澡。急性进展期禁止蒸桑拿，洗浴时水温以 38～40 ℃为宜，不宜过高。洗浴后应使用润肤剂。告知患者保护皮肤，避免搔抓、摩擦皮肤，防止感染。

（6）保持良好的情绪，突然的情绪变化可使瘙痒加重，避免不良心理刺激。因情绪为致病因素之一，告知患者保持稳定的心理状态至关重要。

（7）评估患者的睡眠情况，瘙痒严重影响睡眠时，应遵医嘱使用抗组胺或镇静药物。观察药物的疗效及睡眠的质量

（二）专科护理

1.皮损观察及护理

（1）急性期：①仅有红斑、丘疹而无渗出时，选用粉剂、洗剂，如炉甘石洗剂外擦。②当红肿、糜烂、渗出明显时，可选用溶液湿敷，如 0.1％依沙吖啶溶液、3％硼酸溶液、蛇床子黄柏溶液等。③渗出不多时，可使用含有糖皮质激素的软膏、油剂或糊剂，如紫草油、雷糊等。④如果伴有感染，首先清洗创面，再用抗菌溶液湿敷，必要时光疗，如红光、微波等促进表面干燥。⑤若皮肤表面覆有厚痂，外用抗菌药软膏清除厚痂，然后给予溶液湿敷。若伴有水疱，首先清除水疱，再进行湿敷。

（2）亚急性期：渗出不多时，选用糊剂或油剂，如无糜烂者宜用乳剂或霜剂，若选用糖皮质激素，通常选弱效或中效。

（3）慢性期：选用乳剂、软膏、硬膏、酊剂、涂膜剂局部肥厚明显时可选用药物封包疗法，通常选中、强效糖皮质激素。

（4）婴儿湿疹面积较小的皮损可用糖皮质激素软膏，面积较大时可行肛门灌注中药方法；脂溢性湿疹的痂可外用植物油软化后去除。

2.瘙痒护理

（1）避免各种外界刺激，如抓、烫、肥皂擦洗，洗澡不宜过勤，洗浴后要涂擦护肤乳液或护肤油。

（2）局部瘙痒剧烈、皮肤温度高，可使用冷湿敷。

（3）转移患者的注意力，如听音乐、看电视或与亲友聊天等，感觉瘙痒难忍，可用手掌轻轻拍打，以代替抓挠。

（4）夜间瘙痒感觉加重，服药时间应在睡前 1 小时，睡前不要看刺激情绪的电视或书籍。

（5）内衣裤、鞋袜应宽大、透气、清洁、柔软，不用毛、丝、人造纤维等物品。

3.特殊部位护理

（1）皮疹发生在乳房部位，避免穿文胸、紧身内衣，乳房下皮疹渗出破溃时，应将乳房托起，暴

露皮损,促进通风干燥,预防感染。

(2)皮疹发生在手部,应避免皮损接触水、污物等,使用强酸、强碱性洗涤剂时应戴手套。

(3)皮疹发生在足部,穿纯棉袜子,穿宽大的拖鞋,外出时穿宽松透气性好的鞋如布鞋。

(4)对于头部皮损较重的患者应将头发剃掉便于药物治疗。应选择纯棉、颜色浅的枕巾,每天更换清洗。

(5)对于外阴处有皮疹破溃者,应穿纯棉长裙,避免穿内裤,必要时使用支被架,减少摩擦,避免感染发生。

4.用药护理

(1)抗组胺药物可引起部分患者困倦,睡眠增多,对于老年合并内科病症的患者须注意鉴别。

(2)长期使用免疫抑制剂和糖皮质激素药物时,注意观察不良反应。

(3)指导患者正确按医嘱使用外用药物,注意外用药物的浓度,高效激素禁用于面部及外阴部皮肤。低效激素可用于面部,但不可长期应用,以免发生激素性皮炎。

5.心理护理

因病程长,反复发作,故患者心理负担重,对治疗缺乏信心,且剧烈的瘙痒使患者心情烦躁、坐立不安,所以应多关心、体贴、同情患者,耐心讲解湿疹发病的有关因素,介绍治疗成功病例,以解除患者的顾虑,增强信心,以良好稳定的心理状态接受治疗。

(三)健康教育

(1)积极寻找变应原,消除诱因。

(2)保持平和心态,避免不良心理刺激。告知患者保持稳定的心理状态至关重要。

(3)指导患者保持皮肤清洁、滋润,避免使用碱性强的洗护用品。

(4)指导患者掌握饮食宜忌,合理饮食,注意休息,劳逸结合,适当体育锻炼,增强体质。

(5)遵医嘱用药,本病和患者自身的身体状况密切相关,内科疾病应及时诊治。

(6)避免接触变应原、刺激源及易致敏物质,被服应勤洗、勤晒。①已知对尘螨过敏的患者,家中不要使用空调和地毯,经常开窗通风换气,减少室内花粉、尘螨、尘土、动物皮毛等浓度,不宜到潮湿、灰尘较多的地方。②保持良好的室内空气湿度与温度,避免过热及出汗。③病情反复应及时就诊。

(张　迪)

第二节　红斑、鳞屑性皮肤病

红斑、鳞屑性皮肤病是一组病因不明,以红斑鳞屑或丘疹鳞屑为主要临床表现,尚可有水疱、脓疱等损害。本节介绍银屑病、红皮病、多形红斑和扁平苔藓的护理。

一、银屑病

银屑病,中医又名"白疕",俗称"牛皮癣",是一种常见的易于复发的慢性炎症性皮肤病。其症状初为针头或绿豆大小红色丘疹,逐渐扩大,有的丘疹互相融合形成斑片。表面覆盖有多层银白色鳞屑。春冬季易发或加重,夏秋季多缓解。感冒、精神紧张、酗酒、食用海鲜及牛羊肉、外伤等可诱发本病。临床上有4种类型：寻常型、脓疱型、红皮病型和关节病型。寻常型银屑病最常见，病情较轻。本病呈慢性经过。治愈后容易复发。

寻常型、关节病型银屑病患者按一般皮肤病护理常规护理。脓疱型、红皮病型银屑病患者根据病情按危重皮肤病护理常规护理。

(一)一般护理

(1)银屑病患者应避免与患有上呼吸道感染等有传染性疾病的患者同居一室，重症患者应实施保护性隔离，限制探视，避免感染或加重病情。

(2)病室空气新鲜流通，定期消毒，温湿度适宜，防止温度过高或湿度过低，加重皮损或瘙痒感觉。

(3)床铺保持平整、清洁、卫生，及时清扫皮屑，每天2次湿式清扫，鳞屑、痂皮多时，应随时清扫。

(4)鼓励患者进食高蛋白、高热量、高维生素、低脂肪饮食，如瘦肉、鸡蛋、豆制品及新鲜蔬菜、水果等，适当补充含钙食物，多饮水。忌食海鲜、辛辣刺激性食物，禁饮酒、浓茶、咖啡、吸烟。

(5)保持皮肤清洁、滋润，贴身衣物选择柔软棉质、宽松、浅色为宜，勤换洗。避免搔抓、摩擦皮损，防止感染。

(6)卧床患者，应加强巡视，满足患者的生活需要，帮助患者把常用物品(水杯、手纸等)、呼叫器放于伸手可及的位置，方便患者使用。

(7)密切观察病情变化，每天测量生命体征，尤其是体温变化，高热时，观察全身皮损情况，患者应卧床休息，禁用酒精擦浴，以免刺激皮肤加剧疼痛。可采用温水浴或冰袋物理降温，使用药物退热时，观察降温效果，大量出汗时及时擦干，更换潮湿的被服，注意保暖，避免着凉，补充充足的水分。

(8)医护人员做各项操作时应严格执行无菌原则，并注意保护皮肤，减少损伤。脓疱型、红皮病型或长期服用维A酸类药物的患者，静脉穿刺时，先用纱布包裹皮肤，再扎止血带，穿刺后用纱布包裹输液针柄再胶贴固定或使用透明敷贴固定，同时注意保护血管，尽量避开皮疹处。

(二)专科护理

1.皮损护理

(1)头部皮损较重的患者应将头发剪短便于药物治疗，待痂皮软化剥脱后可根据患者意愿剃除头发。

(2)每次擦药前先清除皮损处鳞屑、痂皮等，有条件者宜先用温水洗去皮损处沉积的药膏和鳞屑，软化皮肤，利于药物的吸收(急性期除外)。蛎壳样的痂皮剥脱避免用手撕扯，应用剪刀修平，擦药时皮损肥厚处多加按摩，以利于药物吸收。

(3)急性进行期，勿使用刺激性强的药物，以免皮损急剧加重、扩散形成红皮病，避免搔抓或机械性刺激以防止同形反应(即旧皮损无消退，新皮损不断出现，皮损浸润炎症明显，周围可有红晕，鳞屑较厚，针刺、搔抓、手术等损伤可导致受损部位出现典型的银屑病皮损，称为同形反应)注意防晒，外出可打伞或戴帽子。

(4)大面积使用较强的角质剥脱剂或有毒的药物时，应警惕药物中毒。例如，擦芥子气或蒽林软膏时，每次不宜超过全身面积的1/3，可分区涂擦不同药物，破损处禁忌涂擦，防止药物增加吸收而引起中毒反应。

(5)关节病型银屑病患者应注意保暖，避免接触冷水。根据病情，每天进行关节功能锻炼，逐渐增加活动强度和时间。

(6)银屑病患者伴有皮肤干裂时外涂油剂或软膏。

(7)药浴时,水温控制在36～38 ℃,治疗时间为15～20分钟;女性经期、体弱及有严重心血管疾病不宜药浴;药浴过程中应加强巡视、观察患者,发现不良反应立即停止治疗;严格消毒浴盆,防止交叉感染。

(8)紫外线照射:临床上多用中波或长波紫外线进行局部或全身皮肤照射,是辅助治疗银屑病的常用物理疗法之一。全身照射时应注意保护眼睛和阴囊,可佩戴护目镜,阴囊部位给予遮挡等保护;治疗当日避免日晒,以免出现严重的红斑、水疱;口服光敏剂的患者注意胃肠道反应。

2.病情观察及护理

(1)观察皮损发生的部位、形态、大小、面积、颜色,有无伴随症状等。

寻常型银屑病,以四肢伸侧,特别是肘部、膝部和骶尾部最为常见,常呈对称性,初起皮损为红色丘疹或斑丘疹,逐渐扩展为境界清楚的红色斑块,呈多种形态,上覆厚层银白色鳞屑,刮除成层鳞屑,犹如轻刮蜡滴即蜡滴现象,刮去银白色鳞屑可见淡红色发光半透明薄膜即薄膜现象,剥去薄膜可见点状出血,后者南真皮乳头顶部迂曲扩张的毛细血管被刮破所致。蜡滴现象、薄膜现象与点状出血是银屑病的典型表现。

关节型银屑病除皮损外可出现关节病变,关节病变与皮损可同时或先后出现,任何关节均可受累,包括肘膝的大关节,指、趾小关节,脊椎及骶髂关节。表现为关节肿胀和疼痛,活动受限,严重时出现关节畸形,类风湿因子常阴性。X线显示软骨消失、骨质疏松、关节腔狭窄伴不同程度的关节侵蚀和软组织肿胀。

红皮病型银屑病表现为全身性皮肤弥漫性潮红、浸润肿胀并伴有大量糠状鳞屑,其间可有片状正常皮肤(皮岛),可伴有如发热、表浅淋巴结肿大等全身症状。病程较长,易复发。

脓疱型银屑病:①泛发性脓疱型银屑病,常急性发病,在寻常型银屑病皮损或无皮损的正常皮肤上迅速出现钉尖至粟粒大小、淡黄色或黄白色的无菌性小脓疱,密集分布,可融合形成片状脓糊,皮损迅速发展至全身,伴有肿胀、疼痛和全身症状,可出现寒战和高热,呈弛张热型。患者可有钩状舌,指(趾)甲可肥厚浑浊。一般1～2周后脓疱干燥结痂,病情缓解,但可反复呈周期性发作。②局限性脓疱型银屑病,皮损局限于手掌及足趾,对称分布,掌部好发于大小鱼际,扩展至掌心、手掌和手指,跖部好发于跖中部及内侧。皮损为发生在红斑基础上的小脓疱,1～2周后脓疱破裂、结痂、脱屑,新脓疱又可在鳞屑下出现,时轻时重,经久不愈。甲常受累,可出现点状凹陷、横沟、众脊、甲浑浊、甲剥离及甲下积脓。

(2)治疗期间应观察有无新生皮疹或脓疱,关节活动情况,擦药时,应注意皮损的变化,如发现皮损面积扩大或加重时应停止擦药,同时报告医师。

(3)伴有大量脱屑的患者应注意观察其营养状况,有无低蛋白血症的出现,注意各项化验指标,如血清蛋白量等注意蛋白质的补充,选用优质蛋白如牛奶、鸡蛋、豆浆、猪瘦肉等,宜少食多餐。

(4)红皮病型银屑病、脓疱型银屑病的急性进展期时,应密切观察患者生命体征的变化,高热者按高热患者护理,可采用温水浴或冰袋物理降温。禁用酒精擦浴。

3.瘙痒的护理

避免用热水烫洗,切勿搔抓皮肤,防止继发感染,瘙痒明显时,可局部涂擦止痒药膏或用手轻轻按压、拍打皮肤,以减轻痒感。转移患者的注意力,如读书、听音乐、散步等。

4.关节的护理

(1)关节疼痛与肿胀:急性活动期应卧床休息,保持关节的功能体位,合理应用非药物止痛措施,如松弛术、皮肤刺激疗法(热敷、加压、震动),根据病情使用蜡疗、水疗、磁疗、超短波、红外线等物理疗法缓解疼痛。

(2)关节僵硬:鼓励患者早晨起床后行温水浴,或用热水浸泡僵硬的关节,而后活动关节,睡眠时可戴弹力手套保暖,减轻晨僵程度,根据患者的病情指导患者进行循序渐进的活动,避免发生关节强直。还可以按摩肌肉,防治肌肉痉挛。

(3)活动受限:护士应指导患者锻炼,使用适当的方法减轻关节的疼痛,再慢慢增进关节活动度,然后再做肌力训练,最后再加强耐力训练。训练患者做日常活动,包括饮食、更衣、洗漱等基本动作技巧,肢体锻炼如摸高、伸腰、踢腿及其他全身性伸展运动,配合理疗、按摩,增加局部血液循环,松弛肌肉,活络关节,活动苗应控制在患者能耐受程度,若活动后疼痛持续数小时,说明活动过量,应调整活动量,在症状基本控制后,鼓励患者及早下床活动,必要时提供辅助工具(如滑轮、弹簧、沙袋等)。

5.用药护理

(1)外用药的选用,应从低浓度向高浓度逐渐过渡急性期禁用刺激性强的外用药物。如必须使用时,用药前应小片皮肤试用。确认无刺激症状后方可使用。

(2)焦油类药物外用可抑制银屑病皮损,有异味并污染衣着,使用时应做好防护;主要不良反应有原发性刺激、毛囊炎、焦油痤疮及变应性反应等。

(3)蒽林软膏适用于静止或慢性银屑病斑,不可用于新出皮疹及炎症显著区,而部及糜烂区慎用,因其有肾毒性及刺激性,涂时应从低浓度开始,并观察肾脏功能,擦药时避免入眼以防引起结膜炎。告知患者蒽林可使编织衣物永久着色,涂擦药膏时应做好防护;还可使头发和皮肤暂时着色。

(4)卡泊三醇软膏具有很强的抑制表皮细胞增殖并诱导其分化的能力,不宜用于面部。告知患者卡泊三醇水外涂头部时,需用毛巾等遮挡发际,以免流淌至面部、耳部。如有过敏者立即停药。

(5)他克莫司软膏可使用药处皮损红斑和浸润减轻,皮肤厚度减少,但部分患者使用后有强烈的皮肤烧灼和瘙痒感,数天后症状通常会减轻或消失,但有些患者会有持续灼热感,应注意观察。

(6)维A酸类药物主要毒副作用为致畸,告知育龄女患者用药期间及停药后的2～3年内要持续采取避孕措施。服药期间有唇、眼、鼻黏膜干燥,皮肤弥漫性脱屑及毛发脱落,告知患者可在唇、鼻黏膜及脱屑皮肤处涂擦滋润膏剂。长期服用还可出现血脂升高、肝脏损害等,告知患者服药期间定期随诊、化验检测。

(7)甲砜霉素的不良反应主要是骨髓抑制,食欲缺乏、恶心、呕吐、腹痛、腹泻等胃肠道症状。

(8)免疫抑制剂可引起口腔及胃肠道黏膜损害,骨髓抑制,肝、肾功能损害。用药过程中应遵医嘱定期检查血、尿常规及肝、肾功能。鼓励患者多饮水,以减少肾毒性,加速药物排泄输液过程中加强巡视,防止药液外渗。

(9)外用糖皮质激素应严格掌握用药指征,长期或大面积使用糖皮质激素时不可突然停药。以免引起反跳脱象用药过程中观察其对皮肤的不良反应,如延缓伤口愈合、膨胀纹、毛细血管扩张、细菌感染、糠秕孢子菌毛囊炎、激素性痤疮、激素性红斑、紫癜、多毛症等,发现异常后及时通知医师,给予对症治疗。

6.心理护理

患者常因疾病的迁延不愈、病情反复、加重产生悲观、焦虑、抑郁、情绪不稳定、易激惹,严重者厌世、轻生,对生活失去信心等不良情绪反应。良好的心理、稳定的情绪是治疗疾病的根本,所以护理人员要多与患者交流、沟通,了解患者的想法、顾虑。做好心理疏导,亦可采用非药物疗法,如音乐疗法、放松疗法、运动出汗、行为疗法(生物反馈)等,使患者放松心情,增加自信心,积极配合治疗。

(三)健康教育

(1)向患者讲解疾病的诱因、治疗方法、日常护理的知识,强调休息、治疗及锻炼的重要性。

(2)指导患者保持居室空气清新,适当锻炼身体,增强体质,预防感冒。

(3)指导患者规律生活,保持乐观情绪,不过度劳累,不上火,不熬夜。

(4)指导患者养成良好的生活习惯,保证睡眠时间和质量,合理饮食,忌食鱼虾类、牛羊肉等食物,戒烟、酒。

(5)掌握皮肤护理的方法,注意个人卫生,勤洗澡、修剪指甲。

(6)正确使用内服药、外用药,强调遵医嘱用药的重要性,坚持长期、规范用药,定期门诊随访,避免盲目用药而加重病情。

(7)避免各种诱发因素,如感冒、精神紧张、感染、寒冷、潮湿、过劳、外伤等诱因。

(8)关节型银屑病患者,加强预防跌倒的保护措施,家庭有防滑、防绊、防碰撞措施。多步行、游泳等,应避免剧烈、有危险的运动,要循序渐进,持之以恒。

二、红皮病

红皮病又称剥脱性皮炎,是一种严重的皮肤疾病。急性期全身皮肤呈弥漫性潮红、肿胀、渗液,亚急性和慢性期皮肤浸润肥厚,大量脱屑,引起本病的主要原因有银屑病、药物过敏、皮炎、湿疹、恶性肿瘤、毛发红糠疹、落叶性天疱疮、泛发型扁平苔藓、全身性皮肤癣病、挪威疥、真性红细胞增多症等,此外,尚有部分患者原因不明。

(一)一般护理

(1)积极查找并治疗原发病。

(2)避免与患有上呼吸道感染等有传染性疾病的患者同居一室,重症患者应实施保护性隔离,限制探视,避免感染或加露病情。

(3)室内空气新鲜、流通、定期消毒、温湿度适宜。

(4)根据原发疾病选择合适的饮食。鼓励患者进食高蛋白、高维生素易消化饮食如瘦肉、鸡蛋、豆制品及新鲜蔬菜、水果,适当补充含钙食物,注意补充水和电解质。忌食海鲜、辛辣刺激性食物,禁饮酒、浓茶、咖啡、吸烟。

(5)保持皮肤清洁、滋润、床铺平整、干燥,及时清扫皮屑;贴身衣物选择柔软棉质、宽松、浅色为宜,勤换洗。

(6)每天测量生命体征,尤其是体温变化,密切观察皮损变化。高热时,嘱患者多卧床休息,采用温水浴或冰袋物理降温,禁用酒精擦浴;使用药物退热时,观察降温效果,大量出汗时及时擦干,更换潮湿的病服,注意保暖,避免着凉,补充充足的水分。

(7)医护人员做各项操作时应严格执行无菌原则,并注意保护皮肤,减少损伤。皮损严重者,静脉穿刺时,先用纱布包裹皮肤,再扎止血带,穿刺后用纱布包裹输液针柄再胶贴固定或使用透明敷贴固定,同时注意保护血管,尽量避开皮疹处。

(二)专科护理

1.皮损护理

(1)急性期皮损鲜红、肿胀、菲薄,给予植物油(如甘草油、紫草油)、硅油、氧化锌油剂、糖皮质激素软膏外涂,以保持皮损的滋润。

(2)继发感染时,加用百多邦、红霉素软膏、呋喃西林膏、氧氟沙星凝胶等抗菌药物。肿胀明显或有渗出时,可用 0.1%依沙吖啶溶液或中药连柏煎剂湿敷。

(3)亚急性及恢复期针对瘙痒剧烈、大量脱屑予以矿泉浴、淀粉浴及米糠浴等,再给予外涂药膏,以避免皮肤干燥,保持皮肤滋润。

(4)伴有大片状脱屑,应用无菌剪刀将已脱落的大片皮屑剪除,严禁用手撕脱表皮。

2.病情观察及护理

(1)皮损观察:①急性红皮病,发病急骤,皮损初为泛发的细小密集斑片、斑丘疹,呈猩红热样或麻疹样,迅速融合成全身弥漫性潮红、水肿,以面部、肢端显著,伴大量脱屑,呈大片或细糠状,掌跖可呈手套或袜套样脱屑,手足四肢关节面出现皲裂,甚至出现脱发,口腔、外阴及褶皱部位常受累,出现糜烂、渗出,伴有剧烈瘙痒,经过 1～2 个月后皮肤逐渐恢复正常,留有色素沉着。也可伴高热、全身乏力,以及肝、脾、淋巴结肿大等全身症状。②慢性红皮病,表现为慢性弥漫性浸润性潮红、肿胀,上覆糠状鳞屑。患者可有畏寒、低热和高热交替,还易继发感染及消化道功能障碍、心血管病变、内分泌失调等。

(2)注意体温的变化,有无发热或低体温现象,高热者按高热护理或遵医嘱应用退热药,儿童忌用阿司匹林。低体温者应注意保暖,多饮温热水,避免寒冷刺激。

(3)观察有无黏膜损害,注意眼、口腔、外阴、尿道口及肛门周围等处有无肿胀、充血、糜烂,保持黏膜部位的清洁卫生。①眼部护理,每天用生理盐水棉球清洁眼周皮肤,外涂红霉素眼膏;眼睑不能闭合者,应用生理盐水湿纱布覆盖双眼,定时取下,每天数次滴眼药水;注意用眼卫生,及时用无菌棉签擦净分泌物,避免用脏手或不洁毛巾接触眼睛。②口腔护理,每餐后漱口,注意饮食卫生,温度适宜,避免冷、热刺激。③会阴护理,每天用温水清洁会阴;便后应清洗并使用湿巾轻轻拭干,穿纯棉、宽松的内裤;发生充血糜烂时可用抗菌溶液湿敷,避免摩擦刺激,必要时给予支被架撑起盖被,局部暴露,注意保护隐私。

(4)观察有无淋巴结肿大、肝大、脾大、贫血;注意有无咳嗽、咳痰等肺炎表现。

(5)注意心率、脉律的变化,有无心衰症状。

(6)注意营养状况,有无低蛋白血症、负氮平衡等,应加强营养,给予高蛋白易消化的饮食,必要时给予静脉补充蛋白。

(7)观察有无代谢紊乱引起的头晕、乏力,加强看护,预防跌倒。

3.用药护理

(1)因药物过敏引起发病者要停用一切可疑药物。

(2)避免使用刺激性强的药物(如卡泊三醇、维 A 酸类等外用),以防加重病情。

(3)阿维 A 酯:主要毒副作用为致畸,告知育龄妇女用药期间及停药后的 2～3 年内要持续采取避孕措施。服药期间有唇、眼、鼻黏膜干燥。皮肤弥漫性脱屑及毛发脱落,可在唇、鼻黏膜及脱屑皮肤处涂擦滋润膏剂。长期服用还可出现血脂升高、肝脏损害等,嘱患者服药期间定期随诊,监测血脂、肝功能、肾功能、血细胞等指标。

(4)使用退热药时,如大量出汗,应及时补充水及电解质,注意观察、记录用药后体温变化。

4.心理护理

(1)根据患者的心理特点,做好针对性护理。向患者耐心解释发病的原因及不良的心态对疾病的影响,给予劝导、安慰、鼓励,使其安心治疗,树立战胜疾病的信心。

(2)建立良好的护患关系,言语亲切,多沟通交流,针对患者不同心理进行不同的教育与指导,使患者对教育内容能够理解、接受及依从。

(3)规劝家属要理解、关心、同情患者,避免在患者面前讲刺激性话语,增加患者及家属对医务人员的信任,积极协助患者配合治疗。

(三)健康教育

(1)向患者讲解疾病的病因、发展、转归及预后等知识。

(2)指导患者规律生活,劳逸结合,适当锻炼,增强抵抗力。

(3)指导患者调整心态,树立信心,保持乐观情绪。

(4)指导患者合理饮食,戒(限)烟酒。

(5)注意个人卫生,保持皮肤清洁、滋润。

(6)进行护理方法指导,正确使用内服、外用药,强调遵医嘱用药的重要性,坚持长期用药,定期门诊随访。

(7)洗浴时避免使用过热的水、碱性皂类,浴后涂擦润肤霜。

(8)避免各种诱发因素,如精神紧张,酗酒,食鱼虾类、羊肉等食物及外伤等。

三、多形红斑

多形红斑为急性炎症性皮肤病,有自限性,皮疹多形,有红斑、丘疹、风团、水疱等,特征性皮疹为靶形损害即虹膜状皮疹,有不同程度黏膜损害,少数有内脏损害。根据病变的范围和症状轻重程度,临床上分为3型:红斑丘疹型、局限性水疱型和重症型。本病春秋季节好发,男性略多于女性,以10~30岁发病率最高,20%为青少年。病因尚不完全明确,已知的原因有病毒或细菌的感染,某些药物的应用(如磺胺类、巴比妥类、水杨酸盐类、苯妥英钠、疫苗、血清制品等),某些系统性疾患(如红斑狼疮、皮肌炎、结节性动脉周围炎、霍奇金病、恶性淋巴瘤、骨髓瘤等)均可引起本病。

(一)一般护理

(1)病室安静、整洁、温湿度适宜,室内空气新鲜,每天空气消毒1~2次。重症患者置于单人病房,实施保护性隔离,严格限制探视时间及探视人数。

(2)鼓励患者多饮水,尽快排除致敏药物,皮损面积大,渗出多者应鼓励患者多食高热量、高蛋白、高维生素、多汁易消化的食物,禁食辛辣腥发刺激性食物。口腔有糜烂、溃疡造成进食困难者,可遵医嘱先给予静脉胃肠外营养,然后再逐渐进食流食、半流食,并可适当加入治疗性膳食。

(3)监测生命体征,高热期间密切观察体温变化,避免使用药物降温,以冰袋物理降温为宜,同时观察、记录降温效果。发热出汗较多时,应及时擦干汗液,更换潮湿的病服,注意保暖,防止受凉。

(4)与患者共同查找变应原,去除可疑病因,停用可疑致敏药物,注意药物间有无交叉过敏,变应原一经确定应明确标识并详细告知患者及家属,避免再次接触变应原。

(二)专科护理

1.皮损护理

(1)保持皮肤黏膜的完整,保持全身干燥、清洁。

(2)眼、口腔、外阴保持清洁。

(3)只有红斑、丘疹而无水疱渗出者,可用炉甘石洗剂或糖皮质激素霜剂。

(4)水疱和大疱者按"疱液抽取法"处理。

(5)有糜烂渗出伴感染者应先清创,再用0.1%依沙吖啶溶液、3%硼酸溶液或黄柏、地榆煎液(黄柏、地榆各30 g,水2 000 mL)湿敷。

2.用药护理

(1)抗组胺药如氯雷他啶、西替利嗪、马来酸氯苯那敏等,服用这类药物可导致头晕、嗜睡、乏力、注意力不集中,还可出现黏膜干燥、瞳孔散大等不良反应,服用这类药不应从事驾驶及高空危险作业,另外,个别药过量使用有严重的心脏毒性作用。

(2)维生素C及钙质有参与肌体代谢、抗炎、抗过敏及镇静止痒的作用,静脉注射钙剂时勿漏出血管外,以免引起组织坏死,注射速度应缓慢,注意观察脉搏。避免发生心搏过强、心律失常或心搏停止于收缩期。

(3)大剂量使用糖皮质激素时应密切观察不良反应。

(4)抗菌药物应根据病情严格按医嘱使用,应用青霉素和头孢菌素类的患者注意询问过敏史并按要求做过敏试验,观察有无变态反应;氨基糖苷类如链霉素、庆大霉素等对肾脏、听神经有不同程度的毒性作用,应多饮水,观察听力有无改变;大环内酯类如红霉素、罗红霉素、阿奇霉素等有胃肠刺激性,宜饭后服用;喹诺酮类如氧氟沙星,治疗中如出现皮疹、瘙痒应立即停药并报告医,对用药时间长者应定期检查血常规及肝、肾功能。

3.病情观察及护理

(1)观察有无畏寒、发热、头痛、关节及肌肉酸痛等前驱症状。

(2)观察皮损的形态,有无红斑、丘疹、斑丘疹、水疱、大疱、紫癜和风团等;观察有无新生皮疹,皮损有无破溃糜烂及渗出,观察有无黏膜损害如口腔、鼻、咽、眼、尿道、肛门、呼吸道等。①红斑-丘疹型,多发于面颈部和四肢远端伸侧皮肤,口腔、眼等黏膜较少发生,典型表现为暗红色斑或风团样皮损,中央为青紫色或为紫癜,严重时出现水疱,形如同心圆状靶形皮损或虹膜样皮损,融合形成回状或地图状。自觉瘙痒或轻度疼痛、烧灼感,可留有暂时性色素沉着。②水疱-大疱型,常伴有全身症状,除四肢远端外,可向心性扩散至全身,口、鼻、眼、外生殖器黏膜可发生糜烂,渗出较严重,常发生浆液性水疱、大疱或血疱,周围有暗红色晕。③重症型,又称Slevens-Johnson综合征,发病急,全身症状严重,皮损为水肿性鲜红色或暗红色虹膜样红斑或瘀斑,相互融合,泛发全身,其上有水疱,大疱和血疱,尼氏征阳性,累及口鼻、眼、外阴、肛门黏膜,出现红肿、糜烂、溃疡,累及呼吸道、消化道黏膜可导致支气管肺炎、消化道出血等,可并发坏死性胰腺炎、肝肾功能损害,也可继发感染引起败血症,如不及时抢救,可危及生命。

4.疼痛护理

急性期应卧床休息,协助患者取舒适体位,合理应用非药物止痛措施,如松弛术、皮肤刺激疗法(冷敷、热敷、加压、震动),根据病情使用蜡疗、水疗、磁疗、超短波、红外线等物弹疗法缓解疼痛,疼痛明显者遵医嘱使用止痛药物并观察疗效。

5.瘙痒护理

避免用热水烫洗,切勿搔抓皮肤,防止继发感染,瘙痒明显时,可局部涂擦止痒药膏或用手轻轻按压、拍打皮肤,以减轻痒感。转移患者的注意力,如读书、听音乐、散步等。

6.心理护理

(1)针对患者心理状态、情绪不同,采取个性化疏导、安慰、暗示等手段,进行心理护理。

(2)患者卧床期间可听音乐、广播等,也可让家属为其读报,增加感官刺激,还可增加患者与家属沟通和交流的机会。

(三)健康教育

(1)向患者介绍疾病的病因、治疗方法、预防、日常护理的知识。

(2)按时门诊复查,如有病情变化随时就诊。

(3)保持心情舒畅,避免情绪刺激。

(4)按要求进行饮食调护。

(5)保持全身皮肤清洁,宜用温水洗澡,勤换内衣内裤。

(6)牢记变应原,避免再次使用致敏药物。

四、扁平苔藓

扁平苔藓(lichen planus,LP)是一种发生于皮肤、毛囊、黏膜和指(趾)甲的特发性炎症性皮肤病,典型皮损为多角形紫红色扁平丘疹,好发于四肢屈侧,黏膜常受累,病程慢性。病因尚不清楚,有自身免疫、遗传、病毒感染、精神因素、药物等可能与本病的发生及加重有关,部分患者可合并自身免疫性疾病(如白癜风、桥本氏甲状腺炎、结缔组织病及恶性肿瘤等)。本病临床上可分为多种亚型,如急性泛发性扁平苔藓、慢性局限性扁平苔藓、色素型扁平苔藓、肥厚型扁平苔藓及大疱型扁平苔藓等。

(一)一般护理

(1)室内空气清新、温湿度适宜,冬季避免空气干燥,湿度保持在50%~60%为宜。

(2)保持皮肤清洁、滋润,避免搔抓及烫洗等刺激。

(3)详细了解发病前的用药史,应停用可能诱发本病的药物。

(4)口腔扁平苔藓患者,牙填充材料等要去除。

(5)饮食宜清淡,限制烟、酒及刺激性食物。对于口腔糜烂、进食困难者应给予半流食或流质饮食,食物温度不可过热,以免引起口腔黏膜充血。

(6)光线性扁平苔藓患者应尽量避光或用遮光剂。

(二)专科护理

1.皮损护理

(1)发生于四肢屈侧者,保持皮肤清洁、滋润,避免搔抓,引起感染。可外涂糖皮质激素软膏、0.1%维A酸软膏等,皮损密集成片或融合成斑块,可应用局部封闭治疗。有皮损感染者,给予抗菌溶液湿敷,对症治疗。

(2)累及口腔颊黏膜,可见糜烂型口腔损害,保持口腔清洁,进食后用清水漱口,对于口腔卫生较差者,进行全口洁治,去除牙石及附着的斑菌。选用0.1%利多卡因或0.1 mg/mL地塞米松溶液在餐后及睡前漱口以缓解症状,加强口腔护理,每天2次;亦可选用雾化吸入,药物成分为200 mL生理盐水+10 mg地塞米松注射液+16万单位庆大霉素+5 mL 0.1%利多卡因注射液,取 7～10 mL 放入雾化吸入面罩进行吸入,每次 15～20 分钟,每天 1 次,连续 7～10 天;还可使用曲安奈德注射液 20 mg/mL＋2％利多卡因2 mL混合,在病损区基底部注射 0.5～1 mL 进行局部封闭治疗,治疗期间常规给予 2％碳酸氢钠漱口,每天 2～3 次,每周封闭 1 次,4 周为 1 个疗程,同时辅以抗真菌药物治疗。

(3)累及头皮者可造成永久性脱发,外用 2％～5％米诺地尔溶液外擦,每天 1～2 次,保持头皮清洁,每周清洗 2 次为宜。

(4)累及指(趾)甲者可见甲板增厚或变薄,出现纵沟、甲翼状赘肉,进而萎缩引起脱甲,可外用 0.05％维 A 酸软膏局部封包。每晚 1 次,连用 1～2 个月,保持指甲清洁,及时修剪,不可修剪过短,以免损伤甲床及周围皮肤。

2.病情观察

观察皮损发生的部位、形态、大小,自觉症状。

(1)四肢屈侧皮损典型表现为高起的紫红色扁平丘疹、粟粒至绿豆大小或更大,多角或圆形,界限清楚,表面有蜡样薄膜,可见白色光泽小点或细浅的白色网状条纹,密集融合成片或斑块,急性期可出现同行反应,常伴瘙痒。

(2)累及口腔颊黏膜,出现白色网状条纹,融合、增大及出现糜烂。

(3)头皮损害可造成永久性脱发。

(4)累及甲部,可出现甲板增厚或变薄,出现纵嵴、纵沟或甲翼状胬肉,还可引起脱甲。

3.瘙痒护理

避免用热水烫洗,切勿搔抓皮肤,防止继发感染。瘙痒明显时,可局部涂擦止痒药膏或用手轻轻按压、拍打皮肤,以减轻痒感。转移患者的注意力,如读书、听音乐、散步等。严重瘙痒患者,可用抗组胺药。

4.用药护理

肥厚型或皮损泛发可口服糖皮质激素(泼尼松)或维 A 酸类药物(如阿维 A),亦可应用氯喹、羟氯喹或氨苯砜,也可酌情选用免疫抑制剂、免疫调节剂、生物制剂等。若使用甲硝唑或灰黄霉素时,须注意监测其不良反应。

5.物理治疗

可采用PUVA 治疗或窄谱 UVB 治疗,液氮冷冻可用于口腔扁平苔藓的患者,损害常在 3 周内痊愈。激光治疗用于肥厚型斑块及疣状增殖型扁平苔藓,红斑鳞屑型损害。可用氩离子激光器照射治疗。

6.心理护理

护理人员应主动与患者及家属沟通,给予关心、理解、支持,向患者说明坚持配合治疗,本病是可以治愈的,消除其不良情绪。

(三)健康教育

(1)向患者讲解疾病的相关知识,包括病因、治疗方法等。

(2)定期门诊复查,坚持巩固治疗。

(3)消除或减轻精神紧张等因素,给予正确的心理疏导,稳定患者情绪,树立其战胜疾病的信心,提高生活质量。

(张　迪)

第十二章 糖尿病护理

第一节 血 糖 监 测

一、血糖监测的概念及重要性

血糖监测是糖尿病管理中的重要组成部分,其结果有助于评估糖尿病患者糖代谢紊乱的程度,制订合理的降糖方案,同时反映降糖治疗的效果并指导治疗方案的调整。目前临床上检测血糖途径有:毛细血管血糖、静脉血糖和组织间液血糖检测。其监测方式包括:便携式血糖仪监测、动态血糖监测(continuous glucose monitoring,CGM)、糖化血清蛋白(glycated albumin,GA)和HbA1c的测定。便携式血糖仪监测反映的是即刻的血糖水平,它与动态血糖监测还可以反映血糖的波动情况和监测低血糖的发生,是"点";GA 和 HbA1c 是判定糖尿病长期控制血糖总体水平的重要指标,是"线"。只有通过"点"与"线"的结合,才能既了解某些特定时间的血糖情况,又了解其在某一时期的总体水平。

二、血糖监测的方法及频率

(一)血糖监测的方法

1.便携式血糖仪监测血糖

便携式血糖仪进行的毛细血管血糖检测,是最基本的评价血糖控制水平的方式,能反映实时血糖,评估餐前和餐后高血糖及生活事件(锻炼、用餐、运动及情绪应激等)和降糖药物对血糖的影响,发现低血糖,有助于为患者制订个体化生活方式干预和有效的药物治疗方案。不同血糖仪血糖测定范围不同,血糖超过或低于测定范围时,仪器会显示"Hi"或"Low",应抽静脉血测定静脉血浆葡萄糖。

2.CGM

CGM 是通过葡萄糖感应器连续监测皮下组织间液的葡萄糖浓度而反映血糖水平的监测技术,可提供连续、全面、可靠的全天血糖信息,了解血糖波动的趋势,发现不易被传统监测方法所探测的高血糖和低血糖,测定范围 2.2~22.2 mmol/L。因此,CGM 可成为传统血糖监测方法的一种有效补充。

(1)原理:CGM 系统(continuous glucose monitoring system,CGMS)由葡萄糖感应器、线

缆、血糖记录器、信息提取器和分析软件5部分组成。感应器由半透膜、葡萄糖氧化酶和微电极组成,借助助针器植入受检者腹部皮下,并与皮下组织间液中的葡萄糖发生化学反应产生电信号。记录器通过线缆每10秒接受1次电信号,每5分钟将获得的平均值转换成血糖值储存起来,每天可储存288个血糖值。CGM的仪器有2种,分别是回顾式CGM和实时CGM。受检者佩戴记录器期间每天至少输入4个指尖血糖值进行校正,并输入可能影响血糖波动的事件,如进食、运动、使用降糖药和低血糖反应等。佩戴完毕后通过信息提取器将数据下载到计算机,用专门的软件进行数据分析,可获得连续的动态血糖变化信息。

(2)临床应用及适应证:CGM能发现不易被传统监测方法所探测到的高血糖和低血糖,尤其是餐后高血糖和夜间的无症状性低血糖。因此临床常应用于以发现与下列因素有关的血糖变化,如食物种类、运动类型、药物品种、精神因素、生活方式等;了解传统血糖监测方法难以发现的餐后高血糖、夜间低血糖、黎明现象、Somogyi现象等;帮助制订个体化的治疗方案;提高治疗依从性;提供一种用于糖尿病教育的可视化手段。

适用于:①1型糖尿病。②需要胰岛素强化治疗的2型糖尿病患者。③在SMBG指导下使用降糖治疗的2型糖尿病患者,仍出现无法解释的严重低血糖或反复低血糖,无症状性低血糖、夜间低血糖,无法解释的高血糖,特别是空腹高血糖、血糖波动大,出于对低血糖的恐惧,刻意保持高血糖状态的患者,SMBG结果良好但HbA1c始终不达标者。④妊娠期糖尿病或糖尿病合并妊娠。⑤患者教育,进行CGM可以促使患者选择健康的生活方式,提高患者依从性,促进医患双方更有效的沟通。⑥其他糖尿病患者如病情需要也可进行CGM,以了解其血糖谱的特点及变化规律。⑦其他伴有血糖变化的内分泌代谢疾病,如胰岛素瘤等,也可应用CGM了解血糖变化的特征。其中1型糖尿病、胰岛素强化治疗的2型糖尿病及血糖波动大的患者首选推荐CGM监测血糖。

3.静脉血糖

静脉血糖是通过静脉血测定的血浆葡萄糖,是糖尿病的临床诊断依据,通常以空腹血浆葡萄糖或葡萄糖耐量试验进行糖尿病筛查和诊断。

4.GA

GA是用血清糖化清蛋白与血清蛋白的百分比来表示的,反映2～3周平均血糖水平。

5.HbA1c

HbA1c也是通过静脉血测定的。HbA1c是反映2～3个月平均血糖水平,是评估长期血糖控制状况的金标准,也是临床决定是否调整治疗的重要依据。GA和HbA1c联合测定有助于判断高血糖的持续时间,可作为既往是否患糖尿病的辅助检测方法,客观评估代谢紊乱发生的时间和严重程度。根据《中国2型糖尿病防治指南》的建议,HbA1c在治疗之初至少每3个月检测1次,达到治疗目标可每6个月检查1次。

(二)血糖监测的频率及方案

血糖监测的各种方法中,最基本最常用的方法就是患者利用血糖仪进行的SMBG,SMBG作为糖尿病自我管理的一部分,可以帮助糖尿病患者更好地了解自己的疾病状态,并提供一种积极参与糖尿病管理、按需调整行为及药物干预、及时向医务工作者咨询的手段,从而提高治疗的依从性。但我国临床上对血糖监测的重视仍然不够,糖尿病患者仍缺乏针对血糖监测的系统的指导和教育。下面重点介绍不同情况下SMBG的监测频率、监测时间和监测方案。

1.SMBG频率和时间

SMBG的监测频率和时间要根据患者病情的实际需要来决定。

(1)SMBG 的频率。中国 2 型糖尿病防治指南(CDS)推荐:①使用胰岛素治疗的患者,在治疗开始阶段每天至少自我监测血糖 5 次,达到治疗目标后可每天监测血糖 2～4 次。②非胰岛素治疗的患者,在治疗开始阶段每周 3 天,5～7 次/天,达到治疗目标后可每周监测 3 天,2 次/天。③若患者的血糖控制较差或病情危重时,则应每天监测 4～7 次,直到病情稳定、血糖得到控制为止;当患者的病情稳定或已达血糖控制目标时,则可每周监测 3 天,2 次/天。不同指南对 SMBG的推荐频率详见表 12-1。

表 12-1　各类指南对 SMBG 频率的建议

治疗方案	指南	未达标或治疗开始时	已达标
胰岛素治疗	CDS(2010 年)	≥5 次/天	2～4 次/天
	ADA(2010 年)	多次注射或胰岛素泵治疗≥3 次/天 1～2 次注射;SMBG 有助于血糖达标,为使餐后血糖达标应进行餐后血糖监测	
非胰岛素治疗	IDF(2009 年)	每周 1～3 天,5～7 次/天(适用于短期强化监测)	每周监测 2～3 次餐前和餐后血糖
	CDS(2010 年)	每周 3 天,5～7 次/天	每周 3 天,2 次/天
	ADA(2010 年)	(包括)医学营养治疗者 SMBG 有助于血糖达标,为使餐后血糖达标应进行餐后血痰监测	

注:CDS,Chinese diabetes society,中华医学会糖尿病学分会;ADA,American diabetes association,美国糖尿病学会;IDF,international diabetes federation,国际糖尿病联盟。

(2)SMGB 监测时间:可选择一天中不同的时间点,包括餐前、餐后 2 小时、睡前及夜间(一般为凌晨2～3 时)。各时间点血糖的适用范围见表 12-2。

表 12-2　各时间点血糖的适用范围

时间	适用范围
餐前血糖	血糖水平很高或有低血糖风险时(老年人、血糖控制较好者)
餐后 2 小时血糖	空腹血糖已获良好控制,但 HbA1c 仍不能达标者;需要了解饮食和运动对血糖影响者
睡前血糖	注射胰岛素患者,特别是晚餐前注射胰岛素患者
夜间血糖	胰岛素治疗已接近达标,但空腹血糖仍高者;或疑行有夜间低血糖者
其他	出现低血糖症状时应及时监测血糖 剧烈运动前后宜监测血糖

2.SMBG 方案

(1)胰岛素强化治疗患者的 SMBG 方案:胰岛素强化治疗(多次胰岛素注射或胰岛素泵治疗)的患者在治疗开始阶段应每天监测血糖 5～7 次,建议涵盖空腹、三餐前后、睡前。如有低血糖表现需随时测血糖。如出现不可解释的空腹高血糖或夜间低血糖,应监测夜间血糖。达到治疗目标后每天监测血糖 2～4 次。多次胰岛素注射治疗的血糖监测方案举例见表 12-3。

表 12-3　多次胰岛素注射治疗的血糖监测方案举例

血糖监测	空腹	早餐后	午餐前	午餐后	晚餐前	晚餐后	睡前
未达标	√	√	×	√	×	√	√
已达标	√				√	√	√

注:√表示需测血糖的时间;×表示可以省去测血糖的时间。

（2）基础胰岛素治疗患者的 SMBG 方案：使用基础胰岛素的患者在血糖达标前每周监测 3 天空腹血糖，每 2 周复诊 1 次，复诊前 1 天加测 5 个时间点血糖谱；在血糖达标后每周监测 3 次血糖，即空腹、早餐后和晚餐后，每月复诊 1 次，复诊前 1 天加测 5 个时间点血糖谱。具体监测方案举例见表 12-4。

表 12-4　基础胰岛素治疗的血糖监测方案举例

血糖监测	空腹	早餐后	午餐前	午餐后	晚餐前	晚餐后	睡前
未达标 每周 3 天	√						
复诊前 1 天	√	√		√		√	√
已达标 每周 3 次	√	√				√	
复诊前 1 天	√	√		√		√	√

注：√表示需测血糖的时间。

（3）每天 2 次预混胰岛素治疗患者的 SMBG 方案：使用预混胰岛素者在血糖达标前每周监测 3 天空腹血糖和 3 次晚餐前血糖，每 2 周复诊 1 次，复诊前 1 天加测 5 个时间点血糖谱；在血糖达标后每周监测 3 次血糖，即空腹、晚餐前和晚餐后，每月复诊 1 次，复诊前 1 天加测 5 个时间点血糖谱。具体血糖监测方案举例见表 12-5。

表 12-5　每天 2 次预混胰岛素注射患者的血糖监测方案举例

血糖监测	空腹	早餐后	午餐前	午餐后	晚餐前	晚餐后	睡前
未达标每周 3 天	√				√		
复诊前 1 天	√	√		√		√	√
已达标每周 3 次	√				√	√	
复诊前 1 天	√	√		√		√	√

注：√表示需测血糖的时间。

（4）未使用胰岛素治疗者的强化血糖监测方案：每周 3 天每天 5～7 点血糖监测，主要在药物调整期间使用。

（5）未使用胰岛素治疗的低强度血糖监测方案：每周 3 天每天一餐前后的血糖监测，以此既掌握血糖控制趋势又能了解进餐对血糖的影响，如疑有无症状低血糖则应重点监测餐前血糖。

（三）尿糖的自我监测

SMBG 是最理想的血糖监测方法，有时条件受限时无法测血糖，也可采用尿糖来测定。尿糖控制目标是任何时间尿糖均为阴性，但尿糖对发现低血糖没有帮助。在肾糖阈增高（如老年人）或降低（妊娠）等特殊情况时，尿糖监测对治疗的指导作用意义不大。

三、血糖监测的注意事项及影响因素

（一）血糖监测的注意事项

（1）血糖仪第一次使用时要调整时间和日期，开启新试纸时应注明开启时间。

（2）取试纸前要确保双手皮肤干燥，不要触碰试纸条的反应区，避免试纸发生污染。取试纸后一定要盖紧瓶盖。

(3)测血糖前,确认血糖仪上的号码与试纸号码一致,血糖试纸在效期内且干燥保存。

(4)消毒液干透后实施采血。根据手指表皮的厚度选择采血针,让血液自然流出。在取血过程中勿过分按摩和用力挤血。

(5)一次吸血量要足够,检测时不挪动试纸条或倾斜血糖仪。

(6)采血部位要交替轮换,不要长期刺扎一个地方,以免形成瘢痕。

(7)采血针一次性使用。

(二)影响血糖准确性的因素

(1)贫血患者用血糖仪测定血糖结果偏高;红细胞增多症、脱水或高原地区则会偏低。

(2)消毒液未待干就进行测量,残余消毒液影响测定值。

(3)患者过度紧张会使血糖升高。

(4)患者静脉滴注葡萄糖,血液中存在大量干扰物,如非葡萄糖的其他糖类物质、维生素 C、高胆红素会使结果偏高,谷胱甘肽高尿酸会使结果偏低。

(5)外周循环良好,血糖监测结果更准确、可靠;外周循环差,使血糖结果偏低。

四、糖尿病患者居家自我血糖监测

SMBG 适用于所有糖尿病患者,但是在实际生活中大多数患者只注重药物治疗而忽略血糖监测,影响糖尿病患者 SMBG 的主要因素是患者自身原因,如知识缺乏且对血糖监测的重要性认识不足,对治疗的态度和信念缺乏,经济的原因等。因此,在患者开始进行 SMBG 之前,医护人员应加强有关血糖监测相关知识的健康教育,根据个体情况提供合理有效的血糖监测方案,并进行检测技术和检测方法的指导,包括自我监测血糖的步骤、何时进行监测、监测频率、如何记录和简单分析检测结果等。

(一)血糖控制目标

1.中国 2 型糖尿病患者

血糖控制目标,空腹 3.9～7.2 mmol/L,非空腹≤10 mmol/L,HbA1c<7.0%。

2.60 岁以下的患者

理想血糖控制目标是"2、4、6、8",2、4 即两个 4(4.4),指空腹血糖控制在 4.4～6.0 mmol/L,餐后血糖控制在 4.4～8.0 mmol/L。

3.60 岁以上且合并心血管疾病患者

空腹血糖<7.0 mmol/ L,餐后血糖<10.0 mmol/L,平稳降血糖,不可过猛。

4.妊娠糖尿病患者和儿童、青少年 1 型糖尿病控制目标

(1)妊娠糖尿病患者:①妊娠前血糖控制目标,空腹或餐前血糖控制在 3.9～5.6 mmol/L (70～100 mg/dL),餐后血糖控制在 5.0～7.8 mmol/L(90～140 mg/dL),HbA1c 尽量控制在 6.0%。②妊娠期间血糖控制目标,空腹或餐前血糖<5.6 mmol/L(100 mg/dL),餐后 2 小时血糖≤6.7 mmol/L(120 mg/dL),HbA1c 尽量控制在 6.0%以下。

(2)青少年 1 型糖尿病控制目标:由于 0～12 岁的患儿血糖波动幅度较大,为生长发育和特殊的生理情况,控制血糖范围不宜过低,空腹或餐前血糖尽量控制在 5.0～10.0 mmol/L(90～180 mg/dL),HbA1c 控制在 7.5%～8.5%;13～19 岁的青少年患者空腹或餐前血糖控制在5.0～7.2 mmol/L(90～130 mg/dL),HbA1c 尽量控制在 7.7%以下,若无明显低血糖发生 HbA1c 控制在 7.0%以下更好。

(二)SMBG 的管理

(1)根据自己经济情况选择准确性高、操作简便的血糖仪,并定期使用标准液进行校正。试纸不能过期,不同品牌试纸保质期不同,购买试纸时看清楚保质期,试纸开封后必须在 3 个月内用完,并密封干燥保存。

(2)测血糖时应轮换采血部位,为减轻疼痛程度,等消毒液待干后在手指侧面采血,而不是在指尖或指腹采血,采血量要足,勿使劲挤压。冬天时,手指温度太冷血供受影响,等手指暖和后再采血。

(3)采血针丢弃在指定的专用容器或加盖的硬壳容器等不会被针头刺穿的容器中,防止扎伤,容器装满 2/3 后,盖上盖,密封后贴好标签,放到指定地点。

(4)准备一个血糖记录本,每次检测血糖后正确记录血糖值,测血糖的日期、时间,是餐前还是餐后。必要时可记录血糖值与注射胰岛素或口服降糖药的时间、种类、剂量;影响血糖的因素,如进食种类、数量、运动量、生病情况;低血糖症状出现的时间、症状等,方便就医时为医师诊断病情提供参考。

(5)如要外出旅行,应在旅行前 4 周做体检,并征求医师意见,加强 SMBG 了解血糖控制水平,如有高血糖倾向或血糖波动较大、发生感染、眼部、肾脏、足溃疡等病变时应禁止外出旅行。随身携带病情卡,出发前仔细检查血糖仪功能和电量,试纸的有效期和用量等,旅行期间坚持监测血糖,并做好记录。

(郭 宏)

第二节　胰岛素注射

胰岛素是临床最常用的治疗糖尿病的药物之一,胰岛素注射方式主要包括静脉注射和皮下注射。除非抢救或特殊情况(如糖尿病患者输注葡萄糖)胰岛素需静脉注射外,胰岛素一般应皮下注射。胰岛素注射技术与治疗效果息息相关,内容涉及注射装置和注射部位的选择、注射部位的轮换、针头的选择和注射角度、注射时机、注射流程及技巧等多个方面。

一、注射装置的选择

胰岛素皮下注射时,应避免将胰岛素注射到肌肉层。传统的胰岛素注射为有针注射,注射装置含注射器和针头。目前常使用的有胰岛素专用注射器、胰岛素笔和胰岛素泵,具有注射灵活、允许混合不同类型胰岛素制剂而减少每天注射次数的优点,但有患者因恐惧针头和疼痛而拒绝使用胰岛素。无针注射器(又称无针注射系统)是一种通过压力注射的设备,使用强大压力使胰岛素等小剂量药液通过安瓿前端的微孔,以"液体针"的形式瞬间透过表皮细胞,渗入皮下组织,消除了患者对针头的恐惧,从心理上减轻了患者的疼痛。在为患者选用胰岛素注射装置时要综合考虑患者的个人喜好和需要、视力状况、手的灵活性和混合胰岛素有无困难、各种注射装置的优缺点等因素。临床常用胰岛素注射装置的优缺点见表 12-6。

表 12-6　临床常用胰岛素注射装置

注射装置	优点	缺点
胰岛素专用注射器	无效腔小,剂量准确;可按需混合胰岛素;注射时药液浪费少、痛感小;注射后不需在皮下停留;价格便宜	使用时需抽取胰岛素,携带和注射较为不便;不能直接抽吸胰岛素笔芯
胰岛素笔	设置剂量时的声响提示利于视力不佳者使用;药笔一体,不需抽吸胰岛素,携带和使用方便;针头细小,减轻注射疼痛	不能自由配比不同类型胰岛素,除非使用预混胰岛素,否则需分次注射
胰岛素泵	模拟人体胰岛素的生理性分泌,兼顾存效降低血糖和减少发生夜间低血糖,操作简便,生活自由度大,尤其适合生活不规律者	价格较昂贵;需 24 小时佩戴,影响患者生活自由度;对使用者的 SMBG、生活自理能力和经济能力等要求较高
无针注射器	消除患者对针头的恐惧和疼痛感;药液分布广、扩散吸收快且均匀	价格较高;拆洗安装过程较复杂,可造成注射部位水肿、血肿及疼痛

二、皮下注射部位的选择和轮换

(一)注射部位的选择

(1)胰岛素皮下注射时宜选取皮下脂肪丰富的部位,常用部位包括腹部脐周 2.5 cm 外、大腿上端外侧、上臂外上侧、臀部外上侧(图 12-1)。不同注射部位吸收胰岛素速度快慢不一,腹部最高,其次依次为上臂、大腿和臀部。

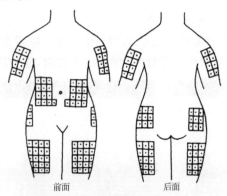

前面　　　后面

图 12-1　常用胰岛素注射部位

(2)由于不同胰岛素制剂的起效和作用时间不同,临床常用于控制不同时间的血糖,适当的部位选择可以更好保证这一治疗目的。短效胰岛素和速效胰岛素最好选择腹部注射,尤其是用于紧急降低高血糖时;中效胰岛素或者长效胰岛素最好选择臀部或大腿注射。

(3)妊娠期末三个月应避免在脐周注射;有剖宫产手术风险者,妊娠后期应避免在前腹部注射,可在侧腹部捏皮注射。

(4)运动前,不要在运动的部位注射胰岛素。

(二)注射部位的轮换

注射部位的轮换可以有效预防注射胰岛素后产生的局部硬结和皮下脂肪增生,包括不同注射部位之间的轮换和同一注射部位内的轮换。

(1)不同部位之间的轮换:将注射部位(图 12-2)等分为四个区域(大腿或臀部可等分为两个区域),每周使用一个等分区域并始终按顺时针方向进行轮换。

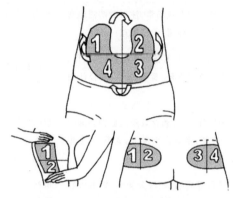

图 12-2　胰岛素注射部位轮换

(2)同一注射部位的轮换:为避免短时间内重复的组织损伤,在任何一个等分区域内注射时,注射点间应至少间隔 1 cm。

(3)注射前检查注射部位,做好注射部位的清洁和消毒,不在发生皮下脂肪增生、炎症或感染的部位注射胰岛素。一旦注射部位出现疼痛、凹陷或硬结等现象,应立即停止在该部位注射,直至症状消失。

三、注射针头和进针角度的选择

(一)胰岛素注射笔针头和进针角度的选择

临床有多种规格胰岛素注射笔针头可供选择(图 12-3),应根据患者的身体状况、药理学和心理学等因素,选择适宜的胰岛素注射笔针头,保证皮下注射,避免注射到肌肉,减轻患者疼痛。

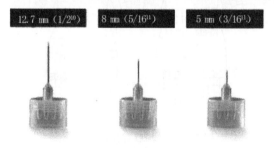

图 12-3　胰岛素注射笔针头

1.儿童及青少年

(1)不推荐使用长度超过 6 mm 的针头。4 mm 和 5 mm 针头垂直皮肤进针时大多数儿童和青少年不需捏皮,但身材瘦小或选择四肢部位注射者需捏皮形成皮褶后再注射;6 mm 针头需45°进针,可以不捏皮。

(2)尽量避免使用 8 mm 针头,如果只有 8 mm 针头可供使用,应捏皮并 45°进针。

(3)在上臂注射胰岛素时需捏皮注射,患者最好不要自行在上臂注射,除非使用 4 mm 或5 mm 的短针头。

(4)注射时不要按压皮肤出现凹陷,以避免注射到肌肉。

2.成人

(1)大部分成人患者在使用 4 mm、5 mm 和 6 mm 针头时,宜垂直进针且无需捏起皮肤,但极度消瘦患者需捏皮注射或 45°注射。

(2)使用长度≥8 mm 针头注射的患者,应捏皮注射或以 45°注射以避免注射到肌肉。

(二)胰岛素泵输注管路的选择

胰岛素泵输注管路按材质分为钢针和软针。按植入角度分为直插式(90°)和斜插式(30°～45°)。不同种类的输注管路具不同规格的针头,适用于不同的人群。

1.钢针

(1)优点:锐利,不需借助助针器而手工扎针完成注射,几乎无痛;不易弯折和堵管,能确保胰岛素输注通畅和稳定;创口小,愈合快,减少感染和皮下瘢痕产生;与胰岛素相容性好,不易引起过敏。

(2)缺点:偶尔在非进针部位感到疼痛,个别患者可能对不锈针钢材中的镍过敏,对恐针的患者有不良的心理刺激。

(3)适用人群:对软管有变态反应或偏爱硬针的患者;追求操作简单,输注可靠的患者;容易发生皮肤过敏和堵管的患者。建议使用时尽量选择腹部等不易活动的部位。

2.软针

(1)优点:软针埋置患者心理上更易于接受;舒适性高,活动时无针感。

(2)缺点:易脱出、打折和堵管,影响血糖控制;进针处针眼较大,可能出现瘢痕。

(3)适用人群:喜爱软针的患者;容易晕针的患者(助针器隐蔽注射);追求佩戴达到最大舒适度和方便性的患者。

3.直插式针头

(1)优点:舒适、美观;进针速度快,几乎无疼痛;皮下留置针管短,不易堵管。

(2)缺点:易脱出;针眼处不透明,不方便观察;不适用于经常运动的部位。

(3)适用人群:6 mm 针长适合婴儿、儿童、第二阶段孕周期(孕 28 周前)前的孕妇、偏瘦的成人、BMI 正常或偏低的人群;8～10 mm 针长适合 BMI 正常或偏高的人群。

4.斜插式针头

(1)优点:舒适性高;皮下留置软管长,不易脱落,特别适合运动佩戴;透明窗口可观察置针部位是否有红肿;30°～45°斜插植入,深度可控,特别适合体形偏瘦的人群。

(2)适用人群:喜爱软针患者;体形偏瘦或肌肉型患者;运动型患者(软针容易脱出);孕妇(从第二阶段孕周期开始);输注部位反复感染患者(透明窗口可观察置针部位是否红肿);13 mm 适合婴儿、儿童、BMI 偏低或正常人群;17 mm 适合 BMI 正常或偏高的人群。

四、捏皮方法

注射前,仔细检查注射部位,推测注射部位皮下组织的厚度,根据患者的体形、注射部位以及针头的长度,确定是否需要捏皮注射及注射角度。

(一)作用

捏起皮肤可以加深局部皮下组织的深度,避免肌内注射,有效提升注射的安全性。

(二)捏皮注射的方法

(1)用拇指、示指和中指提起皮肤(图 12-5A)形成皮褶。

(2)使用 4 mm 或 5 mm 针头时,大部分患者可使针头和皮褶表面呈 90°进针且无需捏起皮肤,但消瘦者除外;使用≥8 mm 针头时,需要捏皮和/或 45°进针以避免注射到肌内(图 12-4)。

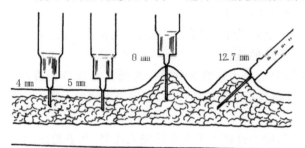

图 12-4　捏皮注射时正确的注射角度

(3)缓慢推注胰岛素,至活塞完全推压到底后,针头在皮肤内停留至少 10 秒钟后拔出(胰岛素笔)或立即拔出(胰岛素专用注射器)。

(4)松开皮褶。

(三)注意事项

(1)注意控制捏皮时的力度,过大可导致皮肤发白或疼痛。

(2)不要用整只手捏皮(图 12-5B),以免将肌肉及皮下组织一同提起。

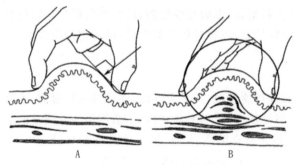

图 12-5　正确(A)和错误(B)的捏皮方式

(3)糖尿病伴有妊娠患者需在腹部注射时应捏皮注射。

五、胰岛素专用注射器注射胰岛素的护理

胰岛素专用注射器是将传统的 1 mL 空针进行改良。将 1 mL 的体积等分为 40 个刻度,匹配 U40(40 IU/mL)的胰岛素制剂,每小格 1 IU 胰岛素,刻度标记清晰可见,并标志数字,使用更加方便和准确;将可拆式针头改为固定针头减少了注射器的无效腔体积(图 12-6)。现以 BD 胰岛素专用注射器为例介绍操作规范。

(一)操作规范

1.操作前准备

(1)评估:①患者注射部位皮肤的颜色、温度、污染及感染等情况。②患者的合作程度。③必要时评估患者食物是否准备妥当,能否按时进餐。

(2)准备。①护士:洗手,戴口罩。②环境:清洁、安静,必要时遮挡保护隐私。③用物:U40 胰岛素制剂、胰岛素专用注射器、皮肤消毒液、消毒棉签、注射单、笔、表、速干洗手液、锐器盒、污物桶等。

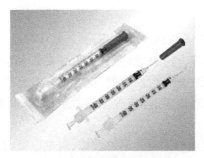

图 12-6 胰岛素专用注射器

2.操作流程

(1)备齐用物,携至床旁。

(2)呼叫患者床号、询问患者姓名,解释操作目的,取得同意。核对腕带。

(3)协助患者取合适的体位,选择注射部位。

(4)消毒手。

(5)核对医嘱,检查胰岛素制剂的种类、有效日期、瓶口是否密封无损。速效胰岛素和短效胰岛素外观澄清,若浑浊或有异物则不能使用;中效胰岛素及预混胰岛素外观浑浊为正常情况。检查耗材的有效期和包装是否完好。

(6)取下胰岛素药瓶上的保护盖,用消毒棉签蘸消毒液消毒胰岛素药瓶的橡皮盖和患者注射部位皮肤。若是中效或预混胰岛素,消毒前要将胰岛素充分混匀(将胰岛素水平滚动和上下翻动各 10 次,直至胰岛素转变成均匀的云雾状白色液体)。

(7)检查胰岛素专用注射器的有效期和包装是否完好。

(8)再次消毒胰岛素瓶盖和患者注射部位皮肤。

(9)打开注射器包装,取下胰岛素专用注射器的针帽,对照治疗单将注射剂量空气抽入注射器内。

(10)再次查对胰岛素无误后,针尖向下刺入药瓶橡皮盖,将空气推送入药瓶,倒转药瓶,使瓶底向上,针筒在下,针尖没入药液,缓缓拉动活塞,将足量胰岛素吸入注射器,尽量保证无气泡进入针筒。

(11)将针头从瓶内抽出,再次核对医嘱。

(12)左手拇指、示指和中指捏起注射部位皮肤形成皮褶,右手持注射器将针头垂直或 45°快速插入患者皮肤,确定针头进入皮下组织后,缓缓推动针柄,将胰岛素注入皮下组织。

(13)快速拔出针头,用干棉签轻压注射部位,切勿用力挤压与揉搓。

(14)将注射器弃于锐器盒,整理床单位,交代注意事项。

(15)消毒手,再次核对医嘱后在治疗单上签全名和时间。

(16)整理用物,离开病房。

3.操作后护理

(1)指导患者勿用力挤压与揉搓注射部位。

(2)告知患者注射胰岛素后勿运动,要按时进餐。

(3)告知患者低血糖的临床表现,如何预防和正确处理。

(4)对长期注射胰岛素的患者,要教会其胰岛素注射技术。

（二）操作注意事项

（1）确保胰岛素的种类、剂量及注射时间准确：胰岛素注射器只能用于 U40（40 IU/mL）胰岛素的注射；一般速效胰岛素餐前 5～10 分钟注射；短效胰岛素和预混胰岛素餐前 15～30 分钟注射；长效胰岛素类似物可于一天中任何时间注射，但时间应固定。

（2）混合使用长（中）、短效胰岛素时，应先抽短效胰岛素，再抽长（中）效胰岛素，顺序不能颠倒。

（3）注射胰岛素后避免过度活动接受注射的肢体，避免短时间内洗热水浴或过度揉压和热敷注射部位。

（4）正确储藏胰岛素，避免日晒或冷冻，避免剧烈晃动；没有开封的胰岛素最好储存在 2～8 ℃的冰箱冷藏室，在有效期内使用；已开封的胰岛素在有效期内，在 25 ℃以下室温可使用28 天。

（5）注射器只能一次性使用。

六、胰岛素笔注射胰岛素的护理

胰岛素注射笔又名胰岛素笔式注射器（图 12-7），包括笔身、笔芯（胰岛素）和针头，笔身上的显示窗口可清晰显示胰岛素的剂量，胰岛素注射笔使用的针头非常细小，能较好地保证注射的准确性和减少患者注射时的痛苦和精神负担。胰岛素注射笔分为可更换笔芯的胰岛素注射笔和不可更换笔芯的胰岛素特充注射笔。可更换笔芯的胰岛素注射笔可重复使用，但笔芯一旦用完需更换新的笔芯；胰岛素特充注射笔是一种预置胰岛素笔芯的一次性注射装置，无需更换笔芯，用完后废弃。目前，临床常用的胰岛素注射笔有诺和笔、优伴笔、来得时预填充笔、甘舒霖笔、万邦笔、联邦笔等系列。同一品牌的胰岛素注射笔只能与同一品牌的胰岛素笔芯匹配，使用方法也存在一定差异。现以诺和笔为例介绍胰岛素注射笔的操作。

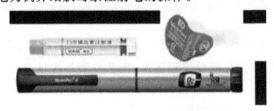

图 12-7　胰岛素注射笔系统

（一）操作规范

1.操作前准备

准备。①护士：洗手，戴口罩。②环境：清洁、安静。③用物：U100 胰岛素制剂（100 IU/mL）胰岛素笔、针头、皮肤消毒液、速干洗手液、消毒棉签、注射单、笔、表、锐器盒、污物桶等。

2.操作流程

（1）安装胰岛素笔（图 12-8）：①核对医嘱，检查胰岛素制剂。②检查胰岛素笔的旋钮和推杆是否正常。③扭开笔芯架，将推杆归位，装入笔芯，旋回笔芯架。④将笔放入治疗盘待用。

（2）注射胰岛素：①备齐用物，携至床旁。②呼叫患者床号、询问患者姓名，核对腕带，向患者解释操作的目的，取得同意。③协助患者取合适的体位，选择注射部位。④消毒手。⑤消毒笔芯前端橡皮膜和注射部位皮肤。⑥核对医嘱，检查针头包装和有效期。⑦再次消毒笔芯前端橡皮膜和注射部位皮肤。⑧取出针头,打开包装,顺时针旋紧针头。⑨摘去针头保护帽,排气后将旋钮调至所需单位数。如为中效或预混胰岛素,应在排气前充分混匀。⑩左手拇指、示指和中指捏起注射部位的皮肤,右手握笔按 45°(瘦人)或垂直(胖人)快速进针,右拇指按压旋钮缓慢匀速推注药液,注射完毕后针头在皮下停留至少 10 秒钟后再顺着进针方向快速拔出针头,剂量较大时需超过 10 秒。⑪取下针头弃于锐器盒,整理床单元,交代注意事项。⑫消毒手,再次核对医嘱后在注射单上签时间和全名。⑬收拾用物,离开病房。

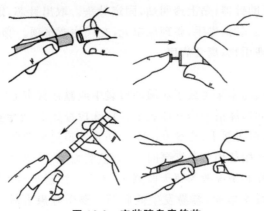

图 12-8 安装胰岛素笔芯

(3)操作后护理:①胰岛素笔一人一支,在笔杆上清楚标记床号、姓名、笔芯种类和装笔时间,在有效期内使用。②保持胰岛素笔身清洁,及时消毒。

(二)操作注意事项

(1)胰岛素笔只能注射 U100 胰岛素。胰岛素笔与胰岛素笔芯要相互匹配。

(2)每次注射前要确认笔内有足够剂量的胰岛素。

(3)每套胰岛素笔和笔芯只能用于一个患者,患者间绝不能共用。

(4)针头一次性使用,注射前安装,排气后使用,使用后即取下弃于锐器盒。

七、胰岛素泵注射胰岛素的护理

胰岛素泵是一种人工智能控制的胰岛素输入装置,可以通过持续皮下注射基础率和餐前注射大剂量模拟人体胰岛素的生理性分泌,精细调节血糖。目前,国内使用的胰岛素泵主要有 MiniMed(美国)、ACCU-CHEK Spirit(瑞士)、丹纳(韩国)、微创火凤凰(中国)等系列。现以 MiniMed 712 泵为例进行介绍。

(一)操作规范

1.操作前准备

准备。①护士:洗手,戴口罩。②环境:清洁、安静。③用物:U100 速效或短效胰岛素制剂、胰岛素泵、储药器、输注导管、电池、助针器、配件、消毒液、消毒棉签、治疗单、笔、锐器盒、污物桶等。

2.操作流程

(1)安装耗材和设置胰岛素泵:①装电池,泵自检。②设置时间和马达复位。③核对医嘱,检查胰岛素和耗材的有效期和包装。将胰岛素灌装入储药器,接上输注导管。④将储药器放入胰岛素泵的储药室,轻轻旋紧,注意使刻度朝外。⑤按住 ACT 键不放,进行排气,至针头处见一小液滴变化,确认输注导管内无气泡后放松按键。⑥设置胰岛素类型(速效/短效)和基础率等参数。⑦将胰岛素泵装上配件,备用。

(2)安装胰岛素泵:①备齐用物,携至床旁。②呼叫患者的床号、询问患者姓名,查对腕带,向患者解释操作目的。③协助患者平卧或半卧,暴露穿刺部位,选择穿刺点。④消毒手。⑤消毒皮肤,待干。⑥核对医嘱和泵设置。⑦再次消毒皮肤。⑧将针头装入助针器,压下弹簧,取下保护膜和针套。⑨再次核对医嘱。⑩右手持助针器压住进针点皮肤,摁下按钮,将针头插入皮下;左手压住针翼,右手轻轻按下助针器;贴上透明贴,固定针头。取出针芯,定量充盈 0.3～0.5 IU 胰岛素。固定软管,标注时间。⑪消毒手,整理床单元,交代注意事项。⑫再次核对医嘱后,在注射单上签全名和时间。⑬整理用物,离开病房。

3.操作后护理

(1)胰岛素泵的保管:胰岛素泵可放于衣服的口袋中或佩在腰带上。洗澡时使用快速分离器将泵脱开,最好不超过 1 小时,沐浴完毕立即装上。特殊检查如 X 线检查、CT、MRI 等应使用快速分离器将泵取下,检查完后再接上,充盈 0.5 IU。防止管道过度扭曲、折叠。

(2)严密监测血糖:刚开始使用胰岛素泵时,每天监测血糖 7～8 次(三餐前、三餐后 2 小时、22:00、3:00),后根据血糖控制情况改为每天监测 3～4 次。注意观察患者的低血糖反应,尤其是置泵后 1 周内为胰岛素剂量调整期,容易发生低血糖。要做好患者教育,告知患者低血糖的症状。护士密切观察,及时指导患者适量加餐,并让患者掌握自救方法,确保安全。

(3)正确追加大剂量和调整泵的设置。

(4)皮肤护理:每天检查置针处皮肤有无红肿、水泡、硬结及贴膜过敏等现象。为防止输注部位出现免疫反应,3～7 天更换一次管路,如输注部位有发红、发痒或皮下硬结应立即更换,新置针部位与原部位相隔 2～3 cm。在更换管路前和更换管路后 1～3 小时监测血糖,以防止操作不当引起的胰岛素吸收不完全造成高血糖。更换管路的时间一般选择早晨和白天,尽量避免睡前更换管路。更换管路后给予大剂量有助于清除软针中可能存在的血液或组织液。

(5)报警的预防和处理:每天检查胰岛素泵运转是否正常,电池电量是否充足,观察胰岛素剩余液量,核对泵设置,及时更换耗材。熟悉泵常见报警原因和处理方法。

(6)健康指导:①坚持饮食和运动治疗。②根据身体情况适当运动。携带胰岛素泵时不宜做剧烈、幅度较大的运动,防止输液导管脱出。③沐浴、剧烈运动和特殊检查,如 X 线检查、CT、MRI 时应将泵取下,检查完后再接上。④防止管道的过度扭曲、折叠。⑤避免日光直接照射。⑥使用手机时必须与泵保持 10 cm 以上距离。⑦泵在使用中避免接触尖锐或坚硬的物品,避免被撞击、滑落,以免损坏仪器。⑧出院后长期带泵的患者,还要做好相关知识和操作培训,包括血糖监测、常见故障的处理、定期门诊随访等。

(7)心理护理:胰岛素泵治疗糖尿病在国内尚未得到广泛应用,大多数患者对于这种治疗方法缺乏了解,容易产生紧张、焦虑和疑虑心理。主要表现为怀疑胰岛素泵治疗的效果,带泵会给生活带来不便以及害怕胰岛素泵发生故障会出现危险,惧怕每天多次测指血糖带来的疼痛等。护士要向患者详细介绍胰岛素的生理分泌及作用特点,胰岛素泵的工作原理和基本操作过程,安泵后的注意事项和机器发生报警的应急处理,必要时介绍以前接受胰岛素泵治疗成功的病例。指导患者测血糖时根据手指皮肤正确调节采血针的深度,避开指尖、指腹等神经敏感部位,以减轻患者疼痛和紧张情绪,愉快接受胰岛素泵治疗。

(8)胰岛素泵的保养和维护:不要将泵置于过冷或过热的地方,以免胰岛素变性;胰岛素泵的马达和螺杆要用专用的润滑剂,避免使用其他润滑剂;停用的胰岛素泵不必取下电池,但须将基础率归零。

(二)操作注意事项

(1)胰岛素泵只能使用短效胰岛素和速效胰岛素。

(2)正确设置胰岛素泵的各种参数,胰岛素泵时间设置为当前时间,最好使用 24 小时制。

(3)胰岛素应提前 2～3 小时从冷藏箱中取出使与室温相近,避免抽吸胰岛素时因胰岛素受热在储药器中产生气泡。

(4)输注导管内不能有气泡。

（郭　宏）

第三节　踝肱指数的测量

一、操作规范

(一)操作前准备

(1)评估:①患者四肢有无水肿、皮肤破溃等情况。②患者的合作程度。

(2)准备。①护士:洗手,戴口罩。②患者:情绪稳定,安静休息 15～20 分钟,测量前数小时内不要吸烟、饮酒、喝茶或咖啡,测量前还应排空膀胱。③环境:安静、光线充足,温度适宜。④用物:多普勒血流探测仪、多普勒超声探头、测压计、医用超声耦合剂、速干洗手液、纸巾等。

(二)操作流程

(1)备齐用物,携至床旁。

(2)呼叫患者床号、姓名,核对腕带。向患者解释检查目的及注意事项,取得配合。

(3)松解上下肢体衣裤,协助患者取仰卧位,双手掌面朝上,双足稍外旋。

(4)将血压袖带缚于患者上臂,袖带下沿在肘窝上部 2～3 cm(2 横指),松紧以能插入一手指为宜。将医用超声耦合剂涂在多普勒超声探头顶端或肘前区,成 1～2 cm 的带状。

(5)打开多普勒超声探头,置于肘前区,探查动脉。与表面皮肤成 45°～60°,沿动脉走行区域缓慢移动,直至获得最强信号,把探头保持在该位置。

(6)对血压袖带充气,待动脉搏动声消失后,继续充气使压力再升高 2.7～4.0 kPa(20～30 mmHg)。缓慢平稳放气,压力下降速度为 2～4 mmHg/s,伴心律失常者 2 mmHg/s 或更慢。直到听到第一个搏动声,确定此时的血压读数后,迅速放气至 0 并记录此读数,用纸巾把耦合剂擦净。

(7)用相同的血压袖套适度的绑缚于同侧的踝关节上,袖带的下缘应位于踝骨上方。触诊内踝以确定胫后动脉位置,如果不能触及搏动,则把耦合剂涂在整个区域,然后按照步骤(5)、步骤(6)操作。

(8)触诊同侧的足背寻找足背动脉。然后按照步骤(5)、步骤(6)操作。

(9)同法测量另一足的胫后和足背动脉收缩压。

(10)同法测量另一侧上肢动脉收缩压。

(11)测压一般遵循右侧肱动脉→右侧胫后动脉→右侧足背动脉→左侧胫后动脉→左侧足背动脉→左侧肱动脉的顺序,也可从左侧肱动脉开始。对所有的患者最好采用相同的测量顺序。

(12)检查结束后用柔软、潮湿的布擦拭探头的顶部,清除耦合剂,盖好探头帽,放入支架内,妥善保存。

(13)整理用物及床单元。

(14)消毒手,再次核对患者信息后在治疗单上签全名和时间。

二、操作注意事项

(1)测量中,患者应保持平和心态,四肢放松,不宜握拳和大声说话、咳嗽或用力屏气。

(2)测压放气过程中如果指针在两个刻度之间,读数应取较高者。

(3)为减少操作者读数误差,可对同一动脉测量两次取平均值,前后两次间隔至少30秒以使静脉充血恢复。

(4)少部分患者踝部某一血压检测不到时,使用能检测到的结果进行计算。

(5)测量踝动脉压过程中,如果压力升至40.0 kPa(300 mmHg)仍不能使动脉搏动音消失,这是动脉中层钙化的明确证据,这种情况下测量值不是动脉压力的真实反映,应选择其他诊断检查,如趾肱指数(toe-brachial index,TBI)检测。

(6)勿对主机使用气体消毒、高压灭菌,以免发生任何的损坏,可用柔软的干布蘸一点水擦拭主机,再进行照射消毒。

(7)勿使用乙醇、稀释剂清洁探头,以免损坏探头。

(8)影响ABI的因素有动脉硬化、心律不齐、下肢局部皮肤水肿明显、患者准备不足、超声耦合剂不足、探头位置不正确、检测经验不足等。

三、结果解释

根据2010年中国2型糖尿病防治指南的规定,ABI正常值范围是0.91～1.30;≤0.90通常提示周围动脉病变;0.40～0.90,提示轻度至中度周围动脉疾病;≤0.40提示严重周围动脉疾病;＞1.3,高度怀疑患者有下肢动脉硬化,可测定足趾血压,通常认为足趾动脉是不会钙化的。测得的足趾收缩压和上肢动脉收缩压之比,得出TBI即趾动脉压/肱动脉压比值,正常值为≥0.7。如TBI＜0.7,强烈提示周围动脉疾病。

（郭　宏）

第四节　围术期糖尿病患者的护理

糖尿病是一种代谢性疾病,血糖控制差可增加手术创口感染的可能,影响患者的伤口愈合,延长住院时间;反之,手术作为身体的一种应激,可增加代谢控制的难度,甚至成为患者出现糖尿病酮症酸中毒等急性并发症的诱因。因此,围术期患者的护理十分重要。

一、饮食护理

(一)营养目标

(1)为患者提供生理所需的营养和能量。

(2)纠正代谢紊乱,维持正常血糖水平。

(3)均衡营养,做好术前准备。

(二)营养原则

(1)平衡膳食,提供患者均衡营养物质的摄入。

(2)正确计算每天所需热能,合理分配营养素。

(三)饮食计划

1.制定饮食计划

术前应根据患者的进食能力、疾病特点等制订科学的饮食计划,烹调时注意食品应清淡易消化。适当增加食物中蛋白质的比例、进食软流质饮食。

2.术前禁食、禁饮

手术当天根据手术类型禁食、禁饮 6～8 小时。

3.术后营养支持

术后早期进行营养支持,建议进食蛋白质高的食物(如肉类、蛋类、豆类、奶类等),因为蛋白质是参与组织修复、细胞更新极为重要的部分,具体饮食方案取决于手术类型;又因为术后患者肌体处于饥饿状态,容易分解体内脂肪和蛋白质,导致产生过多的酮体易诱发饥饿性酮症酸中毒。

二、运动护理

(一)运动的目的

1.增加对胰岛素敏感性

增加组织对胰岛素的敏感性,利于血糖的控制。

2.增加身体灵活度

增加身体灵活度,改善不良情绪。

(二)运动护理

1.术前

术前身体和心理要求足够的舒适、充足的休息,最好选择低强度的运动。例如:散步、太极拳、做操、气功等。

2.术后

根据手术后身体恢复情况进行指导。需严格卧床休息的患者可进行握拳、抬腿、伸展四肢关节等活动;注意翻身,按摩受压处皮肤,预防压疮和血栓形成。随着身体康复,循序渐进地增加活动量,直至恢复术前状态。

3.注意事项

术前运动应该特别注意避免加重身体原来的疾病。术后运动必须评估患者承受力,避免过度运动影响伤口的恢复。

三、药物护理

(一)护理目的

1.服药

指导患者服药,确保正确用药。

2.血糖

保持血糖稳定。

3.遵医嘱用药

遵医嘱用药,确保手术顺利进行。

(二)用药指导

1.单纯饮食治疗或口服小剂量降糖药物者

对于仅需单纯饮食治疗或口服小剂量降糖药物即可使血糖达标的 2 型糖尿病患者,在接受小手术时,术中不需要使用胰岛素;如果服用二甲双胍类药物应复查肾功能,以防乳酸酸中毒等情况发生。

2.口服降糖药患者

口服降糖药患者手术前晚或手术当天停用口服降糖药;术后监测血糖,待恢复进食后可继续口服原降糖药物控制血糖。

3.围手术期的糖尿病患者

对于围手术期的糖尿病患者应尽量早期将血糖控制在正常范围以内,口服降糖药效果不佳的患者尽量提早使用胰岛素控制血糖。大、中型手术应在术前 3 天停用口服降糖药,改为皮下注射胰岛素治疗。

4.大、中型手术者

在大、中型手术中,根据患者血糖水平,术中均应输入葡萄糖和胰岛素,并及时根据血糖变化调节葡萄糖和胰岛素的比例,预防术中低血糖发生。术后继续静脉滴入葡萄糖胰岛素液,待患者恢复正常饮食后可改为皮下注射胰岛素控制血糖。

四、血糖监测

(一)目的和意义

(1)观察血糖变化,预防高血糖和低血糖的发生。

(2)了解血糖情况,根据血糖及时调节治疗方案。

(二)血糖监测的护理

1.择期手术术前

择期手术术前空腹血糖应控制在 7.8 mmol/L 以下。如果患者空腹血糖＞10.0 mmol/L(180 mg/dL)或餐后 2 小时血糖＞13.0 mmol/L(230 mg/dL);HbA1c＞9％,如非急诊手术应推迟手术。

2.手术日血糖控制

手术日血糖控制目标在 5.0～11.0 mmol/L。因为术中应激反应会导致血糖增高,同时患者术中由于不能进食可发生低血糖,两者都会对人体造成危害,甚至诱发和加重术后并发症的发生发展(如感染、水电解质失调、伤口愈合障碍等)。

3.术后严格监测血糖变化

术后需要重症监护或机械通气的患者,随机血糖控制在 4.5～6.0 mmol/L;中、小手术患者术后血糖应控制在 5.0～11.0 mmol/L。血糖＞11.1 mmol/L 会影响手术伤口愈合,血糖控制在适当范围可改善术后伤口预后效果。在控制血糖的同时,还应注意预防低血糖的发生。

五、健康教育

(一)教育的目的和意义

1.纠正患者对待疾病的态度

改变患者对待疾病消极或错误的态度,提高患者对糖尿病综合治疗的依从性。

2.加强对监护人的教育和指导

加强对监护人的教育和指导,协助患者早日恢复健康。密切观察病情,按不同手术方式和术后患者恢复程度指导患者的生活、饮食、药物和运动,协助患者尽早恢复健康,回归社会。

(二)围术期患者的分期教育

1.术前

术前进行患者饮食指导,训练术后卧床体位;向患者和家属讲解手术相关信息,积极为手术做好准备。

2.术后

鼓励家属参与,教会家属如何观察病情、伤口情况。进行饮食、运动、药物和血糖监测的指导。

六、心理护理

(一)患者常见心理问题

1.恐惧和焦虑

糖尿病患者肌体组织修复能力减弱,加上高血糖会使肌体白细胞吞噬能力下降,导致伤口愈合延迟,可造成感染发生率增加。这一系列的因素会导致患者产生焦虑、恐惧、悲观、烦躁等不良心理情绪,且比一般手术患者更加明显。

2.其他心理问题

由于缺乏手术信息导致出现相应的心理问题。

(二)护理对策

对患者进行术前访视,开展"亲情护理"可明显缓解术前紧张、恐惧和焦虑的情绪。具体如下:

1.详细解释注意事项

细心、耐心地向患者讲解术中、术后相关注意事项,消除患者紧张不安情绪,让患者保持良好的身心状态积极配合手术。

2.护士做好术前准备

护士应该仔细做好术前准备,包括患者生活、身体和心理的准备,详细介绍手术治疗成功的案例,消除恐惧和紧张心理,增强手术信心。

3.建立家庭支持系统

建立家庭支持系统,得到家属的支持更易消除患者术前的紧张情绪,让患者重拾信心接受手术,提高手术成功率。

(郭　宏)

第五节　妊娠糖尿病患者的护理

妊娠糖尿病(gestational diabetes mellitus,GDM)是指妊娠过程中初次发现的任何程度的糖耐量异常,不管是否需用胰岛素或单用饮食治疗,还是分娩后这一情况是否继续。糖尿病合并妊娠是指妊娠前已经确诊为糖尿病的患者发生妊娠。由于两者病情控制不佳均可导致一系列母婴并发症,如妊娠期高血压疾病、酮症酸中毒、新生儿畸形、巨大儿等,胎儿易出现呼吸窘迫综合征、高胆红素血症、智力障碍等。因此,对此类患者进行规范化管理和提供个性化护理尤为重要。

一、饮食护理

(一)营养目标

(1)通过提供适宜的热量和营养,保证母体和胎儿的健康。

(2)要求患者体重在孕期增加 10～12 kg,但每月增长不超过 1.5 kg。

(3)保证碳水化合物的摄入,避免因热量摄入过低发生糖尿病酮症或低血糖。孕期切忌减肥。

(二)营养原则

(1)平衡膳食,均衡营养。

(2)饮食注意荤素搭配、粗细结合、饥饱适度,不挑食、偏食,提倡少食多餐,有助于血糖的控制,并减少低血糖的风险。

(3)保证用餐定时、定量。

(三)食谱设计

1.热量计算方法

根据孕妇标准体重或孕前体重及运动强度来计算热量。

(1)妊娠前 3 个月,热量与平时相同,蛋白质增加 5 g/kg 体重。

(2)4～6 个月,热量增加 836 kJ(200 kcal),蛋白质增加 15 g/kg 体重。

(3)7～9 个月,热量增加 836 kJ(200 kcal),蛋白质增加 20 g/kg 体重。

(4)针对体质指数＞30 的肥胖孕妇,每天热量控制在 104.6 kJ/kg 体重(25 kcal/kg)。中度能量限制(减少估计能量需求量的 30%)可在不引起酮血症的同时改善血糖控制,降低母体体重增加的幅度。

2.营养分配

(1)碳水化合物占 50%～55%、蛋白质约占 20%、脂肪占 20%～30%。

(2)体质指数＞30 的肥胖孕妇,碳水化合物占每天总热量的 35%～40%。

3.食物的选择

根据食物的血糖指数(GI)指导患者合理选择食物。低 GI 的食物有粗粮、非淀粉类蔬菜、豆类等,尽量选择富含叶酸和含铁丰富的食物,蔬菜每天不少于 500 g,其中绿色蔬菜不少于 50%。部分孕妇早期多有妊娠反应,选择食物应该清淡、合口,可少食多餐。

4.胰岛素治疗的患者注意事项

进行胰岛素治疗的患者为预防夜间低血糖的发生,睡前可适量加餐,食物主要以碳水化合物为主。

二、运动护理

(一)运动的目的

(1)增加组织对胰岛素的敏感性,便于控制血糖。

(2)控制体重,维持正常体重。

(3)改善不良情绪,增进和外界的交流。

(4)改善心肺功能,利于后期分娩。

(二)制订运动方案

1.运动前的准备

对患者进行全面、系统的体检,监测血糖、血压、心率和记录胎心音,保证患者处于舒适状态并协助其制订一套合适的运动方案;进行运动相关知识的教育,包括选择合适的鞋袜和安全、合适的场所,运动时必须有人陪伴,自备适量的糖果,运动宜适量、持续,运动时注意安全等。

2.运动方式的选择

选择运动量适中、节奏舒缓的运动项目,避免紧张剧烈的体育运动。建议选择散步、孕妇体操等。

3.运动中注意事项

(1)监测心率应控制在 130 次/分以内;患者无心累、气紧、疲倦、腹痛等不适;运动一般持续20～30 分钟/次。

(2)有先兆流产、糖尿病急性并发症、妊娠期高血压疾病等情况时不宜进行运动。

三、药物护理

(一)护理目的

(1)控制血糖,保证正常血糖。

(2)保证胎儿顺利生长。

(二)用药指导

妊娠时首选胰岛素治疗,要教会患者胰岛素相关知识及正确注射胰岛素的方法,包括胰岛素类型、注射部位的选择和轮换、注射时间、胰岛素的保存、低血糖的症状和急救等。指导患者严格遵医嘱用药,避免私自用药或调整药物剂量。

同时建议在孕前和妊娠早期补充含 0.4～1.0 mg 叶酸的多种维生素补充剂,血糖的控制和叶酸的补充可以降低 1 型糖尿病和 2 型糖尿病母亲后代中发生神经管缺陷和先天性畸形的风险。

四、血糖监测

(一)目的和意义

(1)观察血糖变化,预防高血糖和低血糖的发生。

(2)了解血糖情况,根据血糖及时调节治疗方案。

(二)血糖监测的护理

选择一天中不同的时间点监测,包括餐前、餐后 2 小时、睡前及夜间(一般为凌晨 2～3 点血糖)。目前中国 2 型糖尿病防治指南推荐接受胰岛素治疗的患者需要每天至少监测 3 次血糖,根据不同的治疗方案制订个体化的监测方案。

(三)血糖控制目标

1.妊娠前血糖控制目标

空腹或餐前血糖控制在 3.9～5.6 mmol/L(70～100 mg/dL),餐后血糖控制在 5.0～7.8 mmol/L(90～140 mg/dL),HbA1c 尽量控制在 6.0%。

2.妊娠期间血糖控制目标

空腹或餐前血糖<5.6 mmol/L(100 mg/dL),餐后 2 小时血糖≤6.7 mmol/L(120 mg/dL),HbA1c 尽量控制在 6.0%以下。

五、健康教育

(一)教育的目的和意义

(1)改变患者对待疾病消极或错误的态度,提高患者对糖尿病综合治疗的依从性。

(2)使患者掌握控制疾病的知识和技巧,尽量提高患者自我照顾能力。

(3)保证患者顺利妊娠和分娩。

(二)妊娠糖尿病患者教育的特点

1.教育形式多样化

应根据孕妇的心理特点,采取针对性的教育,形式应为孕妇乐于接受,避免单一信息传递方式,另外还应根据孕妇年龄、学习能力、文化程度、身心状态等来选择教育方式,做到形式的多样性与个体化相结合,提高教育效果。

2.教育内容针对性

指导孕妇掌握血糖监测的方法,并做好记录;注意测量体重、血压;妊娠 30 周后,教会孕妇自行胎动计数,一旦胎动减少,小于每小时 4 次或小于每 12 小时 30 次,应考虑胎儿宫内窘迫,须立即就医。

3.教育对象广泛性

鼓励家属和陪伴人员参与教学活动,帮助孕妇建立良好的社会支持系统,同时加强随访,了解孕妇健康行为的建立和维持,坚持长期教育支持。

4.教育效果可评价

定期门诊复查,复查内容包括糖尿病相关的检查指标,如血糖、血脂、血压、HbA1c、甲功等,还应定期进行产检,了解胎儿生长的情况。

六、心理护理

(一)患者常见心理问题

中国传统要求孕妇多食少动和糖尿病治疗要求发生矛盾易使患者产生紧张、焦虑的心理问题。孕妇不仅担心自己的身体状况,还要担心胎儿的发育和健康,甚至是糖尿病遗传对胎儿的影响,多重压力加重孕妇心理负担,甚至产生多疑、抑郁等心理。

因为孕期需使用胰岛素治疗且进行长期血糖监测,部分孕妇对孕期使用胰岛素治疗有排斥心理,加上针刺的疼痛感,影响患者依从性,甚至产生拒绝用药等不良健康行为。

(二)护理对策

1.心理护理

妊娠糖尿病患者常因担忧血糖异常影响胎儿的发育与健康及自身的健康和安全,情绪更易出现波动,有研究表明妊娠糖尿病患者的焦虑和抑郁状态发病率约为25.6%。此期应增加和患者的沟通,及时发现存在和潜在的心理矛盾,向其讲解有关血糖与妊娠的知识,帮助孕妇树立战胜疾病,顺利分娩的信心。

2.针对原因教育

使用胰岛素的患者充分评估和分析排斥胰岛素的原因,针对原因进行教育,帮助患者正确认识胰岛素、积极接受胰岛素治疗。

3.鼓励家属参与

鼓励家属参与,建立良好社会支持系统,纠正妊娠期多食少动的错误观念,和家属共同制订饮食计划,保证正常的血糖和胎儿顺利地成长。

4.跨学科合作

跨学科合作,提倡团队精神,教育涵盖内科、产科、儿科、营养科、运动和心理治疗,内科医师和护士、患者和家属共同参与。

(郭　宏)

第六节　儿童青少年糖尿病患者的护理

儿童青少年糖尿病患者由于发病年龄早,相对成年患者而言,病程会更长,各种急、慢性并发症发生率会更高,同时会面临更多的家庭和社会问题,如求学、就业、结婚、生子等。我国儿童青少年1型糖尿病的发病率约为0.6/10(万·年),属低发病区,但是由于我国人口基数大故患者绝对数字并不小。针对此类人群护理应特别注意以下几方面。

一、饮食护理

(一)营养目标

(1)合理营养,保证正常生长发育需要,避免低血糖。

(2)维持儿童标准体重,帮助肥胖儿童减肥,改善糖脂代谢紊乱,减轻胰岛β细胞的负担。

(二)营养原则

(1)均衡饮食,保证足够的营养。

(2)饮食宜多样化,因患儿处于生长发育期,不必严格控制饮食。

(三)食谱设计

1.热量计算方法

(1)根据年龄段计算:①3岁以下为90~100 kcal/(kg·d)。②4~6岁为85~90 kcal/(kg·d)。③7~10岁为80~85 kcal/(kg·d)。④10岁以上70~80 kcal/(kg·d)。

(2)根据体形计算:体形较瘦的患儿每天摄入总能量≈1 000+(年龄-1)×100,体形较胖的患儿每天所需能量≈1 000＋(年龄－1)×80 或者全天总热量＝1 000＋年龄×(70～100)。

2.营养分配

影响营养分配的因素很多,包括患儿的年龄、体重、基础率(BMI)、活动量、饮食习惯、用药等情况。

(1)蛋白质的摄入：多食禽、鱼肉及牛奶,保证每天摄入优质蛋白 2～3 g/kg。

(2)碳水化合物摄入占总能量的 50%～60%,不必过分限制,以多糖类淀粉为主,适当限制单糖和双糖等精制糖的摄入,粗粮(如糙米,玉米)一般占总主食量的 30%左右。

(3)脂肪摄入占总能量的 25%,不宜超过 30%。其中,饱和脂肪酸(动物油)不宜高于 10%,不饱和脂肪酸(植物油)为 10%,每天总胆固醇(total cholesterol,TC)的摄入量应控制在 300 mg 以内,肥胖患儿不超过 200 mg。

3.食物的选择

(1)食物宜清淡,避免煎、炸等烹调方式;克服吃零食的不良习惯。

(2)蔬菜宜用含糖量少的白菜、菠菜、油菜、西红柿、芹菜、黄瓜等。适当增加富含纤维素的食品(如玉米、豆皮、麦麸等),以延缓食物的消化与吸收。

(3)碳水化合物应主要食用多糖类,如谷类、根茎、核桃、莲子等含淀粉多的食物。因这些食物消化吸收较慢,利于维持血糖稳定。在外源性胰岛素作用高峰时期,可允许进食少量含糖低的水果。

(4)进食宜定时定量,少量多餐,甚至每天可安排 5～6 餐。还应注意正餐和加餐时间与胰岛素治疗相匹配,必要时可睡前加餐。

二、运动护理

(一)运动的目的
(1)增加组织对胰岛素的敏感性,利于血糖的控制。

(2)控制体重,利于生长发育。

(3)丰富日常生活,改善不良情绪。

(二)制订运动方案
根据患儿性别、年龄、体力、体形、运动习惯和爱好等帮助患儿制订个体化的运动方式和运动量,运动应循序渐进、强度适当、量力而行。

1.运动前的准备

(1)运动前应进行全面的筛查潜在的并发症,确保运动的安全。

(2)在运动前后监测血糖,运动过程中携带食物和水。

(3)选择合适的服装和鞋袜,选择合适的运动设施,保证运动场地安全。

2.运动方式的选择

一般选择快跑、跳操、打球等患儿喜欢的运动方式,每次不少于 1 小时。为长期维持肥胖儿童减肥效果,推荐增加其运动量(每周进行 7 个小时中等强度有氧运动)。中等强度的运动包括慢跑、游泳、登山、骑自行车、健美操、跳绳等。

3.运动注意事项

(1)有视网膜病变者应避免剧烈运动,运动时保护头部,预防跌倒。出现发热、感冒、呕吐或血糖过低(<4.4 mmol/L)、过高(>16.7 mmol/L)以及较严重慢性并发症时不宜运动,避免意外发生。

（2）避免空腹运动，胰岛素避免注射在肌肉活动的部位；运动中和运动后注意监测血糖，预防低血糖发生。

（3）鼓励家属共同参与既可增加患儿信心和毅力，增进亲子感情，还可避免患儿运动中发生意外情况（如低血糖）时无法自救。

（4）运动中携带糖尿病自救卡片，利于不适时寻求他人帮助。

三、药物护理

（一）护理目的

（1）指导患儿服药，确保正确用药。

（2）指导患儿服药，改善服药依从性。

（3）确保坚持用药，利于血糖控制。

（二）用药指导

1.胰岛素使用指导

儿童糖尿病多为1型糖尿病，多需采用胰岛素治疗。要教会患儿和家属胰岛素相关知识及正确注射胰岛素的方法，包括胰岛素类型、注射部位的选择和轮换、注射时间、胰岛素的保存、低血糖的症状和急救等。遵医嘱正确、坚持用药。

2.合理选择治疗方案

帮助患儿选择最合适的治疗方案。如减少注射胰岛素次数或建议接受胰岛素泵治疗，减少对日常生活和学习的影响。

四、血糖监测

（一）目的和意义

（1）观察血糖变化，预防高血糖和低血糖的发生。

（2）了解血糖情况，根据血糖及时调节治疗方案。

（二）血糖监测的护理

1.非胰岛素治疗患儿

根据治疗方案和血糖控制水平决定血糖监测的频率和方案，一般可每周监测3天，在特殊情况下进行短期强化监测，每天监测5～7个时间点血糖，包括餐前、餐后及睡前。

2.单纯生活方式治疗患儿

建议每周监测5～7点血糖，便于指导营养和运动方案，并在血糖持续不达标时及时调节治疗方案。

（三）血糖控制目标

由于0～12岁的患儿血糖波动幅度较大，为生长发育和特殊的生理情况，控制血糖范围不宜过低，空腹或餐前血糖尽量控制在5.0～10.0 mmol/L（90～180 mg/dL），HbA1c控制在7.5%～8.5%；13～19岁的青少年患者空腹或餐前血糖控制在5.0～7.2 mmol/L（90～130 mg/dL），HbA1c尽量控制在7.7%以下，若无明显低血糖发生 HbA1c控制在7.0%以下更好。

五、健康教育

(一)教育的目的和意义

(1)改变患儿对待疾病消极或错误的态度,提高患儿对糖尿病综合治疗的依从性。

(2)使患儿掌握控制疾病的知识和技巧,尽量提高患儿自我照顾能力。

(3)加强对监护人的教育和指导,增进对患儿的管理和教育。

(二)儿童糖尿病患者教育的特点

儿童糖尿病患者智力发育还未成熟,认知理解能力相对较低,行为控制能力欠佳。对这一群体应给予更多关怀及更多有关糖尿病知识的教育。不仅要关注患儿的心理问题,也应同时关注家长心理问题,与家属共同解决心理矛盾后帮助患儿建立良好的社会支持系统,更好地应对各种不良刺激。

1.教育形式多样化

教育方式可选择:影视教材、集体讲义、夏令营、书面讲座或现场演练等方式。还应根据患儿年龄、学习能力、文化程度、身心状态等因素来选择,做到形式的多样性与个体化相结合,从而提高教育效果。

2.教育时间和内容合理性

教育时间不固定,选择合适时间进行讲解;应根据患儿的心理特点,采取针对性的教育,根据患儿年龄和喜好,选择乐于接受的教育方式。同一教育内容(如糖尿病饮食)可分段讲解,避免大量内容灌输导致患儿吸收困难。

3.教育对象广泛性

鼓励家属和监护人员参与教学活动,帮助患儿建立良好的社会支持系统,同时加强随访,了解患儿健康行为的建立和维持,坚持长期教育支持。

六、心理护理

(一)患者常见心理问题

青春期糖尿病患者心理问题较为多见,心理问题发生可能性更大,女性患者比男性患者更容易发生心理问题。常见的心理问题:焦虑和抑郁;青春期特有叛逆心理增加,甚至产生愤怒、自卑、厌世等情绪;药物性相关心理问题等。

部分患儿对使用胰岛素治疗有排斥心理,加上针刺的疼痛感,影响患者依从性,甚至拒绝或中断用药。

(二)护理对策

1.心理治疗

糖尿病患者抑郁症的发病率是正常人的3倍,而儿童糖尿病患儿的焦虑、抑郁等心理障碍的发生与家长的心理健康状况密切相关。心理治疗是糖尿病患儿综合治疗的一部分,还应该呼吁社会、学校、家庭给予糖尿病儿童更多的关心和爱护,使他们能与正常儿童一样健康成长,同时鼓励其融入学校和日常生活当中。其次,对患儿家属进行教育,让家属了解治疗过程,参与其中一部分心理护理。

2.正确面对疾病

儿童、青少年糖尿病患者处于青春发育的美好时期,患病后恋爱、学习、交友常受到很大影响,很容易出现愤怒、自卑、厌世抗拒等极端心理,甚至认为前途渺茫,自暴自弃,拒绝任何治疗。所以应多关怀、倾听、疏导、沟通,尤其对于青春期儿童避免使用命令式和强迫式的口吻,鼓励正确面对心理问题,帮助患儿重拾信心,树立正确的人生观、社会观。

3.患儿、家长需配合治疗

儿童糖尿病患者需终生用药和进行饮食、运动干预,患儿及家长能否坚持并正确执行是治疗和护理成败的关键。部分青少年患者对本身的疾病持怀疑态度,怀疑治疗方案和医师的诊断,长期治疗上的不配合导致血糖控制不良,出现一系列并发症。针对这类患者首先要让其了解自己真实病情,给予适当尊重,还应耐心向患者讲解糖尿病诊断标准,介绍糖尿病基础知识、高血糖的危害性、饮食治疗的重要性等,使患者消除否认、怀疑、拒绝的不良心理,并积极主动配合治疗。

4.社会支持

建立社会支持系统,鼓励病友之间的交流。让病情控制较好的患者以自己亲身经历鼓励其他患儿积极面对疾病,还可采取同伴教育的方式来促进患者的自我管理。

（郭　宏）

第七节　老年糖尿病患者的护理

老年人糖尿病是指 60 岁以后发生的糖尿病或者是 60 岁以前发病而延续到 60 岁以后的老年患者。特点:多为 2 型糖尿病,患病率高、起病隐匿,症状不典型,易漏诊,并发症多且严重,血糖控制不满意等。许多老年糖尿病患者病程较长,慢性并发症也较严重,在护理方面应该特别注意。

一、饮食护理

(一)营养目标
(1)通过提供适宜的热量和营养,保证老年糖尿病患者身体健康。
(2)协助老年糖尿病患者建立良好的饮食习惯。
(3)避免老年糖尿病患者营养过剩或营养不足。

(二)营养原则
(1)平衡膳食,均衡营养。
(2)饮食注意荤素搭配、粗细结合、饥饱适度,提倡少食多餐,避免血糖反复波动。

(三)食谱设计
1.老年患者饮食特点

随着生理、心理和社会经济情况的改变,老年糖尿病患者随着年龄增长出现体力活动减少、味觉减弱、牙齿等相关问题。再加上身体可能合并各种疾病,导致饮食个体差异很大,营养不足与营养过剩等两种极端现象同时存在。所以针对此类人群不提倡减肥饮食。应根据其胃肠功能的改变、认知和情绪等提出合理化的饮食食谱。

2.营养的分配

(1)首先对患者进行饮食评估,固定其碳水化合物的摄入量,固定进餐时间,避免血糖大幅度波动。

(2)其次适当限制脂肪摄入,保证富含维生素、蛋白质和纤维素的食物。食物要粗细搭配,松软,利于消化吸收。

(3)还应适当补充微量元素,因老年人口渴神经中枢敏感性降低,还应适当补充一定量的水分。鼓励家属共同进餐,制造一个欢乐进餐的环境改善进食情况。

3.合并多种疾病时

合并多种疾病时还需满足其他疾病治疗需要,如发生 DF 时就需适当增加蛋白质类食物比例。

二、运动护理

(一)运动的目的

(1)控制体重,提高组织对胰岛素的敏感性。

(2)改善血糖和血脂紊乱,延缓慢性并发症的发生和发展。

(3)促进新陈代谢,改善不良情绪,预防骨质疏松。

(二)制订运动方案

1.运动前的准备

运动前充分评估患者身体和心理状况,对老年患者还应检查肝、肾功能,空腹和餐后 2 小时的血糖、血压、心率,必要时进行心电图的检查。全面了解患者病情,根据患者身体情况决定运动方式、时间,预计运动时发生低血糖或发生其他疾病的可能性及发生后的处理措施。鼓励家属陪同参与,随身携带糖尿病急救卡片。

2.运动方式的选择

运动宜选择有节律、等张、持续时间长,尽量有大肌肉群参与的有氧运动为主。

老年患者适合选择散步、太极、瑜伽、平地慢跑和交谊舞等舒缓的有氧运动,运动时注意循序渐进、量力而行、持之以恒。活动宜选择室外为主,多接受紫外线照射促进维生素 D 的合成,预防或推迟骨质疏松的发生。

3.运动强度和运动量评估

(1)运动时心跳加快,但呼吸不急促,运动后心率=$[(170-年龄)次/分]\pm10\%$。

(2)持续运动 $10\sim30$ 分钟后,微微出汗,稍感累但仍能坚持运动。

(3)第 2 天起床后无疲劳感。

4.运动中的注意事项

(1)运动必须在血脂、血压、血糖稳定或身体情况允许的条件下进行。

(2)有下列情况应禁止运动:①血压高,收缩压≥24.0 kPa(180 mmHg)。②血糖不稳定。③有严重心脏病和视网膜病变。④下肢有坏疽。⑤大量蛋白尿。⑥急性感染、发热等。

(3)家属陪同,学会预防和处理运动中出现的不良反应。

三、药物护理

(一)护理目的

(1)指导老年患者服药,确保正确用药。

(2)遵医嘱坚持用药,预防并发症的发生。

(二)用药指导

1.老年人口服降糖药物时

老年患者多为 2 型糖尿病,选择口服降糖药物应特别注意以下几点。

(1)避免选择除糖适平以外的磺脲类降糖药物,因此药半衰期长,容易诱发低血糖。

(2)不建议使用双胍类降糖药,尤其是患有影响气体交换的心肺疾病,避免诱发乳酸性酸中毒。

(3)治疗时间长,口服降糖药物疗效降低伴有明显并发症的患者应尽早使用胰岛素治疗。

2.小剂量开始

接受胰岛素治疗者,胰岛素应从小剂量开始,不是紧急情况下应缓慢调整剂量,可间隔 4～5 天调整一次,避免胰岛素用量过大导致的低血糖。

3.联合治疗

降糖、降脂和降压应同时进行。

四、血糖监测

(一)目的和意义

(1)观察血糖,预防低血糖。

(2)了解血糖波动,及时调节用药方案。

(3)良好控制血糖,预防和延缓并发症。

(二)血糖监测的护理

因老年患者身体各种器官功能逐渐衰退,对低血糖的敏感性降低,所以血糖控制范围应适当放宽,监测血糖频率根据患者病情变化和治疗方案决定。

(三)血糖控制目标

1.控制目标

老年患者血糖控制标准应略高于一般人,空腹血糖<7.8 mmol/L(140 mg/dL),餐后 2 小时血糖<11.1 mmol/L(200 mg/dL)。不发生低血糖的情况下 HbA1c<7%或接近正常。

2.病情危重、出现严重并发症和预期寿命<5 年时

患者病情危重、出现严重并发症(如持续低血糖)和预期寿命<5 年,此类患者不必严格控制血糖和 HbA1c。

五、健康教育

(一)教育的目的和意义

1.改变态度

改变患者对待疾病消极或错误的态度,提高对糖尿病综合治疗的依从性。

2.掌握技巧

使患者掌握控制疾病的知识和技巧,尽量提高其自我照顾能力。

3.改善情绪

改善患者不良情绪,促进其恢复身心健康。

(二)老年糖尿病患者的教育特点

1.协助老年人记忆与理解

老年患者理解及接受能力差、记忆力下降,交流时注意放慢语速,不断重复,运用记忆辅助措施,必要时安排家访。

2.建立良好的护患关系

还应建立良好的护患关系,获得患者的信任是取得健康教育成功的关键。

3.社会支持

老年患者容易产生孤独感,鼓励家属或陪护接受教育及相关培训,协助其建立良好的社会支持系统。

4.重点突出血糖监测、饮食、运动和药物指导

教育重点突出血糖监测、饮食、运动和药物指导。

(1)教会血糖监测的方法,和患者一起讨论制订血糖监测的目标,告知患者不必强求血糖必须正常,制定目标时要因人而异。教会患者如何预防、识别和处理低血糖,如何识别无症状性低血糖。

(2)与患者共同设定饮食食谱和运动方案,同时鼓励配偶和家庭成员共同参与。

(3)遵医嘱用药,避免老年患者私用或滥用药物。定期举行健康教育讲座,避免患者出现"病急乱投医",盲目相信不良广告,购买假冒伪劣药物上当受骗。

六、心理护理

(一)患者常见心理问题

老年糖尿病患者心理问题反应轻重不同,大部分的老年患者因病程较长,并发症多,其所存在的衰老感和生活质量的下降。这一系列的因素均会导致老年患者出现厌世抗拒等心理,主要表现在对疾病冷漠心理和对治疗不关心等行为。

还有部分老年患者性格固执、盲目自信或害怕成为孩子的负担,害怕被孩子抛弃,会出现过度焦虑和不信任感。

(二)护理对策

(1)老年患者突出的表现为要求被重视、受尊敬。因此,对老年患者一定要用尊敬的语言及称呼,和患者建立良好的护患关系。

(2)因年龄关系,老年患者的理解和记忆能力下降,容易产生自卑心理。日常生活中多用肯定、赞扬和鼓励的语气,耐心解释患者的疑难问题,消除思想顾虑,多多讲解励志的病例,增强战胜疾病的信心。

(3)大部分老年糖尿病病程较长、并发症多,多器官功能逐渐衰竭,生活质量差,种种因素均可以导致患者出现厌世抗拒的心理,还常常表现出冷漠、对治疗不关心等行为。帮助患者学会自我调节情绪,鼓励倾诉和面对情绪问题,遇到不良刺激时要通过自我安慰的方式转移注意力,达到一个新的心理平衡。

(4)组织与其他糖尿病病友进行交谈,同类人群更能激发患者对不良情绪的诉说,让其正视自己病情,了解不良情绪,增加面对疾病的信心。

(5)鼓励家属陪同和参与相关培训,为患者建立良好的社会支持系统。

(郭　宏)

第八节　糖尿病酮症酸中毒

一、糖尿病酮症酸中毒的概念

糖尿病酮症酸中毒(diabetic ketoacidosis,DKA)是由于胰岛素不足和升糖激素不适当升高引起的糖、脂肪和蛋白质代谢严重紊乱综合征,临床以高血糖、高血酮和代谢性酸中毒为主要表现,是糖尿病患者最常见的急性并发症。严重者出现不同程度的意识障碍直至昏迷,延误诊断或治疗可导致死亡。1 型糖尿病有发生 DKA 的倾向,2 型糖尿病在一定诱因下亦可发生。

二、糖尿病酮症酸中毒的诱因

DKA 发病的基本环节是由于胰岛素缺乏和胰岛素拮抗激素增加,导致糖代谢障碍,血糖不能正常利用,结果血糖增高,脂肪的动员和分解加速,脂肪酸在肝脏经 β 氧化,生成大量乙酰乙酸、β-羟丁酸和丙酮,三者统称为酮体,当酮体生成超过组织利用和排泄的速度时,发展成酮症,同时酮症大量消耗体内储备碱,出现代谢性酸中毒,称为酮症酸中毒。因此,任何可以引起或加重胰岛素分泌绝对或相对不足的因素均可成为 DKA 诱因。多数患者的发病诱因不是单一的,但也有的患者无明显诱因。常见的诱因有急性感染、胰岛素不适当减量或突然中断治疗、饮食不当、胃肠疾病、脑卒中、心肌梗死、创伤、手术、妊娠、分娩、精神刺激等。

三、糖尿病酮症酸中毒的临床表现

DKA 分为轻度、中度和重度。轻度仅有酮症而无酸中毒(糖尿病酮症);中度除酮症外,还有轻至中度酸中毒(糖尿病酮症酸中毒);重度是指酸中毒伴意识障碍(糖尿病酮症酸中毒昏迷)或虽无意识障碍,但二氧化碳结合力低于 10 mmol/L。

(一)临床症状

早期主要表现为多尿、烦渴多饮和乏力症状加重;失代偿阶段出现食欲减退、恶心、呕吐,常伴头痛、烦躁、嗜睡等症状,呼吸深快,呼气中有烂苹果味(丙酮气味);病情进一步发展,出现严重失水,尿量减少、皮肤黏膜干燥、眼球下陷,脉快而弱,血压下降、四肢厥冷;到晚期,各种反射迟钝甚至消失,终至昏迷。少数患者表现为腹痛等急腹症表现。

(二)实验室检查

尿糖、尿酮阳性或强阳性,血酮体增高,多在 4.8 mmol/L 以上;血糖升高,一般在 16.7～33.3 mmol/L;血钾在治疗前高低不定;血尿素氮和肌酐轻中度升高。

四、糖尿病酮症酸中毒的治疗与护理

(一)DKA 的治疗

对单有酮症者,仅需补充液体和胰岛素治疗,持续到酮体消失。对失代偿或昏迷的 DKA 应按以下方法积极治疗。

1.补液

补液治疗是抢救 DKA 的首要和关键措施,能纠正失水,恢复肾灌注,有助于降低血糖和清除酮体,并保证随后的胰岛素治疗发挥作用。补液速度应先快后慢,并根据血压、心率、每小时尿量及周围循环状况决定输液量和输液速度。一般先立即静脉输入生理盐水,1 小时内滴入 1 000 mL,以后 6 小时内每 1～2 小时滴入 500～1 000 mL。治疗过程中必须避免血糖下降过快、过低,以免发生脑水肿,当血糖降至13.9 mmol/L 以下,改用 5%葡萄糖加胰岛素继续输注(按每 2～4 g 葡萄糖加 1 IU 胰岛素计算)。第一个 24 小时输液总量为 4 000～5 000 mL,严重失水者可达 6 000～8 000 mL,对老年、心血管疾病患者,输液尤应注意不宜太多、太快,以免发生肺水肿。患者清醒后鼓励饮水补液。

2.胰岛素

一般采用生理盐水加小剂量胰岛素治疗方案,即以 0.1 IU/(kg·h)胰岛素治疗,以达到血糖快速、稳定下降,而又不易发生低血糖反应的疗效。如在第 1 小时内血糖下降不明显且脱水已基本纠正,胰岛素剂量可加倍。每 1～2 小时测定血糖,根据血糖下降情况调整胰岛素用量。当血糖降至 11.1 mmol/L 时,胰岛素剂量减至 0.02～0.05 IU/(kg·h)。

3.纠正电解质紊乱和酸中毒

酸中毒时细胞内缺钾,治疗前血钾水平不能真实反映体内缺钾程度,在开始胰岛素及补液治疗后,患者的尿量正常,血钾低于 5.2 mmol/L 即可静脉补钾。治疗前已有低钾血症,尿量>40 mL/h时,在胰岛素及补液治疗同时必须补钾。严重低钾血症(<3.3 mmol/L)应立即补钾,当血钾升至 3.5 mmol/L 时,再开始胰岛素治疗,以免发生心律失常、心脏骤停和呼吸肌麻痹。如患者有肾功能不全、血钾过高(≥6.0 mmol/L)或无尿时则暂缓补钾。补钾最好在心电监护下,结合尿量和血钾水平,调整补钾量和速度。

轻症患者经补液及胰岛素治疗后,酸中毒可逐渐得到纠正,不必补碱;重症酸中毒,二氧化碳结合力<8.92 mmol/L,pH<6.9 时,应考虑适当补碱,给予适量等渗碳酸氢钠溶液静脉输入,但不宜过多、过快以免诱发或加重脑水肿,补碱后还需监测动脉血气,直到 pH 上升至 7.0 以上。

4.去除诱因和治疗并发症

如休克、心力衰竭和心律失常、脑水肿和肾衰竭等。

(二)DKA 的护理

1.严密观察病情

(1)严密观察体温、脉搏、呼吸、血压及意识变化,低血钾患者应作心电图监测,为病情判断和观察治疗效果提供客观依据。

(2)及时采血、留尿,定期测血糖,血、尿酮体,注意电解质和血气变化并做肝肾功能检查,以便及时调整治疗方案。

(3)准确记录 24 小时出入量。

2.一般护理

立即开放 2 条静脉通路;昏迷患者按昏迷常规护理;卧床休息,注意保暖,保持呼吸道通畅,给予氧气吸入;加强生活护理,特别注意皮肤、口腔护理。

五、糖尿病酮症酸中毒的预防

(一)掌握知识,提高认识

糖尿病患者及相关人员要掌握糖尿病的基本知识,提高对糖尿病酮症酸中毒的认识,一旦怀疑本病应尽早到医院就诊。

(二)密切监测,合理治疗

1型糖尿病患者要坚持合理地应用胰岛素,不得随意减量,更不能中断治疗,以保证血糖处于良好的控制状态。2型糖尿病患者在合并危重疾病、感染、大手术及外伤等应激情况时,要密切监测血糖、尿酮体,血糖明显增高时要使用胰岛素治疗。

(三)控制饮食,加强护理

严格控制饮食、多饮水,定期监测血糖,按时复诊,加强口腔、皮肤护理,预防感染。

(郭　宏)

第九节　糖尿病乳酸性酸中毒

一、乳酸性酸中毒的概念

主要是体内无氧酵解的糖代谢产物乳酸大量堆积,导致高乳酸血症,进一步出现血 pH 降低,即为乳酸性酸中毒。糖尿病合并乳酸性酸中毒的发生率较低,但病死率很高。大多发生在伴有肝、肾功能不全,慢性心肺功能不全等缺氧性疾病患者,尤其见于服用苯乙双胍者。

二、乳酸性酸中毒的诱因

主要见于乳酸产生过多、清除减少。乳酸产生过多见于休克和左心功能不全等病理状态造成组织低灌注;呼吸衰竭和严重贫血等导致动脉血氧和降低,组织缺氧;某些与糖代谢有关的酶系(葡萄糖-6-磷酸脱氢酶、丙酮酸羧化酶和丙酮酸脱氢酶等)的先天性缺陷等。乳酸清除减少主要见于肝肾功能不全。

三、乳酸性酸中毒的临床表现

主要为疲乏无力、恶心、厌食或呕吐,呼吸深大,嗜睡等。大多数有服用双胍类药物史。实验室检查有明显酸中毒,但血、尿酮体不升高,血乳酸水平升高。

四、乳酸性酸中毒的治疗与护理

(一)乳酸性酸中毒的治疗

除有明显心功能不全和肾功能不全外,应尽快纠正脱水,包括补液、扩容。一般补充生理盐水,血糖无明显升高者可补充葡萄糖液,并可补充新鲜血液,改善循环。补碱应尽早且充分,常用 $NaHCO_3$,每 2 小时监测动脉血 pH,当 pH 达到 7.2 时暂停补碱治疗并观察病情,避免过量引起代谢性碱中毒。注意补钾和纠正其他电解质紊乱。积极对伴发病进行治疗,消除诱因,由药物

（二甲双胍、苯乙双胍等）引起者立即停用该药物,改用胰岛素。疗效不明显者可做透析治疗以清除乳酸。

(二)乳酸性酸中毒的护理

严密观察体温、脉搏、呼吸、血压及意识变化,低血钾患者应作心电图监测;定期测血糖,测定血乳酸浓度,注意电解质和血气变化并做肝肾功能检查;准确记录 24 小时出入量及病情变化。其他一般护理同本章第八节"DKA 的护理"。

五、乳酸性酸中毒的预防

严格掌握双胍类药物的适应证,尤其是苯乙双胍,对伴有肝、肾功能不全,慢性缺氧性心肺疾病,食欲不佳,一般情况差的患者忌用双胍类降糖药。二甲双胍引起乳酸性酸中毒的发生率大大低于苯乙双胍,因此建议需用双胍类药物治疗的患者尽可能选用二甲双胍。使用双胍类药物患者在遇到急性危重疾病时,应暂停本药,改用胰岛素治疗。长期使用双胍类药物者要定期检查肝、肾功能,如有不适宜用双胍类药物的情况时应及时停用。

（郭　宏）

第十节　糖尿病高渗性高血糖状态

一、高渗性高血糖状态的概念

高渗性高血糖状态(hyperosmolar hyperglycemic state,HHS)是糖尿病的严重急性并发症之一,临床以严重高血糖,血浆渗透压显著升高、失水和意识障碍为特征,无明显酮症酸中毒。HHS 的发生率低于 DKA 且多见于老年 2 型糖尿病患者。HHS 的预后不良,病死率为 DKA 的10 倍以上,抢救失败的主要原因是高龄、严重感染、重度心脏衰竭、肾衰竭、急性心肌梗死和脑梗死等。

二、高渗性高血糖状态的诱因

患者原有不同程度的糖代谢障碍,再加上某种诱因,引起严重的高血糖,但由于患者的胰岛还能分泌一定量的胰岛素,而肌体抑制脂肪分解所需的胰岛素远比糖代谢所需的胰岛素量小,HHS 患者自身的胰岛素量虽不能满足应激状态下对糖代谢的需要,却足以抑制脂肪的分解,因而表现出严重的高血糖,而血酮增加不明显。常见的诱因有以下三方面。

(一)引起血糖增高的因素

各种感染并发症和应激因素,如手术、外伤、脑血管意外等;各种能引起血糖增高的药物,如糖皮质激素、苯妥英钠、普萘洛尔等;糖摄入过多,如静脉大量输入葡萄糖,静脉高营养;合并影响糖代谢的内分泌疾病,如甲亢、肢端肥大症、皮质醇增多症等。

(二)引起失水、脱水的因素

使用利尿药、水入量不足(如饥饿、限制饮水或呕吐、腹泻等)、透析治疗(包括血液透析和腹膜透析)、大面积烧伤。

（三）肾功能不全

如急、慢性肾衰竭，糖尿病肾病等，由于肾小球滤过率下降，对血糖的清除亦下降。

三、高渗性高血糖状态的临床表现

HHS 起病常常比较隐匿。典型的 HHS 主要有严重失水和神经系统两组症状体征。

（一）临床症状

患者来诊时常已存在显著失水甚至休克。起病时患者常先有多尿、多饮，多食不明显，有的伴发热症状；随着失水逐渐加重，出现尿少甚至尿闭，同时出现神经精神症状，表现为嗜睡、幻觉、淡漠、迟钝，最后陷入昏迷。

（二）实验室检查

尿比重较高。尿糖呈强阳性。尿酮阴性或弱阳性，常伴有蛋白尿和管型尿；血糖明显增高，多为 $33.3\sim66.6$ mmol/L；血钠多升高，可达 155 mmol/L 以上。血浆渗透压显著增高，一般在 350 mOsm/L 以上。血尿素氮、肌酐和酮体常增高，多为肾前性；血酮正常或略高；血清碳酸氢根≥15 mmol/L 或动脉血 pH＞7.3。

四、高渗性高血糖状态的治疗与护理

（一）HHS 的治疗

治疗方法与 DKA 基本一致，主要包括积极补液，纠正脱水，小剂量胰岛素静脉输注控制血糖，纠正水电解质和酸碱失衡以及去除诱因治疗并发症等。因脱水较重，24 小时补液量为 $6\,000\sim10\,000$ mL，建议配合管喂或口服温开水，每 2 小时 1 次，一次 200 mL，总补液量占体重 $10\%\sim12\%$。另外，与 DKA 不同的是，当血糖下降到 16.7 mmol/L 时可改为 5％葡萄糖液加胰岛素静脉输入。

（二）HHS 的护理

同 DKA 的护理。应注意观察患者的呼吸、脉搏、血压和意识变化，观察尿色和尿量。如发现患者咳嗽、呼吸困难、烦躁不安、脉搏加快，特别是在昏迷好转过程中出现上述表现，提示输液过量的可能，应立即减慢输液速度并及时报告医师。

五、高渗性高血糖状态的预防

（一）定期监测血糖

定期监测血糖，保持良好的血糖控制状态。

（二）保证水分摄入

保证充足的水分摄入，鼓励主动饮水；对有中枢神经系统功能障碍不能主动饮水者要记录每天出入量；保证水、电解质平衡；鼻饲饮食者要计划好每天的水摄入量，每天观察尿量。

（三）伴其他疾病时

糖尿病患者因其他疾病需使用脱水治疗时要监测血糖、血钠和渗透压。发生呕吐、腹泻、烧伤、严重感染等疾病时要保证供给足够的水分。

（四）控制饮食，加强护理

遵医嘱用药，严格控制饮食，多饮水，按时复诊，加强口腔、皮肤护理，预防感染。

（郭　宏）

第十一节 糖尿病伴心血管疾病

心血管疾病是糖尿病患者致残、致死，并造成经济损失的主要原因，其年发病率比年龄及性别相同的非糖尿病患者群高 2～3 倍。2 型糖尿病是冠心病的独立危险因素，明显增加了心血管疾病的发病率、患病率及病死率。中华医学会糖尿病学分会 2001 年对京、津、沪、渝 4 城市 10 家医院住院糖尿病患者并发症患病率进行调查，结果显示合并各种心血管并发症者高达 93％，其中高血压占 41.8％。冠心病占 25.1％。

一、糖尿病冠心病

即糖尿病合并心脏冠状动脉粥样硬化（coronary heart disease，CHD），是糖尿病的主要大血管并发症。其中男性糖尿病患者并发 CHD 的危险是正常人的 2 倍，而女性则高于正常人的 5 倍。另据报道糖尿病并发 CHD 者高达 72.3％，约 50％的 2 型糖尿病患者在诊断时已有 CHD，约 80％的糖尿病患者死于心血管并发症，其中 75％死于冠心病，为非糖尿病的 2～4 倍。而糖尿病本身又加速冠心病的发展，因此从某种意义上讲对糖尿病的防治，自始至终其主要目的就是尽可能地预防和延缓冠心病的发生，从而降低糖尿病冠心病病死率。

（一）病因与发病机制

高血糖损伤血管内膜，内膜上内皮细胞损伤以后，血液当中的血脂等就容易沉积在血管内壁上，导致管腔狭窄，动脉硬化。另外，糖尿病患者血小板凝血功能增强，血小板因子增多，血液黏稠，容易导致血栓，堵塞血管。同时肥胖、脂肪代谢异常、高胰岛素血症、吸烟等几种因素综合起来，会导致心肌缺血缺氧，甚至坏死而引起心脏病。

（二）临床表现

1.慢性稳定型心绞痛

一种以胸、颈、肩或臂部不适为特征的综合征。常表现为胸部绞痛、紧缩、压迫或沉重感，部位在胸骨后但可以放射到颈、上腹或左肩臂，常持续几分钟，以劳累或情绪激动为诱因，休息或舌下含化硝酸甘油后常在 30 秒至数分钟内缓解。

2.无痛性心绞痛

可表现为恶心、呕吐、头晕、四肢乏力、心律失常、短暂性的胸闷气紧不适、突发心源性休克、24 小时动态心电图显示 ST 段偏移等，且有发病年龄较早、起病快、预后差。

3.急性冠状动脉综合征

急性冠状动脉综合征是一组由急性心肌缺血引起的临床综合征，包括急性心肌梗死及不稳定型心绞痛。不稳定型心绞痛和急性心肌梗死的共同表现特点为心前区痛，但是疼痛表现形式多样，发作诱因可有可无，可以劳力性诱发，也可以自发性疼痛。发作时间一般比稳定性心绞痛长，可达到 30 分钟，疼痛部位和放射部位与稳定性心绞痛类似，服用硝酸甘油后多数能缓解。但是也经常有发作不典型者，表现为胸闷、气短、周身乏力、恶心、呕吐等，尤其是老年女性和糖尿病患者。

(三)治疗及护理

1.疼痛的护理

(1)绝对卧床休息,采取舒适卧位。

(2)心理护理,安慰患者,解除紧张不安的情绪,减少心肌耗氧量。

(3)必要时给予氧气吸入。

(4)评估疼痛的部位、性质、程度、持续时间,严密观察血压、心率、心律变化,有无面色改变、大汗、恶心、呕吐等。

(5)给予硝酸甘油(心绞痛发作时使用)舌下含服。对于心绞痛频繁发作或含服硝酸甘油无效的,可遵医嘱静脉滴注硝酸甘油,监测血压、心率变化,但应注意输入速度,防止低血压的发生。部分患者用药后可出现面部潮红、头部胀痛、头昏、心动过速、心悸等不适,应告诉患者是由于药物导致血管扩张所致,以解除顾虑。第一次用药时,患者应平卧。青光眼,低血压禁用。

(6)患者疼痛缓解后与其讨论发作的诱因,总结预防方法。

2.活动与休息

评估活动受限的程度,制订活动原则,解释合理活动的意义,指导病员活动及活动中不良反应的监测。

3.介入治疗及外科治疗

介入治疗包括经皮冠状动脉腔内成形术、冠状动脉斑块旋切术、经皮冠状动脉腔内斑块旋磨术、经皮冠状动脉激光成形术、冠状动脉内支架及激光心肌血运重建术等。外科治疗包括冠脉搭桥术。

4.急性心肌梗死的护理

绝对卧床休息,保持环境安静,限制探视,减少陪护,间断或持续吸氧,安置心电监护,遵医嘱给予吗啡或哌替啶止痛,烦躁者可给予地西泮,迅速建立静脉通道溶栓治疗并观察有无寒战、发热、过敏等不良反应,补充血容量纠正酸中毒,控制休克,给予患者适当心理安慰及解释工作。

5.健康指导

(1)加强冠心病的筛查,心电图是最基本、最常用的方法,对于心电图正常且无心肌缺血症状者,应注意其是否有危险因素存在,建议定期随访监测与筛查心电图,及时捕捉有症状的心电图,对诊断更有价值。

(2)指导患者提高自我监测及自我护理的能力,定期进行心电图、血糖、血压、血脂等检查,讲解心血管并发症基本知识及处理原则。

(3)指导患者生活规律、减肥、戒烟酒;调整日常生活与工作量,适当参加体力劳动和身体锻炼;不宜在过饱或饥饿时洗澡,水温勿过冷过热,时间不宜过长;保持平和乐观的情绪,避免焦虑、急躁等。

(4)摄入低热量、低脂、低胆固醇、低盐、高纤维素饮食,保持大便通畅,限制单糖类食物(如水果和蜂蜜),鼓励多吃粗粮,少吃多餐。

(5)坚持按医嘱服药,自我监测药物不良反应,外出时随身携带硝酸甘油应急。

(6)控制高血糖。

(7)定期门诊随访。

二、糖尿病合并高血压

高血压是导致糖尿病大血管和微血管病变的重要危险因素。高血压能使血管进一步收缩变窄,很容易发生阻塞或出血,还能使尿蛋白增多,肾脏功能恶化;它也是导致糖尿病患者心脑血管系统功能紊乱而致死的主要原因,还会加重视网膜病变。1 型糖尿病多在并发肾脏病变后出现高血压,2 型糖尿病往往合并原发性高血压,可以在 2 型糖尿病发病之前、同时或之后出现。对糖尿病合并高血压人群根据心血管危险性评估进行积极的干预和治疗,对预防糖尿病大血管并发症和微血管并发症,预防心血管事件的发生和提高生存质量、延长患者寿命具有十分重要的意义。

(一)病因与发病机制

糖尿病患者血糖升高,肌体为了使血糖能保持正常,就代偿性的释放更多的胰岛素。胰岛素是一种促合成的激素,不仅能够促进蛋白质、脂肪等合成,而且能够使水钠潴留和体重增加,促进或加重高血压的发生和发展。同时糖尿病产生的动脉粥样硬化也是加重高血压发生的重要因素。

(二)诊断标准

对于糖尿病患者来说,定期监测血压非常重要,当发现自己的血压升高,就应当采取相应的治疗措施。血压测量必须成为糖尿病日常门诊不可缺少的内容,必要时要进行不同体位的测量,以发现自主神经病变对血压的影响;门诊发现血压异常,应改天进行重复测量,以证实血压是否升高;凡糖尿病患者应当每 3 个月测量一次血压,对血压升高和接受降压治疗者,宜鼓励患者自测血压或增加血压检测频度,至少每周测量一次。高血压的诊断分类标准见表 12-7。

表 12-7　高血压的诊断分类标准

类别	收缩压(mmHg)	舒张压(mmHg)
正常血压	<120	<80
正常高值	120～139	80～89
高血压	≥140	≥90
1 级高血压(轻度)	140～159	90～99
亚组:临界高血压	140～149	90～94
2 级高血压(中度)	160～179	100～109
3 级高血(重度)	≥180	≥110
单纯收缩期高血压	≥140	<90
亚组:临界收缩期高血压	140～149	<90

(三)治疗与护理

1.一般护理

(1)行为治疗:纠正不良生活方式尤为重要,包括加强锻炼、生活规律、戒烟、戒酒等。3 个月合理的行为治疗可以使收缩压下降 1.3～2.0 kPa(10～15 mmHg)。男性每天乙醇摄入应≤30 g,女性≤20 g。

(2)控制体重:体重每减轻 1 kg,可使平均动脉压降低 0.13 kPa(1 mmHg),对轻、中度高血压有效。超重 10% 以上者至少减肥 5 kg。

（3）量化饮食治疗，限制钠盐：每天摄入钠盐不应超过 6 g。多进食低脂、少盐、高纤维饮食。

（4）量化运动治疗：每天快走或游泳 45 分钟，每周坚持 5 天。

（5）缓解心理压力，保持乐观心态。

2.药物治疗与护理

在血压≥18.7/12.0 kPa(140/90 mmHg)的患者，直接加用药物治疗，对于已经出现微量清蛋白尿的患者，也应该直接使用药物治疗。遵医嘱合理用药，尽早用药，定期监测病情，尽快稳定控制病情。

（1）药物治疗首先考虑使用血管紧张素转换酶抑制剂(angiotensin converting enzyme inhibitors, ACEI)或血管紧张素受体阻滞剂(angiotensin receptor blockers, ARBs)，二者为治疗糖尿病高血压的一线药物。前者抑制血管紧张素的产生，降低肾小球内压，阻止肾小球肥大，减少尿蛋白，减慢肾小球滤过率，对糖、脂肪及其他代谢方面没有不良作用，主要不良反应是咳嗽，升高血肌酐、血钾、过敏、皮疹、白细胞(white blood cell, WBC)降低等。当使用 ACEI 出现咳嗽不耐受的可以选择 ARBs，但血肌酐＞3 mg/dL 者慎用，因其主要不良反应是高钾血症、肾功能恶化等。当需要联合用药时，也应以其中一种为基础。

（2）利尿剂、β受体阻滞剂、钙通道阻滞剂(CCB)作为二级药物或者联合用药。血压达标通常需要 2 个或 2 个以上的药物联合治疗。但利尿药氢氯噻嗪可升高血糖，β受体阻滞剂会掩盖低血糖早期症状，故使用过程中需注意。

（3）辅助药物：阿司匹林或其他抗血小板药物可减少脑卒中和心血管病死亡的危险。

（4）用药后的护理：服药后注意体位变化宜慢，防直立性低血压；也可以穿弹力袜促进下肢血液循环；洗澡水温度不能太高，时间不能超过 15 分钟，禁止洗桑拿；坚持锻炼，但运动时禁止突然转身、下蹲、起立、弯腰等动作，运动后要注意盐和水的补充；保证充足睡眠；坚持长期用药，不随便停药；定期监测血压，定期随访。

（郭　宏）

第十二节　糖尿病伴骨关节病变

糖尿病骨关节病变是指糖尿病性神经病变引起的神经性关节病，是夏科关节病中的一类，是进行性的关节破坏，可以涉及一个或多个关节，其病理特点是关节脱位、病理性骨折、严重的足弓塌陷。而骨关节病变的结果是严重的畸形，足掌压力增加和溃疡，如不能得到有效治疗及护理，最终可能导致截肢。糖尿病患者中约 1‰ 可能发生夏科关节病，主要系神经病变所致，感染可加重其损伤，可致关节脱位、畸形，严重影响关节功能，使患者生活质量降低。

一、病因

由于糖尿病感觉神经和自主神经病变，肩、肘、颈椎、髋、膝、踝、趾等关节没有痛觉的保护机制，导致关节过度使用、撞击发生破坏，可发生无痛性肿胀等。

二、临床表现

关节逐渐肿大、不稳、积液,可穿出血样液体。肿胀关节多无疼痛或仅轻微胀痛,关节功能受限不明显。关节疼痛和功能受限与关节肿胀破坏不一致为本病之特点。晚期关节破坏进一步发展,可导致病理性骨折或病理性关节脱位。

三、辅助检查

主要通过 X 线检查,早期见软组织肿胀、骨端致密、晚期关节显示不同程度的破坏、间隙狭窄、骨端致密、病理骨折、关节内游离体、骨质吸收、退变骨赘和新骨形成以及关节脱位与畸形。

四、治疗及护理

目前无特异性治疗手段,以保护防治措施为主。

(1)病变关节、上肢避免用力工作,下肢尽量减轻负重;破坏较重关节(如膝、肘和脊柱部位)可用支架保护。

(2)部畸形的患者可选择特殊治疗鞋或减压鞋垫,不易长时间行走,避免局部持续受压而发生足部溃疡。

(3)足部病重且溃疡不愈者可做截肢术,青壮年患者膝、踝关节破坏严重者可作关节融合术,不过邻近关节可再发生此病。

(4)卧床休息,将痛肢用被褥等垫起,采取舒适体位,以减轻疼痛,但需变换体位,以免局部皮肤受压,日久可造成肌肉失用性萎缩及关节功能不良。

(5)避免所有诱发因素,加强自我管理意识,防止关节过度活动,注意关节保暖。

(6)痛风是导致骨与关节病变的常见原因之一,对有痛风的患者饮食上应注意避免进食含嘌呤高的食物。

(郭　宏)

第十三节　糖 尿 病 足

世界卫生组织(WHO)对糖尿病足(diabetes foot,DF)的定义:发生于糖尿病患者踝关节或踝关节以下的部位,由于合并神经病变及各种不同程度的周围血管病变而导致下肢感染、溃疡形成和/或深层组织的破坏。患者从皮肤到骨与关节的各层组织均可受害,其主要临床表现为足溃疡和坏疽。糖尿病患者中有 4%~10% 并发 DF,糖尿病患者一生中并发 DF 的风险高达 25%。DF 是糖尿病患者尤其是老年糖尿病患者最严重的慢性并发症之一,也是患者致残、致死的主要原因之一。

一、诱因

常见诱因有鞋创伤、切割伤、温度创伤、重复性应激、压疮、医源性创伤、血管堵塞、甲沟炎及其他皮肤病、皮肤水肿等。

二、溃疡的高危因素

DF 溃疡的高危因素包括合并有周围神经病变、周围血管病变、视网膜病变、肾脏病变(特别是肾衰竭)、老年人(特别是男性)、独居、既往曾有足溃疡史或截肢史、足畸形、足底压力增加、足部皮肤异常、关节活动受限、胼胝、糖尿病知识缺乏、糖尿病病程超过 10 年、糖尿病控制差、职业危害、不能进行有效足部保护、吸烟、酗酒等。对于这些高危人群应定期随访,加强足部相关知识教育,预防足溃疡的发生。

三、分类和分级

(一)分类

按照病因,DF 溃疡可分为神经性、缺血性和神经-缺血性溃疡,不同溃疡的区别见表12-8。

表 12-8　糖尿病神经性和缺血性溃疡的比较

症状	缺血性溃疡	神经性溃疡
皮肤颜色	苍白	正常
皮肤温度	凉(怕冷)	温暖
皮肤状况	有汗	干燥,皲裂
记背/踝动脉	无或减弱	正常
创面	有黑痂,湿,有渗出	洞,边缘清晰,渗出少
感觉	疼痛	无/迟钝
胼胝体	无	常见
跛行	有	无
静息痛	有	无
血管 B 超	串珠样改变	改变不严重
伤口部位	足表面	足底,足边缘

(二)分级

DF 的分级方法有很多,国内临床常用的分级方法为 Wagner 分级法,分为 0～5 级。

0 级:有发生足溃疡危险因素,目前无溃疡。

1 级:浅表溃疡,临床上无感染。

2 级:较深的溃疡,影响到肌肉,无脓肿或骨的感染。

3 级:深度感染,伴有骨组织病变或脓肿。

4 级:局限性坏疽(趾、足跟或前足)。

5 级:全足坏疽。

四、护理评估

(一)整体评估

年龄、血糖、血脂、血压、营养状况;肝肾功能;心理状况;全身用药;过敏史;既往住院史及手术史;糖尿病病史;有无心血管、肾脏、视网膜病变;是否吸烟、饮酒;是否存在 DF 的其他高危因素等。

(二)局部评估

足部是否畸形、肿胀；是否肌肉萎缩；有无胼胝及鸡眼；足部皮肤温度、颜色；趾甲、汗毛生长情况；有无化学品暴露史；既往足部外伤及手术史；神经病变和血管病变的临床症状；溃疡的诱因、位置、大小、深度、颜色、分类分级；渗液的量、色、性，有无异味、感染；肉芽生长情况；鞋袜是否合适等。

(三)周围神经病变的筛查

主要是了解患者是否存在保护性感觉，包括 10 g 尼龙丝压力觉检查、痛觉检查、温度觉检查、利用音叉或震动感觉阈值测量仪测量震动觉、肌腱反射五项检查和神经传导功能检查(NCS)等。做检查前先让患者体验正常的感觉作为参照，不要让患者看到或听到筛查仪器，注意避开胼胝、溃疡、瘢痕和坏死组织等部位，双侧都要检查。临床常以神经传导功能检查作为诊断周围神经病变的金标准，但该检查为有创检查，不易被患者接受。在周围神经病变筛查中，目前推荐多种方法联合使用，而非单一检查，更有助于早期诊断，早期治疗，同时更好地预防 DF 的发生。

(四)下肢血管检查

周围动脉疾病是重要的预测糖尿病患者足溃疡结局的因素，对糖尿病患者下肢血供的评估，有助于下肢血管病变的早期诊断和预后。检查的方法有很多，包括触诊足背动脉、胫后动脉、动脉搏动，如果动脉搏动减弱或消失，则提示可能存在糖尿病性周围动脉疾病，容易发生足溃疡，且有更高的心血管病变发生率。但动脉搏动受检查者主观因素影响太多，缺乏统一的标准。ABI 可以反映下肢血压和血管状态，具有无创、操作简单、价廉、省时、患者容易接受等优点，有较好的特异性和敏感性，是诊断外周动脉疾病的有效手段，也是心脑血管事件和病死率的强烈预测因子，其临床价值在国外早已被广泛认可。跨皮氧分压(transcutaneous oxygen tension, $TcPO_2$)反映微循环状态，因此也反映了周围动脉的供血。测定方法为采用热敏感探头置于足背皮肤，正常值为 >5.3 kPa(40 mmHg)；$TcPO_2 < 4.0$ kPa(30 mmHg)，提示周围血液供应不足，足部易发生溃疡，或已有的溃疡难以愈合；$TcPO_2 < 2.7$ kPa(20 mmHg)，足溃疡几乎没有愈合的可能，需要进行血管重建手术以改善周围血供；如吸入 100% 氧气后，$TcPO_2$ 提高 1.3 kPa(10 mmHg)，则说明溃疡预后良好。此外，血管彩色多普勒超声检查可发现动脉的形态和血流动力学异常，常作为下肢血管病变的筛查。利用多源多排 CT 血管造影(MDCTA)、增强磁共振血管造影(CE-MRA)，对于有肾功能损害的患者是较理想的检查方法。动脉内数字剪影血管造影(DSA)长期作为血管检查的"金标准"，能准确反映血管病变情况，但为有创检查且费用昂贵，有一定并发症。

(五)骨、关节检查

对临床上可疑的骨与关节病变但 X 线检查中没有看到异常征象时，可选择 CT 或 MRI 等检查。

(六)足底压力测定

国外已经研制出多种方法测定足部不同部位的压力，如 MatScan 系统、FootScan 系统，这些系统通过测定足部压力，筛查高危人群，了解患者足部压力是否异常，发现溃疡高风险区域，有助于 DF 的诊断，同时为定做矫形辅具(鞋或鞋垫)作指导。

五、糖尿病足的治疗

DF 的治疗强调多学科协作，防治相结合，治疗目标是预防足溃疡的发生和避免截肢。首先是全身治疗,即控制高血糖、血脂异常、高血压,戒烟,改善全身营养不良状态和纠正水肿等,只有在全身治疗基础上局部换药才会有效。对糖尿病患者足的评估应该作为整个糖尿病治疗的一部分。

(一)缺血性病变的处理

对于血管阻塞不是非常严重或没有手术指征者,可以采取内科治疗,使用扩张血管和改善微循环的药物,如川芎嗪、丹参、培达、前列腺素 E 等。如果血管病变严重,应行血管重建手术,如血管成形术或血管旁路术。坏疽患者在休息时,有疼痛并有广泛病变但又不能保守治疗者,应给予截肢。截肢前最好做血管造影,以决定截肢平面。血管完全闭塞且没有流出道的患者,尤其是不能行血管外科手术者,可采用干细胞移植法,以促使侧支循环的形成。也可采用超声消融的方法,使已经狭窄或闭塞的血管再通。另外,还有血管腔内介入治疗如支架植入术、球囊扩张,也可使闭塞的血管再通,改善局部供血,降低截肢率。

(二)神经性足溃疡的处理

关键是减轻原发病变所造成的压力,可通过矫形鞋或矫形器等改变足的压力。同时根据溃疡的深度、大小、渗出量以及是否合并感染再决定换药的次数和局部敷料的选用。

(三)足溃疡合并感染的处理

足溃疡合并感染的是糖尿病患者截肢的重要原因。2012 美国感染病学会(IDSA)临床指南所列出的可能感染证据如下:非脓性渗出、松散或变色粗糙组织、未局限的伤口边缘和恶臭;骨探测试验阳性;溃疡形成时间超过 30 天;有足部溃疡复发的病史;足部外伤、患肢周围血管疾病;既往下肢截肢史;感觉丧失、肾功能不全和/或赤脚走路的病史,这些都会增加 DF 感染的风险。应从深部组织采集标本进行培养,采取活检或者剪除的方法,要在创面清洁和清创之后进行。避免拭子法和不合适的清创处理,以免出现不良后果。可先经验性的选择广谱抗生素治疗,待细菌培养结果出来后,再根据药物敏感试验,选用合适的抗生素。轻度软组织感染用抗生素治疗的疗程为 1~2 周,中度感染和严重感染需要抗生素治疗 2~3 周。除了抗感染治疗外,对感染性伤口的治疗还包括外科去除坏死组织、适当的伤口换药、解除对伤口的压迫和改善感染部位的血供。

(四)足溃疡的创面处理

原则为清创、引流、保湿、减轻压力、控制感染、改善血供,促进肉芽组织生长及上皮爬行。

1.清创

在清创之前必须全面考虑病情,进行创面评估包括血管评估及溃疡的分类分级,采用"蚕食法"清除坏死组织。有严重血管病变时,清创不要太积极,视血供情况及时进行血管重建等治疗。趾端干性坏疽,暂不进行清创,可待其自行脱落。胼胝可能掩盖深部的溃疡,应及时去除。当有危及肢体和生命的感染时,即使是缺血的患者也应该立即清创。

2.减轻压力

对于由敷料、鞋袜、行走时造成的压力而导致的溃疡,减轻负重足部的压力以促进溃疡愈合是十分重要的,减压措施应贯穿于创面愈合的全过程。

3.敷料选择

敷料的选择要保证湿性修复环境和渗出液的吸收,根据溃疡的面积、深度和性质(干性伤口、渗出多的伤口和红肿的伤口)来选择敷料,选择原则如下:

(1)对于有焦痂、不易清创的溃疡,有暴露的肌腱、骨骼需要保护者,可选用水凝胶敷料。

(2)对于有感染的溃疡,可选用含银、含碘敷料局部抗感染,并取标本作培养,尤其是有骨髓炎和深部脓肿者,应根据药敏试验选用抗生素静脉滴注,并及时切开引流。严重溃疡合并感染者,特别是有坏疽者,可能同时需要截肢。

(3)有窦道或腔隙者,可选用藻酸盐敷料等填充,松紧应适宜。无感染者,亦可采用含生长因子类敷料填充,但一定要有充足的血供。

(4)对于渗液过多者,可利用泡沫敷料的高效吸收能力管理渗液。

(5)处于肉芽组织生长及上皮爬行阶段者,可选用水胶体类、泡沫类等敷料。

4.创面评估

每次换药时应对创面充分评估,以便及时调整治疗方案。

(五)DF 治疗护理新进展

1.自体富血小板凝胶在糖尿病难治性皮肤溃疡中的应用

自体富血小板凝胶(autologous platelet-rich gel,APG)系取自患者自身外周静脉血,经离心、分离、浓缩制得的富含血小板血浆(platelet-rich plasma,PRP)按一定的比例与凝血酶-钙剂混合凝固形成。具有减少创面疼痛,减少分泌物渗出,加速止血、且含有丰富的生长因子的特点,能加速创面的愈合。

根据溃疡发生的位置,术前需要做好体位训练,防止术中凝胶流失。尽量清除坏死组织、炎性肉芽和过度角化的组织,对于较深的窦道或常规清除困难的部位,可采用超声清创刀辅助清创。创面凝胶凝固后予油纱覆盖,无菌纱布包扎。术后指导患者保持正确的体位,以免凝胶受压,降低效果。

2.负压封闭引流技术

负压封闭引流(vacuum sealing drainage,VSD)对 DF 溃疡的治疗作用主要表现在及时、有效地清除创面或窦道内的渗液、脓液及坏死组织;减少创面的细菌菌落数,降低伤口感染率;促进创面血供的恢复,增加血管通透性,促进水肿消退及肉芽组织生成等。

根据创面大小裁剪 VSD 敷料并覆盖于创面,每根引流管周围的 VSD 敷料不超过 2 cm,半透膜封闭整个创面,用"系膜法"封闭引流管出创面边缘,以看到敷料收缩,手触变硬并有液体引流出为度,每天用无菌生理盐水冲管 1～2 次,4～7 天后拆除 VSD 敷料。注意引流管质地软硬适中、透明,长度以 90～120 cm 为宜,负压吸引瓶的位置应低于创面。如果瘪陷的海绵恢复原状,贴膜下出现积液,提示负压失效,应立即查找原因,检查管道是否堵塞、松脱,封闭膜是否漏气,必要时重新封闭被引流区或更换引流装置,以维持有效负压。

六、糖尿病足的筛查

筛查并识别出有 DF 危险因素的患者是成功处理 DF 的关键。所有患者应在诊断为糖尿病后至少每年检查一次足部情况,有足溃疡危险因素的患者检查应该更加频繁,建议根据实际情况每 1～6 个月 1 次。DF 病变的有关检查见表 12-9。

七、预防和护理

DF 重在预防,尽管 DF 的治疗困难,但 DF 的预防却十分有效。对于有发生足溃疡危险因素的患者,应该及时地对患者和其家属提出防治措施并予具体指导。足部损伤的预防包括:定期观察和检查足以及鞋袜;识别高危患者;教育患者及其亲属和有关医务人员;合适的足部保护措施;对非溃疡性病变进行治疗。

表 12-9　DF 病变的有关检查

	临床检查	客观实验
皮肤	颜色、出汗、干燥、干裂、是否感染	望诊、触诊
形态和畸形	足趾的畸形 跖骨头的突起 Charcot 畸形 胼胝	足的 X 线检查 足的压力检查
感觉功能	针刺痛觉 振动觉 温度觉 压力觉检查	细针 首叉、Biothesiometer 温度阈值测试 尼龙丝触觉检查 足压力测定仪
运动功能	肌萎缩、肌无力 踝反射	电生理检查
自主功能	出汗减少,肌胝 足温暖,足背静脉膨胀	定量发汗试验 皮温阁,皮肤表面温度测定
血管状态	足背动脉搏动,皮肤颜色 足凉、水肿	非创伤性多普勒超声检查 TcPO$_2$

(一)全身状况检查

全面控制血糖、血脂、血压、戒烟、限酒,还应强调营养神经、抗凝、改善微循环。每年至少进行一次足部的专科检查,以确定足溃疡和截肢的危险因素。如足部结构、生物力学、足部供血状况、皮肤完整性、保护性感觉的评估等。

(二)足部自我检查

做好足部的自我检查,在光线充分的情况下,眼睛不好者戴上眼镜,看不清的地方,请家人帮忙,看不到的地方,可借助镜子。重点检查足趾、足底、足变形部位,是否有损伤、水泡,皮肤温度、颜色、是否干燥、皲裂、趾甲有无异常、鸡眼、足癣、足部动脉搏动等。

(三)足部的日常护理

(1)每天用温水洗脚,洗的时间不要太长,10 分钟左右,不要用脚试水温,可用手或请家人代试水温,洗完后用柔软的浅色毛巾擦干,尤其脚趾间。

(2)双脚涂上润肤霜,保持皮肤柔润,不要太油,不要涂在趾间和溃疡处;有皮肤皲裂者,可擦含有尿素成分的皲裂霜;脚出汗较多者,可用滑石粉置于鞋中或脚趾间擦乙醇,再以纱布隔开,以保持足部的干爽。

(3)进行下肢、足部的按摩,动作轻柔,避免搓、捏等损伤性动作。

(4)适当运动,改善肢端血液循环。

(5)冬天要防止冻伤、烫伤,不要用热水袋或电热毯直接取暖,不要烤火及热水烫脚。夏天要防止蚊虫叮咬。

(6)不要自行处理伤口,不要用鸡眼膏等化学药物处理鸡眼或胼胝。

(7)避免足部针灸,防止意外感染。

(8)不要盘腿坐、不要跷二郎腿。

(9)不要吸烟。

(10)穿鞋前,检查鞋内是否有异物,防止足部损伤。

(11)确保在看得清楚的情况下修剪趾甲,平着修剪,不要修剪得过短,挫圆边角尖锐的部分。

(12)选择适合的袜子,如吸水性、透气性好的浅色棉袜、羊毛袜,不宜太小或太大,袜口不要太紧,内部接缝不要太粗糙、无破洞。

(13)选择适合的鞋子,如面料柔软、透气性好、圆头、厚底、鞋内部平整光滑最好能放下预防足病的个性化鞋垫。禁穿尖头鞋、高跟鞋、露趾凉鞋。最好下午买鞋,双脚需穿着袜子同时试穿;新鞋穿 20～30 分钟后应脱下,检查双脚皮肤是否有异常,每天逐渐增加穿鞋时间以便及时发现潜在问题。

(14)出现任何症状应及时就医,如水泡、陷甲、足癣、甲沟炎、鸡眼、胼胝、皮肤破损等。

(郭　宏)

第十四节　糖尿病合并感染

糖尿病患者由于代谢紊乱及各种并发症,使肌体抵抗力下降,容易发生各种感染,在血糖控制差的患者中更常见且严重;同时感染也可能加重糖尿病的发展或产生其他并发症,故控制感染也是糖尿病治疗的任务之一。

一、病因与发病机制

高血糖使患者抵抗力下降,白细胞吞噬作用受到抑制。同时,由于组织的糖原含量增高,给细菌、真菌、结核等病菌繁殖创造了良好的环境,使糖尿病患者容易发生各种感染。

二、常见感染部位

皮肤、口腔、呼吸道、泌尿生殖系统。

三、临床特点

(一)皮肤感染

糖尿病患者中有 1/3 患有与糖尿病相关的皮肤病变,如:皮肤瘙痒症、湿疹、皮肤化脓性感染、皮肤真菌感染等,可形成败血症或脓毒血症。同时皮肤病变可加重糖尿病,应给予重视并积极治疗和预防。

(二)口腔感染

由于糖尿病患者身体大部分微血管都有病变,供血不足,若发生在牙周组织血管,产生牙周病和龋齿,再加上高血糖状态,使糖尿病患者的口腔易发生感染。如果不予治疗,又会使糖尿病恶化,严重者导致酮症酸中毒。因此,要及时地处理和预防口腔疾病。

(三)呼吸道感染

易导致肺炎,老年卧床患者更常见,是糖尿病猝死的常见诱因。肺结核发生率也高,进展快,易形成空洞。

(四)泌尿生殖系统感染

由于尿糖刺激,女性易反复发作发生阴道炎、女性外阴瘙痒、肾盂肾炎、膀胱炎等,男性也可发生龟头炎。

四、治疗及护理

(1)严密观察,包括体温、白细胞及局部表现。

(2)控制血糖,积极治疗糖尿病。

(3)合理使用抗生素。

(4)对症处理。

(5)日常护理:①做好个人卫生,勤洗澡、勤换衣,保持皮肤清洁;洗澡时,水温不宜过热,应轻轻搓揉,防止皮肤破损引起感染;应使用刺激小的中性香皂、浴液,切勿使用刺激大的碱性洗涤剂;老年患者每次洗澡时间不宜过长,最好采用淋浴。②卧床患者应勤翻身,减少局部组织受压,预防压疮发生。③女性患者勤换内裤,内裤不宜过小过紧,选用通气性能好的天然织物内衣,并消毒晾晒;月经期应使用消毒卫生纸或符合卫生要求的卫生巾。④对有反复真菌感染、化脓性皮肤病、顽固性皮肤瘙痒的中老年人,应重视血糖测定,应做伤口细菌培养以选用敏感抗生素,伤口局部不可随意用药,尤其是刺激性药物。⑤每天至少早晚各刷牙一次,使用软毛牙刷,每3个月更换牙刷一次;饭后要漱口,注意预防口腔疾病;每天仔细检查牙龈,有无发炎组织;重患者给予特殊口腔护理。⑥预防感冒等上呼吸道传染疾病,避免与感冒、肺炎、肺结核等感染者接触。

(郭　宏)

第十三章　肿瘤的中医护理

第一节　肿瘤与中医理论

一、肿瘤中医病因学

中医病因学认为,一切疾病的产生和发展,都可从正邪两方面的关系变化来分析。"正"指正气,包括人体的抗病能力及功能活动;"邪"指邪气,泛指各种致病的因素。疾病形成后,如果正气能够恢复到有能力驱除邪气,疾病就有可能痊愈,肌体功能就可能恢复正常。正邪之争,贯穿于肿瘤发生和发展的整个阶段。本节根据中医学的基本理论,将传统中医对肿瘤病因的研究分为以下几种。

(一)邪正盛衰

正气指人体抵御外邪入侵的能力。多数情况下,人体总能够保持健康的状态,是因为"阴平阳秘,精神乃治","正气存内,邪不可干"。人体的正气在预防肿瘤发生发展中占主导地位。正气不足包括先天不足和后天失调两种。肾脏藏精气,主生长发育,为先天之本;脾脏主水谷运化,为气血之源,后天之本。现代医学认为肌体免疫功能下降与肿瘤的发生有密切的关联,免疫缺陷病患者与接受免疫抑制治疗的患者容易发生恶性肿瘤。临床上常见的因正气因素所致的肿瘤有食管及食管贲门癌、胃癌、肝癌、子宫癌和乳腺癌等。

(二)七情因素

七情是指喜、怒、忧、思、悲、恐、惊七种情志的变化。是人体对客观事物和现象出现的不同的情志反应。七情对人体的不良作用有两个方面。

1.七情直接伤及内脏及气血

一般情况下,七情变化属于正常精神活动和思维的范畴,不会导致疾病的发生。某些特殊的情况下,人体情志发生过度变化,会影响人体的生理变化,导致肌体气血运行失常及脏腑功能失调,诱发某些肿瘤。《素问·阴阳应象大论》指出:"怒伤肝,喜伤心,思伤脾,悲伤肺,恐伤肾"。

2.七情变化影响病情

临床病例证明,生活中保持乐观、开朗、积极向上的精神状态,减少不良的精神刺激,可以减少或防止肿瘤的发生。

(三)外感因素

中医认为"六气"是指风、寒、暑、湿、燥、火,是自然界中六种不同的气候变化。人体在长期生产和生活的磨炼中产生了较强的适应能力,正常的六气不会致病。当气候异常急骤的变化或者人体的抵抗力下降时,六气就成为了外界的致病因素,入侵人体,发生发展为包括肿瘤在内的各种疾病。这时的六气成为不正之气,即风邪、寒邪、暑邪、湿邪、燥邪、火邪,被称为"六淫"。"六淫"作为外界的致病因素,也代表了肿瘤的外感病因。发病与季节、气候、环境等有关,具备单独或同时合并其他因素致病的特点。与外感因素相关的肿瘤有皮肤癌和/或体表肿瘤、肝癌、腹腔和盆腔肿瘤、肺癌、胃癌、骨瘤等。

(四)饮食因素

五脏中的脾和胃,容易受到饮食的伤害,继而累及到其他脏器。饮食不当所致疾病的原因有饮食偏嗜、不洁和不节三个方面。《景岳全书》指出"饮食无节以渐留滞者,多成痞积"。《医门法律》认为"滚酒从喉而入,日将上脘饱灼,渐有熟腐之象,而生气不存"。常见饮食不当所致的肿瘤有食管癌、胃癌、直肠癌、舌癌和唇癌、肝癌等。

(五)其他

人类患肿瘤与环境有很大的关系。过度劳累的人容易患肿瘤,过度安逸也容易诱发肿瘤的发生。《素问·宣明五气》曰:"久坐伤肉""久卧伤气"。先天因素也与之关系密切,如胎弱和胎毒。"小儿五迟,多因父母气血虚弱,先天有亏",《幼幼集成》说:"盖小儿患此(指梅毒)者,实由父母胎毒传染而致也"。年龄与肿瘤的发病也有很大的关系,"癌发,四十岁以上",表明了癌症的发病率随着年龄增大而显著增高。

二、肿瘤中医病机学

中医学认为肿瘤的致病因素比较复杂,由于各种致病因素的影响,导致肌体阴阳失调,经络脏腑气血功能障碍,引起血瘀、气滞、痰凝、湿聚、热毒等互相交结而引起肿瘤的发生。其中主要原因是气血的瘀结。此外,肿瘤的发生还与其所在部位的脏腑和经络的相互关系有关联。中医古籍中论述肿瘤发生的病机表现很多,历代均有论述。近代以来,结合中医临床应用及中医理论,将其发病机制主要归纳为以下几个方面。

(一)气滞血瘀

气血是构成人体的基本物质。一切生命活动的动力是气,食物经过气的作用转化而形成血,血滋养着全身各脏腑组织器官。人体各种功能活动能够正常进行,皆依赖于气血的运行。《难经·二十二难》说:"气主煦之,血主濡之。"气和血一阳一阴,互相依存,气损可伤血,血损耗也可伤气,故有"气为血帅,血为气母"之说。气滞则会产生血瘀,血瘀又阻碍气的运行;血虚则气少,气虚则运血无力。很多原因会导致气的运行失调,可出现气滞、气郁、气聚,日久成疾。气滞时间长了会产生血的淤积,气滞血瘀长了会积久成块,最后随着淤积部位的不同而形成各种肿瘤。形成肿瘤的重要病理机制之一就是气滞血瘀。近年来对血瘀的研究比较多,临床已经证实绝大多数恶性肿瘤患者的血液都处于高凝状态。

(二)脏腑失调、精气亏虚

肿瘤发病的基础在于内虚。人体实现各种复杂生命活动的中心是五脏。五脏六腑通过维持气血、阴阳的动态平衡来保证各自功能活动的正常。疾病的发生,会造成脏腑生理功能的紊乱和阴阳、气血的失调。脏腑失调可使气血运行受阻及内生痰湿等而导致疾病的发生。历代中医文献指出,肿瘤发病与脏腑功能失调有关,"邪之所凑,其气必虚",即是这个道理。脏腑功能失调,以脾肾虚损为主。明代的张景岳说,脾肾不足及虚弱失调的人,多有积聚之病,会导致肿瘤的发生。肿瘤患者都存在脏腑气血不足,病变日久,虚弱益甚。因虚导致疾病的发生,疾病的发生又导致虚弱,从而产生恶性循环。特别是肿瘤患者经手术、放化疗之后,表现为气阴两伤。正衰则邪盛,肌体抗癌能力的降低,会使肿瘤进一步扩散。近年来研究结果表明,恶性肿瘤患者大多有脾虚气亏或肾虚等证,通过中药健脾补肾,或补肾固精,均能提高患病肌体的细胞免疫及体液免疫功能,改善和提高肌体的代谢,使"正气"得以恢复,抗癌能力增强。

(三)内生"五邪"

内蕴热毒,即火热温毒之邪气,所谓毒是指火热之炽盛者。中医将火热分为两类,即外感之火热和内生之火热。无论是外感之火热之邪或其他诸邪侵犯人体,都能转化为内生之火热。同时七情内伤和脏腑功能失调,也都能在体内化热生火。火热之邪内蕴体内,客于血肉,壅聚不散,腐蚀血肉,皆可酿成痈脓,或发为肿瘤。

(四)痰湿凝聚

痰湿凝聚是指因脾、肺、肝、肾等脏腑功能受损,引起津液停蓄所产生的酿痰成饮、水湿内盛等病变。元代朱丹溪首先提出"痰"与肿瘤的发生发展有关联,"凡人身上中下有块者多是痰"。高锦庭也道:"癌瘤者,非阴阳正气所结肿,乃五脏淤血浊气痰滞而成"。

(五)经络瘀阻

经络在中医学里面是人体组织结构的重要组成部分,它是沟通人体上下、内外,通行气血和联络脏腑组织的一个独特的系统。十二经脉具有运行营卫气血、沟通表里、抵御病邪、保护肌体的功能。在病理发生变化时,经络会由于外感风寒、湿邪等的侵袭而功能受损,还会因为痰、食、毒、瘀、气滞等而阻塞不通。经络瘀阻后,邪毒在体内蕴结,日久成积成肿,可发展为肿瘤。

（杨圣会）

第二节　肿瘤常见症状的观察与护理

一、发热

肿瘤患者常有不同程度的发热,最常见的表现方式为:

(一)恶寒发热

表现为发热伴轻度恶寒,有汗或无汗,伴有头痛,口渴或不渴,舌苔薄白,脉浮数。多为癌症合并感染或由于身体其他部位的感染(如上呼吸道感染)。护理措施包括服用解表发汗药应进些热饮料,并盖衣被,以助汗出,取微汗为宜,不可过汗;出汗多时用干毛巾擦干,汗退热降者再更换衣服。

(二)壮热

表现为高热不退,不恶寒反恶热,口渴喜冷饮,舌红苔黄燥,脉滑数。此热多是药物热和癌性热。护理措施包括告知患者多饮水,以免津亏阴伤,可用金银花、芦根或玄参、麦冬等煎水代茶饮,以补阴液;宜进流食,忌肥甘厚腻之品;患者体温超过39℃时可给予物理降温。

(三)阴虚潮热

表现为午后潮热、两颧发红、手足心热、盗汗、口咽干燥、舌红少津、脉细数无力,多见于中晚期患者。护理措施包括告知患者多食水果类食物,如橘子、苹果、香蕉、荸荠、枇杷、凉薯等;多饮养阴清热饮料,如绿豆汤、西瓜汁、梨汁、荸荠汁、藕汁。

(四)气虚发热

表现为发热日久不止和热度不高,面色(白光)白,食少乏力,少气懒言,动则加重,舌淡,脉虚弱,亦见于中晚期患者。嘱患者卧床休息,多食山药、大枣、香菇、鸡肉、鸡蛋、花生、黄芪等。

二、疼痛

由于肿瘤对周围组织的浸润、压迫或转移等原因,肿瘤患者常伴有疼痛,癌性疼痛也有寒热虚实之分:

(一)实热性疼痛

表现为口渴、心烦、高热、苔黄,多发生于早期正气未衰合并感染的患者。此时病灶局部可给予冷敷。室温应比正常的 18~22℃稍低。

(二)虚寒性疼痛

表现为畏寒、肢冷、苔白、脉迟,多为晚期患者。对这种疼痛可给予局部热敷、热疗等,并注意保暖。室温应比正常的 18~22℃稍高。

对顽固性癌痛患者可联合或交替使用各种止痛方法,如暗示、针刺、艾灸、局部轻揉,使用外用药、磁疗、穴位注射,各种理疗等。

三、呕吐

食管癌、胃癌容易造成梗阻,是发生恶心呕吐最常见的原因,呕吐分为:

(一)肝气犯胃

表现为呕吐吞酸,嗳气频频,胸胁胀痛,烦闷不舒,每遇情志不遂时发作尤甚,舌边红,苔薄腻。护士指导患者避免精神刺激;忌食烟、酒、葱、辣椒等辛温刺激之品。

(二)食滞内停

表现为呕吐吞酸,胃脘胀满,疼痛拒按,嗳气厌食,得食愈甚,吐后见松,大便不调,或溏或秘,舌苔垢腻,脉滑有力。对患者进行饮食控制,不宜过饱,更不宜进不易消化的食物。必要时使用催吐法,使其胃中停滞的宿食全部吐出,不宜单独止吐。

(三)痰饮内阻

呕吐清水痰涎,头眩心悸,脘部辘辘有声,不欲饮食,舌苔白腻,脉弦滑。忌食生冷及粘腻食品,可用竹沥水 30 mL,姜汁 3~5 滴用温开水调和顿服,或用陈皮加生姜泡水代饮,以化痰止呕。

(四)脾胃虚寒

表现为饮食稍多即见呕吐,时作时止,脘部痞满,食入难化,面色少华,倦怠乏力,喜暖怕凉,四肢不温,大便溏薄,脉濡弱。护士指导患者禁食生冷及油腻之品,可服生姜红糖水,或口服含糖姜片或生姜片等,并应注意保暖,避免受凉。

(五)胃阴不足

表现为时时干呕泛恶,或反复呕吐而量不多,脘部嘈杂,饥而不欲食,口干舌燥,舌红少津,脉细数。护士指导患者忌食烟、酒、葱、蒜、韭菜、辣椒等辛温生火制品,以免损耗胃阴,宜食清淡寒凉性食物,如绿豆汤、莲子汤、藕粉、梨汁、荸荠汁、鲜藕汁、鲜果汁等,或用鲜芦根、麦冬泡水代饮,以清养胃阴。

患者呕吐时,可遵医嘱针刺合谷、内关、足三里等穴位,留针 15～20 分钟;或给予耳穴埋豆,取穴:肝、胃、交感,每天按揉 2 次,每次 3～5 分钟。因呕吐不能进食或服药者,可在进食及服药前先滴姜汁数滴于舌面,稍等片刻再进食,此法可缓解呕吐。对于服用中药的患者应少量多次分服,以免引起呕吐。对实证者,汤药应冷服或温服;对虚证者,汤药应热服,以提高疗效。

(杨圣会)

第三节　肿瘤的中医治疗与护理

一、中医的辨证论治与整体治疗观念

(一)局部治疗和整体治疗相结合

局部治疗能够在短时间内降低肿瘤负荷且效果明显,使宿主有机会恢复,有可能消除肿瘤。整体治疗对肿瘤宿主的各个方面都有影响,能够调整和恢复其功能,并且能够有效抑制肿瘤的转移和复发。局部治疗和整体治疗相结合,能够明显的改善患者的生活质量和提高生存的概率。

(1)传统中医中的局部治疗包括膏药、敷贴、熏蒸等方法,目的是对症处理。局部治疗的中医理论为"塞因塞用",《素问·至真要大论》中写道:"塞因塞用,通因通用,必伏其所主而先其所因,其始则同,其终则异,可使破积,可使溃坚,可使气和,可使必已。"肿瘤的存在即为"塞",将药物填充其中,即为"塞"治。

(2)整体治疗是指对患肿瘤宿主的整体进行治疗,主要针对宿主患肿瘤前后整体的调节和恢复,在于肌体整体无瘤或带瘤生存的病机治疗,主要是"既病防变"和"未变先治"的各种措施。整体治疗的规律主要是辨证论治和病机治疗。

(二)肿瘤患者的辨证论治

肿瘤患者的辨证论治指对肿瘤宿主的体征、症状、舌脉象等用中医理论进行分析,推测出其病因、病机,并依据此作出治则、治法和方药。某种肿瘤在病因、病机确立后,中医治疗领域强调以病机为先,辨病与辨证相结合。《素问·至真要大论》中指出:"谨守病机,各司其属,有者求之,无者求之,盛者责之,虚者责之,必先五胜,疏其气血,另其条达,而致和平。"在各种不同肿瘤从癌前期至终末期,能从它们各个时相的不同变化中查找出疾病的本质。例如,肝癌的患者从乙肝、肝硬化起,就有脾虚的症状。由此推断,肝癌形成前,会有较长时间的脾胃病存在。脾虚会导致气滞,进而发展为血瘀。

二、常用中医治疗法则

中医肿瘤治疗原则是在辨证论治思想和中医整体观念的指导下形成的,中医治疗遵循的原则有扶正祛邪、综合治疗、标本缓急、因时因人因地制宜、治未病等,具体的方法有以下几种。

(一)扶正培本法

扶正培本是指扶助人体的正气,调节气血、阴阳的不平衡,从而提高肿瘤患者的免疫力,控制肿瘤的发展。常用的扶正培本法有以下几种。

1.健脾理气法

中医学认为"脾胃为后天之本",脾主运化、升阳、统血,为"气血生化之源"。恶性肿瘤的生长、发展是体内正邪消长的过程,肿瘤的形成根本是脾虚。健脾理气法不仅可以治疗肿瘤,还可以防止肿瘤的复发、转移,在患者化疗的过程中,增强化疗药物的作用和保护正常组织细胞不受到伤害。常用的药有人参、党参、黄芪、白术、山药等。

2.益气养阴法

气是指构成人体和维持人体生命活动的、具有很强活力的精微物质。它具有营养、推动、气化、温煦、防御、固摄等作用。阴是相对于阳而言的中医概念,阴液也是一种非常重要的基本生命物质。《素问·调经论》云"阴虚生内热",指出虚火内热的产生是由阴虚引起的。益气养阴法在中医药防治恶性肿瘤的临床实践中应用非常广泛,益气养阴法对恶性肿瘤患者的 T 细胞有正向免疫调节作用,可调动肌体的免疫监视功能,从而发挥抗癌功效。益气养阴法也有减轻放疗、化疗不良反应的作用。常用的养阴药有生地黄、沙参、麦冬、玄参、玉竹、百合、白芍、知母等。

3.补肾培本法

中医学认为"肾为先天之本",因而恶性肿瘤与肾有密切的关系。中医学理论中肾的主要生理功能是藏精气,主要是保证精气在体内能充分发挥其应有的生理功效。精气是构成人体的基本物质,也是人体各种功能活动的基础。肾藏精作用失常不仅会影响肾本身,还可波及到其他脏器,形成一系列的不良反应。《景岳全书·积聚》云:"脾肾不足及虚弱失调之人有积聚之病,盖脾虚则中焦不运,肾虚则下焦不化,正气不行则邪滞得以居之。"补肾培本法可以增强肌体内正气,可抑制病邪的进一步发展。补肾疏肝中药对改善患者症状,提高生存质量有明显的作用。补肾中药还能提高患者的免疫功能,可在一定程度上控制肿瘤的发展。补肾为主的方剂在恶性肿瘤的综合治疗中,在达到治疗目的的同时,可以减轻化疗过程中患者的乏力、恶心、腹泻、脱发等症状,对肝肾功能也有一定的保护作用,是理想的化疗辅助药物,能使患者的不良反应降到最低限度。常用中药有地黄、何首乌、枸杞子、菟丝子、女贞子、紫河车等,常用方剂是六味地黄汤、四君子汤等。

4.补血养血法

中医对肿瘤的治疗可主要分为扶正与祛邪,补血养血法作为扶正的一种方法在肿瘤的治疗中得到了广泛的应用。气血的亏虚一方面使肌体的养护作用下降,邪毒容易侵袭肌体;气血的亏虚也使体内一些病理物质容易生成,当肿瘤形成以后,耗损气血,又加重了患者气血亏虚的状态。血液中的红细胞、淋巴细胞、单核细胞、巨噬细胞,都具有免疫吞噬或免疫黏附作用,血液中还有大量的细胞因子、补体成分,也都发挥着重要的免疫功能。临床上补血养血法的应用,可以提高患者的免疫力,使肿瘤患者的生存期延长。补血方剂八珍汤不仅能治疗放化疗所致的白细胞减少症,而且在化疗前用之,可以预防白细胞减少,特别是能解决因反复多次化疗所致的骨髓抑制的问题。常用的补血养血药有熟地黄、阿胶、何首乌、当归、鸡血藤等。

(二)活血化瘀法

活血化瘀方法作为直接祛邪的手段对恶性肿瘤的治疗有明确的作用。可以减轻放疗、化疗不良反应,对放疗、化疗有增效作用。活血化瘀中药的成分及种类十分丰富,对肿瘤细胞的转移可能具有促进和抑制的双向作用,机制非常复杂。活血化瘀类药物可提高患者对放疗的敏感性,增强疗效。手术后和化疗的患者,活血化瘀类药物慎用或禁用。活血化瘀药物对于免疫系统的作用也是双向的,既有促进的作用,也有抑制免疫的作用。常用的活血化瘀药有鸡血藤、川芎、丹参、赤芍等。

(三)清热解毒法

临床上所见恶性肿瘤常有邪毒热郁之症状，患者出现发热、局部疼痛、便秘、小便黄赤、舌质红、苔黄、脉细速等症状。清热解毒法对减轻放疗毒副反应有一定的优势。常用的中药有白花蛇舌草、山豆根、穿心莲、金银花等。

(四)软坚散结法

软坚散结即软化其坚、消散其结。临床上见有癥积症状而正气尚强者，可以采用软坚散结方法治疗。特别是恶性肿瘤术后复发或失去手术机会者，或有恶性肿瘤周围及远处脏器转移、淋巴结转移者，不能再次行放化疗者均可应用软坚散结法治疗。软坚散结法治疗乳腺结节、子宫肌瘤有一定的疗效。常用的中药有郁金、三棱、莪术、夏枯草、半枝莲、石上柏、重楼等。

(五)除痰祛湿法

痰与湿是水液代谢失常而产生的病理物质，其本身又会反过来阻滞气机，妨碍水液正常运行。临床上常见恶性肿瘤的晚期表现，如不思饮食，腹胀如鼓，下腹坠胀，下肢水肿，按之皮肤凹陷等均为痰湿作祟、水邪泛滥所致。因此，化痰祛湿法在中医药防治恶性肿瘤的临床工作中具有十分重要的地位。常用的除痰祛湿中药有大贝母、黄药子、海藻、白芥子、半夏等。

(六)以毒攻毒法

肿瘤的发生，中医学认为是人体五脏六腑阴阳气血失调、饮食、劳倦、六淫、七情、外伤等多因素导致的结果，这些因素在人体内导致了血瘀、气滞、痰凝、湿聚、热毒等多种"毒"，在人体正气不足的情况下长期存在，最终导致肿瘤的形成。已经肯定的致癌物质包括许多化学物质，如苯对血液系统的影响、黄曲霉毒素对肝癌的影响、亚硝酸盐对于胃癌和食管癌的影响等，许多病原微生物如 EB 病毒、乳头状瘤病毒、逆转录病毒、乙型肝炎病毒等，这些"毒"均有较强的致癌性。中医治疗中以毒攻毒法的运用，是在"邪去则正安"的理论基础上发展充实起来的。以毒攻毒法在临床上的应用往往是在患者正气充足、尚耐攻伐的情况下，采用较安全的剂量，用之得当，往往收到非常好的效果。临床上较少单独全程使用毒性药，通常是在综合疗法中加入以毒攻毒药物或者在病程的某一阶段使用。大多数攻毒类中药对肿瘤细胞都有一定的直接抑制作用和诱导癌细胞凋亡及诱导肿瘤细胞分化作用。目前应用于临床上治疗恶性肿瘤的此类中药有生南星、生半夏、莪术、三棱、马钱子、鸦胆子、八角莲、毒角莲、生附子、天龙、蜈蚣、斑蝥、露蜂房、全蝎、钩吻、水蛭、蟾蜍、砒霜、砒石、轻粉、硇砂等。

(七)外治抗肿瘤法

外治抗肿瘤法是指外用各种中草药及针灸治疗恶性肿瘤。中医药外治就是将药物用于肿瘤局部，依赖药物的性能，使其直达肿瘤所在之处，产生疗效，从而达到治疗肿瘤的目的。常用外治中药有膏、丹、丸、散等。如使用蟾酥膏治疗各种癌性疼痛，尤其是骨癌引起的疼痛有较好的疗效；用信枣散、鸦胆子外用治疗宫颈癌；用如意金黄散治疗无名肿瘤，肿瘤局部的感染。肿瘤患者行外周静脉置管后出现静脉炎的症状，如意金黄散外敷效果很好。还有用五虎膏（民间验方）外治皮肤癌、黑色素瘤、唇癌等体表肿瘤等也取得了非常好的效果。针灸可缓解癌症患者疼痛、恶心、呕吐、顽固性呃逆等症状。

三、中医治疗的临床应用

晚期肿瘤中医中药治疗的主要目的是减轻患者的症状，提高生活质量，延长生存期。中医的临床疗法包括手术、药物、针灸、心理、食疗及气功疗法等；常用的剂型有汤剂、散、丸、膏、丹、片剂、颗粒、胶囊、栓剂、口服液、注射液等；给药的途径包括口服、注射、外敷、灌肠等。临床上广泛采用的是中西医结合治疗。

(1)晚期肿瘤的中医治疗模式通常为对症＋扶正＋抗癌中药。症状明显者以对症为主；正气虚者，以扶正为主。中医治疗可以明显地缓解疼痛，且无成瘾性，外敷也有一定的缓解疼痛疗效。中医药治疗对晚期肿瘤的一些其他症状也有一定的效果，如恶心、呕吐、吞咽困难、腹泻、便血、腹水等。中医治疗除了改善症状外，还可以改善患者的体质。

(2)中药治疗与手术的结合在临床上应用的比较广泛。手术前使用中药，能够改善患者的体质；手术后用药，目的是提高患者的远期生存率。

(3)中药治疗与放疗相结合，可以减少放疗的不良反应，提高放疗的完成率。

(4)中药治疗与化疗相结合，也可减轻化疗药物的不良反应，提高药物疗效。

四、肿瘤中医治疗的护理

中药治疗肿瘤是中医独特的治疗方法，中医护理要以中医学的整体观念为基础来护理患者。中医的整体观念主要体现在人体的整体性和人与自然社会环境的统一性两个方面。在临床护理中需遵循辨证施护及"因人、因地、因时"的原则。辨证施护特别强调要根据患者不同的症候给予相应的护理。护理人员在中医中药应用的过程中要做好相应的健康指导，保证中医中药在治疗过程发挥其最大的作用，使患者能顺利地完成治疗。

(一)生活起居护理

1.环境适宜

病房是患者接受治疗、护理和休养的地方。室温保持在 18～22 ℃，湿度以 50％～60％为宜。根据患者不同的证候特点，在病室温度、湿度上灵活调整。阳虚及寒证患者室温可稍偏高；阴虚及热证患者室温可稍偏低；阴虚证及燥证患者，湿度可适当偏高，阳虚证及湿证患者，湿度可偏低。居室需开窗通风换气，保持空气的流通。病室光线要适宜，热证患者光线宜稍暗；寒证患者光线一定要充足。

2.充分休息

作息时间可根据季节的变化来调整。春季晚睡早起；夏季晚睡早起，但中午应适当休息；秋季应早睡早起；冬季应早睡稍晚起，以免寒冷侵袭虚体。睡眠一般不少于 8 小时，但也不宜过长，否则会使人精神倦怠、气血淤滞。作息要有规律，避免昼夜颠倒，阴阳失调。

3.定时排便

"一通则百通"，大便畅通，可使人精神舒畅，纳食味香。

4.按时进餐

肿瘤患者消化功能受阻，食欲缺乏，按时进餐可调节消化功能、促进食欲。

5.个人卫生

常洗澡、洗头、勤换衣服，去除污垢等有害物质，可使腠理疏通而感到舒畅，有利于患者健康。

(二)情志护理

情志是指意识、情感、思维等精神活动。情志的过极、异变会引起气机紊乱，伤及内脏。《内经》强调"心藏神、肺藏魄、肝藏魂、脾藏意、肾藏志"说明五脏的生理活动与情志有着密切的关系。历代养生学家非常重视人的情志调养，均强调："养生莫若养性"。如何消除肿瘤患者紧张、愤怒、恐惧、忧郁等不良情绪的刺激,帮助患者树立起战胜疾病的信心,是情志护理的主要任务。情志护理要遵守精神内守、情绪平和、豁达乐观的基本原则。

1.言语开导情志法

与患者沟通,取得患者的信任,了解患者心理状态,消除其不良情绪,帮助患者建立良好的健康行为。有的肿瘤患者求生强烈,渴望了解自己病情。护士可通过谈心、劝慰或在操作前后运用语言开导,及时解除患者对自身疾病的各种疑惑,帮助患者多了解一些医学知识,使患者能丢掉思想包袱。根据不同的对象,不同的心理问题,可以选择不同的方法。

2.导引调和情志

"心动则神摇,心静则神安"。导引是调和情志的有力手段,通过导引移情,使患者的思想焦点从疾病转移他处。有些患者的注意力过度集中在疾病上,整天胡思乱想,陷入烦恼、忧愁之中,不利于疾病的治疗与康复。导引强调的"入静""意守"是运用主观抑制自控办法,当情绪波动,杂念纷纭时,可使其心平气和,宁心静志,起到"拨乱反正"的作用。导引对人体的消化系统、循环系统等有良好的防治疾病与康复的作用。

3.环境陶冶情志

优美安静宽敞的环境,可怡悦患者的心情。病室设置以患者为中心,突出"方便、合理",保证患者的安全。《备急千金要方》云:"栖息之室,必常洁雅,夏则虚敞,冬则温密。"医务人员在工作时要做到"四轻",即操作轻、关门轻、走路轻、说话轻,避免给患者增加不良刺激。环境的另外一个方面是治疗、疗养的氛围。医护人员态度和蔼,医患关系融洽,患者感觉能得到医护人员的重视和理解,有踏实感。晚期临终的肿瘤患者更需要安慰、亲近,护士对于患者的护理要体现个体化,做到"因人因病因时",如探望人数可适当放宽,病情特殊患者微波炉不限制使用时间,尽量满足患者特殊需求等。这样可以减轻患者的心理痛苦,使患者能坦然无憾地面对人生。

4.音乐陶冶情志

肿瘤患者要控制不愉快的情绪,其中音乐能起到积极的作用。音乐对听神经起作用,进而影响血液循环、肌肉运动和其他脏器的活动,使患者气血正常运行。清代医学家吴尚先《理瀹骈文》一书中提到:"七情之病也,看花解闷,听曲消愁,有胜于服药者矣。"音乐的旋律、节奏、音调等,能对人体产生不同的效应,这是情志相胜原理。情志相胜是用一种情志抑制另一种情志,使其淡化直至消除,从而恢复正常精神状态的一种方法。

(1)情志郁结证的患者,播放节奏明快的乐曲,优美动听,具有开畅胸怀,舒解郁闷之功效,如《步步高》《喜洋洋》等。

(2)情志焦躁证的患者,可播放节奏缓慢的乐曲,旋律柔绵、婉转,曲调低吟,具有镇静宁心,解忧除烦之功效,如《平湖秋月》《江南好》等。

(3)忧郁悲观证的患者,播放《满江红》《国际歌》等节奏鲜明有力,旋律高亢,曲调雄壮的乐曲,具有激昂情绪,振奋精神之功效。

(4)如果是易怒急躁证的患者,播放《催眠曲》等节奏缓慢,旋律低沉的乐曲,具有抑制烦恼和因情志受损所致的头痛,减轻情绪亢奋之功效。

护士在播放音乐前介绍乐曲的含义,背景知识作为诱导,使患者尽快进入"乐境"。注意音量适中,每次 30 分钟左右,每天 2～3 次,可采取个人或集体听音乐的方式。

5.娱乐调节情志

娱乐可以减轻和改善患者异常情志反应,而且有助于消除病理性情志。在治疗间歇期,适当组织娱乐活动,培养情操,活跃情趣。针对脾胃气虚型、脾虚湿阻型的患者,可以组织观看戏剧、歌舞或唱歌,达到娱耳目、乐心意的作用。歌咏使神怡身爽,又能畅通气道,有利于痰液的排出;针对肝郁气滞型、气滞血瘀型的患者,可组织观赏小品、相声等,使其又笑又乐,心胸宽畅;气阴两虚、阴虚内热型的患者,可以练习书法、绘画,能使患者愉心畅志,解除烦躁、忧郁,元代黄公望提倡"以画为寄、画以为乐"。说明书画、棋类、看节日、唱歌等活动可调节情志,使人保持平静的情绪,防止五志过极而影响康复。

6.工疗转化情志

护理人员可根据肿瘤患者病程进展与预后的情况,合理的组织患者参加工疗活动。特别是针对因手术或肢体功能受到不同程度的障碍的患者,采取积极工疗锻炼,可改善肌体的整体功能。脾肾阳虚型者四肢无力畏寒,可进行装配手表带或纺织工艺品工疗活动;气血两虚型、肝气郁结型、气滞血瘀型的患者,可以学习剪纸,十字绣等工艺制作活动。工疗可以增加病友之间的沟通,转移患者的注意力,另一方面肢体活动后,具有疏通经络调和气血的作用。

7.五行制约情志

情志制约是从五行相克关系引申而来的,《素问·阴阳应象大论》云"忧胜怒,恐胜喜,喜胜忧,怒胜思,思胜恐"。目前临床上护士大多用疏导、劝慰来达到相克制约转化情志。有的患者因病忧虑重重,沉默少言,护士给其介绍治疗效果好的病例,患者听后很高兴,达到了"喜胜忧"的目的。患者手术后过度乐观,认为病灶根除,生活起居不规律,护士这时要指出,如果不注意调养,抽烟喝酒,有可能导致疾病的复发。患者听到"复发"后开始纠正自己的不良生活习惯和行为,这是"恐胜喜"在临床上的应用。

8.情志的自我调护

护士除了适时引导患者外,还要教会患者做好情志的自我调护。"仁者寿"养身和养德是密不可分的,性格和道德品行好的人,待人宽厚,性格豁达,对生活充满热情和希望。指导患者清净养神、修身养性,保持积极乐观、愉快舒畅的心情。学会游行于山水田园之间,沉浸于欢歌笑语之中,往来于亲朋好友之间,甚至可以安心于居家生活之中,这些都可使患者得到精神的满足和情志的调整。

(三)饮食调护

饮食是维持人体生命活动必不可少的物质基础,肿瘤不是一种单独的局限性疾病,而是非常复杂的全身性病变。中医学历来重视饮食治疗与人体健康的关系。"医食同源"的观点历来为各医家所推崇。

1.食物的性味与人体的关系

食物同药物一样,具有热、温、寒、凉等性和酸、甘、苦、咸、辛等味。按照食物的性味来合理配伍,并以中医理论为指导,称之为"食疗"。热性食物具有温里祛寒、益火助阳的作用,白酒、生姜、蒜、辣椒、花椒等都属于热性食物;温性食物具有温中、通阳、补气、散寒、暖胃的作用,羊肉、狗肉、桂圆等属于温性食物;寒性食物具有清热、泻火、解毒的作用,苦瓜、茶叶、绿豆等属于寒性食物;凉性食物具有清热、养阴等作用,李子、柠檬、梨等属于凉性食物。还有一些平性食物,没有明显的偏性,是肿瘤患者调养的基本食物,如大豆、玉米、鸡蛋、花生等。补益性食物具有养血、益气、滋阴、壮阳的作用,根据温、热、寒、凉的不同,又分为温补、清补和平补三大类。清补类食物具有寒凉性质,鸭、鹅、甲鱼、豆腐、莲子等属于清补类;温补类食物具有温热性质,羊肉、核桃、桂圆等属于温补类食物;平补类食物也可等同于平性食物,适用于各类病症,猪肉、鸡肉、银耳等属于平补类食物。按照食物的味又可将食物分为辛味食物、甘味食物、酸味食物、苦味食物和咸味食物。辛味食物具有行气、发散、健胃、通经脉等作用,可用于气血淤滞、外感等症;甘味食物能够和中、缓急、解痉、解毒,适用于脏腑不和、诸虚劳损等症;酸味食物可以收敛、固涩,可用于久咳、久喘、多汗、尿频等;苦味食物有清热、燥湿的作用,可用于热症、湿疹;咸味食物具有软坚、润下、散结的作用,但过度嗜咸易损伤肾气。

2.辨证施膳

(1)脾虚痰湿症的患者常表现为脘腹胀痛,口淡无味,痰涎色白,泛吐频作,大便溏薄,脉弦细或濡滑,舌苔薄白腻,质淡红。应忌油腻、厚味。常选用容易消化吸收且具有健脾功能的食物。痰为阴邪,生冷之品尽量不食用,可给予海带鲫鱼汤、大枣薏苡仁粥,以健脾养胃,利湿解毒。

(2)肝胃不和的患者常表现为胃脘胀满不适和脘胁疼痛、嗳气、心烦胸闷、脉弦细、舌苔薄白质淡。应忌食韭菜、辣椒、洋葱、葡萄等温热之品,以防辛温助热。可给予慈姑、芦笋、苋菜、芹菜,以清肝和胃。

(3)脾胃虚寒症的患者常表现为胃脘隐痛、喜按喜温、面色发白、四肢发冷、神疲乏力、脉沉细无力、舌苔薄白滑润,质淡等。当禁食梨、柿子、西瓜、甲鱼等寒凉生冷之品,宜食大枣、香菇、山药等食品。

(4)瘀毒内阻症的患者常表现为见刺痛拒按,脘胀不欲食,呕血便血,脉涩等。应禁食韭菜、洋葱、桂圆、香菜等辛温之品,宜食鸽肉、山药等。

(5)胃热伤阴的患者常表现为胃脘灼热,口干咽燥,大便秘结,形体消瘦,舌苔剥少津。最忌辣椒、大蒜、芥末等辛热之品,忌食乌梅、柿子、栗子等收涩性食品,宜食无花果、杨梅、鸡蛋、荸荠、黑木耳以缓泻通便。

(6)气血两亏的患者常见神疲乏力,头昏目眩,自汗盗汗,面目、四肢浮肿,脉细弱,舌淡苔少,此时忌食洋葱、羊肉、狗肉、蒜苗、柿子、海河蟹、鸭肉等大寒大热之品,可以食用一些药膳,如黄芪当归蒸鸡、参枣汤以补气养血益精。

(7)脾肾阳虚的患者常表现为面色苍白、不思饮食、腹痛喜按,畏寒肢冷、腰膝酸软、舌淡、苔薄白腻、脉沉细。此时患者最忌寒凉之品,宜食无花果、香菇等食物。

(8)肝肾阴虚的患者常表现为低热盗汗、五心烦热、口苦咽干、大便秘结、脉细速少苔、质红等。忌食温热之品,宜食猪肝、木耳、海参以补肝养肾,滋阴补虚。

(9)阴虚内热的患者常表现为干咳少痰、胸闷气短、低热盗汗、舌红苔花剥、脉细速、口干便秘,忌辛温燥热之品,宜食杏仁、银耳、百合、生梨以滋阴润肺,生津解毒。

(10)气滞血瘀的患者常表现为胸痛、胸闷气急、舌苔薄黄、脉弦或细涩等,应禁食滞气碍胃之品,可食黑大豆、山楂桃仁粥以达到行气活血作用。

3.因人施食

人的年龄有老少之分,体质有强弱不同,我们需根据患者的年龄、性别、体质、生活习惯等不同特点,采取适合个人的饮食疗法。"虚则补之""实则泻之"。如年长者脾胃虚弱,食宜清淡,忌油腻硬固食物,可食八宝粥、人参莲肉粥、人参酒、黄芪膏以提高免疫功能。体胖的人多痰湿,宜食清淡、化痰之物;体瘦之人多阴虚,适宜食用滋阴生津,养血补血的食物。

4.因时施食

四时季节的变化,对人体的生理功能会产生不同的影响,我们应该根据春夏秋冬、四季阴阳、消长和寒暑气候的变化来调节饮食结构,以适应自然规律,保持人体的平衡。春季由寒转暖,阳气生发,饮食应清润平淡,还需柔肝护肝,疏肝养血,如葱、姜、枣、百合、甘蔗、黑木耳、花生、竹笋及含维生素 E 较多食物,如萝卜、枸杞头等以补肝明目,或以鸡鸭鱼动物肝以滋阴养血。平时可用菊花或枸杞子代茶饮。忌辛辣、耗气之品。夏季阳气抗胜,天气炎热。饮食宜甘寒,需清热化湿,清心补脾,可食鳝鱼、甲鱼、兔肉等肉类和冬瓜、丝瓜、番茄、白扁豆、绿豆等食物。可多食用绿豆汤,应注意要防止过食生冷或不洁食物。秋季阳收阴长,燥气袭人,饮食要清热润燥,养阴润肺。可食海虾、鹅、鸭、百合、慈姑、石榴、梨、蜂蜜、银耳、萝卜等,忌辛燥温热之食物。冬季阳气潜藏,阴气盛极,需温补,以补肾阴,清心火。宜食羊肉、牛肉、狗肉、核桃、桂圆、芝麻、栗子、白果等以补肾阴,忌生冷寒凉。

5.因地施食

根据不同地区的气候条件、地域特点、饮食习惯来合理调节饮食结构。如西北地区气候寒冷干燥少雨,当地居民靠多食羊肉、奶牛肉等温热类食物,以补充身体热量,才能抵御风寒。

6.对"发物"的认识

"发物"是中医特有的术语,即发散性食物,是中医饮食中十分重视的一类食物。发物泛指肥甘味厚、辛辣燥热刺激及低级海产生物等,此类食物食之易动风生痰,发毒助火助邪,尤其容易诱发皮肤病。《素问·热病论》曰:"热病少愈,食肉则复。"《本草纲目》曰:"羊肉大热,热病及天行病,疟疾后,食之必发热致危。"发物的致病机制和临床表现是病者食用高蛋白、高脂肪及刺激性食物后,肌体对异种蛋白过敏会造成发热、皮疹、腹胀、腹痛、腹泻或者便秘,刺激性食物对消化道黏膜作用引起黏膜及皮肤充血或破溃。比较典型的发物有狗肉、公鸡、蚕蛹、虾、蟹等海腥类,食用菌类,各种野味,淡水产品中的鲤鱼等。肿瘤是一种全身性疾病,患者常有神经—内分泌功能失调,肌体的免疫功能低下,这时吃发物,容易使正气减少,使肿瘤加重或复发。中医提倡肿瘤患者要戒吃发物。

7.日常抗肿瘤食物

鲍鱼:鲍鱼营养丰富,含有人体需要的 8 种氨基酸,鲍鱼肉有调经、润燥利肠之功效,对人体免疫功能有明显的改善作用,鲍鱼多糖能抑制肿瘤细胞的生长,发挥抗肿瘤作用。试验研究表明,鲍鱼多糖能明显抑制小鼠体内移植的人鼻咽癌细胞。海参:海参是滋补良品,具有补肾益精、养血润燥的功效,还具有抗肿瘤、抗辐射、抗真菌、增强白细胞吞噬功能等药理作用,海参对皮肤癌有较好的功效,煮食还可防护宫颈癌放疗引起的直肠反应。乌龟甲鱼等皆有滋阴养血、软坚散结的作用。各种乳制品容易消化和吸收,为身体虚者的优良食物。猴头菇、香菇、银耳、灵芝等菌类食物味道鲜美,能提高肿瘤患者的免疫力。各种新鲜的蔬菜水果不仅开胃可口,还有一定的药用功能,《神龙本草经》和《五十二病方》中都有果品药用的记载。还有各种粮食类食物,中医以五谷概称。谷物中少数性味偏凉或温,大多数性味甘平,有强壮益气之功效。

8.肿瘤治疗过程中的饮食调护

(1)肿瘤需要手术的患者,食疗要以配合手术顺利进行为主。一般可用补益气血、扶助元气的食物,如桂圆、莲心、红枣等。手术恢复期需要增加一些通气、助消化的食物,如山楂、金橘等,以利于手术后消化功能的恢复。手术后虚汗,可食用浮麦红枣汤、西洋参粥等。手术治疗过程中食疗的目的是增强肌体的抗癌能力,避免复发和转移。

(2)放射治疗过程中,食疗以开胃、增强食欲为主。饮食应清淡、营养丰富。放射治疗后期,患者常出现津液亏耗的情况,饮食中要增加养阴生津类的食物,如白茅根汁、梨汁等,要忌食辛辣、烟酒、香燥等刺激物。

（3）化学治疗中，最常见的不良反应是消化系统反应和骨髓抑制。减轻骨髓抑制反应可从补益肝肾和健脾益气养血两方面入手。可嘱患者多食用扁豆、山药、大枣、龙眼、黑木耳、花生仁、糯米、猪肝、甲鱼、猪骨等，但要注意消化问题。还可食用一些药膳方，如鸡血藤煎、枸杞粥、虫草炖肉等。食欲减退时可多食用柑橘、陈皮、山药、牛奶、蜂蜜等，恶心呕吐时，可嚼服生姜，常有较好的效果。口腔黏膜溃疡时多食用西瓜、绿豆、苦瓜、藕、西红柿、甘蔗等食物。减轻化疗药物的肝功能损伤可多食用枸杞、西瓜皮、菊花、冬瓜、丝瓜、芹菜、山楂、苦瓜等。防治肾功能损害可多食用茯苓、绿豆、玉米须、甲鱼、冬虫夏草等。

总之，适当的饮食，可以缩短肿瘤患者的疗程，提高疗效，对于肿瘤的康复更是具有举足轻重的作用。"食借药威，药助食性"，正确科学的饮食是保证健康和延年益寿的重要方式。

（四）用药护理

中药给药的途径和方法，会直接影响到药物的发挥和治疗效果，护理人员应当掌握中药的给药方法。

1.煎药的方法

（1）煎药容器的选择：煎药器皿最好采用陶制砂锅，其次也可选用搪瓷锅、玻璃煎器和不锈钢煎器。禁止使用铜锅、铁锅、锡、铝等金属容器，这些金属容器容易发生沉淀和化学反应，不仅影响药物疗效，还会产生毒副作用。

（2）煎药的加水量：煎药时通常用冷清水，加水量的多少会直接影响药剂的质量。中药材因其质地不同，吸水量的差别会很大。一般第一次煎药的加水量以水超过药面3～5 cm较适宜，第二次煎药的加水量一般加水至超过药面2cm。水要一次加足，不宜中途加水，更忌讳将药煎干后加水重煎。禁用沸水，以免药物表面蛋白质立即凝固，影响有效成分的溶出。

（3）中药材的浸泡：煎煮前一定要先浸泡药物。一般浸泡时间为1～1.5小时的药物以花、叶、茎类为主；浸泡时间为2～3小时的药物以根、种子、根茎、果实类为主。一般使用常温或者温水来浸泡药材，温度一般在25～50℃，切忌用沸水。

（4）煎药：煎药的时间主要根据中药材和疾病的性质决定。第一煎以沸腾开始计算一般需要20～30分钟，第二煎一般需要30～40分钟。伤风感冒类药物，属于解表发散和芳香类，其煎煮时间比一般药物减少一半，第一煎常规需要10～15分钟，第二煎常规需要15～20分钟。滋补类药物，第一煎一般需要30～40分钟，第二煎需要40～50分钟。一副药一般至少煎2次，滋补药可以煎3次或更多，要将有效成分尽可能地煎出。2次间隔时间至少4小时。药煎好后，用纱布将药液过滤或绞渣取汁，每剂药剂量一般为200～300 mL，小儿减半。

（5）特殊药物的煎煮：矿物、贝壳类药，如牡蛎、龟甲等，质重而有效成分不宜煎出，应该先煎半小时后再加入其他药物。气味芳香的药物，如薄荷、麝香等，其有效成分容易挥发，不宜久煎，应该等到其他药物快煎好时再加入，煮沸几分钟即可。有些药物会导致药液浑浊，容易产生沉淀，或有细小茸毛、粉末等，应该以纱布包裹后再煎。有些像人参、羚羊角等贵重药材，应单独煎服。有些黏性大、胶质和易溶的药材，如阿胶、蜂蜜等，应另行溶化，再与其他药物兑服。还有一些如三七、牛黄、琥珀、沉香等细料药或汁液性药物，冲服或泡服即可。

2.服药期间的饮食指导

根据患者的病情选择最佳的服药时间，以利于药物发挥最大的治疗效果。服药期间要指导患者注意饮食的调整。中医把疾病和食物总的归纳为寒热两个方面。疾病如表现为口渴烦躁、毒深热盛、心烦失眠、面红耳赤、小便短赤、大便秘结、舌红者称为热证。表现为热证的患者，应少食或忌食热性食物,如狗肉、羊肉、人参、鹿茸、大蒜等。如患者表现为面色苍白、畏寒喜暖、口淡不渴、肢冷倦卧、大便稀薄、小便清长,舌质淡者称为寒证。应少食或忌食寒性食物,如黄瓜、西瓜、螃蟹、甲鱼、绿豆、豆腐等。还要注意食物与服用药物的配伍。服用清热利湿药时,要注意忌食荤油肉食;服用清热解毒药时,注意忌食发物及油腻、辛辣的食物;服用健脾胃的药物时,忌食产气类食物;服用温补类药物时,忌食寒凉、生冷、滋腻类食物。

3.给药时间

一般的药物和消食导滞药,对消化道有刺激性的药物适宜在进食后1～2小时服用;滋补药、开胃药适宜在饭前服;润肠通便药、安神药适宜在睡前服用;攻下、驱虫、逐水药适宜在清晨空腹服用。

4.给药方法

汤剂一般每天一剂,上下午各一次,分2次服用。膏、丸、片、散等中成药按说明书定时服用,一般每天2～3次。中成药一般用白开水送服,去风湿药可用黄酒送服,去寒药可用姜汤送服。肿瘤化疗的患者很多呕吐严重,这类患者在服药前可先服用少量姜汤或嚼少量橘皮或生姜片。

5.临床常用中药的作用及使用注意事项

(1)补中益气丸:主要成分为人参、黄芪、陈皮、当归、柴胡、白术等。能调补脾胃,益气升阳。能够治疗肿瘤患者因放化疗引起的食欲缺乏、倦怠、贫血、白细胞下降、低蛋白血症等。无特殊不良反应。

(2)复方斑蝥胶囊:主要成分为刺五加、黄芪、人参、斑蝥等十余味中药。主要功能为消瘀散结、清热解毒。能增强肌体的免疫功能。服用时偶见消化道不适,护士要注意观察患者的消化道反应,糖尿病及糖代谢紊乱的患者慎用。

(3)百令胶囊:主要成分为发酵冬虫夏草菌丝体干粉。主要功能为补益肺肾。对造血系统有保护作用,对内分泌系统、免疫系统有双向调节作用。能够消炎、抗肿瘤及升高白细胞。患者发热时要停用,症状缓解后再服用。

(4)贞芪扶正胶囊:主要成分为女贞子和黄芪。主要功能为补气养阴。手术、放化疗后的患者使用,能促进正常功能的恢复。护士要指导患者服用后立即盖紧瓶盖。因本品极易吸潮。

(5)天地欣:主要成分为香菇多糖。是一种免疫调节剂,能够提高肌体的免疫功能,用于各种肿瘤疾病的辅助治疗。根据医嘱用药。

(6)消癌平注射液:主要成分为乌骨藤。具有清热解毒、消瘤散结的功效。可用于肺癌、胃癌、肠癌、肝癌、宫颈癌、淋巴瘤等多种癌症,配合放化疗及手术后治疗。对肝肾、血液系统无明显的毒副作用。护士在使用时常规观察即可。

(五)运动与养生

肿瘤患者应根据病情进行多样化的活动,如保健操、太极拳等。锻炼后冬天全身暖和,夏天稍微出汗,不觉得心动过速为适宜活动量。运动是健身防病的重要措施,运动后能疏通经络、行气活血、强筋壮骨、强壮元气、滑利关节。运动养身是具有"形神合一"特色的身心锻炼方法,对于肿瘤患者,适度的运动还可以促进饮食的纳运吸收、调节情志及提高睡眠质量。运动养生要遵循以动为恒、身心并重、相应相宜的原则。体弱虚证的患者,以静为主,轻度活动,循序渐进。运动调养贵在坚持,要量力而行。中医学中的气功是一种很好的治病健体的方式,能够起到培养正气、协调脏腑、平衡阴阳、疏通经络的作用,气功能使肌体的"精、气、神"达到和谐统一。气功包括静功类和动功类,常用的气功有松静功和保健按摩功等。我国的太极拳也是一种很好的运动与养生的方式。护理人员在指导患者练功时,首先要将所练气功的动作、呼吸、手法、意气要领弄清楚,将穴位选好找准;一般选择安静、空气新鲜的地方练功,室内也要注意空气的流通;衣服要宽松,取下手表、眼镜等,以免影响血液循环和气机;要充分发挥患者的主观能动性,循序渐进地进行锻炼;练功的时间要适当进行控制,以不感觉到疲劳为度;不要在过饱或过饥的状态下练功,练功过程中对烟、酒、茶及辛辣刺激之物加以控制。

（杨圣会）

第十四章　公共卫生护理

第一节　公共卫生的概念

一、公共卫生的定义

至于公共卫生的概念,各个国家和组织之间没有一个统一的、严格的定义。简单来讲,公共卫生实际上就是大众健康。它是相对临床而言的,临床是针对个体的,公共卫生是关注人群的健康。

1920年,美国耶鲁大学的Winslow教授首次提出了早期经典的公共卫生概念。公共卫生是通过有组织的社区行动,改善环境卫生,控制传染病流行,教育个体养成良好的卫生习惯,组织医护人员对疾病进行早期诊断和预防性治疗,发展社会体系以保证社区中的每个人享有维持健康的足够的生活水准,最终实现预防疾病、延长寿命、促进肌体健康、提高生产力的目标。随着社会和公共卫生实践的发展、人们认识的更新,公共卫生的概念也在不断地发展之中。

1988年,艾奇逊将公共卫生定义为"通过有组织的社会努力预防疾病、延长生命、促进健康的科学和艺术。"这一概念高度概括了现代公共卫生的要素。

1995年,英国的Johnlast给出了详细的定义,即"公共卫生是为了保护、促进、恢复人们的健康。是通过集体的或社会的行动,维持和促进公众健康的科学、技能和信仰的集合体。公共卫生项目、服务和机构强调整个人群的疾病预防和健康需求"。尽管公共卫生活动会随着技术和社会价值等的改变而变化,但是其目标始终保持不变,即减少人群的疾病发生、早死、疾病导致的不适和伤残。因此,公共卫生是一项制度、一门学科、一种实践。随着社会经济的发展,医学模式的转变,公共卫生的概念和内涵有了进一步发展。公共卫生通常涉及面都很广泛,包括生物学、环境医学、社会文化、行为习惯、政治法律和涉及健康的许多其他方面。现代公共卫生最简单的定义为"3P",即Promotion(健康促进),Prevention(疾病预防),Protection(健康保护)。

在我国,公共卫生的内涵究竟是什么?公共卫生包括哪些领域?对此至今尚无统一认识和明确定义。2003年7月,中国原副总理兼卫生部部长吴仪在全国卫生工作会议上对公共卫生做了一个明确的定义:公共卫生就是组织社会共同努力,改善环境卫生条件,预防控制传染病和其他疾病流行,培养良好卫生习惯和文明的生活方式,提供医疗服务,达到预防疾病,促进人民身体健康的目的。因此,公共卫生建设需要政府、社会、团体和民众的广泛参与,共同努力。其中,政府主要通过制定相关法律、法规和政策,促进公共卫生事业发展;对社会、民众和医疗卫生机构执行公共卫生法律法规实施监督检查,维护公共卫生秩序;组织社会各界和广大民众共同应对突发公共卫生事件和传染病流行;教育民众养成良好卫生习惯和健康文明的生活方式;培养高素质的公共卫生管理和技术人才,为促进人民健康服务。

从这一定义可以看出,公共卫生就是"社会共同的卫生"。公共即共同,如公理、公约。卫生是个人、集体的生活卫生和生产卫生的总称,一般指为增进人体健康,预防疾病,改善和创造合乎生理要求的生产环境、生活条件所采取的个人和生活的措施,包括以除害灭病、讲卫生为中心的爱国卫生运动。

一般情况来讲,公共卫生是通过疾病的预防和控制,达到提高人民健康水平的目的。如对传染病、寄生虫病、地方病,还有一些慢性非传染性疾病的预防控制;借助重点人群或者高危人群,如职业人群、妇女、儿童、青少年、老年人等人群进行的健康防护;通过健康教育、健康政策干预等措施,促进人群健康的社会实践。具体讲,公共卫生就是通过疾病预防控制,重点人群健康防护、健康促进来解决人群中间的疾病和健康问题,达到提高人民健康水平的目的。公共卫生就是以生物-心理-社会-医学模式为指导,面向社会与群体,综合运用法律、行政、预防医学技术、宣传教育等手段,调动社会共同参与,消除和控制威胁人类生存环境质量和生命质量的危害因素,改善卫生状况,提高全民健康水平的社会卫生活动。由此可见,公共卫生具有社会性、系统性、政策法制性、多学科性和随机性等特征。公共卫生的实质是公共政策。

二、公共卫生特征

2004 年,Beaglehole 教授将现代公共卫生的特征进行了总结,认为,公共卫生是以持久的全人群健康改善为目标的集体行动。这个定义尽管简短,但是充分反映了现代公共卫生的特点:①需要集体的、合作的、有组织的行动;②可持续性,即需要可持久的政策;③目标是全人群的健康改善,减少健康的不平等。

现代公共卫生的特征包括 5 个核心内容:①政府对整个卫生系统起领导作用,这一点对实现全人群的健康工程至关重要,卫生部门只会继续按生物医学模式关注与卫生保健有关的近期问题;②公共卫生工作需要所有部门协作行动,忽视这一点只会恶化健康的不平等现象,而政府领导是协作行动、促进全人群健康的核心保障;③用多学科的方法理解和研究所有的健康决定因素,用合适的方法回答相应的问题,为决策提供科学依据;④理解卫生政策发展和实施过程中的政治本质,整合公共卫生科学与政府领导和全民参与;⑤与服务的人群建立伙伴关系,使有效的卫生政策能够得到长期的社区和政治支持。

(王佳丽)

第二节 公共卫生的主要内容

传统公共卫生是在生物医学模式下,以传染病、地方病和职业病的防治作为工作重点,提供以疾病为中心的公共卫生服务。按照行政区划设置的公共卫生机构,执行同级卫生行政部门的指令,独立开展辖区内的公共卫生工作。随着公共卫生实践与认识的重大变化,公共卫生的内容也逐渐丰富和完善。

一、公共卫生体系建设

公共卫生体系建设是我国卫生改革与发展面临的重要问题。医疗卫生体制改革的重点之一应加强公共卫生体系的建设，保证绝大多数人的健康，提高疾病预防控制能力，让大多数人不得病、少得病、晚得病。按照 WHO 的相关定义，基本医疗服务应纳入公共卫生的范畴，因此公共卫生体系建设应覆盖到医疗机构。因为传染病疫情一旦发生，医疗机构就处在疾病预防控制的第一线。

在公共卫生体系的建设过程中，应以系统的观念统筹规划、平衡发展。应综合考虑卫生资源的投入与分配，以最大限度地发挥公共卫生体系的作用。在体系建设中，应着重考虑如何确定正确的目标规划、完善的基础设施、灵敏的信息系统、科学的决策指挥和有效的干预控制策略。

加强疾病预防控制能力建设是公共卫生体系建设的核心内容。所谓疾病预防控制能力，是指履行疾病预防控制、突发公共卫生事件处置、疫情报告和健康信息管理、健康危害因素干预和控制、检验评价、健康教育与健康促进、科研培训与技术指导等公共职责的能力。在公共卫生体系建设过程中，应完善机制、落实职责，加强能力建设，加大人才队伍建设的力度，以推动公共卫生工作不断发展。

当前，我国已在公共卫生体系建设方面取得了成功经验，使公共卫生水平得到了不断提高。我国已建立了比较全面的公共卫生体系，提供的公共卫生服务从中央辐射到省、市、县，并建立了县、乡、村"三级农村卫生网络"。我国将政府的承诺和意愿与专家技术结合起来，促进了公共卫生体系的发展，为其他国家提供了较好的范例。例如，2004 年初正式启动的疫情及突发公共卫生事件的网络直报系统，覆盖包括乡镇卫生院在内的全国所有卫生医疗机构，是世界上最大的疾病监测系统。目前，全国 93.5% 的县以上医疗卫生机构和 70.3% 的乡镇卫生院均实现了疫情和突发公共卫生事件网络直报。通过不断建立和完善全国传染病疫情和突发公共卫生事件信息网络，我国已实现对传染病疫情、健康危害因素监测、死因监测等重要公共卫生数据的实时管理，传染病控制和应急反应能力明显提高。

公共卫生体系建设和完善是一个长期的庞大的系统工程，事关国民健康、国家安全大局，涉及每个人的健康、安全利益。公共卫生体系建设中的各种项目的设立和决策的正确与否，直接影响到公众的健康和安全。为保证公众公共卫生安全，建设和完善我国的公共卫生体系，需要大力提倡公共卫生体系建设的战略和战术研究。

循证公共卫生决策学的兴起为我国公共卫生体系的建设和完善准备了新型的科学工具，应该充分地利用新工具的优点，不断地学习和加强循证公共卫生决策的能力。高效、可靠、科学的公共卫生体系应来自对科学技术、公众交流、公众健康需求和各种政治意愿的高度整合。

二、健康危险因素的识别与评价

能对人造成伤亡或对物造成突发性损害的因素，称为危险因素；能影响人的身体健康，导致疾病或对生物造成慢性损害的因素，称为有害因素。通常情况下，对两者并不加以区分而统称为健康危险因素。

健康危险因素包括物理性因素、化学性因素、生物性因素及社会-心理-行为因素。如果能够早期识别到危险因素，并加强自我保健与防护，可以有效避免受到危险因素的侵害。采用筛检手段在"正常人群"中发现无症状患者是一种有效的预防策略,如果及时采取干预措施,阻断致病因素的作用,可以防止疾病的发生。由于人体有很强的自我修复功能,如果能及时发现和识别影响健康的危险因素,并及早采取适当的措施,阻止危险因素的作用,致病因素引起的疾病病程即可出现逆转,症状即可消失,并有可能恢复健康。当致病因素导致疾病发生后,要采取治疗措施并消除健康危险因素,改善症状和体征,防止或推迟伤残发生,减少劳动能力丧失。如果由于症状加剧,病程继续发展,导致生活和劳动能力丧失,此时的主要措施是康复治疗,提高其生命质量。

　　临床医学服务的起始点是在患者出现症状和体征后主动找医师诊治疾病,而健康危险因素评价是在症状、体征、疾病尚未出现时就重视危险因素的作用,通过评价危险因素对健康的影响,促使人们保持良好的生活环境、生产环境和行为生活方式,防止危险因素的出现。在危险因素出现的早期,可以测评危险因素的严重程度及其对人们健康可能造成的危害,预测疾病发生的概率,以及通过有效干预后可能增加的寿命。健康危险因素评价的重点对象是健康人群,开展的阶段越早,意义越大,因此它是一项推行积极的健康促进和健康教育的技术措施,也是一种预防和控制慢性非传染性疾病的有效手段。

三、疾病的预防与控制

　　疾病预防与控制是公共卫生的核心内容之一。我国疾病预防控制机构的主要职责:①为拟定与疾病预防控制和公共卫生相关的法律、法规、规章、政策、标准和疾病防治规划等提供科学依据,为卫生行政部门提供政策咨询;②拟定并实施国家、地方重大疾病预防控制和重点公共卫生服务工作计划和实施方案,并对实施情况进行质量检查和效果评价;③建立并利用公共卫生监测系统,对影响人群生活、学习、工作等生存环境质量及生命质量的危险因素进行营养食品、劳动、环境、放射、学校卫生等公共卫生学监测,对传染病、地方病、寄生虫病、慢性非传染性疾病、职业病、公害病、食源性疾病、学生常见病、老年卫生、精神卫生、口腔卫生、伤害、中毒等重大疾病发生、发展和分布的规律进行流行病学监测,并提出预防控制对策;④处理传染病疫情、突发公共卫生事件、重大疾病、中毒、救灾防病等公共卫生问题,配合并参与国际组织对重大国际突发公共卫生事件的调查处理;⑤参与开展疫苗研究,开展疫苗应用效果评价和免疫规划策略研究,并对免疫策略的实施进行技术指导与评价;⑥研究开发并推广先进的检测、检验方法,建立质量控制体系,促进公共卫生检验工作规范化,提供有关技术仲裁服务,开展健康相关产品的卫生质量检测、检验,安全性评价和危险性分析;⑦建立和完善疾病预防控制和公共卫生信息网络,负责疾病预防控制及相关信息搜集、分析和预测预报,为疾病预防控制决策提供科学依据;⑧实施重大疾病和公共卫生专题调查,为公共卫生战略的制定提供科学依据;⑨开展对影响社会经济发展和国民健康的重大疾病和公共卫生问题防治策略与措施的研究与评价,推广成熟的技术与方案;⑩组织并实施健康教育与健康促进项目,指导、参与和建立社区卫生服务示范项目,探讨社区卫生服务的工作机制,推广成熟的技术与经验。

　　此外,各级疾病预防控制机构还负责农村改水、改厕工作技术指导,研究农村事业发展中与饮用水卫生相关的问题,为有关部门做好饮用水开发利用和管理提供依据;组织和承担与疾病预防控制和公共卫生工作相关的科学研究,开发和推广先进技术;开展国际合作与技术交流,引进和推广先进技术等。

四、公共卫生政策与管理

公共卫生是一个社会问题,其实施涉及社会的方方面面,是单个机构无力承担、短期内难以获得回报却又关系到国家整体利益和长远利益的社会工程。从某种角度来说,公共卫生的实质是公共政策问题,要靠政府的政策支持和法律法规的保障。公共卫生政策是国家政策体系的一个重要组成部分,公共卫生政策的制定是一个复杂的过程,受众多因素的影响,包括意识形态、政治理念、传统价值观念、公众压力、行为惯性、专家意见、决策者的兴趣与经验等。

公共卫生管理的长效机制必须建立在法治的基础上。要建立公共卫生的法治机制,必须加强公共卫生的立法,并提高立法的质量。构建公共卫生管理机制,应建立职责明确、相互协调、有财政保障的公共卫生管理机构,建立完善的法制化的公共卫生管理制度,并建立起稳定的、持久的公共卫生管理长效机制。

五、突发公共卫生事件与公共卫生危机管理

突发公共卫生事件(公共卫生危机事件)是指突然发生,造成或者可能造成公众健康严重损害的重大传染病、群体性不明原因疾病、重大中毒、放射性损伤、职业中毒,以及因自然灾害、事故灾难或社会安全事件引起的严重影响公众身心健康的事件。公共卫生危机事件大多表现为突发性事故危机,特点表现:①危机的不可预见性,危机产生的诱因难以预测,危机的发生、发展和造成的影响难以预测;②危机的多发性、多样性和复杂性;③危机的紧迫性,使得迟缓的危机管理可能导致严重后果;④危机的危害性,公共卫生危机已经突破了地区界限,某一国家或地区的危机处理不当,就有可能在短时间内发展为全球危机。

公共卫生危机管理主要是指政府、卫生职能部门和社会组织为了预防公共卫生危机的发生,减轻危机发生所造成的损害并尽早从危机中恢复过来,针对可能发生和已经发生的危机所采取的管理行为。主要包括危机风险评估、危机监测、危机预防、信息分析、危机反应管理和危机恢复等。公共卫生危机管理的基础工作应贯穿于危机管理全过程,主要包括危机管理的组织机构、社会支持和公共卫生人力资源等。

公共卫生危机管理应遵循公众利益至上、公开诚实和积极主动的原则。政府和相关职能部门必须把公众利益放在首位,所采取的一切行动和措施都必须优先保障公众利益。在危机出现的第一时间采取有效措施,及时公开危机的相关信息,否则会导致政府公信度降低,造成不应有的混乱。公共卫生危机一旦发生,就会成为公众舆论关注的焦点,地方政府和职能部门必须快速反应,积极沟通协调,主动寻求社会各界的理解和支持,积极控制和掌握发言权。

六、公共卫生安全与防控

公共卫生安全如同金融安全、信息安全一样,已成为国家安全的重要组成部分,需要引起足够的重视和关注。在全球化时代,既要重视传统安全因素,也要重视非传统安全因素。

非传统安全是相对于传统安全而言的,是一个泛化的概念,其内容涵盖政治安全、经济、文化、科技、生态环境、人类健康和社会发展等。非传统安全更加关注人类安全和社会可持续发展,是对非军事化安全的理解,即公众更加关注经济、社会、环境、健康等发展问题,甚至将其提高到与军事、政治问题同等的位置,从而使人们的安全观更加非国界化。2003年的SARS事件对我国政府和民众传统的安全观是一个严重的挑战,使公众充分认识到公共卫生安全对于维护国家

安全、构建和谐社会的重要性。

在分享全球化带来的好处的同时,务必要防范全球化带来的更多的不确定因素和风险。例如,传染病跨国界传播的可能性大大增加,很多以前局限于特定地区的未知病毒或细菌,以及已知的传染病可能随着人流、物流迅速传播到全球;随着食品等与健康相关的产品贸易日趋活跃,境外食品污染流入的可能性不断增加,食品的微生物、化学和放射性污染问题一旦在某一国家或地区出现,就可能在全球范围内长距离、大面积地迅速波及蔓延;全球化带来的国际产品结构调整,可能促使污染密集型产业向发展中国家转移,导致职业病危害从经济发达地区向经济发展较慢的地区转移;生物恐怖带来的威胁明显增大,生物技术的迅猛发展使制造强杀伤性生物武器的能力大为提高。因此,有效预防和控制各类突发性公共卫生事件,确保公共卫生安全,保护公众的健康是现代公共卫生工作的重要任务。全球化加剧了公共卫生安全的危险因素,迫使人们要更加重视非传统安全因素。加强公共卫生安全必须强化政府对公共卫生的领导责任,建立突发性公共卫生事件应急处理机制,加强公共卫生领域的国际合作。

公共卫生安全是非传统安全的重要组成部分,也是构建和谐社会的重要内容,应从国家安全的高度考虑公共卫生问题。在突发公共卫生事件、突发伤害事件、突发环境污染事件、突发灾害事件以及恐怖袭击事件的处置过程中,应积极防治各种潜在风险,还应积极构建能够迅速调动社会资源的应急处理系统,并通过加强法律、制度建设以及平战结合系统的建设,合理配置和使用应急储备物资和资源。

每年4月7日是世界卫生日。“世界卫生日”是从1950年开始的,其宗旨就是要动员国际社会和社会各界,共同为控制疾病、为人类的安全做出贡献。历届世界卫生日的主题,从1950年的“了解你周围的卫生机构”、1960年的“消灭疟疾——向世界的宣战”、1963年的“饥饿,大众的疾病”、1970年的“为抢救生命,及时发现癌症”、1980年的“要吸烟还是要健康,任君选择”、1990年的“环境与健康”、2000年的“血液安全从我做起”到2007年的“国际卫生安全”,从中不难看出公共卫生的发展轨迹。根据“世界卫生日”主题的变化,可以发现一个非常明显的规律,就是从原来的注重单个局部性问题发展为关注全局性、影响面大的问题。

七、公共卫生伦理

伦理学是人类行动的社会规范,伦理学根据人类的经验确定某些规范或标准来判断某一行动是否应该做,应该如何做。“道德”与“伦理学”均为人类行动的社会规范。道德是一种社会文化现象,体现在教育、习俗、惯例、公约之中,传统道德依靠权威,无须论证,“道德”偏重于讲做人。而伦理学是道德哲学,必须依靠理性的论证,现代“伦理学”更强调做事。科学告诉我们能干什么,而伦理学则告诉我们该干什么。

公共卫生伦理是公共卫生机构和工作人员行动的规范,包括有关促进健康、预防疾病和伤害的政策、措施和办法等。在人群中所采取的促进健康、预防疾病和伤害行动,公共卫生伦理起指导作用,其行动规范体现在公共卫生伦理的原则之中。

公共卫生伦理的原则是评价公共卫生行动是否应该做的框架,可概括为四个方面:①公共卫生行动产生的结果要实现利益最大化,即公共卫生行动要使目标人群受益,避免、预防和消除公共卫生行动对目标人群的伤害,受益与伤害和其他代价相抵后盈余最大;②公正性原则,包括分配公正和程序公正,即受益和负担公平分配(即分配公正)和确保公众参与,包括受影响各方的参与(程序公正);③对于人的尊重,即尊重自主的选择和行动,保护隐私和保密,遵守诺言,信息透明和告知真相;④建立和维持信任,即公共卫生机构和工作人员与目标人群之间应建立信任关系,公共卫生行动应取信于民。

按照公共卫生伦理的原则,公共卫生行动也是对公众应尽的义务,但这些义务并不是绝对的,而是初始义务。所谓初始义务是指假设情况不变时必须履行的义务。也就是说,如果情况有变,就不履行初始义务。其理由是,为了要完成一项更重要的义务时,不可能同时履行此初始义务。在公共卫生工作中发生原则或义务冲突的情况下,就面临一个伦理难题。例如,在 SARS 防控期间,保护公众和个人健康与尊重个人自主性发生矛盾。对 SARS 患者、疑似患者及接触者必须采取隔离的办法,这对保护公众及他们的健康都是不可少的,这种情况下不能履行尊重个人自主性和个人自由的初始义务。但如果情况没有改变,而不去履行初始义务,就违反了伦理学的规范。

八、公共卫生领域的国际合作

在现代社会中,伴随着科技的发展、通信与交通工具的发达,"非典"、禽流感、艾滋病等在短时间内迅速蔓延,不仅严重危害着公众的生命安全,而且严重损害着疾病来源国的国际形象、经济发展与社会稳定,其影响已经远远超出了公共卫生领域,在国家安全问题上应受到高度的重视。经济上的国际合作为其他社会生活领域中的国际合作奠定了基础,国际合作是各国实现发展的迫切需要。

在面对全球性的公共卫生问题时,主权国家不可能去他国实施自己的政策,这样就促生了公共卫生领域的国际合作。在面对公共卫生领域内的全球问题上,只有国际合作才是正确的选择。例如,在"非典"期间,通过采取隔离措施,抑制了"非典"的迅速蔓延,但在由飞鸟带来的禽流感病毒的防治上,隔离却起不到任何作用。可见,隔离并不能解决全球性的公共卫生问题,唯有国际合作才能有效地解决全球性的公共卫生问题。

公共卫生领域的国际合作,涉及新国际卫生条例下的全球公共卫生监测系统、传染病的实验室研究与诊断和治疗、国际合作的公共卫生应急机制的建立、公共卫生安全、高级卫生行政人员和专业技术人员的培训、公共卫生管理国际培训项目等诸多领域。自 20 世纪末期以来,全球在非洲抗疟疾行动、艾滋病防治、禽流感全球行动以及中国-东盟自由贸易区公共卫生安全合作机制、东亚公共卫生合作机制、国际公共卫生实验室网络建设等方面的国际合作堪称典范。

(王佳丽)

第三节 突发公共卫生事件

一、突发公共卫生事件概述

(一)突发公共卫生事件的概念

突发公共卫生事件是指突然发生,造成或者可能造成社会公众健康严重损害的重大传染病疫情、群体性不明原因疾病、重大食物和职业中毒以及其他严重影响公众健康的事件。

(二)突发公共卫生事件的分期

1.间期

间期指突发事件发生前的平常期。此期应积极制订预案,建立健全各种突发事件的预防策略和措施;建立与维护预警系统和紧急处理系统,训练救援人员,为应对突发事件做好充足的准备。

2.前期(酝酿期)

前期指事件的酝酿期和前兆期。此期应立刻采取紧急应变措施,疏散可能受到影响的居民,保护即将受波及的设施,动员紧急救援人员待命,发布预警,协助群众做好应对准备。

3.打击期(暴发期)

打击期指事件的作用和危害期。不同性质的突发事件,其打击期长短不一,如地震和建筑物爆炸可能只有数秒,而传染病暴发和洪涝灾害则能连续达数月之久。

4.处理期

处理期指灾害救援或暴发控制期。此期的主要任务包括救治伤病人员,展开紧急公共卫生监测,预防或处理次生灾害;封锁疫源地,对可能被污染的物品和场所进行消毒,紧急展开疫苗接种和个人防护;调查事故原因,终止危害的扩大,清除环境中残存的隐患,稳定社会情绪等。

5.恢复期

恢复期指事件平息期。此期主要是尽快让事发或受灾地区恢复正常秩序,包括做好受害人群的康复,评估其心理健康状况;预防和处理可能产生的"创伤后应激障碍";修建和复原卫生设施,提供正常卫生医疗服务。

二、突发公共卫生事件的分级分类管理

(一)突发公共卫生事件的分级

根据国务院发布的《国家突发公共事件总体应急预案》,突发公共卫生事件按照其性质、严重程度、可控性和影响范围等因素,分为特别重大(Ⅰ级)、重大(Ⅱ级)、较大(Ⅲ级)和一般(Ⅳ级)四级,依次用红色、橙色、黄色和蓝色进行预警。

(二)突发公共卫生事件的分类

突发公共卫生事件有不同的分类方法,我国将它分为重大传染病疫情、群体性不明原因疾病、重大食物中毒或职业中毒和其他严重影响公众健康的事件四大类。

1.重大传染病疫情

包括肺鼠疫、肺炭疽和霍乱的发生或暴发。动物间鼠疫、布氏菌病和炭疽等流行,乙类传染病和丙类传染病暴发或多例死亡。

(1)常见传染病暴发:在局部地区短期内突然发生多例同一种传染病。

(2)常见传染病流行:一个地区某种传染病发病率显著超过该病历年的发病率水平。

(3)罕见的传染病或已消灭的传染病再度发生。

(4)新发传染病的疑似病例或确诊病例出现。

2.群体性不明原因疾病

群体性不明原因疾病指发生3人以上的不明原因疾病。

3.重大食物中毒或职业中毒

重大食物中毒或职业中毒指一次中毒人数超过30人,或发生1例以上死亡的饮用水或食物

中毒;短期内发生3人以上或出现1例以上死亡的职业中毒。

4.其他严重影响公众健康的事件

(1)医源性感染暴发。

(2)药品或免疫接种引起的群体反应或死亡事件。

(3)严重威胁或危害公众健康的水、环境、食品污染。

(4)有毒有害化学品、生物毒素等引起的集体急性中毒事件。

(5)放射性、有毒有害化学性物质丢失、泄露等事件。

(6)生物、化学、核辐射等恐怖袭击事件。

(7)有潜在威胁的传染病动物宿主、媒介生物发生异常。

(8)学生因意外事故、自杀或他杀,出现1例以上死亡的事件。

(9)突发灾害/伤害事件:①造成群死群伤或对居民生命财产和心理造成巨大威胁的天灾;②严重的火灾或爆炸事件;③重大交通伤害,如空难、海难、机车事故、地铁事故或重大道路交通伤害(包括桥梁断塌);④工程(矿山、建筑、工厂、仓库等)事故;⑤公共场所、娱乐场所或居民区的骚乱、暴动;⑥恐怖活动,有组织的暴力活动,如暗杀、枪杀、袭击、劫持人质和邪教集体自杀等;⑦国内或国际恐怖分子的恐怖袭击。

(10)上级卫生行政部门临时认定的其他重大公共卫生事件。

三、社区突发公共卫生事件报告

突发公共卫生事件报告是社区突发公共卫生事件信息管理的一项重要内容,也是国家基本公共卫生服务项目"突发公共卫生事件报告和处理"的主要内容之一。

(一)突发公共卫生事件报告的基本原则

社区卫生服务机构在开展突发公共卫生事件报告时,应当遵循的基本原则是依法报告、统一规范、属地管理、准确及时、分级分类。

(二)责任报告单位和责任报告人

(1)县级以上各级人民政府卫生行政部门指定的突发公共卫生事件监测机构、各级各类医疗卫生机构、卫生行政部门、县级以上地方人民政府和检验检疫机构、食品药品监督管理机构、环境保护监测机构、教育机构等有关单位为突发公共卫生事件的责任报告单位。

(2)执行职务的各级各类医疗卫生机构的医疗卫生人员、个体开业医师为突发公共卫生事件的责任报告人。

(三)报告范围与标准

1.传染病

(1)鼠疫:发现1例及以上鼠疫病例。

(2)霍乱:发现1例及以上霍乱病例。

(3)传染性非典型肺炎:发现1例及以上传染性非典型肺炎病例或疑似病例。

(4)人感染高致病性禽流感:发现1例及以上人感染高致病性禽流感病例。

(5)炭疽:发生1例及以上肺炭疽病例;或1周内,同一学校、幼儿园、自然村寨、社区、建筑工地等集体单位发生3例及以上皮肤炭疽或肠炭疽病例;或1例及以上职业性炭疽病例。

(6)甲肝/戊肝:1周内,同一学校、幼儿园、自然村寨、社区、建筑工地等集体单位发生5例及以上甲肝/戊肝病例。

(7)伤寒(副伤寒):1周内,同一学校、幼儿园、自然村寨、社区、建筑工地等集体单位发生5例及以上伤寒(副伤寒)病例,或出现2例及以上死亡。

(8)细菌性和阿米巴性痢疾:3天内,同一学校、幼儿园、自然村寨、社区、建筑工地等集体单位发生10例及以上细菌性和阿米巴性痢疾病例,或出现2例及以上死亡。

(9)麻疹:1周内,同一学校、幼儿园、自然村寨、社区、建筑工地等集体单位发生10例及以上麻疹病例。

(10)风疹:1周内,同一学校、幼儿园、自然村寨、社区等集体单位发生10例及以上风疹病例。

(11)流行性脑脊髓膜炎:3天内,同一学校、幼儿园、自然村寨、社区、建筑工地等集体单位发生3例及以上流脑病例,或者有2例及以上死亡。

(12)登革热:1周内,一个县(市、区)发生5例及以上登革热病例;或首次发现病例。

(13)流行性出血热:1周内,同一自然村寨、社区、建筑工地、学校等集体单位发生5例(高发地区10例)及以上流行性出血热病例,或者死亡1例及以上。

(14)钩端螺旋体病:1周内,同一自然村寨、建筑工地等集体单位发生5例及以上钩端螺旋体病病例,或者死亡1例及以上。

(15)流行性乙型脑炎:1周内,同一乡镇、街道等发生5例及以上乙脑病例,或者死亡1例及以上。

(16)疟疾:以行政村为单位,1个月内,发现5例(高发地区10例)及以上当地感染的病例;或在近3年内无当地感染病例报告的乡镇,以行政村为单位,1个月内发现5例及以上当地感染的病例;在恶性疟疾流行地区,以乡(镇)为单位,1个月内发现2例及以上恶性疟疾死亡病例;在非恶性疟疾流行地区,出现输入性恶性疟疾继发感染病例。

(17)血吸虫病:在未控制地区,以行政村为单位,2周内发生急性血吸虫病病例10例及以上,或在同一感染地点1周内连续发生急性血吸虫病病例5例及以上;在传播控制地区,以行政村为单位,2周内发生急性血吸虫病5例及以上,或在同一感染地点1周内连续发生急性血吸虫病病例3例及以上;在传播阻断地区或非流行区,发现当地感染的患者、病牛或感染性钉螺。

(18)流感:1周内,在同一学校、幼儿园或其他集体单位发生30例及以上流感样病例,或5例及以上因流感样症状住院病例,或发生1例及以上流感样病例死亡。

(19)流行性腮腺炎:1周内,同一学校、幼儿园等集体单位中发生10例及以上流行性腮腺炎病例。

(20)感染性腹泻(除霍乱、痢疾、伤寒和副伤寒以外):1周内,同一学校、幼儿园、自然村寨、社区、建筑工地等集体单位中发生20例及以上感染性腹泻病例,或死亡1例及以上。

(21)猩红热:1周内,同一学校、幼儿园等集体单位中,发生10例及以上猩红热病例。

(22)水痘:1周内,同一学校、幼儿园等集体单位中,发生10例及以上水痘病例。

(23)输血性乙肝、丙肝、HIV:医疗机构、采供血机构发生3例及以上输血性乙肝、丙肝病例或疑似病例或HIV感染。

(24)新发或再发传染病:发现本县(区)从未发生过的传染病或发生本县近5年从未报告的或国家宣布已消灭的传染病。

(25)不明原因肺炎:发现不明原因肺炎病例。

2.食物中毒

一次食物中毒人数30人及以上或死亡1人及以上;学校、幼儿园、建筑工地等集体单位发生食物中毒,一次中毒人数5人及以上或死亡1人及以上;地区性或全国性重要活动期间发生食物中毒,一次中毒人数5人及以上或死亡1人及以上。

3.职业中毒

发生急性职业中毒10人及以上或者死亡1人及以上的。

4.其他中毒

出现食物中毒、职业中毒以外的急性中毒病例3例及以上的事件。

5.环境因素事件

发生环境因素改变所致的急性病例3例及以上。

6.意外辐射照射事件

出现意外辐射照射人员1例及以上。

7.传染病菌、毒种丢失

发生鼠疫、炭疽、非典、艾滋病、霍乱、脊灰等菌毒种丢失事件。

8.预防接种和预防服药群体性不良反应

群体性预防接种反应:一个预防接种单位一次预防接种活动中出现群体性疑似异常反应;或发生死亡;群体预防性服药反应:一个预防服药点一次预防服药活动中出现不良反应(或心因性反应)10例及以上;或死亡1例及以上。

9.医源性感染事件

医源性、实验室和医院感染暴发。

10.群体性不明原因疾病

2周内,一个医疗机构或同一自然村寨、社区、建筑工地、学校等集体单位发生有相同临床症状的不明原因疾病3例及以上。

11.其他

各级人民政府卫生行政部门认定的其他突发公共卫生事件。

(四)报告方式、时限和程序

获得突发公共卫生事件相关信息的责任报告单位和责任报告人,应当在2小时内以电话或传真等方式向属地卫生行政部门指定的专业机构报告,具备网络直报条件的要同时进行网络直报,直报的信息由指定的专业机构审核后进入国家数据库。不具备网络直报条件的责任报告单位和责任报告人,应采用最快的通信方式将《突发公共卫生事件相关信息报告卡》报送属地卫生行政部门指定的专业机构;接到《突发公共卫生事件相关信息报告卡》的专业机构,应对信息进行审核,确定真实性,2小时内进行网络直报,同时以电话或传真等方式报告同级卫生行政部门。

(五)报告内容

根据《国家突发公共卫生事件相关信息报告管理工作规范》要求,信息报告主要内容包括:事件名称、事件类别、发生时间、地点、涉及的地域范围、人数、主要症状与体征、可能的原因、已经采取的措施、事件的发展趋势、下步工作计划等。

事件发生、发展、控制过程信息分为初次报告、进程报告、结案报告。①初次报告:报告内容包括事件名称、初步判定的事件类别和性质、发生地点、发生时间、发病人数、死亡人数、主要的临床症状、可能原因、已采取的措施、报告单位、报告人员及通信方式等;②进程报告:报告事件的发展与变化、处置进程、事件的诊断和原因或可能因素,势态评估、控制措施等内容,并对初次报告进行补充和修正,重大及特别重大突发公共卫生事件至少按日进行进程报告。③结案报告:事件结束后,应进行结案信息报告。达到《国家突发公共卫生事件应急预案》分级标准的突发公共卫生事件结束后,由相应级别卫生行政部门组织评估,在确认事件终止后2周内,对事件的发生和处理情况进行总结,分析其原因和影响因素,并提出今后对类似事件的防范和处置建议。

四、社区突发公共卫生事件的应急处置

在我国,突发公共卫生事件应急处置是政府主导,全社会参与的一项综合性预防卫生工作,《国家基本公共卫生服务规范》(第三版)中指出,社区卫生服务机构承担着辖区内服务人口的传染病疫情和突发公共卫生事件风险管理,在疾病预防控制机构和其他专业机构指导下,乡镇卫生院、村卫生室和社区卫生服务中心(站)协助开展传染病疫情和突发公共事件风险排查、收集和提供风险信息,参与评估和应急预案制(修)订。

(一)突发公共卫生事件处理措施

当发生突发公共卫生事件时,按照《国家基本公共卫生服务规范》(第三版),处理措施如下。

1.患者医疗救治和管理

按照有关规范要求,对传染病患者、疑似患者进行医疗救治和管理,对突发公共卫生事件伤者进行急救,及时转诊,书写医学记录及其他有关资料并妥善保管。

2.传染病密切接触者和健康危害暴露人员的管理

协助开展传染病接触者或其他健康危害暴露人员的追踪、查找,对集中或居家医学观察者提供必要的基本医疗和预防服务。

3.流行病学调查

协助对本辖区患者、疑似患者和突发公共卫生事件开展流行病学调查,收集和提供患者、密切接触者、其他健康危害暴露人员的相关信息。

4.疫点疫区处理

做好医疗机构内现场控制、消毒隔离、个人防护、医疗垃圾和污水的处理工作。协助对被污染的场所进行卫生处理,开展杀虫、灭鼠等工作。

5.应急接种和预防性服药

协助开展应急接种、预防性服药、应急药品和防护用品分发等工作,并提供指导。

6.宣传教育

根据辖区传染病和突发公共卫生事件的性质和特点,开展相关知识技能和法律法规的宣传教育。

(二)突发公共卫生事件应急现场处理的基本原则

突发公共卫生事件应急现场处理的原则是按照分级响应、属地管理的原则,遵循突发公共卫生事件发展的客观规律,结合现场实际情况,根据保障公众生命安全和疾病预防控制工作的需要,坚持控制优先、实验室和流行病学调查相结合,采取边抢救、边调查、边核实、边处理的方式,有效控制事态发展,减少危害的影响,维护社会稳定。

突发公共卫生事件一旦发生,社区卫生服务机构的应急响应机制应及时启动,在应急处理现场要做到“快、准、齐、实”。“快”就是信息完整、准确和快捷上报;“准”就是接到报告后,对事件的发生、发展和事态现状进行综合分析,及时采取强有力的针对性措施;“齐”就是调查处理要做到

统一领导、统一方案；"实"就是调查处理方案确定后，分工负责，具体落实，督办到位。还要注意全面、细致、冷静和果断，为抢救患者、防止事态扩大赢得时间。

（三）突发公共卫生事件应急处理程序

一般说来，突发事件的发生和发展有四个阶段或时期，即潜在期、暴发期、持续期、消除期。

1.潜在期

突发事件出现的先兆阶段，尽管这一阶段稍纵即逝，很难估量，但是，发现这一阶段却有着非凡的意义。应通过各种渠道和方式配合社区相关部门开展预防性教育工作。

（1）了解本社区突发公共卫生事件的类型、人员伤亡情况等特点，明确危险因素和先兆，协助相关部门做好预测和预报。

（2）参与制订预防计划和处理预案，预防事件发生或减少社区人群生命和健康的危害，如转移危险地域人群、组建并定期培训社区救护队，准备各种救护物资等。

（3）指导社区居民掌握自救、呼救和参与救助等相关知识和技术。

2.暴发期

突发事件全面表现出来，并不断造成破坏的阶段，一般公众在危险尚未完全显露时往往忽视危险的存在；突发事件暴发、危险已经逼近时往往夸大危险，引起恐慌。因此，应急处理的主要任务是现场紧急救护伤员和安顿受灾人群。

（1）现场救护的准备：立即向上级报告，准备相应救护物资赶赴现场并投入救护；成立临床医疗救护指挥机构统一指挥现场救护工作；设立集中处理伤员的治疗点；参加抢救人员分工承担预检分诊、现场治疗和转送伤者等工作。

（2）现场救护物资：根据原卫生部《灾害事故管理条例》的规定配备基本物资，包括药品类、器械类、各种手术包、急救箱或包、卫生防疫药械、预防接种用药、饮水消毒药、工具及杂物、生活用品及炊事用品和食品等。

（3）现场救护：原则是简单预检分诊，迅速分级救护。在2～3分钟内完成现场预检分诊，评估呼吸、灌注血量、意识状态等指标。根据伤员损伤严重程度、存活的可能性和救治资源的可利用性等进行最低限度的急救处置，并标识伤情识别卡。

3.持续期

指事件发展的势头得到了遏制，但破坏仍在继续，事件尚未得到有效控制，问题尚未得到彻底解决。处在这一时期，切忌盲目乐观，不能把治标的成效看成治本的效果，否则，死灰尚可复燃，局势可能逆转。而一旦出现再次的暴发，局面将很难收拾。

（1）监测和预防疾病：实行重点传染病、食物中毒等疾病每天报告和零报告制度，定期巡查，加强监测；针对性预防服药；及时发现并分析疫情发展趋势和动向，适时采取预防和控制措施。

（2）处理灾区环境：包括饮用水消毒，指导居民提高识别污染、变质食物的能力；清理环境，集中堆放污水污物，消毒后转运到远离居住区和水源的场所；发现传染病先消毒再清理；尽快火化或在指定地点深埋死亡者尸体，如传染病死亡者或者外源性尸体先消毒再火化；或将所有尸体集中放置并卫生消毒处理后火化；消灭蚊蝇鼠害，合理使用和保管杀虫灭鼠药，加强各类化学有毒物质的管理，防止误服或其他意外发生。

（3）开展防病教育：向灾（疫）区群众通报卫生状况，针对出现的灾情、疫情，将有关卫生防病知识反复向群众宣传。指导群众开展以饮水、饮食卫生为重点，管理好人畜粪便，减少蚊、蝇滋生地和杀灭病媒昆虫等工作。同时要继续配合新闻媒体，加大宣传力度和频度，并针对群众的心理问题,加大疏导力度,如开设咨询热线,增加咨询、讲座次数等,倡导科学的说法和行为,进行全人群心理疏导干预。

(4)心理支持:早期以个人心理支持为主,尽快离开现场,提供基本生存条件;诱导倾诉经历和宣泄情感,正确面对现实,宣传社会的支持和帮助;灾后1~2周内以群体支持为主,组织有相关经历的人相互倾诉和讨论有关的经历,上门访视提供家庭指导和咨询,特别通过接触、谈话、集体活动等方式关注儿童,为老年人提供家政服务和健康管理,及时调整心理危机干预工作重点,避免再次创伤。

(5)康复治疗和训练:指导康复期伤者和慢性病患者,特别是老年人维持所需的治疗和进行针对性的康复训练,促进康复,提高生活自理能力。

4.消除期

事件的直接影响虽已消除,但间接影响则刚刚出现,如自然灾害、恐怖袭击事件等带给公众的心理上的打击,远不是随着时间而逝去的。社区医务人员应及时开展针对性的健康咨询、介绍新环境的社区卫生服务,使居民在新环境里生活安心、安全。

(王佳丽)

第四节　社区慢性病的护理健康管理

20世纪中叶以来,全球疾病谱和死因谱发生了重大变化,无论发达国家还是发展中国家,都出现了以心脏病、脑血管病、糖尿病、恶性肿瘤等在疾病谱和死因谱中占主要位置的趋势,慢性病已成为21世纪危害人们健康的主要问题。慢性非传染性疾病,简称慢性病,是对一组疾病的概括性总称、而不是特指某种疾病。起病隐匿、病程长且病情迁延不愈,无传染性,可预防,不可治愈,预防和治疗难以区分。对人群生活质量和生命质量危害最大的主要是心、脑、肾血管病、肿瘤和糖尿病,由于其发病与不良生活方式密切相关,故又称为"生活方式病"。慢性病通常具有下述特点:"一因多果,一果多因,多因多果,互为因果";患病率高,而知晓率、治疗率、控制率低;临床治疗效果较差,预后不好,并发症发病率高、致残率高、死亡率高;病程迁延持久,为终生性疾病,需要长期管理;诊断治疗费用较高,治疗的成本效益较差,对卫生服务利用的需求高。

一、分类

按照国际疾病系统分类法(ICD-10)标准将慢性病分为以下7种。

(一)精神行为障碍

老年性痴呆,精神分裂症,神经衰弱,神经症(焦虑,抑郁,强迫)等。

(二)呼吸系统疾病

慢性支气管炎,肺气肿,慢性阻塞性肺疾病等。

(三)心脑血管疾病

高血压,动脉粥样硬化,冠心病,脑血管疾病,肺心病等。

(四)消化系统疾病

慢性胃炎,消化性溃疡,胰腺炎,胆石症,胆囊炎,脂肪肝,肝硬化等。

(五)内分泌,营养代谢疾病

血脂异常,糖尿病,痛风,肥胖,营养缺乏等。

(六)肌肉骨骼系统和结缔组织疾病

骨关节病,骨质疏松症等。

(七)恶性肿瘤

肺癌,肝癌,胃癌,食管癌,结肠癌,乳腺癌,子宫癌,前列腺癌,白血病等。

二、慢性病的流行概况及社会危害

(一)慢性病的流行概况

根据世界卫生组织(WHO)报告,2005 年全球总死亡人数为 5 800 万,其中近 3 500 万人死于慢性病,中国慢性病的死亡人数占了 750 万。WHO 预测,到 2020 年慢性病死亡将占全球总死亡数的 75%,占疾病负担的 60%。

1.西方发达国家流行概况

在西方发达国家慢性病在总发病或死亡中占相当大部分比例。美国"全国生命统计报告"报道了前 10 位的死因,其中有 7 类为慢性病,占总死亡数的 71.2%。死因第一、第二位分别为心脏病与恶性肿瘤,占总死因的 52.6%。由此可见在美国,全部死亡人数的一半以上是由这两类疾病引起。常见慢性病的病因主要和吸烟、高脂饮食等不良生活习惯方式,职业暴露、环境污染等有关。

2.我国流行概况

我国慢性病发病和患病情况用八个字概括"发展迅速,形势严峻"。《中国慢性病报告》显示近 3 亿人超重和肥胖,慢性病患者约 2.8 亿。全国第三次死因调查显示,慢性病占我国人群死因构成已从 1973 年的 53% 上升至目前的 85%。据 30 个市和 78 个县(县级市)死因(ICD-10)统计,城市居民前十位死因为恶性肿瘤、脑血管病、心脏病、呼吸系统疾病、损伤及中毒、消化系统疾病、内分泌营养和代谢疾病、泌尿生殖系统疾病、精神障碍、神经系统疾病,合计占死亡总数的 92.0%。与城市比较,农村居民前十位死因及顺位有所不同,农村居民前十位死因为呼吸系统疾病、脑血管病、恶性肿瘤、心脏病、损伤及中毒、消化系统疾病、泌尿生殖系统疾病、内分泌营养和代谢疾病、肺结核、精神障碍,合计占死亡总数的 91.9%。

(二)慢性病的社会危害

1.严重危害人群健康

慢性病不仅发病率高,致死率和致残率也不断上升,而且病程长,多为终生性疾病,预后差。慢性病对人群健康的影响还表现在造成患者的心理创伤和对家庭的压力,慢性病首次发作,可使患者产生不同程度的心理反应,轻的出现适应障碍、主观感觉异常、焦虑等,重的可出现愤怒、失助、自怜等心理过程。在慢性病反复发作或出现严重的功能障碍时,又出现失望、抑郁、甚至自杀倾向等。慢性病对家庭的影响是长期的。若家中有一个长期卧床不起的患者,长时间的陪护、转诊,帮助料理生活起居,患者种种异常心理的发泄等都会严重影响家庭成员,消耗家庭经济积蓄和家人精力。

2.经济负担日益加重

慢性病发病率的上升,成为卫生费用过快增长的重要原因。据科学测算,2003 年我国缺血性脑卒中的直接住院负担达 107.53 亿元,脑卒中的总费用负担为 198.87 亿元,占国家卫生总费用的 3.02％。2003 年我国糖尿病患者人均医疗费用约 3 500 元,以目前糖尿病患者为 2 380 万推算,其医疗费用高达 833 亿元,占 2003 年 GDP 的 0.71％;脑血管病 12.87 亿元,缺血性心脏病 8.57 亿元。慢性病给个人、家庭、社会和国家带来沉重的经济负担。在某些地区,慢性病与贫困的恶性循环,使人们陷入"因病致贫,因病返贫"的困境。

二、慢性病致病的主要危险因素

危险因素是指肌体内外存在的使疾病发生和死亡概率增加的诱发因素,可分为可控制危险因素和难以控制的危险因素。可控制危险因素包括吸烟、酗酒、运动不足、不合理膳食、职业暴露、病原体感染和社会精神心理因素等;难以控制危险因素包括家族遗传、年龄、性别等。慢性病的发生与流行是多个危险因素之间的交互作用和协同作用。而并非单个因素作用的简单相加。

(一)吸烟

吸烟危害健康已是众所周知的事实。香烟点燃后产生对人体有害的物质主要有醛类、氮化物、烯烃类、尼古丁类,可刺激交感神经,胺类、氰化物和重金属,这些均属毒性物质;苯丙芘、砷、镉、甲基肼、氨基酚、其他放射性物质,这些物质均有致癌作用;酚类化合物和甲醛等,这些物质具有加速癌变的作用;一氧化碳能减低血氧含量。

流行病学调查表明,吸烟是肺癌的重要致病因素之一。吸烟者患肺癌的危险性是不吸烟者的 13 倍,如果每天吸烟在 35 支以上,则其危险性比不吸烟者高 45 倍,肺癌死亡人数中约 85％由吸烟造成。吸烟者如同时接触化学性致癌物质(如石棉、镍、铀和砷等)则发生肺癌的危险性将更高。吸烟与唇癌、舌癌、口腔癌、食管癌、胃癌、结肠癌、胰腺癌、肾癌和宫颈癌的发生都有一定关系。许多研究认为,吸烟是许多心、脑血管疾病的主要危险因素,烟雾中的尼古丁和一氧化碳是公认的引起冠状动脉粥样硬化的主要有害因素。吸烟者发生卒中的危险是不吸烟者的 2～3.5 倍,如果吸烟和高血压同时存在,卒中的危险性就会升高近 20 倍。吸烟也是慢性支气管炎、肺气肿和慢性气道阻塞的主要诱因之一,吸烟者患慢性气管炎较不吸烟者高 2～4 倍,且与吸烟量和吸烟年限成正比例,吸烟患者肺功能检查显示呼吸道阻塞,肺顺应性、通气功能和弥散功能降低及动脉血氧分压下降。吸烟可引起胃酸分泌增加,烟草中烟碱可使幽门括约肌张力降低,使胆汁易于反流,从而削弱胃、十二指肠黏膜的防御因子,促使慢性炎症及溃疡发生。20 世纪末全球每年死于吸烟的人数达 400 万,据预测到 2030 年,这个数字将增至 1 000 万。我国每年死于吸烟的人数为 75 万人,至 2025 年后将增至 300 万。

(二)过量饮酒

酒是一种高热量无营养的化合物。过量饮酒是指每天饮酒量超过 4 个标准杯(相当于 2 瓶啤酒或 1 两 56 度白酒)的酒量,每周饮酒超过 5 次。

酒精对食管和胃的黏膜损害很大,会引起黏膜充血、肿胀和糜烂,导致食管炎、胃炎、溃疡病。酒精主要在肝内代谢,对肝脏的损害特别大,饮酒可致脂肪沉着于肝细胞,使肝脏肿大,发生脂肪肝。研究表明,平均每天饮白酒 160 g,有 75％的人在 15 年内会出现严重的肝脏损害,可导致酒精性肝硬化,肝癌的发病与长期酗酒也有直接关系。酒精影响脂肪代谢,升高血胆固醇和三酰甘油,会使心脏发生脂肪变性,严重影响心脏的正常功能。大量饮酒会使心率增快,血压急剧上升,扩张脑部血管,增加脑出血的危险性。因为酒精中不含营养素,经常饮酒者会食欲下降,进食减少,势必造成多种营养素的缺乏,特别是维生素 B_1、维生素 B_2、维生素 B_{12} 和叶酸的吸收。酒精可使几种不同癌症发生的危险性上升,如口腔癌、食管癌和胃癌。饮酒与吸烟的危害具有协同作用。长期饮酒,当血液中的酒精浓度达到 0.1％时,会使人情绪激动;达到 0.2％～0.3％时,会使人行为失常;长期酗酒,会导致酒精中毒性精神疾病。

(三)不合理膳食

合理膳食是指一日三餐所提供的营养必须满足人体的生长、发育和各种生理、体力活动的需要。慢性病的发生和人们膳食方式与结构有很大关系,每天脂肪摄入量超过 80 g,发生乳腺癌、结肠癌的危险性明显增加;食物中纤维素摄入量不足,结肠癌、直肠癌等肠道肿瘤发病的危险性增高。食物中的维生素不足,如维生素 A 缺乏与乳腺癌、肺癌、胃癌、肠癌、皮肤癌及膀胱癌的发生有关。经常食用霉变、腌制和烟熏制食物的食物发生肝癌、食管癌和膀胱癌的危险性增加。血总胆固醇、低密度脂蛋白和三酰甘油水平均与冠心病发生呈正相关,高脂肪、高胆固醇和低膳食纤维饮食是冠心病、脑卒中等动脉粥样硬化样疾病的危险因素。高脂肪膳食可以导致胰岛素抵抗,增加 2 型糖尿病发病的危险;长期高热量饮食也增加了糖尿病的发病危险。个体每天钠摄入与血压呈正相关,钾、钙的摄入量与血压呈负相关。膳食因素中与慢性病发生有关的,还有微量元素缺乏、食物的加工与烹调以及进食方式等。

(四)超重与肥胖

超重和肥胖的定义是指可损害健康的异常或过量脂肪的累积,体质指数(body mass index,BMI)是体重/身高的平方(kg/m²),对男女和各年龄的成人都一样,是最有用的人体超重和肥胖衡量标准。

超重或肥胖者同时伴有糖尿病或糖调节受损、高血压、高总胆固醇血症和/或低高密度脂蛋白胆固醇血症、全身或腹部肥胖、高胰岛素血症伴胰岛素抵抗等这些异常的集中体现,即代谢综合征。这些代谢异常大多是心脑血管病重要的危险因素,急性冠心病的发生率随 BMI 的上升而增加,BMI≥28 者相对于 BMI 正常者缺血性脑卒中的发病危险高 2.2 倍、高总胆固醇血症检出率高 3.0 倍,胆结石的患病率高 4 倍,脂肪肝的检出率亦明显增加。腹型肥胖(腹部脂肪累积过多,又称苹果型身材)者,比身体其他部位(如四肢等)肥胖者,风险更大,更容易出现糖代谢和脂代谢异常。在癌症中,与超重有密切关系的有停经后的乳腺癌、子宫内膜癌、膀胱癌与肾癌。肥胖还可以引起睡眠呼吸暂停综合征、高尿酸血症和痛风等。

(五)缺少体力活动

由于城市化、现代化,缺乏体力活动现象相当普遍。人群中 11％～24％的人属于静坐生活方式,还有 31％～51％的人体力运动不足,大多数情况下每天活动不足 30 分钟,目前有 68％的人没有达到推荐的有益健康的体力活动量。静坐生活方式是全球死亡的第 8 位主要危险因素,导致的疾病负担占全球总负担的 3％～4％。缺乏体力活动可使人体超重与营养分布不均衡,是慢性病主要危险因素之一,其与冠心病、高血压、脑卒中、糖尿病、多种癌症、骨质疏松、龋病等发生有关。缺少体力活动还会导致骨质疏松、情绪低落、关节炎等疾病。而体力活动可以对体重、血脂、血压、血栓形成、葡萄糖耐量、胰岛素抵抗性、某些内分泌激素等发挥作用,使其产生有利于肌体健康的变化,从而减少发病的危险。

(六)病原微生物感染

流行病学调查和分子生物学的研究发现,癌症与病原体特别是病毒感染之间确实存在着密切关系。与恶性肿瘤关系密切的主要感染:幽门螺杆菌感染与胃癌;肝炎病毒(HBV、HCV)与原发性肝细胞癌;人乳头瘤状病毒(HPV)与宫颈癌;EB 病毒与各种 B 淋巴细胞恶性肿瘤、鼻咽癌;艾滋病病毒(HIV)与非霍奇金淋巴瘤等。

(七)不良社会心理因素

社会心理因素对慢性病发生也有很大影响,人体疾病的发生发展,不仅和人与自然环境的关系是否协调有关,而且受到社会的制约,特别是与社会变故,与一定时期内社会生产的发展水平及社会文化环境密切有关。紧张的社会事件如战争、空袭、社会动乱可引起人们罹患各种心身疾病。长期压抑和不满,过于强烈的忧郁、悲哀、恐惧、愤怒,遭受巨大心理打击而不能及时自拨易诱发癌症。消极的情绪状态对疾病的发生和发展,病程和转归都起着不良作用。心理紧张刺激与高血压、溃疡病、脑血管意外、心肌梗死、糖尿病、癌症等发病率的增高有一定的关系。一般认为心理上的丧失感,对于健康的危害最大。这种丧失感可以是具体的事或物,如亲人死亡等;也可以是抽象的丧失感,如工作的失败等。其中尤以亲人(如配偶)死亡的影响更大。研究表明,丧偶或亲人死亡能引起个体一种绝望和无援的情绪反应,此时个体难以从心理和生物方面应付环境的需求。精神分析学家 Dianbar 认为,诸如冠心病、高血压性心脏病、心律失常、糖尿病等和人格特征有关。"A 型行为类型"被称为"冠心病易患模式",这种行为类型与冠心病有密切联系。"C 类人格特征"者癌症患病率较高。人格特点和行为方式与疾病有着密切的联系,它既可作为许多疾病的发病基础,又可改变疾病的过程。因此,对待某种疾病的态度及其与人格有关的反映方式,可影响疾病的转归。

四、社区常见慢性病的干预与管理

社区常见慢性病的干预与管理的实质是三级预防工作的具体落实,以一级预防为主,二级、三级预防并重,主要面向三类人群,一般人群、高危人群和患病人群;重点关注三个环节:危险因素控制、早诊早治和规范化管理;注重运用三个手段:健康促进、健康管理和疾病管理。围绕高血压、糖尿病、心脑血管病、肿瘤等重点慢性病,积极开展社区防治和健康教育,重视高危人群管理,控制社会和个人危险因素,减少疾病负担。慢性病干预与管理工作重点针对:烟草使用、不合理膳食、身体活动不足三种行为危险因素;超重和肥胖、血压升高、血糖升高和血脂异常四种生物学指标异常;以及心脑血管病、恶性肿瘤、慢性呼吸系统疾病、糖尿病四类慢性病。

(一)高危人群的早期发现与管理

1.确定高危人群

结合辖区慢性病流行特点和人、财、物力投入情况,提出高危人群的判断标准。高危人群判断标准的需遵循以下原则:①按慢性病危险度评估方法科学确定判定指标及其水平。②指标不宜过多,易于操作,成本低,便于推广。③高危人群的判定标准具有阶段性,可随支持性环境建设、卫生投入、技术投入、社会参与力度的不断改善逐步下调,从而覆盖更多的对象。建议把具有吸烟、肥胖、血压正常高值、糖调节受损(含空腹血糖受损和糖耐量低减)和高脂血症中任何一项的个体列为慢性病的高危个体。

2.高危人群的干预和管理

为防止或延缓高危人群发展为慢性病,高危人群需要定期监测危险因素所处水平,不断调整生活方式干预强度,必要时进行药物预防。疾病控制机构和医疗卫生机构对高危人群在群体和个体水平实施针对性的健康教育和健康管理。高危人群个体化的健康管理包括以下内容。

(1)收集危险因素信息:危险因素水平可为生活方式干预和药物预防提供依据。如对于血压正常高值者,每半年测量血压一次;对于超重、肥胖,每季度测量体重一次;对于糖调节受损(含空腹血糖受损和糖耐量低减)者,每年测血糖一次;对于血脂异常者,每年测三酰甘油和总胆固醇一次;对于吸烟者,每半年询问一次吸烟情况。对伴有多种危险因素和同时伴有其他慢性病的患者,监测频率还需加强。

(2)强化生活方式干预:高危个体需采取连续性强化生活方式干预,最好纳入系统的健康管理体系。干预的内容主要包括合理膳食、减少钠盐摄入、适当体力活动、缓解心理压力、避免过量饮酒等。强化生活方式干预需要坚持以下原则:①强度适中,循序渐进,针对个体情况,医患共商,确定干预可能达到的阶段性目标。②长期坚持良好的生活方式,逐步形成习惯。③强化干预需要家人和朋友的配合,强化习惯。④强化干预要充分发挥同伴教育的作用,运用"自我管理"技能。高危个体参加"兴趣俱乐部"或"病友俱乐部"等,有助于同伴间交流经验,增强信心,长期坚持,降低成本。

(3)控制其他的并存疾病或危险:血压升高、超重肥胖、血糖升高或糖尿病、血脂异常和吸烟均是心血管病独立的危险因素,同时又有交互作用。高危个体在监测危险因素、强化生活方式干预(包括控烟)的同时,尚需加强对体重、血糖和血脂等指标的监测和控制。

(二)危险因素干预

1.健康生活方式行动

开展全民健康生活方式行动,营造有利于健康的政策环境、生活环境和工作环境。充分利用电视、广播、报纸、期刊及网络等传媒手段,根据不同人群特点,以群众喜闻乐见和易于接受的方式,普及健康生活方式的有关知识。广泛发动社会参与,创建健康生活方式示范社区、单位、学校,形成全社会支持、参与健康生活方式行动的环境和氛围。

2.控制吸烟

加强政策倡导,促进出台公共场所、工作场所禁止吸烟法律、法规和制度,禁止烟草广告、促销和赞助制度等。采取多种手段,开展系统的烟草危害宣传与健康教育。开展吸烟人群戒烟指导和干预,重点开展医师培训,加强医师对患者的戒烟教育。加强对青少年、妇女、公务员、医师等重点人群的健康教育和管理,重点预防青少年吸第一支烟、医师吸烟和妇女吸烟。

3.合理膳食

营造合理膳食支持环境,加强合理膳食健康教育。通过各种途径或方式宣传合理膳食知识和技能,宣传和发放合理膳食支持工具,帮助居民掌握食物中油盐含量识别、烹饪中油盐用量控制方法等技能。针对慢性病患者和高危个体及特殊人群(如孕妇、乳母、学生、老年人等)开展膳食指导工作,推广和普及《中国居民膳食指南》。针对居民膳食高盐高脂等问题,引导企业开发和生产健康食品;促使技术部门和餐饮行业开发和宣传有利于健康的食谱或工具。

4.身体活动促进

倡导建设方便、可行、安全的体育设施环境,出台有利于步行或骑车出行的交通政策;鼓励和支持单位建立职工参加身体活动和锻炼的制度(如工间操制度)等。在多种场所标识合理的运动方式、运动强度、运动量、运动时间和运动目标,引导社区居民、单位职工和学校学生积极参与身体活动。宣传身体活动的重要性和对健康的益处,宣传科学运动与安全知识,推广"不拘形式、不拘场所、动则有益、循序渐进、量力而行"身体活动理念,促使居民将健身活动融入家庭生活、出行、休闲和工作中。广泛开展有利于身体活动的健康促进活动。如在学校开展形式多样的体育锻炼活动;在工厂、机关和事业单位推行工间操以及经常性的体育运动和比赛;在社区建设促进身体活动基本设施,组织发动群众广泛参与身体活动或比赛等。

(三)社区全人群健康教育

利用各种渠道(如健康教育画廊、专栏、版报、广播等)在社区全体人群中广泛宣传慢性病防治知识,提高社区广大人群自我保健意识,倡导健康生活方式,旨在预防和控制慢性病的各种危险因素,改变个体和群体的行为、生活方式,降低社区慢性病的发病率和死亡率,提高居民的健康水平生活质量。

1.分析社区人群特点、需求和社区资源

通过社区调查摸清本社区疾病的基本情况、人群的特点和社区资源,找出本社区的主要公共卫生问题及其影响因素,需重点干预的目标人群等。

2.针对社区人群认知程度,确定健康教育内容,制订社区综合干预计划

通过有计划、有组织、有系统的健康教育,提高居民对慢性病的认识,自愿地采用有利于健康的行为和生活方式。通过改善不良的生活方式和行为,降低疾病危险因素水平,减少慢性疾病的发病率和死亡率,提高居民生活质量。以社区为基础的健康教育是慢性病社区管理必不可少的环节,也是一级预防的有效措施。

3.根据不同人群特点开展分类健康指导和个性化防治策略

(1)青少年:培养良好的行为习惯,全面素质教育,特别是健康心理的培养,性知识教育,合理营养,加强体育锻炼等。

(2)青壮年:以保护第一生产力要素为出发点,控制环境和行为危险因素,控烟、戒烟限酒,减少食盐摄入量,合理膳食,适量运动,消除紧张,避免过度劳累,实施必要的健康监护和健康风险评估。

(3)更年期:调节劳逸,适当休息,加强营养和体能锻炼,必要时补充性激素。

(4)老年人:及时发现高危人群,加强医学监护,控制吸烟、酗酒,高血压,膳食结构不合理,肥胖等心血管糖尿病高发的危险因素;定期体检、进行防癌普查。

(四)慢性病社区防制的评估

对社区慢性病防制的评价指标包括过程评估和效果评估两方面。

1.过程评估

评估社区健康教育覆盖范围,如广播电视等覆盖面、健康材料的发放范围;评估社区不同目标人群参与相应健康促进活动的比例,以及参与者对活动的满意程度等。指标:慢性病患者管理率(含建档率)、慢性病患者随访率、健康教育覆盖率、社区人群参与率、参与人群满意率等。

2.效果评估

评估社区人群对慢性病防治知识的知晓程度;评估目标人群对防治知识的知晓情况、态度和行为习惯。评价指标:防治知识的知晓率、目标人群知识、态度行为的形成率、某病种患病人群并发症的发生率及稳定率等。

(王艳芬)

第五节 社区老年人的护理健康管理

随着社会经济、科学技术和医疗卫生事业的发展,人类平均预期寿命不断延长,老年人口逐渐增多,人口老龄化问题已成为我国医疗保健的重要问题。老年人保健是社区护理服务的重要

内容之一,社区护理人员应根据老年人的生理和心理特点,为老年人提供保健护理,以促进和维护老年人的健康。

一、概述

(一)基本概念

1.老年人

发达国家 65 岁以上者,发展中国家 60 岁以上者称为老年人。联合国将老年人划分为 3 期:60～74 岁为年轻老人,75～89 岁为老老人,90 岁以上为长寿老人。我国将 60 岁以上人群称为老年人,具体分期:45～59 岁为老年前期,60～89 岁为老年期,90 岁以上为长寿期。

2.人口老龄化

人口老龄化是指总人口中因年轻人口数量减少、年长人口数量增加而导致的老年人口比例相应增长的动态过程。

3.老龄化社会

联合国规定:发达国家年满 65 岁的老年人口占总人口数的 7％以上,或发展中国家年满 60 岁的老年人口占总人口数的 10％以上,即可称为老龄化社会。

2000 年,我国 60 岁及以上人口数占总人口比重达到了 10.46％,标志着我国进入了老龄化社会。到 2014 年,我国 60 岁及以上人口数占总人口比重为 15.5％;65 岁及以上人口数占比 10.1％,首次突破 10％,我国老龄化程度进一步加深。

(二)社区老年保健的内容

社区老年保健通过对老年人进行健康教育,对老年人常见病和慢性病进行治疗、护理和康复,维护和促进老年人健康。

1.增强老年人自我照顾能力

社区护士通过健康教育等方式指导老年人进行身体锻炼和合理饮食,延缓衰老,尽可能长地维持生活自理能力;对伤残老年人给予康复治疗和护理,提供适当的辅助设备,恢复自理能力。

2.延缓肌体功能恶化和衰退

老年人器官功能退化,多数患有慢性病。正确治疗和护理老年患者,预防并发症,尽量稳定病情,延缓肌体功能恶化和衰退。

3.提高生活质量

协助老年人参与各种社区活动,使老年人在娱乐、社交、精神、情绪及家庭各方面的需要获得满足,提高老年人的生活质量。

4.临终关怀

对临终老人给予身体、心理和社会支持,缓解疼痛,增加舒适度,让老人能安详、宁静地离开人世。

二、老年人的生理心理特点

(一)老年人的生理特点

衰老或老化是生命过程的自然规律。随着年龄的增长,老年人肌体功能逐渐衰退,社会角色和生活状态发生改变,出现一系列生理和心理方面的变化。

1.形体的变化

毛发逐渐变细、变白和脱发;皮肤松弛、粗糙、有皱纹,色素沉着;眼睑下垂、眼球内陷;牙龈萎缩,牙齿松动脱落;身高和体重下降,脊柱弯曲度增加,弯腰驼背。

2.各系统功能的变化

(1)感官系统:听力和视力逐渐减退,出现老花眼,易患白内障、青光眼;嗅觉迟钝;味觉敏感性降低;皮肤感觉迟钝。

(2)心血管系统:心脏传导系统退行性变,易发生心脏传导阻滞;心肌、心瓣膜老化,心功能减退,出现心脏杂音;血管弹性减弱,动脉粥样硬化,使动脉压升高、静脉压降低,易发生直立性低血压。

(3)呼吸系统:胸廓呈桶状化,肺的弹性降低,肺活量降低,呼吸功能降低;气管黏膜纤毛运动减少,易有痰液潴留和肺部感染。

(4)消化系统:牙齿缺失,消化液分泌减少,胃肠蠕动减慢,导致消化不良和便秘。

(5)神经系统:脑组织萎缩,自主神经功能紊乱,导致记忆力减退、注意力不集中,严重者发生老年痴呆。

(6)泌尿生殖系统:肾血流量和肾小球滤过率减少,膀胱括约肌减弱、容积减少,常出现尿频、尿急、尿失禁及夜尿增多现象。男性睾丸萎缩纤维化,前列腺增生,常出现排尿困难或尿潴留。

(7)内分泌系统:甲状腺、肾上腺、胰腺等内分泌腺萎缩,各种激素分泌减少,导致老年人基础代谢率降低,易患糖尿病等。

(8)运动系统:骨质疏松、骨密度降低,易发生骨折;肌肉老化、肌力减退,易产生疲劳。

(9)免疫系统:免疫器官逐渐萎缩,免疫细胞数量减少,免疫功能减退。

(二)老年人的心理特点

1.认知方面

老年人回忆、机械记忆能力下降,记忆速度变慢,逻辑记忆能力没有明显下降。思维的敏捷性、灵活性及创造性明显减退。智力衰退。

2.情感与意志

老年人因个性、身体功能下降、社会角色转变、不良生活事件刺激等因素,易产生各种消极情绪,如易激动、自卑、焦虑、抑郁、悲伤等,甚至绝望。

3.性格与行为

老年人的人格较为稳定,人格改变主要表现为不同性质的行为障碍,如多疑、固执、保守、怀旧、发牢骚等。

(三)老年人的患病特点

1.临床表现不典型

老年人由于肌体老化,反应性降低,对发热、疼痛等感觉不敏感,自觉症状轻微,起病较为隐匿,临床表现常不典型,易造成误诊或漏诊,给临床的早期诊断和及时、正确的治疗和护理带来困难。

2.多种疾病常并存

老年人由于全身各系统功能均存在不同程度的老化,代偿功能和防御功能降低,易患各种慢性疾病,且常同时患多种疾病。如同时患糖尿病、高血压、冠心病,这些疾病相互关联,相互影响促进,使病情复杂多变。

3.易发生并发症

老年人患病时易发生各种并发症,特别是神经、精神系统并发症。老年人大脑萎缩,中枢神经功能减退,脑动脉硬化易致脑供血不足,使老年人患病时易发生意识障碍或出现神经精神症状。老年人口渴中枢反应迟钝,对水和电解质的平衡代偿能力和耐受性较差,患病时常发生水和电解质平衡失调。长期卧床时易发生压疮、坠积性肺炎、血栓形成、肌肉失用性萎缩、直立性低血压、尿潴留等。严重者可因多器官功能衰竭而死亡。

4.病程长、病情重、预后较差

老年人易患慢性病,起病隐匿,当症状明显时,病情往往已发展到晚期严重的程度。老年人患病后病程长,加之易发生各种并发症,常难恢复到患病前的健康状态。

5.易发生药物的毒性反应

老年人常是多病并存,用药种类多,服药时间较长,药物之间相互作用导致不良反应增多。老年人肝、肾功能减退导致药物代谢速度减慢,药物易蓄积于体内,因此老年人容易发生药物的毒性反应。

三、老年人的日常生活能力评估

日常生活能力(activities of daily living,ADL)评估是对老年人处理日常生活的能力进行评估,以此判断老年人自理能力和独立生活能力。老年人自理功能状态常与健康水平有关,在很大程度上影响着老年人的生活质量。日常生活能力评估包括基础性日常生活能力、工具性日常生活能力、高级日常生活能力3个层次。ADL常用的评定量表包括 Barthel 指数、Katz 指数、功能独立性评定量表等。

1.基础性日常生活能力(basic activities of daily living,BADL)

BADL 是指老年人在每天生活中与穿衣、吃饭、保持个人卫生等自理活动和坐、站、行走等身体活动有关的基本活动。ADL 是老年人最基本的自理能力,是评估老年人功能状态的基本指标,也是评估老年人是否需要照顾的指标。因患慢性疾病,生理功能损伤、身体各器官、各组织功能弱化而导致生活自理能力丧失的老年人称为失能老人。按照国际通行标准分析,吃饭、穿衣、上下床、上厕所、室内走动、洗澡6项指标中,1~2项"做不了"的,定义为"轻度失能",3~4项"做不了"的定义为"中度失能",5~6项"做不了"的定义为"重度失能"。失能老人的护理见本章第九节社区残疾人的护理健康部分。

2.工具性日常生活能力(instrumental activities of daily living,IADL)

IADL 是指老年人在家中或寓所内进行自我护理活动的能力,包括购物、家庭清洁和整理、使用电话和电器设备、付账单、做饭、洗衣等,这些活动多需借助或大或小的工具。IADL 要求老年人具有比日常生活能力更高的生理或认知能力,提示老年人是否能够独立生活并具备良好日常生活能力。

3.高级日常生活能力(advanced activities of daily living,AADL)

AADL 反映老年人的智能能动性和社会角色功能,包括主动参加社交、娱乐活动、职业等。

四、社区老年人的健康护理与管理

社区护士应通过健康教育等方式,指导老年人采取有效可行的方法进行自我保健,维护自身的健康状况,提高生活质量。

(一)运动

适度的体力活动可促进血液循环,增强心肺功能,促进消化液分泌,增加肠蠕动,促进代谢产物的排出,延缓肌体衰老的过程。老年人在运动中还可以消除寂寞感和失落感。

1.运动原则

老年人参加体育锻炼,除选择负荷较小的项目以外,还应量力而行,持之以恒,遵守 WHO 关于老年人健身的五项指导原则。

(1)应特别重视有助于心血管健康的运动:如散步、慢跑、游泳、骑车等,建议老年人每周进行3～5 次、每次 30～60 分钟的不同类型运动。年龄较大或体能较差的老人每次 20～30 分钟亦可。

(2)应重视抗阻训练:适度的重量训练在防止肌肉萎缩、减缓骨质丢失、维持各个器官的正常功能等方面均有重要作用。老年人应选择轻量、安全的重量训练,如举小沙袋、握小杠铃、轻拉弹力带,每次不宜时间过长,以免受伤。

(3)注意维持"平衡"体能运动:老年人体能运动的"平衡"应包括重量训练、弹性训练、肌肉伸展及心血管运动多种方面的运动。搭配内容应视个人情况如年龄、疾病、身体素质水平等因素而定。

(4)高龄老年人和体质衰弱者也应参加运动:久坐或久卧不动可加速老化。这部分老年人应尽量选择不良反应较小、安全度高的运动,如慢走、游泳等。

(5)关注与锻炼相关的心理因素,提倡持之以恒:由于体质较弱、体能较差、意志力减弱或伤痛困扰,部分老年人在运动时会产生一些负面情绪,如急躁、怕苦、因达不到预定目标而沮丧等,甚至半途而废,使锻炼达不到预期的效果。因此在指导老年人制订科学的健身计划时,还应同时关注他们可能会出现的负面情绪。

2.运动项目

适合老年人的健身与娱乐的活动项目比较多,应根据年龄、性别、体质状况、兴趣爱好、锻炼基础和周围环境等因素综合考虑,选择适宜的锻炼项目。适合于老年人的健身项目有散步、慢跑、太极拳、气功、球类运动、跳舞等。

3.运动注意事项

(1)注意运动安全:老年人要根据自己的年龄、身体状况和场地条件进行运动,确保有效和安全。运动前后要做热身和整理活动,以防发生心血管系统、骨关节组织的损伤。年老体弱、患有多种慢性病的老年人应根据医嘱运动。发热、头晕、急性疾病、心绞痛、呼吸困难等不适情况下应停止锻炼。

(2)运动量不宜过大:运动应循序渐进,不要操之过急。运动量和强度要以健康状况和体能为基础,由弱到强,动作由简单到复杂。各种功能锻炼要以肌肉不痛、人不感到疲劳为准。

(3)合理安排运动时间:刚开始运动时,运动时间不宜过长,形成规律后,可以每天运动 1～2 次,每次 30 分钟左右,一天运动总时间以不超过 2 小时为宜。老年人最好避开晨起锻炼,尤其冬天,晨起时空气寒冷,易诱发呼吸系统和循环系统疾病,增加猝死的危险。如在晨起锻炼,运动量应小一些。

(4)动作应柔和:行走、弯腰时动作不宜过快、过猛,以免跌倒或扭挫伤。转头或低头时不可用力过猛,防止因颈椎活动范围过大而使椎孔变窄,使本已硬化的动脉血管受压迫、扭曲而造成脑部供血不足。

(5)选择合适的运动场地:老年人较容易发生运动损伤,运动场地的质地要避免太硬或太滑,表面应平整,光线应充足。运动场地尽量选在空气清新、环境优美的操场、公园、树林、疗养院等地。恶劣天气时可选择在室内锻炼。

(6)自我监测运动强度:足够且安全的运动量对患有心血管疾病、呼吸系统疾病或其他慢性病患者尤为重要。运动自我监测最简易的办法是监测运动后心率。运动后最适宜心率(次/分)=170-年龄,身体健康者可用180做被减数。计算运动时心率应采用运动后即刻10秒钟心率乘以6的方法,而不是测量1分钟。监测时应结合自我感觉综合判断,如运动中出现胸闷、心绞痛等,应立即停止运动,及时治疗。运动结束后3分钟内心率恢复至运动前水平,说明运动量偏小;在3～5分钟内恢复至运动前水平,说明运动量适宜;在10分钟以上恢复者,或运动后感到疲劳、头晕、食欲减退、睡眠不良,说明运动量偏大,应减少运动量。

(二)饮食与营养

社区护士应根据老年人的生理特点,指导老年人选择合理的饮食,满足其营养需求,避免因饮食不当造成高血压、高脂血症、糖尿病和肥胖症等疾病的发生。

1.营养比例适当、搭配合理

老年人基础代谢率低,每天应适当控制热量摄入。适当摄入含优质蛋白的食物,如瘦肉、蛋、奶、豆制品等。避免高糖、高脂肪食物的摄入,提倡食用植物油和低盐饮食。多食富含膳食纤维、维生素、钙、铁的食物。每天饮水量在1 500 mL左右。食物种类要多样化,注意粗细搭配、植物性食物和动物性食物合理搭配,充分利用营养素之间的互补作用,以满足肌体的需求。

2.食物烹饪合理

食物烹饪时间不宜过长,以保证营养成分不被大量破坏。可将食物加工成菜汁、菜泥、肉末、羹、膏等,以利于老年人进食,并促进营养物质的消化吸收。烹饪时注意色、香、味俱全。

3.恰当的进餐方式

有自理能力的老年人,应鼓励其自己进餐。进餐有困难者可用一些特殊餐具,尽量锻炼老年人自己进餐的能力。完全不能自己进餐者,应协助喂食,注意食物温度和进食速度。不能经口进食者,可在专业人员的指导下采用鼻饲或肠道高营养等方法为老年人输送食物和营养。

4.养成良好的进餐习惯

每天进餐定时定量,早、中、晚三餐占总热能比为3︰4︰3。少量多餐,不宜过饱。饮食要有规律、不偏食、细嚼慢咽,不暴饮暴食、不食过冷过热和辛辣刺激的食物。戒烟、限酒、少饮浓茶。

5.注意饮食卫生

老年人抵抗力差,应特别注意饮食和餐具的清洁卫生,食用新鲜的食物,不吃变质和过期的食物。

(三)休息与睡眠

休息和睡眠是保证每天正常生活的基本要求。充足的休息和睡眠可以解除老年人的疲劳,缓解老年人精神上的压力,促进老年人的健康。

1.生活规律

指导老年人养成良好的活动与睡眠习惯,注意劳逸结合,自行掌握最佳的休息和睡眠时间。白天适度有规律的活动可以促进睡眠。

2.合理休息

老年人需要较多的睡眠时间,但是要注意睡眠的质量。合理的休息要穿插于一整天,不能集合在一段时间内,以免增加疲劳感。

3.情绪调整

情绪和性格对老年人的睡眠也有较大影响,应鼓励和帮助老年人适当地宣泄情绪,调整、维持良好的心态,促进睡眠。

4.睡眠卫生

注意创造良好的睡眠环境,卧室要清洁安全,温湿度适宜,避免光线和噪音的干扰。睡前不要进行剧烈运动,不要喝咖啡、浓茶,养成睡前泡脚的好习惯。选择舒适的睡眠用品,采取适当的睡眠姿势。

(四)心理保健

老年人由于身体器官功能降低、躯体疾病增多、丧偶等影响,易出现孤僻、焦虑、抑郁、悲观等心理。社区护士应指导老年人调整心态,正确面对疾病,增强心理承受能力,主动配合治疗;在不影响身体健康的前提下,鼓励老年人参加力所能及的工作和学习,以充实生活,发挥余热;培养丰富的业余爱好,增进生活情趣;鼓励老年人加强人际交往,主动结识新的朋友,减轻寂寞和烦恼。

(五)定期健康体检

指导老年人每年进行1次健康体检,体检内容包括体格检查、辅助检查及认知功能和情感状态的初筛检查。通过体检可全面了解自身的健康状况,及时发现可导致疾病发生的高危因素并进行自我保健,预防疾病的发生;还可发现尚未出现症状的隐匿性疾病,做到早期诊断和早期治疗。对患有慢性疾病的老年人通过定期检查,可保持病情稳定或减缓病情的进展。

(六)安全与防护

1.预防跌倒

老年人由于肌体老化、脑组织萎缩、身体平衡能力下降、听力和视力减退、直立性低血压,或环境中存在危险因素如地面潮湿、不平、光线过暗等原因,容易发生跌倒。社区护士应通过健康教育等方式,让老年人认识到安全的重要性,并对老年人起居情况进行评估,与老年人或家属共同制订计划,预防跌倒。

(1)居室环境布局合理:生活环境的布局尽量符合老年人的生活习惯,室内布置无障碍物,家具的选择与摆设应有利于老年人的使用,方便、安全而舒适。地面应防湿防滑,盥洗室安装坐便器和扶手。

(2)居住环境照明良好:老年人居住的环境应有足够的采光,夜间室内应有照明,特别在卧室与卫生间之间应有良好的夜间照明设施。光线应分散柔和,避免强而集中的光线。

(3)穿着合体:老年人的衣裤不宜过长、鞋不宜过大,以免影响行走。鞋袜合脚,以利于行走时身体保持平衡。尽量不穿拖鞋。

(4)预防直立性低血压:老年人在变换体位时动作不宜过快,尤其起床要慢,以防止直立性低血压。洗澡时间不宜过长,水温不宜过高,提倡坐式淋浴。对有直立性低血压者,尽量夜间不去上厕所,在睡前准备好夜间所需物品和便器,需要下床时应有人陪伴。

(5)注意外出安全:老年人外出时应避开拥堵时段,遵守交通规则,穿戴色彩鲜艳的衣帽,以便于路人和驾驶员识别,减少受伤的危险。

2.预防坠床

老年人的床不宜过高,在条件允许的情况下尽量选择宽大舒适的床,必要时加床档或请专人陪护。

3.预防呛噎

平卧位进食或进食过程中说话、看电视、进食速度过快等易发生呛噎。因此,老年人进食时应尽量采取坐位或半卧位。进食时应集中注意力,不要说话或看电视。吃干食易发噎者,进食时准备水;进稀食易呛者,可将食物加工成糊状。

4.用药安全

老年人易患病,需要经常使用药物。肌体生理功能降低影响老年人对药物的吸收、分布、代谢、排泄,易发生药物不良反应。社区护士应帮助老年人正确合理用药,避免不必要的不良反应。

(1)遵医嘱用药:用药种类宜少,服用的药物应有明确的标志,详细注明服用的时间、剂量和方法,以防止发生药物过量、误服等意外。

(2)注意服药安全:指导老年人服药时应取立位、坐位或半卧位,避免取卧位,以避免发生呛咳。用温水服药后,再多饮几口水,使药片能顺利咽下,避免因药片粘在食管壁而使局部黏膜受到刺激,并影响药物的吸收。

(3)观察药物不良反应:定期检查老年人服药的情况,指导家属协助监督其准确合理用药。服药后注意观察,如有不良反应,应及时就医。

5.防止感染

老年人免疫力低下,对疾病的抵抗力较弱,不要到人多的公共场合。应尽量避免患者之间相互走访,尤其是患有呼吸道感染或发热的老年患者。

五、社区老年人常见身心健康问题的护理与管理

(一)便秘

便秘是老年人常见的胃肠道健康问题,发病率可达 $10\%\sim20\%$,长期卧床者更高。便秘常见的原因有肠道病变、饮食结构不合理、排便习惯不良、精神因素、疾病与药物影响等。老年人长期便秘可诱发痔疮、高血压及心脑血管意外等,社区护士应对老年人进行健康教育,积极预防老年人便秘。

1.培养良好的饮食习惯

饮食应定时定量,摄入富含纤维素的食物,如蔬菜、水果、粗粮等,适当增加饮水量。

2.养成良好的排便习惯

应定时排便,排便时不看书报、集中精神。避免用力排便,以防发生脑血管意外。

3.适当运动

每天应进行适当的运动,用手掌做腹部环形按摩,促进肠蠕动,避免久坐久卧。

4.药物治疗

遵医嘱口服缓泻药或使用简易通便药,促进排便。

(二)骨质疏松症

骨质疏松症是一种全身骨代谢性疾病,主要临床表现为骨痛、骨折和身高缩短。骨质疏松症是老年人的常见疾病,社区护士应指导老年人采取措施预防、延缓骨质疏松症的发生或降低骨质疏松的程度。

1.摄入足够钙质和维生素 D

老年人应首选饮食补钙,多食奶制品、豆类、鱼类等含钙丰富的食物;其次可遵医嘱适当补充维生素 D 和钙制剂;必要时雌激素替代治疗。

2.坚持户外活动

运动时肌肉收缩对骨骼产生的刺激可增加肌肉的张力和骨密度。阳光中的紫外线能促成皮肤内合成维生素 D,促进肠道对钙的吸收。户外活动时应注意安全,预防跌倒。

3.减少其他影响因素

长期吸烟、饮酒可降低全身骨量,应戒烟限酒。少喝咖啡、浓茶及碳酸饮料,以免影响钙的吸收。

(三)离退休综合征

离退休综合征是指老年人在离退休后由于不能适应新的社会角色、生活环境和生活方式的变化而出现的一种适应性障碍。主要表现为坐卧不安、行为重复、做事犹豫不决、注意力不集中,容易做错事,情绪波动大,容易急躁和发脾气,敏感多疑,有些则有失眠、心悸、多梦等症状。社区护士应从多方面给予心理指导。积极开展老年人心理健康教育,普及心理卫生知识;指导老年人合理安排退休后的生活,做一些力所能及的工作;开展老年活动,培养老年人业余爱好和学习兴趣,寄托精神。帮助老年扩大社交,排解寂寞。

(王艳芬)

第六节　社区残疾人的护理健康管理

由于人口老龄化、慢性疾病及意外伤害等因素,我国残疾人口正处于快速增长时期。残疾人是我国社区卫生服务的重点人群之一,社区护士应了解残疾人的社区康复知识和技能,为残疾人群提供有关残疾预防、康复和护理方面的服务,促进社区残疾人的健康。

一、概述

(一)基本概念

1.残疾

残疾是指因各种躯体、身心、精神疾病或损伤及先天性异常所致的长期、持续或永久性的器官或系统的缺损或功能障碍状态,这些功能障碍必须明显影响身体各项生理活动、日常生活活动及社会交往活动。

WHO 将残疾分为残损、残能、残障三类。残损是指各种原因所致的身体结构器官或系统的生理功能及心理出现异常,影响其部分正常功能。残能是指日常独立生活活动能力部分或全部丧失。残障是指参加社会活动、与他人交往和适应社会能力的部分或全部障碍。

2.残疾人

残疾人是指生理功能、解剖结构、心理和精神损伤异常或丧失,部分或全部失去以正常方式从事正常范围活动的能力,在社会生活的某些领域中处于不利于发挥正常作用的人。

3.社区康复

社区康复是指在社区和家庭层次上对所有病、伤、残者采取的综合康复服务。社区康复为病、伤、残者提供更多平等的康复机会,其实施依靠病、伤、残者自身和他们的家属、所在社区,以及相应的卫生、教育、劳动就业与社会服务等部门。

4.社区康复护理

社区康复护理是指在社区康复过程中,根据总体康复医疗计划,在社区层次上,以家庭为单位,以病、伤、残者为中心,充分利用社区及家庭资源,对社区病、伤、残者进行适宜的功能促进护理,最大限度地恢复其功能,以平等的资格重返社会。

(二)社区康复护理的对象和工作内容

1.社区康复护理的对象

(1)残疾人:包括残损、残能、残障者,如视力障碍、听力障碍、言语障碍、肢体障碍、精神障碍等,是社区康复护理的主要对象。

(2)老年人:老年人由于脏器和器官功能逐渐衰退,导致功能障碍和慢性病,影响老年人的健康,需要进行康复护理。

(3)慢性病患者:包括智力残疾、精神残疾、感官残疾,以及心肺疾病、癌症、慢性疼痛等以慢性病的形式表现出的各种功能障碍。

2.社区康复护理的工作内容

(1)参与残疾预防工作:依靠社区的力量,落实残疾预防的措施,如进行免疫接种,预防急性脊髓灰质炎等致残性疾病的发生。开展社区健康教育,如健康生活方式指导、优生优育指导及安全防护指导等,预防残疾发生。

(2)开展社区康复护理服务:社区护士在康复医师的指导下与其他社区康复专业人员配合,对康复对象进行康复训练指导和心理护理,内容包括教育康复、职业康复、社会康复和独立生活指导等。

(3)协助社区康复转介服务:社区护士应协助社区康复转介服务,掌握转介服务的资源与信息,了解康复对象的需求,提供有针对性的转介服务。

(4)开展社区残疾普查:在本社区范围内,对社区残疾人员分布、社区康复资源及社区居民对康复护理的需求进行调查,进行资料整理分析,为残疾预防和制订康复护理计划提供依据。

二、社区残疾人的康复护理与管理

社区残疾人的康复护理和管理是动员和利用社区、家庭和个人的资源,采用护理程序的方法对社区残疾人进行护理和管理。

(一)社区残疾人的康复护理评估

社区护士通过观察、访谈、社区调查、既往资料分析、护理体格检查等方法进行社区残疾人的康复护理评估。

1.社区评估

评估社区地理环境和社会环境、社区健康状况、社区康复人群、社区康复机构与设置等。

2.家庭评估

评估患者的家庭结构、家庭功能、家庭环境及家庭资源等。

3.患者评估

评估内容包括患者的一般资料、现在和既往的健康状况、心理社会文化状况、护理体检和康复评定。社区护理康复评定内容包括运动功能评定、日常生活活动能力评定、认知功能评定等。

(二)社区残疾人的康复护理诊断

社区康复护理诊断重点关注各种伤病所致的功能障碍状况,应根据残疾人功能障碍的性质、程度、范围、心理状态、生活环境等进行综合分析,确定康复护理诊断。常见的社区康复护理诊断有:自我照顾能力不足、适应能力降低、活动能力障碍、思维改变、能量供应失调、沟通障碍、照顾者角色困难、家庭应对无效等。

(三)社区残疾人的康复护理计划

根据患者健康问题的轻、重、缓、急对康复护理诊断进行排序,确定康复护理目标,制订具体的康复护理措施。康复护理目标涵盖康复护理的意向、状态或情况,包括长期目标和短期目标,应由患者、家庭、护士和其他康复成员一起制订。患者和家属对执行康复计划和康复结果负有直接责任。

(四)社区残疾人的康复护理实施

根据康复护理计划,对患者的家庭康复护理环境进行改造,按照循序渐进的原则协助患者进行各项康复训练。

1.环境改造

理想的康复环境有利于实现康复目标,患者居住环境应采用无障碍设施。居室应有直接采光和自然通风,有良好的朝向和视野;地面平坦、防滑;房门以推拉式为宜,门把手宜采用横执把手;居室布局及家具摆放应便于轮椅通行;门把手、各种开关的高度均应低于一般常规高度,以适合乘轮椅者使用;走廊、卫生间等的墙壁上应设有扶手,便于患者行走和起立。

2.基础护理

做好皮肤、口腔的卫生,保持患者的清洁和舒适。合理饮食,保证患者的营养摄入。

3.日常生活活动能力训练指导

日常生活活动是指人们为独立生活而每天必须进行的与衣、食、住、行、交往密切相关的最基本动作,反映人们在家庭和社区中的基本能力。日常生活活动训练可使残疾人在家庭和社会生活中尽量不依赖或部分依赖他人而完成各项功能活动。

日常生活活动训练的基本方法:首先将日常活动的某些动作分解成简单的运动方式,从易到难,结合护理特点进行床旁训练;根据患者残疾程度选择适当的方法完成每个动作;要以能完成实际生活动作为目标进行训练;若患者肌力不足或缺乏协调性,可先做一些准备训练;在某些情况下,可应用自助具做辅助。

(1)饮食训练:创造良好的进餐环境,选择适合患者功能状态的餐具。①进餐体位训练。宜采取半坐卧位。坐起训练时应指导患者用健侧手和肘部的力量坐起,或由他人协助坐起,注意坐稳;若不能坐起进餐,应采取健侧在下的侧卧位。②进食动作训练。食物及用具放在便于使用的位置上,帮助患者用健手把食物放在患手中,再由患手将食物放于口中,以训练患、健手功能的转换。③咀嚼和吞咽训练。吞咽困难者必须先做吞咽动作的训练后再行进食训练,确定无噎呛危险并能顺利喝水时,可试行自己进食。先用浓汤类等流质食物逐步过渡到半流质再到普食,从少量饮食过渡到正常饮食。

(2)排泄功能训练:①排尿训练应尽早进行,循序渐进。急迫性尿失禁者,训练患者在特定时间排尿;压力性尿失禁者,指导患者进行盆底肌肉训练;反射性尿失禁者,采用指尖轻叩耻骨上区、摩擦大腿内侧、捏腹股沟、听流水声等辅助措施刺激排尿。②排便训练时应注重患者的排便习惯和时间,训练定时排便,调整饮食结构,指导腹部按摩方法。排便困难时可配合使用缓泻剂,帮助排便。对无排便能力者,可采取"手法摘便"。

(3)个人卫生训练:根据患者残疾情况,尽量训练患者自己洗漱、如厕、洗浴,即移至洗漱处、开关水龙头、洗脸、洗手、刷牙;移至卫生间,完成排便活动;移至浴室,完成洗浴过程,移出浴室。

(4)更衣训练:要在患者能坐位平衡时进行更衣训练,选用大小、松紧、厚薄适宜、易吸汗、便于穿脱的衣服、鞋袜。对穿戴假肢的患者要注意配合义肢穿戴。如偏瘫患者穿衣时应先穿患肢,脱衣时先脱健肢。截瘫患者若能坐稳,可自行穿脱上衣,穿裤子时,可先取坐位,将下肢穿进裤子,再取卧位,抬高臀部,将裤子提上、穿好。

(5)床上运动训练:目的是防止压疮和肌肉挛缩,保持关节良好的功能位置。

卧位:根据患者的具体情况选择合适的卧位,如偏瘫患者以向健侧卧位为宜,截瘫和四肢瘫患者宜两侧轮流侧卧。

翻身训练:指导和协助患者进行床上翻身训练。翻身训练有主动和被动两种方式。①主动翻身训练是最基本的翻身训练方法,患者侧卧,躯干下垫枕,先被动地使躯干稍向后倾斜,然后鼓励其恢复到原来的侧卧位;②患者不能主动翻身时,应协助患者进行被动翻身。向健侧翻身时,先旋转上半部躯干,再旋转下半部躯干。向患侧翻身时,将患侧上肢放置于外展 90°的位置,再让患者自行将身体转向患侧。

坐位及坐位平衡训练:病情允许时应鼓励患者尽早坐起。长期卧床患者坐起时,易发生直立性低血压,因此宜先从半坐位开始。坐位训练时,可按照从抬高床头-半坐位-坐位的过程进行训练。早期可利用靠背支架、借上肢拉力坐起。坐稳后,可左右、前后轻推,训练其平衡力。

四肢及躯干运动训练:①关节活动训练。若患者能完成主动运动,应指导其主动进行各关节的功能训练。若患者不能进行主动训练,应协助其进行上肢和下肢关节被动运动。患肢所有关节都应按照关节的各个轴进行全范围的被动运动,活动时社区护士一手固定近端关节,另一手支持关节远端,活动到最大幅度时可做短暂维持。各关节训练均应在双侧分别进行,按照从大关节到小关节顺序进行,动作应缓慢柔和。②骨盆运动训练。可为站立做准备。患者仰卧位,双腿屈膝,足踏在床上,将臀部主动抬起,保持骨盆成水平位,维持一段时间后慢慢放下。③肢体控制能力训练。指导患者进行上肢控制能力训练,包括手臂和肘控制能力训练、腕指伸展能力训练。下肢控制能力训练,如髋、膝屈曲训练,踝背屈训练,下肢内收、外展训练,可为以后行走训练做准备。

立位及立位平衡训练:当患者能自行坐稳且下肢肌力允许时,可进行立位及立位平衡训练。可依次协助患者进行扶站、平衡杠内站立、独立站立及单足交替站立。站立时注意保护患者,尤其是高龄或体质较弱者,防止发生意外。可给予辅助器械协助。

(6)移动训练:残疾人因某种功能障碍,不能很好地完成移动动作,需借助手杖、轮椅等完成,严重者需靠他人帮助。移动训练可以帮助患者学会移动时所做的各种动作,独立完成日常活动。①行走训练。行走训练前,先练习双腿交替前后迈步和重心的转移。若有条件可让患者初期在平行杠内进行步行训练,待患者能完成平行杠内行走,则可进行扶持步行训练、独立行走训练或拐杖行走训练。扶持患者行走训练时,扶持者应站在患者患侧,以保护患者。②上下楼梯训练。偏瘫患者扶栏上楼梯时,健手扶栏,先将患肢伸向前方,用健足踏上一级,带动患肢踏上与健肢并行;下楼时,健手扶栏,患肢先下,然后健肢。借助手杖上楼梯时,先将手杖立在上一级台阶,健足蹬上,然后患足跟上与健足并行;下楼梯时,先将手杖立在下一级台阶,患肢先下,然后健肢。

(7)轮椅训练:轮椅是残疾者使用最为广泛的辅助性工具,轮椅的使用应视患者的具体情况而定,应按处方要求配置和使用轮椅。社区护士应指导患者训练从床移到轮椅、从轮椅移到床上及轮椅与厕所便器间的转移。要反复练习,循序渐进;尽量发挥患者的功能,多练习肢体的柔韧性和力量;注意保护,以防意外。

4.言语训练

言语训练包括听力理解训练、阅读理解训练、发音训练、言语表达训练、书写训练等。

(1)向患者解释言语锻炼的目的、方法,鼓励患者讲话,帮助其消除羞怯心理,增强信心,提供练习机会。

(2)训练过程中应尊重患者,语言通俗易懂,语速要慢,最好采用提问式,便于患者回答。对于交流有困难的患者可辅以手势、实物、卡片等。

(3)训练应根据患者语言障碍的情况,选择合适的环境和时间进行训练。

5.心理护理

残疾人有其特殊的、复杂的心理活动,包括精神、心理障碍和行为异常。社区护士应理解、同情患者,针对残疾者的不同心理状态,给予心理疏导。指导患者正确认识自身的疾病,鼓励患者通过各种方式倾诉内心的痛苦体验,给予患者精神上的支持和鼓励;动员患者的家庭支持系统,帮助患者重塑人格,接受现实,树立信心,积极参与康复训练,促进患者心理健康。

6.常见并发症的预防和护理

(1)压疮:对患者及家属进行预防压疮知识和技能的指导,如鼓励和协助患者定期翻身,使用软枕等保护骨隆突处和支持身体空隙处,对压疮易发部位经常给予按摩。局部出现红肿的,应减轻受压、促进血液循环;局部出现疮面的,给予消炎、预防感染治疗;局部有坏死的,消除坏死组织,配合预防措施,以促进新的肉芽组织和表皮增生。

(2)关节挛缩畸形:注意保持肢体的功能位,必要时采取相应的措施改变肢体的紧缩程度;定时更换体位,及时纠正不正确的体姿;定期进行关节可动域的功能训练。

(3)肩关节半脱位:重点是预防,平时勿拖拉患肢;卧床时患肩下垫枕,以防肩后伸;坐位时手应放在面前的桌子上,坐轮椅时应使用一块搭板,双手托在搭板上;平常活动时患肢可以使用吊带,以减轻疼痛;鼓励患者适当加强肩关节的功能锻炼。

(五)社区残疾人的康复护理评价

评价内容包括社区康复组织管理评价、康复护理程序评价及护理效果评价。其中重点是评价康复护理效果,如患者及其家属对相关康复知识和技能的掌握情况,患者功能改善的状况,对康复训练的参与、合作程度,康复护理目标的实现程度等。评价需要社区护士、患者及其他康复成员一起参加,比较患者的健康状况与预期的护理目标。若康复护理目标完全实现,说明康复护理措施有效,可继续执行或终止;若目标部分实现或未实现,应分析原因,及时修改康复护理计划。

(王艳芬)

第七节　传染性疾病的护理健康管理

在"预防为主、防治结合"的卫生工作方针指导下,一些传染病如天花、脊髓灰质炎、白喉、伤寒、乙型脑炎等已被消灭或得到控制;但有些传染病如病毒性肝炎、流行性出血热、结核病等仍广泛存在;还有一些新发现的传染病,如艾滋病、传染性非典型肺炎、人感染禽流感及埃博拉出血热等也开始流行。这些均说明传染病的预防与控制仍是我国所面临的一个十分严峻的公共卫生问题，也说明在相当长的一段时间内，我国城乡社区卫生服务工作中必须始终把传染病的防治作为主要工作来抓，而社区护理更应该重点做好社区传染病患者的护理与管理。

传染性疾病是由病原微生物和寄生虫感染人体后产生的有传染性、在一定条件下可造成流行的疾病。

一、传染病的基础知识

传染病传播快、易造成流行，严重地危害居民健康。传染病的发生和流行取决于流行过程的三个基本条件，包括传染源、传播途径和易感人群。同时，传染病流行过程还受自然因素和社会因素的影响。

(一)病原体

每一种传染病都是由特异的病原体引起的。病原体包括微生物(细菌、病毒、衣原体、支原体、立克次体、真菌、螺旋体等)和寄生虫(原虫和蠕虫)。病原体侵入人体后，当人体抵抗力强的时候，病原体或被消灭，或被排出体外或造成隐性感染。如果人体的抵抗力降低或免疫功能失常，病原体就会在体内繁殖，引起传染病发作。

(二)传染病感染过程的表现

病原体通过各种途径进入人体后就开始了感染过程。在一定的环境条件影响下，根据人体防御功能的强弱和病原体数量及毒力的强弱，感染过程可以出现五种不同的结局，即感染谱。这些表现可以移行或转化，呈现动态变化。

1.病原体被清除

病原体进入人体后，可被肌体非特异性防御能力所清除。这种防御能力有皮肤和黏膜的屏障作用、胃酸的杀菌作用、正常体液的溶菌作用、组织内细胞的吞噬作用等。同时，亦可由事先存在于体内的特异性被动免疫(来自母体或人工注射的抗体)所中和，或由通过预防接种或感染后获得的特异性主动免疫所清除。人体不产生病理变化，也不引起任何临床表现。

2.隐性感染

隐性感染又称亚临床感染，是指病原体侵入人体后，仅诱导肌体产生特异性免疫应答，而不引起或只引起轻微的组织损伤，临床症状、体征甚至生化改变不明显，只能通过免疫学检查才能发现已经感染。隐性感染过程结束以后，大多数感染者获得不同程度的特异性主动免疫，病原体被清除。少数感染者未能形成足以清除病原体的免疫力，则转变为病原携带状态，称为无症状携带者，成为传染源。

3.显性感染

显性感染又称临床感染，是指病原体入侵人体后，不但诱发肌体发生免疫应答，而且通过病原体本身的作用或肌体的变态反应，导致组织损伤，引起病理改变和临床表现。有些传染病在显性感染过程结束后，病原体可被清除，感染者可获得较为稳固的免疫力，如麻疹、甲型肝炎和伤寒等，不易再受感染。但另有一些传染病病后的免疫力并不牢固，可以再受感染而发病，如细菌性痢疾、阿米巴痢疾等。小部分显性感染者亦可成为慢性病原携带者。

4.病原携带状态

病原携带状态是指病原体侵入人体后，可以停留在入侵部位或侵入较远的脏器继续生长、繁殖，而人体不出现任何的疾病状态，但能携带并排除病原体，成为传染病流行的传染源。按病原体的种类不同,病原携带者可分为带病毒者、带菌者或带虫者等。一般而言,若其携带病原体的持续时间短于 3 个月,称为急性携带者;若长于 3 个月,则称为慢性携带者。对乙型肝炎病毒感染,超过 6 个月才算慢性携带者。所有病原携带者都有一个共同的特点,即无明显临床症状而携带病原体,因而,在许多传染病中,如伤寒、细菌性痢疾、霍乱、白喉、流行性脑脊髓膜炎和乙型肝炎等,成为重要的传染源。

5.潜伏性感染

病原体感染人体后,寄生于某些部位,肌体的免疫功能足以将病原体局限化而不引起显性感染,但又不足以将病原体清除,致使病原体潜伏于肌体内,当肌体免疫功能下降时,可导致肌体发病。常见于水痘、结核病、疟疾等。潜伏性感染期间,病原体一般不排出体外,不会成为传染源,这是与病原携带状态不同之处。

(三)传染病流行过程的基本环节

传染病的流行过程就是传染病在人群中发生、发展和转归的过程。流行过程的发生需要传染源、传播途径和易感人群这三个环节同时存在,切断任何一个环节,流行即告终止。

1.传染源

传染源指病原体在体内生长、繁殖并能排出体外的人或动物。包括患者、隐性感染者、病原携带者、受感染的动物。

(1)患者:是传染病的主要来源。患者通过咳嗽、呕吐、腹泻等多种方式排出病原体而成为重要的传染源。传染病患者能排出病原体的整个时期称为传染期,是决定传染病患者隔离期的重要依据。大多数传染病主要传染期在临床症状期,少数传染病在潜伏期末即有传染性,如甲型病毒性肝炎。不典型患者的症状较典型患者更难发现,因而更具有传染源意义。慢性或迁延型患者常间歇或持续排出病原体,时间长、活动范围大,与易感者接触机会较多,也是重要的传染源。

(2)隐性感染者:隐性感染者症状轻或无症状,却往往易被误诊、漏诊,使其在人群中自由活动,难以管理,所以是极重要的传染源,如流行性脑脊髓膜炎、脊髓灰质炎等。

(3)病原携带者:某些传染病患者恢复后在一段时间内仍继续排出病原体,也有些健康人携带某种致病菌,由于没有明显临床症状,不易被发现,有重要的流行病学意义。如脑膜炎奈瑟菌常有健康带菌者,伤寒沙门菌、乙型肝炎病毒等可有恢复期带病原体者。

(4)受感染的动物:以受感染的动物作为重要传染源的传染病主要有狂犬病、鼠疫、流行性乙型脑炎、流行性出血热、血吸虫病等。受感染的动物作为传染源,其危害程度主要取决于人与其接触的机会、密切程度、动物的种类、动物数量、传播条件,以及人们生产活动、生活习惯、卫生条件和防护措施等。

2.传播途径

传播途径指病原体离开传染源后,再次侵入新的易感者体内所经历的路径和过程。同一种传染病可以有多种传播途径。

(1)空气传播:病原体存在于空气、飞沫、尘埃中,易感者吸入而引起感染,是呼吸道传染病的主要传播途径,如流行性感冒、流行性脑脊髓膜炎、结核病、麻疹、禽流感等。

(2)粪-口传播:病原体借粪便排出宿主体外,污染水、食物、食具,易感者进食、饮水时获得感染,如细菌性痢疾、霍乱、伤寒、甲型病毒性肝炎等。这是肠道传染病的主要传播途径,也可传播寄生虫病。

(3)接触传播:易感者与被病原体污染的水或土壤接触时获得感染,如钩端螺旋体病、破伤风、血吸虫病和钩虫病等。人被患病动物咬伤后,动物唾液中的病毒通过伤口进入人体而引发狂犬病。日常生活的密切接触也有可能获得感染,如麻疹、白喉、流行性感冒等。不洁性接触可传播 HIV、HBV、HCV、梅毒螺旋体、淋病奈瑟菌等。

(4)虫媒传播:被病原体感染的吸血节肢动物,于叮咬时把病原体传给易感者,可引起疟疾、斑疹伤寒、流行性乙型脑炎、黑热病、莱姆病和恙虫病等。根据节肢动物的生活习性,往往有严格的季节性,有些病例还与感染者的职业及地区有关。

(5)血液、体液传播:病原体存在于传染源的血液或体液中,通过应用血液制品、分娩或性交传播,如艾滋病、乙型病毒性肝炎、丙型病毒性肝炎和疟疾等。

3.易感人群

对某种传染病缺乏特异性免疫力的人称为易感者,他们都对该病原体具有易感性。人群作为整体对传染病易感的程度称为人群易感性。人群对某种传染病易感性的高低取决于易感者在该人群中所占比例,且与传染病的发生和传播有密切关系。新生儿的增加、免疫人口减少、易感人群的流入等因素使人群易感性增加,容易引起传染病流行。预防接种、免疫人群迁入、传染病流行后等因素均使人群易感性降低,可减少或终止传染病的流行。

(四)传染病流行的影响因素

传染病流行的影响因素分为自然因素及社会因素。自然因素和社会因素通过对传染源、传播途径、易感人群三个环节的作用,促进或抑制传染病的流行过程。

1.自然因素

地理、气象、生态条件等因素对传染病流行过程的发生和发展有着重要影响。寄生虫病和由虫媒传播的传染病对自然条件的依赖尤为明显。自然因素可直接影响病原体在外界环境中的生存能力,如钩虫病少见于干旱地区。自然因素也可通过降低肌体的非特异性免疫力而促进流行过程的发展,如寒冷可减弱呼吸道抵抗力,炎热可减少胃酸的分泌等。某些自然生态环境为传染病在野生动物之间的传播创造了良好的条件,如鼠疫、钩端螺旋体病等,人类进入这些地区时亦可受感染,称为自然源性传染病或人畜共患病。

2.社会因素

包括社会制度、经济状况、生活条件和文化水平等,对传染病流行过程有决定性的影响。新中国成立后,人民生活、文化水平不断提高,施行计划免疫,使许多传染病的发病率明显下降或接近被消灭。但由于改革开放、市场化经济政策的实施,人口大量流动、生活方式和饮食习惯的改变、环境的污染等使得一些传染病流行的速度更快、发病率升高,如结核病、艾滋病等。

二、传染病的社区管理

传染病的社区管理重点是预防。贯彻三级预防的原则,针对传染病流行的环节,采取措施管理传染源,切断传播途径,保护易感人群,降低传染病的发病率、死亡率和致残率。

(一)一级预防

即病因的预防。通过健康促进、健康教育、免疫接种等手段,降低传染病的发病率。

1.保护易感人群

通过提高人体对传染病的免疫力,从而降低传染病的发病率。

(1)增强非特异性免疫力:非特异性免疫是肌体对进入人体内异物的一种清除机制,主要包括各种屏障作用,血液中吞噬细胞和粒细胞、补体、溶菌酶等对病原体的吞噬及清除作用。在病原体及毒素的作用下,非特异性免疫力又是产生特异性免疫力的基础。增强非特异性免疫力可采取的措施举例如下。社区护士有计划、有目的地教育居民加强体育锻炼、养成良好的生活习惯、建立规律的生活制度、改善居住条件、协调人际关系、保持心情愉快;加强个人防护,如戴口罩、使用安全套等。

(2)增强特异性免疫力:通过有计划的预防接种,提高人群的主动或被动特异性免疫力,是预防传染病非常重要的措施。

1)人工主动免疫:有计划地将减毒或灭活的病原体、纯化的抗原和类毒素制成菌(疫)苗接种到人体内,使人体于接种后1～4周产生抗体,称为人工主动免疫。免疫力可保持数月至数年。

计划免疫是根据规定的免疫程序,对易感人群有计划地进行有关生物制品的预防接种,以提高人群的免疫水平。原卫生部于2007年12月29日印发了《扩大国家免疫规划实施方案》,扩大了计划免疫范围,可预防的传染病已包括乙型肝炎、结核病、脊髓灰质炎、百日咳、白喉、破伤风、麻疹、甲型肝炎、流行性脑脊髓膜炎、流行性乙型脑炎、风疹、流行性腮腺炎、流行性出血热、炭疽和钩端螺旋体病等15种传染病。

此外,免疫水平低及由于职业关系受感染威胁大的人群可按需作为预防接种的重点。

2)人工被动免疫:将制备好的含抗体的血清或抗毒素注入易感者体内,使肌体迅速获得免疫力的方法,称为人工被动免疫。常用于治疗或对接触者的紧急预防。常用制剂有抗毒血清、人血丙种球蛋白、胎盘球蛋白和特异性高价免疫球蛋白等。

(3)药物预防:对某些尚无特异性免疫方法或免疫效果尚不理想的传染病,在流行期间可给易感者口服预防药物,这对于降低发病率和控制流行有一定作用。

2.切断传播途径

采取一定的措施,阻断病原体从传染源转移到易感宿主的过程,从而防止疾病的发生。由于各种传染病的传播途径不同,对疫源地污染的途径也不同,故采取切断传播途径的措施也各不相同。其主要措施包括隔离和消毒。

(1)隔离,是将患者或病原携带者安置于指定的地点,与健康人和非传染病患者分开,防止病原体扩散和传播。

呼吸道隔离:对由患者的飞沫和鼻咽分泌物经呼吸道传播的疾病,应采用呼吸道隔离预防。社区卫生服务机构或家庭应安置患者于单独房间,相同病种患者亦可同住一室,注意室内通风。限制患者的活动范围,患者一般不外出,如必须外出,应戴口罩。患者咳嗽、打喷嚏时应用纸巾遮住口鼻,并将纸巾扔入密闭袋中进行无害化处理。与患者接触时应戴口罩,必要时穿隔离衣、戴手套。

消化道隔离:对由患者的排泄物直接或间接污染食物、食具而传播的传染病应采用消化道隔离预防。社区卫生服务机构将同病种患者安置于一室,否则应加强床旁隔离。接触传染期患者应穿隔离衣,接触其排泄物或污染物要戴手套,并及时进行手消毒。要求患者严格洗手,卫生间、门把手等应每天消毒。保护水源,指导居民家庭和个人选择新鲜食品原料,防止病从口入。

接触隔离:适用于经直接或间接接触传播的疾病。接触患者时穿隔离衣、戴口罩和手套,接触患者或污染物品后应及时洗手和手消毒。对污染的用具及敷料应严密消毒或焚烧。

虫媒隔离:用于以昆虫为媒介传播的疾病。患者应做好卫生处置,室内有完善的防蚊设施,如蚊帐、纱门和纱窗。社区工作人员应指导居民居室装防虫设备,保持庭院和公共场所清洁整齐,定期喷洒药液灭虫以防治蚊、蝇等昆虫。

血液、体液隔离：适用于由血液、体液、血液制品传播的疾病。社区护士接触患者的血液、体液及分泌物时应戴手套、穿隔离衣,脱手套后认真洗手,操作时要防止针刺伤。手部皮肤有破损的照顾者,直接接触患者时应戴双层手套,被污染的物品应及时消毒或销毁。帮助居民建立健康的生活方式,不吸毒,采取安全的性行为。

（2）消毒,是传染病防治工作中的重要环节,是有效切断传染病的传播途径、控制传染病传播的重要手段。①预防性消毒：在未发现传染源的情况下,为预防传染病的发生,对可能受到病原体污染场所、物品和人体进行消毒。如对饮用水源、餐具的消毒,也包括社区卫生服务机构环境和医务人员手的消毒。②疫源地消毒：指对目前存在或曾经存在传染源的地区进行消毒,目的在于消灭由传染源排到外界环境中的病原体,包括随时消毒和终末消毒。随时消毒是对传染源的分泌物、排泄物及其污染物品及时消毒。终末消毒是在传染源离开疫源地后所进行的最后彻底的消毒,如患者出院、死亡后对其所处环境、所接触物品和排泄物等的消毒。

（二）二级预防

传染病的二级预防要做到早发现、早诊断、早报告、早隔离、早治疗。

1.早发现、早诊断

很多传染病早期传染性很强,故早期发现传染源是预防传染病蔓延的重要措施。应建立健全城乡三级医疗防疫卫生网,方便群众就医;提高社区医务人员的业务水平,加强工作责任心,开展社区卫生宣传教育,提高群众对传染病的识别能力;有计划地对集体单位人员或学校学生进行健康体检和筛查,对早期发现、早期诊断传染病具有重要意义。

2.早报告

全面、迅速、准确的传染病报告是各级卫生人员的重要职责,也是防疫部门掌握疫情、做出判断、制订控制疫情的策略及采取控制措施的基本依据。

（1）报告人：各级各类医疗机构、疾病预防控制机构、采血机构均为责任报告单位;其执行职务的医护人员、乡村医师、社区卫生服务人员及个体开业医师均为疫情责任报告人。传染病的一切知情者,包括亲属、邻居、社区管理干部,均有报告传染病的法定义务。

（2）报告种类：截止到2014年,我国法定传染病分为甲类、乙类、丙类,共计39种。①甲类传染病,又称为强制管理传染病,共两种,包括鼠疫、霍乱。②乙类传染病,又称为严格管理传染病,共26种,包括传染性非典型性肺炎、人感染高致病性禽流感、病毒性肝炎、细菌性和阿米巴痢疾、伤寒和副伤寒、艾滋病、淋病、梅毒、脊髓灰质炎、麻疹、百日咳、白喉、新生儿破伤风、流行性脑脊髓膜炎、猩红热、流行性出血热、狂犬病、钩端螺旋体病、布鲁菌病、炭疽、流行性乙型脑炎、肺结核、血吸虫病、疟疾、登革热、人感染H7N9禽流感。③丙类传染病,又称为监测管理传染病,共11种,包括流行性和地方性斑疹伤寒、黑热病、丝虫病、棘球蚴病、麻风病、流行性感冒、流行性腮腺炎、风疹、急性出血性结膜炎,以及除霍乱、痢疾、伤寒和副伤寒以外的感染性腹泻病、手足口病。

（3）报告时限：发现甲类传染病和乙类传染病中的肺炭疽、传染性非典型肺炎、脊髓灰质炎、人感染高致病性禽流感的患者或疑似传染病患者时,或发现其他传染病和不明原因疾病暴发时,应于2小时内将传染病报告卡通过网络报告;未实行网络直报的责任报告单位应于2小时内以最快的通信方式（电话、传真）向当地县级疾病预防控制机构报告,并于2小时内寄送出传染病报告卡。

对其他乙类、丙类传染病患者、疑似传染病患者和规定报告的传染病病原携带者在诊断后,实行网络直报的责任报告单位应于 24 小时内进行网络报告;未实行网络直报的责任报告单位应于 24 小时内寄送出传染病报告卡。县级疾病预防控制机构收到无网络直报条件责任报告单位报送的传染病报告卡后,应于 2 小时内进行网络直报。

3.早隔离、早治疗

发现传染病患者或疑似传染病患者,应将其安置在一定场所,使之不与健康人接触,便于集中管理、消毒和治疗,防止传染病蔓延。隔离方式有住院隔离、临时隔离室隔离和家庭隔离等,隔离时间应自发病日起直至该病传染性完全消失为止。

早期治疗使患者早期治愈,降低死亡率,而且能及早消除病原体携带状态,终止患者继续作为传染源,减少疾病传播机会。

(三)三级预防

主要针对传染病的临床期和康复期采取各种有效治疗和康复措施,以防止病情恶化,预防并发症和残障。在临床期,要坚持一般治疗、对症治疗和病因治疗并重的原则。重症传染病可出现各种并发症,如肠出血、肠穿孔、中毒性肝炎、中毒性心肌炎等,因此应密切观察患者有无并发症的发生,争取早发现、早治疗。某些传染病如脊髓灰质炎和脑膜炎等可引起一定程度的后遗症,要采取针灸、理疗等康复治疗措施,促进肌体康复。

(四)传染病的访视管理

1.初访

所在社区发现传染病后,社区护士应于 24 小时内进行初访。

(1)核实诊断:各级各类医疗机构、疾病预防控制机构中执行职务的医护人员、乡村医师等在就诊患者中发现传染病后,立即进行疫情报告,由相关部门收集信息后,按患者居住或所在住址分发给地段责任医务人员;社区护士经过核实诊断后于 24 小时内进行访视管理。

(2)调查传染病的来源:在初访时要调查该传染病在何时、何地、通过何种传播途径传播的。

(3)判断疫情的性质和进展:确定疫情性质找出流行特征。

(4)采取防疫措施:按照传染病传播流行的三个环节及传播特点,采取有效的、适合现场具体情况的措施,指导疫源地处理及开展人群防治。

(5)做好疫情调查处理记录:认真、及时填写"传染病调查表""流行病学访视表",作为医学统计、分析、总结之用。

2.复访

在初次访视后,应根据传染病的病程和特点进行复访。内容包括:①了解患者病情的发展和预后情况,进一步确诊或对原诊断做出修正;②了解家属及接触者的发病情况,对患者立案管理;③检查防疫措施的落实情况,开展卫生宣教;④及时填写"传染病复访表",如患者痊愈或死亡,本案管理结束。

(五)社区护士在传染病管理中的角色

社区护士在传染病的防治工作中担负着重要的任务。因此,社区护士应掌握传染病的类型、流行规律。拟订正确、有效的防治策略与措施,并能在家庭访视、学校及社区其他公共场所进行健康知识宣教,及时对居民开展预防传染病的健康指导,做到早预防、早发现、早报告疫情、早隔离治疗,以便防治和消灭传染病,保障与促进社区居民的健康。

三、常见传染性疾病的护理与管理

(一)肺结核

经过规范治疗的肺结核完全可以治愈,根据我国肺结核病的疫情预防肺结核的工作显得非常重要,加强管理工作,建立专业队伍对预防肺结核的传播十分需要的。

1.建立、健全各级防治机构

专业人员要全面负责组织与制定防治规则,大力开展肺结核防制专业人员的继续教育和社区群众的健康教育,使各类人群养成良好的饮食行为,注意平衡膳食、合理营养,健康的卫生习惯,增强体质。

控制传染源、切断传播途径及增强人群免疫力、降低易感性等是控制结核病流行的基本原则,具体措施有以下几点。①控制传染源:早期发现痰涂片阳性的肺结核患者。因具有传染性,应及时隔离接受正规治疗。②养成良好的个人卫生习惯:房间经常通风换气;不随地吐痰;不对着他人打喷嚏或大声说话;加强锻炼身体,增强抵抗力。

2.早期彻底治疗患者

(1)针对各类人群,尤其是托幼机构、学校、服务性行业等从业人员及易感人群要定期做健康检查;严格筛查疫情严重的地区,重点调查疫情已控制地区的发病线索,早期诊断门诊病例,避免漏诊和误诊;一旦查实应及时彻底治疗,同时加强随访。

(2)已感染结核杆菌并有较高发病可能的个体应在医师指导下进行药物预防等,积极配合医师治疗,规律服药,定期检查,提高治愈率;家属应积极协助患者顺利地通过治疗战胜疾病。

3.接种卡介苗

我国规定接种对象包括新生儿出生时、每隔 5 年左右检查结核菌转阴性者及时补种至 15 岁;从边远低发病地区进入高发地区的入学新生和入伍新兵等结核菌阴性者。

禁忌接种对象包括已患肺结核、急性传染病痊愈后未满 1 个月或患慢性病期间的儿童。

4.控制结核人人有责

指导咳嗽、咳痰 2 周以上或有咯血/血痰、怀疑肺结核的个体,尽快到当地结核病防治所或疾病预防控制中心结核科,进行免费胸片检查和痰涂片检查。凡被确诊为活动性肺结核的患者都是化疗的对象,其中痰涂片阳性的肺结核患者是化疗的主要对象,尤以新涂阳肺结核患者为重点。初治活动性肺结核患者和复治涂阳肺结核患者(对复治涂阳患者提供一次标准短程化疗方案治疗)均为免费化疗的对象。只要坚持正规治疗、规律服药、完成疗程,新发肺结核患者几乎都能治愈。若不按照规范治疗则易造成治疗失败和耐药病例,就会增加治疗难度,给家庭、社会带来更大的危害。

积极预防和控制结核病,养成良好的个人卫生习惯,不随地吐痰,室内经常通风换气,加强锻炼身体,增强抵抗力。

(二)艾滋病

艾滋病,又称获得性免疫陷综合征(acquirid immunodeficiency syndrome,AIDS)由人类免疫缺陷病毒(human immunodeficiency virus,HIV)引起的一种严重传染病。临床上由无症状病毒携带者发展到最后并发严重机会性感染和恶性肿瘤,目前尚无有效防治方法,病死率极高。

病原体为一种逆转录病毒,1986 年世界卫生组织统一命名为 HIV,由于从西非艾滋病患者分离出一种类似病毒称为 HIVⅡ型(HIV2),故将原病毒称为 HIVⅠ型(HIV1);HIV 属于慢性病毒属,呈圆形或椭圆形,直径 90～40 nm,为单股 RNA 病毒,外有类脂包膜,中央位核,圆柱状;对外界抵抗力较弱,加热 56 ℃ 30 分钟和一般消毒剂如 0.5％次氯酸钠,5％甲醛、70％乙醇 2％戊二醛等均可灭活,对紫外线不敏感。

1.管理传染源

加强国境检疫,禁止 HIV 感染者入境;隔离患者及无症状携带者,消毒处理患者血液、排泄物和分泌物,避免与患者密切接触等。

2.切断传播途径

加强卫生宣教,取缔娼妓,禁止各种混乱的性关系,严禁注射毒品;限制生物制品特别是凝血因子Ⅷ等血液制品进口;推广使用一次性注射器,防止患者血液等传染性材料污染针头等利器刺伤或划破皮肤;严格婚前检查,限制 HIV 感染者结婚;已感染的育龄妇女应避免妊娠、哺乳等。

3.保护易感人群

正在研究 HIV 抗原性多肽疫苗及基因疫苗,距大规模临床应用为时尚远,目前主要的措施是加强个人防护,定期检查,消毒处理医疗器械和生活物品。

（王佳丽）

第八节 疫 苗 应 用

一、应用疫苗分类

我国疫苗应用分一类疫苗和二类疫苗。

（一）一类疫苗

包括预防传染力强、危害严重的 7 类疾病,国家免费强制性要求全部儿童注射,又称为"计划免疫类疫苗",目前包括 10/11 类疫苗覆盖 15 种疾病(表 14-1)。一类疫苗均为国内自己生产的疫苗,已使用较长时间、效果好、价廉。

表 14-1　计划免疫类疫苗(一类疫苗)

疫苗名词	预防疾病
卡介苗	结核病
乙型肝炎疫苗	乙型肝炎
脊髓灰质炎(OPV)疫苗	脊髓灰质炎
麻疹/麻腮风三联疫苗	麻疹、风疹、腮腺炎
百白破疫苗(DTP)/DT 疫苗	百日咳、白喉、破伤风
乙型脑炎疫苗	乙型脑炎
流行性脑膜炎疫苗	流行性脑膜炎
甲型肝炎疫苗	甲型肝炎
流行性出血热疫苗	流行性出血热
炭疽和钩端螺旋体疫苗	炭疽和钩端螺旋体病

1.卡介苗(BCG)

用活的无毒牛型结核杆菌制成,接种4~8周产生免疫力,特异性免疫约需3个月,但BCG的预防时间尚不清楚。BCG对结核性脑膜炎和播散性结核有较好预防作用。BCG为诱导肌体T细胞免疫反应,新生儿细胞免疫发育成熟,接种BCG反应好。我国BCG有冻干制剂和注射剂,皮内注射接种。BCG接种前不需作结核菌素皮肤试验,不推荐BCG复种。接种后偶见局部淋巴结炎症、类狼疮反应、瘢痕形成等不良反应发生。2004年WHO的立场文件建议在结核病发病率高的地区与国家仍应在婴儿出生后尽早接种BCG。

2.乙肝疫苗

有血源乙肝疫苗及基因重组(转基因)乙肝疫苗两种类型,目前我国多采用基因重组(转基因)乙肝疫苗,有儿童和成人两种剂型,分别用于儿童和20岁以下的青少年及11~19岁的青少年和成人,肌内注射。新生儿应尽早接种乙型肝炎疫苗(<24小时)。乙肝疫苗接种后反应轻微,一般1~2天消失。酵母重组乙肝疫苗可与Hib、BCG、甲肝、脊髓灰质炎、麻疹、流行性腮腺炎、风疹、DTP等疫苗分不同部位同时接种。

3.脊髓灰质炎疫苗

有口服脊髓灰质炎减毒活疫苗(oral poliovirus vaccine,OPV)与脊髓灰质炎灭活疫苗(inactivated poliovirus vaccine,IPV)两种疫苗。我国目前使用的"糖丸"即OPV,是由减毒的活病毒株制成,多为Ⅰ型/Ⅱ型/Ⅲ型三价疫苗。IPV是采用Ⅰ型(Mahoney株)、Ⅱ型(MEF-1株)、Ⅲ型(Saukett株)脊髓灰质炎病毒经灭活后按比例混合制成的3价液体疫苗。OPV第1剂约50%儿童产生免疫,3次全程基础免疫后>95%儿童产生免疫。因为口服脊髓灰质炎疫苗遇热失效,应直接含服或凉开水溶化后服用;服疫苗后半小时内不要吸吮人乳(可用牛奶或其他代乳品);IPV为大腿外侧或三角肌肌内注射。

4.百白破三联疫苗

由百日咳疫苗、精制白喉和破伤风类毒素按比例配制。有全细胞百白破疫苗(wDTP)和无细胞百白破疫苗(DTaP)2种。wDTP接种不良反应较多,严重者可出现皮疹,甚至神经血管性水肿或过敏性休克,神经系统异常反应或低张力低应答反应(休克样综合征)。全程DTP接种后(基础+加强)免疫力可持续维持>6年。1~7岁儿童延迟或中断接种DTP者需再接种3次,未接种DTP的7岁儿童宜接种Td(白喉、破伤风)疫苗。因母亲不能为婴儿提供足够的抗百日咳的抗体。2005年美国免疫工作咨询委员会(ACIP)建议未接种百日咳疫苗的母亲、新生儿以及家庭成员应接种TdaP联合疫苗。2012年再次建议未接种百日咳疫苗的妊娠妇女需在妊娠后期接种TdaPP联合疫苗。

5.麻疹疫苗/麻风疫苗

麻疹减毒活疫苗用麻疹病毒减毒株接种鸡胚细胞经培养收获病毒液后冻干制成。麻疹风疹联合减毒活疫苗(MR)系用麻疹病毒减毒株和风疹病毒减毒株冻干制成。用于接种>8月龄易感者,1周后始产生抗体,1个月达高峰,阳转率>95%。少数儿童接种后5~12天出现发热(≥38.3℃)及皮疹。

6.流脑疫苗

包括A群流脑疫苗和A+C群流脑疫苗,均为菌体提纯后的多糖疫苗。A群流脑疫苗主要用于6月龄~18月龄的儿童,A+C群流脑疫苗用于>2岁儿童及成年人。>2岁儿童接种1剂A+C群多糖疫苗可提供至少3年的保护作用。

7.乙脑疫苗

有灭活疫苗和减毒活疫苗两种。乙脑减毒活疫苗系用流行性乙型脑炎病毒 SA14-14-2 减毒株接种原代地鼠肾细胞制成,灭活疫苗系由乙脑病毒灭活后制成,用于＞8 月龄健康儿童、非疫区进入疫区的儿童和成人。减毒活疫苗一次注射后中和抗体阳转率可＞80％,第二年加强后可达＞90％。灭活疫苗经 2 针基础免疫后中和抗体阳转率为 60％～85％,次年加强注射后阳转率可达＞90％,且可维持较长时间。

8.甲肝疫苗

有甲肝病毒减毒株制成的甲肝减毒活疫苗和灭活甲型肝炎病毒株制备甲肝灭活疫苗 2 种。甲肝减毒活疫苗又据保存时间和要求条件分为普通减毒活疫苗和冻干减毒活疫苗。1 岁以上儿童、成人的甲肝病毒易感者均应接种甲肝疫苗。接种后 8 周肌体抗体阳性率可达 98％～100％;免疫力一般可维持 5～10 年后补种一针可获得长期免疫作用。

9.流行性出血热疫苗

有Ⅰ型和Ⅱ型两种灭活疫苗,有一定程度交叉保护。Ⅰ型用Ⅰ型(野鼠型)出血热 Z10 毒株感染沙鼠肾原代细胞或者直接取脑组织提取病毒囊膜糖蛋白(G1P、G2P)和核蛋白(NP)等有效成分制备而成,保护率可达 90％左右。Ⅱ型用Ⅱ型(家鼠型)出血热病毒感染原代地鼠肾细胞培养后制备而成,接种后血清抗体阳转率＞90％。

10.炭疽疫苗

用炭疽弱毒(A16R)株生产,为 50％甘泊芽孢悬液。划痕接种,如 24 小时划痕局部无任何反应(包括创伤反应)应重新接种。接种后 1 周产生免疫力,2 周达保护水平,约维持 1 年,故对高危人群者宜每年接种 1 次。因划痕疫苗剂量较皮下注射大(约 80 倍),故严禁注射。

11.钩端螺旋体疫苗

有钩端螺旋体流行菌株制成单价或多价疫苗的全菌体灭活疫苗与提取钩端螺旋体外膜抗原制成的外膜疫苗(亚单位疫苗)2 种。全菌体灭活疫苗保护率为 85.3％～100％,外膜疫苗的阳性率＞95％。适用流行地区 7～60 岁人群。

(二)二类疫苗

为"计划免疫外疫苗",政府不强制全部儿童接种,包括流感嗜血杆菌、水痘、肺炎球菌、流感以及特殊情况应用疫苗等 10 余种。二类疫苗接种与疾病流行地域(如钩端螺旋体病疫苗)或某些疾病危害性较低(如风疹、水痘等)有关。少数疫苗价格较贵、产量有限(如肺炎疫苗),尚不能免费接种也属二类疫苗。二类疫苗还包括部分效果不确定、未普遍接种的疫苗(如伤寒、痢疾等疫苗)。

1.B 型流感嗜血杆菌疫苗

由纯化的 B 型流感嗜血杆菌(Hib)荚膜多糖与破伤风类毒素共价结合生产的结合疫苗。用于＞2 月龄儿童接种预防 Hib 感染。基础免疫 1 个月后 95％～100％的婴儿产生免疫作用,加强免疫 1 个月后免疫保护达 100％。

2.水痘疫苗

可预防水痘和水痘带状疱疹病毒所致并发症。水痘疫苗(VAR)用水痘-带状疱疹减毒活病毒制备。无水痘史的成人和青少年均应接种。接种 6 周后血清阳转率均＞98％,＞13 岁人群接种 2 剂(6～10 周)血清阳转率可达 100％;5 年后仍有 93％的儿童和 94％的成人可检测体内水痘-带状疱疹病毒抗体,87％儿童和 94％成人具有细胞介导的免疫力。

3.轮状病毒疫苗

口服 RV 后可刺激肌体产生对 A 群轮状病毒的免疫力,用于预防婴幼儿 A 群轮状病毒引起的腹泻,保护期＞1.5 年。目前全世界有比利时的单价的(RV1)、美国的五价的(RV5)轮状病毒疫苗和中国兰州羔羊轮状病毒疫苗(LLR)3 种口服减毒活轮状病毒疫苗(RV)。国内主要用LLR。2013 年 WHO 的立场性文件建议所有国家的免疫计划中应包括 RV,特别在发展中国家;适用于 2 月龄～24 月龄婴幼儿;婴儿 6 周龄后尽早口服 RV。

4.流感疫苗

目前流感疫苗有三价灭活疫苗(TIV)、减毒活流感疫苗(LAIV)。TIV 包括 2 个甲型流感病毒和 1 个乙型流感病毒,有全病毒灭活疫苗、裂解疫苗和亚单位疫苗 3 型。多数国家采用裂解疫苗和亚单位疫苗。2012 年美国有四价的鼻喷 LAIV。流感疫苗适用于流感高危人群,特别是 6～35 月龄的婴幼儿。1～15 岁儿童接种流感疫苗的免疫效力为 77％～91％,＜65 岁成人接种流感疫苗可减少 87％流感相关疾病住院率。流感流行高峰前 1～2 个月接种流感疫苗,更有效发挥疫苗的保护作用。流感疫苗接种后 2 周内产生保护性抗体,持续 1 年。

5.肺炎球菌疫苗

目前有 2 种肺炎球菌疫苗类型,23 价肺炎双球菌多糖疫苗(PPV23)和肺炎结合疫苗 PCV(PCV11 和 PCV13,PCV7 已逐渐由 PCV11 所替代)。PPSV 覆盖了 23 种经常引起肺炎球菌感染的血清型,约 90％的肺炎是由这 23 种血清型引起的。PPV23 对＜2 岁的婴幼儿免疫效果较差。2012 年 WHO 的立场性文件建议所有国家的免疫计划中应包括 PCVs,特别在儿童死亡率较高的地区与国家优先采用 多成分的 PCVs。

6.狂犬疫苗

1882 年法国化学家、微生物学家路易·巴斯德首次研制人用狂犬病疫苗。目前技术采用原代地鼠肾细胞、鸡胚细胞、人二倍体细胞和 Vero 细胞培养的纯化疫苗。狂犬疫苗的预防效果以中和抗体水平和保护率为主要指标。中国疾病预防控制中心参考世界卫生组织和美国疾控中心的技术指南制定《狂犬病预防控制技术指南(2016 版)》建议通过检测中和抗体,监测暴露前抗体背景及暴露后疫苗注射的免疫效果。WHO 建议接种者体内中和抗体水平≥0.5 IU/mL 为有效保护能力;如中和抗体水＜0.5 IU/mL 需加强免疫,至有效保护水平。如全程接种半年后再次被动物咬伤者需重新进行全程免疫。WHO 推荐的暴露后免疫肌内注射程序包括"5 针法"(Essen法)、"2-1-1"程序(Zagreb 法),2009 年美国免疫实施顾问委员会推荐"简易 4 针法"。《狂犬病预防控制技术指南(2016 版)》建议狂犬病疫苗的暴露后免疫程序包括"5 针法"和"2-1-1"程序。狂犬病是致命性疾病,被有狂犬病毒感染的动物咬后无任何预防禁忌。

二、中国疫苗接种程序

按照国家计划扩大免疫接种程序接种(表 14-2)。

表 14-2　中国 CDC 公布的扩大免疫接种程序

疫苗	接种年龄	接种次数	接种途径	剂量/剂次	备注
乙肝疫苗	0、1、6 月龄	3	肌内注射	酵母苗 5 μg/0.5 mL,CHO苗 10 μg/mL、20 μg/mL	生后＜24 小时接种第 1 剂次,第 1、2 剂次间隔≥28 天

续表

疫苗	接种年龄	接种次数	接种途径	剂量/剂次	备注
卡介苗	出生时	1	皮内注射	0.1 mL	
脊髓灰质炎疫苗	2、3、4 月龄，4 周岁	4	口服	1粒	第 1、2 次，第 2、3 次间隔均≥28 天
百白破疫苗	3、4、5 月龄、18～24 月龄	4	肌内注射	0.5 mL	第 1、2 剂次，第 2、3 剂次间隔均≥28 天
白破疫苗	6 岁	1	肌内注射	0.5 mL	
麻风疫苗（麻疹疫苗）	8 月龄	1	皮下注射	0.5 mL	
麻腮风疫苗（麻腮疫苗、麻疹疫苗）	18～24 月龄	1	皮下注射	0.5 mL	
乙脑减毒活疫苗	8 月龄，2 周岁	2	皮下注射	0.5 mL	
A 群流脑疫苗	6～18 月龄	2	皮下注射	30 μg/0.5 mL	第 1、2 剂次间隔 3 月
A＋C 流脑疫苗	3 岁，6 岁	2	皮下注射	100μg/0.5 mL	2 次间隔≥3 年；第 1 次与 A 群流脑疫苗第 2 次间隔≥12 个月
甲肝减毒活疫苗	18 月龄	1	皮下注射	1 mL	
出血热疫苗（双价）	16～60 岁	3	肌内注射	1 mL	接种第 1 次后 14 天接种第 2 次，第 1 次接种后 6 个月接种第 3 次
炭疽疫苗	病例或病畜间接接触者及疫点周围高危人群	1	皮上划痕	0.05 mL（2 滴）	直接接触病例或病畜者不接种
钩体疫苗	流行地区 7～60 岁高危人群	2	皮下注射	成人第 1 剂 0.5 mL，第 2 剂 1.0 mL，7～13 岁剂量减半，必要时＜7 岁儿童据年龄、体重的量注射。不超过成人剂量 1/4	第 1 次接种后 7～10 天接种第 2 次
乙脑灭活疫苗	8 月龄（2 次），2 岁，6 岁	4	皮下注射	0.5 mL	第 1.2 次间隔 7～10 天
甲肝灭活疫苗	18 月龄，24～30 月龄	2	肌内注射	0.5 mL	2 次间隔＞6 个月

三、接种途径

疫苗成分需从接种部位进入肌体发挥疫苗的有效作用,因此接种途径是疫苗接种成功的重要关键因素。接种途径涉及疫苗在肌体转运机制(表 14-3、图 14-1)。

表 14-3 疫苗接种途径与机制

接种途径	空针	作用
肌内注射	25 mm,23 号	疫苗含有佐剂时,肌内注射使疫苗成分进入肌肉可降低局部不良反应
皮下注射	25 mm,23 号	疫苗成分进入皮肤与肌肉之间
皮内注射	15 mm,23 号	疫苗进入皮肤的最外层。卡介苗是唯一采用皮内注射接种途径的,可降低神经肌肉损伤的危险。卡介苗是最难接种的疫苗,因新生儿手臂小,需要用小空针
口服		疫苗性质决定口服易吸收
鼻喷		疫苗直接通过鼻黏膜吸收

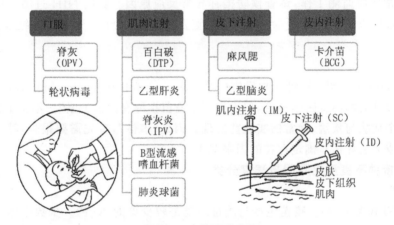

图 14-1 疫苗接种途径

四、特殊人群接种

(一)早产儿/低出生体重儿

美国儿科学会(AAP)和免疫工作咨询委员会(ACIP)建议按早产儿实际年龄接种,与正常同龄儿相同疫苗的常规剂量接种;体重不是影响接种的因素,但是出生体重<2 000 g 可能影响乙肝抗体产生,故建议 2 000 g 以上接种乙肝疫苗。

母亲 HBsAg(-):早产儿生命体征稳定、出生体质量≥2 000 g 时,按 3 针方案接种,最好 1～2 岁加强 1 次;如早产儿<2 000 g,待体重达 2 000 g 后接种第 1 针(如出院前体重未达到 2 000 g,在出院前接种第 1 针);1～2 个月后再重新按 3 针方案接种。母亲 HBsAg(+):生后 12 小时内立即肌内注射乙型肝炎免疫球蛋白(HBIG)和乙肝疫苗;1 月龄注射一次 HBIG,按 3 针方案接种乙肝疫苗。如生命体征稳定,尽快接种第 1 针疫苗。如生命体征不稳定,待稳定后尽早接种第 1 针;体重达 2 000 g 后再重新按 3 针方案接种。

早产儿如住院超过 6 周,建议推迟轮状病毒疫苗。建议早产婴儿 6 月龄后接种两剂流感疫苗,两剂间隔 1 个月;同时,建议接触早产婴儿的家庭成员也接受流感疫苗的接种。

(二)妊娠妇女预防接种

一般妊娠期常规接种疫苗是比较安全的,如白喉、破伤风、流感、乙型肝炎疫苗。

WHO 建议妊娠妇女优先接种流感疫苗,可预防母亲与胎儿感染流感,TIV 可在妊娠如何阶段接种,但妇女妊娠接种 LAIV 的安全性资料不足。

麻疹、腮腺炎、风疹疫苗对胎儿有潜在的影响而不宜接种,如妇女孕前 3 个月与妊娠期不宜接种麻疹减毒疫苗。育龄妇女在接种麻疹、腮腺炎、风疹三联疫苗后 1～3 个月受孕。妊娠妇女慎用甲型肝炎疫苗,有感染甲型肝炎危险时注射免疫球蛋白。BCG 对胎儿的有害作用尚不清楚,但建议母亲妊娠期不接种 BCG 疫苗。水痘疫苗可能对胎儿有潜在的影响。

五、预防接种不良反应

预防接种对象主要是健康人群,公众对预防接种的期望值很高,一旦出现问题往往难以接受。疫苗接种安全与国家控制疾病的项目一样重要,是各国家卫生行政部门重点关注问题。2010 年原卫生部和国家食品药品监督局组织制定《全国疑似预防接种异常反应监测方案》以规范预防接种异常反应监测工作,调查预防接种异常反应原因。美国 NIH 过敏和传染病研究所(NIAID)也发布临床评估分级的参考资料《儿童及婴幼儿副反应及毒性分级表》进行安全性评估。

(一)定义

2014 年 WHO 定义预防接种异常反应(adverse event following immunization,AEFI)是"任何发生在预防接种后的不良医学事件,但不一定与疫苗接种有因果关系"。不良事件可有任何不适或体征或一个症状与疾病、异常的实验室发现。因是"事件",首先需要报告,其次需要调查原因(直接、间接或无法评估),确定存在的因果关系。

(二)预防接种不良反应原因与程度分类

1.原因分类

有 5 类 AEFI(表 14-4)。疫苗生产与质量问题是较少见的 AEFI。少数个体可出现对疫苗的固有属性发生反应,与疫苗的制备、转运、操作等程序无关。目前对发生与疫苗产品相关反应的机制尚不清楚,可能发生特发性的免疫调节反应(如严重变态反应),或疫苗相关微生物剂复制(如 OPV 接种后发生的脊髓灰质炎)有关。与疫苗产品相关的反应只在高危者发生的概率较高。与疫苗质量缺陷相关的反应近年已较少发生。

表 14-4　AEFI 原因分类定义

分类	定义
疫苗生产	由疫苗本身固有属性所致,与接种过程无关
疫苗质量	疫苗生产过程的质量缺陷,包括制造商提供的管理设备
接种错误	疫苗准备、操作或实施过程存在问题,可以预防
免疫焦虑	因焦虑、疼痛所致
巧合	发生在接种后的事件与疫苗接种无关,与其他情况巧合发生

2.程度分类

（1）一般反应：症状一般轻微或自限性。预防接种后发生的一过性生理功能障碍反应，由疫苗本身所固有的特性所致。一般反应主要有发热和局部红肿，同时可能伴有全身不适、倦怠、食欲缺乏、乏力等综合症状。局部可出现注射局部红肿浸润，根据纵横平均直径分为弱反应（≤2.5 cm）、中反应（2.6～5.0 cm）和强反应（＞5.0 cm），伴局部淋巴管/淋巴结炎者为局部重反应。

（2）少见或严重反应：多由疫苗本身所固有的特性引起的相对罕见、严重的不良反应，常与疫苗毒株、纯度、生产工艺、疫苗附加物（防腐剂、稳定剂、佐剂等）等有关。严重异常反应包括过敏性休克、过敏性喉头水肿、过敏性紫癜、血小板减少性紫癜、局部过敏坏死反应（Arthus 反应）、热性惊厥、癫痫、臂丛神经炎、多发性神经炎、吉兰-巴雷综合征、脑病、脑炎和脑膜炎、疫苗相关麻痹型脊髓灰质炎、卡介苗骨髓炎、全身播散性卡介苗感染等。

（三）预防接种不良反应评估

2014 年 WHO 建议评估预防接种不良反应原因的步骤有 4 个，如多个疫苗同时接种需分别评估。

1.合格评估

确定符合 AEFI 原因评估的最低标准，即有明确诊断或事件与疫苗接种的因果关系的资料。

2.问题清单

包括与可能引起 AEFI 问题的相关信息。

3.流程

将问题汇总，发现原因（图 14-2）。

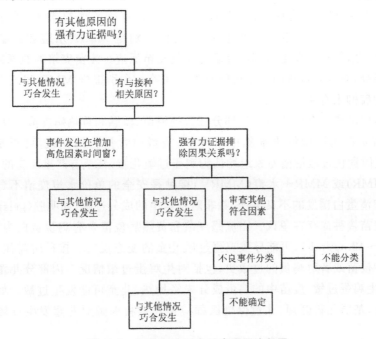

图 14-2 评估预防不良反应原因流程图

4.分类

确定与 AEFI 相关的基础问题。

（王佳丽）

第九节 疾病状态下的预防接种

一、常见疾病的预防接种

(一)感染急性期

对上呼吸道感染时急性期患者,特别是伴高热者建议应暂缓接种疫苗。因有的疫苗可出现类似上呼吸道感染的症状,影响对呼吸道感染病情的正确判断。

(二)过敏性疾病

包括过敏性鼻炎、变应性皮炎、哮喘与食物过敏。一方面,患过敏性疾病的儿童需接种疫苗预防某些传染病,另一方面,过敏体质的儿童有对疫苗成分过敏或接种后发生变态反应的高危因素。因此,接种过程需兼顾二者。一般,有过敏性疾病的儿童应与正常儿童一样的常规预防接种。但对任何疫苗有变态反应者应禁忌同样疫苗的接种,需注意询问家长儿童既往疫苗相应成分的过敏史,特别是对于过敏体质的儿童。对曾发生疫苗引起的 IgE 介导的速发型变态反应者,基层儿科医师、儿童保健医师应请变态反应科医师评估儿童进行预防接种的安全性。如特别需要接种时,可进行有关成分的皮肤试验,必要时可采用分级剂量的方法进行分次注射。

1.易引起过敏的疫苗成分

包括凝胶、鸡蛋、酵母、乳胶、新霉素和硫柳汞。含有凝胶的疫苗有 DTaP、流感、乙脑、MMR、狂犬病、伤寒、水痘、黄热病和单纯疱疹疫苗,特别是 MMR、水痘和乙脑。乙肝疫苗和 HPV 含有酵母成分,但很少发生与酵母过敏有关的疫苗反应。疫苗安培的瓶塞或者注射器的柱塞可能有橡胶成分,对乳胶过敏的儿童可能有潜在风险。个别报告 MMR 和流感疫苗变态反应可能与新霉素和硫柳汞有关。

含有鸡蛋蛋白的疫苗有麻疹、风疹、部分狂犬病疫苗、流感和黄热病疫苗。其中麻疹、风疹和部分狂犬病疫苗是在鸡胚胎纤维细胞中培养,鸡蛋蛋白含量为纳克级,可正常接种。ACIP、AAP、2010 年美国食物过敏指南专家组均认为鸡蛋过敏儿童,甚至有严重反应的儿童进行麻疹、腮腺炎、风疹(MMR)或 MMR＋水痘(MMRV)接种是安全的单价水痘疫苗不含鸡蛋蛋白。过去因 MMR 中卵清蛋白诱发的不良事件,除非对疫苗中的成分过敏,如明胶(gelatin)。

关于流感疫苗接种尚存在争议。因流感疫苗和黄热病疫苗含有鸡蛋蛋白为微克级(流感疫苗鸡蛋蛋白 $1.2\sim42\ \mu g/mL$),可能导致鸡蛋过敏儿童的变态反应。接种时需注意询问家长,儿童既往接种两种疫苗或者对鸡蛋的过敏史,包括对生鸡蛋过敏情况。因部分儿童食用熟鸡蛋不发生过敏,但对生鸡蛋过敏,疫苗中的鸡蛋成分未经加热,儿童可能发生过敏。如接种时有对生鸡蛋过敏的儿童,基层儿科医师、儿童保健医师应请免疫科医师对儿童发生过敏的可能性进行评估。

近年关于鸡蛋过敏儿童接种流感疫苗安全性有新的进展。美国 CDC、美国儿科学会(AAP)、美国过敏、哮喘和免疫学学院(AACAAI)已不再认为鸡蛋过敏的儿童需禁止接种流感疫苗,也不需要先做皮肤筛查检测(SPT)后再接种。有研究证实 SPT(＋)并不能预测发生疫苗反应,分 2 次接种证据不足,即使有鸡蛋严重过敏史的儿童 1 次接种仍是安全的。因现在疫苗中的卵清蛋白很少(<1 μg/mL),较以前更低。较轻反应或局部反应者不是禁忌对象。

2.谨慎接种情况

活的减毒流感疫苗(LAIV)可能在鼻腔中复制而诱发哮喘发作,故<2 岁婴幼儿、哮喘或反应性气道疾病,或者既往 12 个月内有喘息或哮喘发作的 2～4 岁的儿童均不用 LAIV。患湿疹的儿童应尽量查找和避免接触变应原;急性期特别是伴有发热时不能接种疫苗,病情稳定时可尝试接种疫苗,但应密切观察皮疹情况。

(三)先天性心脏病

文献分析近 20 年美国因疫苗接种发生儿童死亡的死因,未证实与先天性心脏病并发症有关。WHO 认为澳大利亚、欧洲报告的心脏病疫苗接种后死亡很少,死亡可能与心肌病有关。美国心脏病学会认为有先天性心脏病的儿童不仅应常规接种疫苗,还应增加免疫接种,如流感疫苗。冬季应接种疫苗预防病毒(RSV)感冒。

(四)糖皮质激素应用

2014 年 AAP 提出局部的激素治疗(如雾化吸入)不影响预防接种。一般短期采用糖皮质激素治疗不影响流感或肺炎球菌疫苗接种,除非用药数月。糖皮质激素治疗期儿童与减毒活疫苗接种情况与疾病、激素剂量、治疗时间等因素有关(表 14-5)。患有免疫抑制疾病且接受激素治疗的儿童,禁忌所有活的病毒疫苗。

表 14-5 糖皮质激素应用与减毒活疫苗接种

可接种减毒活疫苗	禁忌活病毒疫苗
局部应用(如雾化吸入、皮肤、关节腔注射)	患免疫抑制疾病＋激素治疗
生理维持量的激素	
激素(泼尼松)应用情况:①<2 mg/(kg·d);②≥2 mg/(kg·d),治疗时间<14 天;③≥2 mg/(kg·d),治疗时间>14 天,停止治疗 1 个月后	

(五)惊厥

惊厥家族史和/或神经系统疾病家族史,不影响儿童常规免疫接种。儿科医师需与家长讨论有惊厥高危因素儿童的免疫接种风险-效益,接种前可采用抗惊厥药物预防;有惊厥家族史的儿童可适当给予解热镇痛药(如对乙酰氨基酚)。

二、慢性疾病的预防接种

慢性疾病状态的儿童预防接种较正常儿童复杂,儿科医师、儿童保健医师临床工作需正确处理。

(一)慢性肾脏病

慢性肾脏病(CKD)患者存在细胞及体液免疫功能受损、免疫细胞活性下降、营养状况差等病理状况,接种疫苗后出现血清转化率低、抗体峰值浓度低、抗体浓度下降速度快及维持时间短等问题,故不适用常用的疫苗接种模式。美国 CDC 的免疫接种顾问委员会(ACIP)制订慢性肾脏病及透析患者疫苗接种指南。如无特别禁忌情况儿童 CKD 患者应按年龄接种相应疫苗;但慢性肾脏病患者属于免疫低下人群,只能接种灭活疫苗,不能接种减毒活疫苗;强烈推荐慢性肾脏病患者接种乙肝、流感和肺炎球菌疫苗。如日本透析患者强制接种乙肝疫苗,且需每年测定乙肝表面抗体水平,当乙肝表面抗体水平<10 IU/L 时需加强剂量接种;建议接种 IPV、DTaP、水

痘-带状疱疹疫苗、麻疹、MMR、甲肝疫苗、乙肝疫苗、Hib、肺炎链球菌疫苗及流感疫苗。

(二)自身免疫性风湿病

2011 年欧洲抗风湿病联盟(EULAR)工作小组提出成年自身免疫炎性风湿病(autoimmune inflammatory rheumatic diseases,AIIRD)患者疫苗接种相关的 13 条建议后发表系统综述性文章,确定风湿病患儿疫苗接种的 15 条建议(表 14-6)。

表 14-6 EULAR 关于风湿病患儿疫苗接种的 15 条建议

分类	建议
关于应用免疫抑制剂	1.接受糖皮质激素、DMARDs 和/或抗 TNF-α 治疗的风湿病患儿,可根据国家疫苗接种指南进行灭活疫苗的接种
	2.对大剂量糖皮质激素治疗(≥2 mg/kg 或≥20 mg/d 2 周以上)或接受利妥昔单抗治疗的风湿病患儿,推荐预防接种后进行抗原特异性抗体浓度检测,作为检测是否产生合适免疫反应的指标;对于接受抗 TNF-α 治疗的儿童也可以考虑进行此项检测
	3.肺炎或流感疫苗接种适应证的患儿,推荐尽可能在应用利妥昔单抗治疗前给予
	4.6 个月前接受利妥昔单抗治疗的风湿病患儿有伤口污染时,建议注射破伤风免疫球蛋白,因患儿对破伤风类毒素疫苗的反应可能会减弱
	5.接受 MTX 治疗的风湿病患儿接种 PPV23 肺炎疫苗后,建议检测肺炎链球菌型特异性抗体浓度以评估合适的免疫反应
关于减毒活疫苗	6.不建议应用大剂量糖皮质激素或大剂量 DMARD 或者生物制剂的风湿病患儿注射减毒活疫苗;但对个体患儿,要根据具体分析自然感染风险和疫苗感染风险之间的利弊而定
	7.建议尚未接受大剂量糖皮质激素或大剂量 DMARD 或者生物制剂的风湿病患儿按照国家疫苗接种程序接种疫苗
	8.不建议活动期川崎病患儿接种 BCC
	9.注意询问风湿病患儿水痘带状疱疹病毒(VZV)感染或疫苗接种史,特别是接受大剂量免疫抑制剂或生物制剂治疗的患儿;如果未曾感染 VZV 或接种过疫苗,应接种 VZV 疫苗,最好在免疫抑制剂治疗前
关于灭活疫苗	10.可按照国家接种计划对幼年 SLE 和 JIA 患儿接种破伤风类毒素
	11.建议风湿病患儿可按照国家接种程序接种乙肝、百白破、Hib、肺炎和脑膜炎疫苗
	12.建议风湿病患儿可按照国家接种程序接种甲肝、脊髓灰质炎、乙脑、伤寒、狂犬病、霍乱或者蜱传脑炎疫苗
	13.所有风湿病儿童均应每年接种流感疫苗
	14.如果 Hb、肺炎和脑膜炎疫苗未被纳入国家免疫计划,建议给合并低补体或功能性无脾症的风湿病患儿接种;建议在接受大剂量免疫抑制剂或生物制剂治疗前接种
	15.建议按照国家疫苗接种程序给予风湿病患儿接种 HPV,特别是有 HPV 感染高危因素的青春期的 SILE 患儿,但是应警惕潜在血栓的发生

(三)血液系统疾病

1.急性白血病与恶性肿瘤

原则上建议所有活疫苗均在结束化疗 3 个月后接种(表 14-7)。部分灭活的疫苗在肿瘤化疗期间可按免疫计划接种，但因免疫功能抑制可能有效抗体保护不足。如化疗方案中有抗 B 淋巴细胞的抗体(如利妥昔单抗注射液)，则化疗结束 6 个月病情稳定后接种疫苗。家庭成员可接种 IPV，禁止接种 OPV，避免病毒泄露后致儿童患病。

表 14-7　与化疗有关的急性白血病、恶性肿瘤儿童部分疫苗接种建议

疫苗	接种要求
麻腮风疫苗	化疗停止 6 个月后接种；化疗结束后复查抗体血清水平，若滴度低于保护水平需加强接种
流感疫苗	流行性季节可提前至肿瘤缓解、化疗完全后 3~4 周接种，但外周血淋巴细胞及中性粒细胞的绝对值>1 000/μL
水痘疫苗	肿瘤持续缓解、停止化疗>1 年，淋巴细胞绝对值>700/μL，血小板>100×10⁹/L 可进行接种；如白细胞减少不推荐接种(中性粒细胞<0.5×10⁹/L，淋巴细胞<0.7×10⁹/L)
肺炎疫苗	新诊断恶性肿瘤者按常规接种 PSV7；>2 岁患儿与 PSV7 间隔 8 周后可接种 PSV23

2.出血性疾病

接受抗凝治疗儿童避免肌内注射，可采用细针头皮内或皮下注射，按压 2 分钟；如采用凝血因子治疗者宜给凝血因子后尽快预防接种。

(四)原发性免疫缺陷病

2015 年中华医学会儿科分会免疫学组与中华儿科杂志编辑委员会参考 2013 美国感染疾病学会(IDSA)的《免疫功能低下宿主疫苗接种临床指南》撰写《免疫功能异常患儿预防接种专家共识:原发性免疫缺乏病》。IDSA 指南建议原发性免疫缺陷病(PID)儿童禁忌接种活疫苗；免疫功能低下儿童接种灭活疫苗较安全，可常规接种，但免疫反应强度和持久性可降低；原发性补体缺乏症等轻度免疫抑制者按常规免疫接种。儿童免疫抑制治疗前≥4 周接种活疫苗，避免免疫抑制治疗开始 2 周内接种；免疫抑制前≥2 周接种灭活疫苗。联合免疫缺陷症儿童免疫球蛋白治疗前可常规接种灭活的疫苗，产生抗体的能力为评估免疫反应的参考指标(表 14-8，表 14-9)。

表 14-8　PID 儿童部分疫苗接种建议

疫苗	接种要求
流感疫苗	免疫力低下>6 个月儿童每年接种灭活流感疫苗，但不用鼻喷雾接种减毒活流感疫苗(LAIV)
水痘疫苗、麻腮风疫苗	不建议给予严重免疫力低下的 PID 患者接种 VAR，非 T 细胞介导的 PID 如原发性补体缺陷病或慢性肉芽肿(CGD)，VAR 间隔 3 月接种 2 次，应接种单价 VAR 疫苗；对于 SCID 患儿，如果 CD3⁺ 的 T 细胞≥500/mm³，CD8⁺ 的 T 细胞≥200/mm³，并且对丝裂原的应答反应正常，接种是安全且有效的

表 14-9　IVIG 应用与含麻疹、水痘疫苗接种的间隔时间推荐

IVIG 适应证	IVIG 应用剂量(mg/kg)	与疫苗的间隔时间(月)
免疫缺陷替代治疗	300~400	8
免疫性血小板减少性紫癜治疗	400	8
	1 000	10
接触水痘后的预防	400	8
川崎病	2 000	11

(五)艾滋病 HIV 感染

可安全接种疫苗,所有灭活的疫苗原则上应按免疫计划常规接种。如艾滋病(HIV)儿童接种其他疫苗可预防疾病,应进行被动免疫预防治疗。HIV 感染的患者疫苗的免疫反应与 CD4$^+$ T 细胞的数量以及血浆中的病毒载量明显相关,同时稳定的 cART 治疗对抗体的产生也很重要。

1.一类疫苗

不建议接种口服的脊髓灰质炎糖丸,也不建议接种卡介苗。因 HIV 患者接种乙肝疫苗后抗体很快下降,建议应完成 3 个剂量的接种后 6~12 个月检测相应抗体,如乙肝抗体<10 mIU/mL,建议进行第二次的 3 剂标准剂量的乙肝疫苗接种。>12 岁的 HIV 青少年可接种 3 剂甲乙肝联合疫苗(包含 20 μg 的乙肝表面抗原)。建议未接种 Hib 的>59 月龄的 HIV 患儿接种一剂 Hib 疫苗;临床上无症状,或症状较轻,且 CD4 阳性细胞>15%者接种麻腮风三联疫苗(MMR);感染 HIV 的 11~18 岁儿童、青少年至少间隔 2 月接种两次流行性脑膜炎疫苗(MCV4),如果第一剂流脑疫苗在 11~12 岁时接种,则 16 岁时接种第三剂流脑疫苗(表 14-10)。

表 14-10 HIV 儿童部分预防接种建议

疫苗	接种要求
轮状病毒疫苗	接触或感染 HIV
流感疫苗	每年接种,但不接种活的增强流感疫苗(LAIV)
麻腮风疫苗、水痘疫苗	无症状或症状较轻者,CD4$^+$>15%;VAR 间隔 3 月接种 2 次;HIV 家庭成员建议接种麻腮风疫苗和水痘疫苗
流脑疫苗	11~18 岁儿童、青少年间隔 2 个月两次接种(MCV4);如第一次 11~12 岁接种,16 岁需接种第三次
肺炎球菌疫苗	据接种年龄建议接站 PSV7 2~4 次
Hib	>59 月龄儿童接种 1 次
乙肝疫苗	完成系列接种后 1~2 个月检测乙肝表面抗体;如乙肝抗体<10 mIU/ml,建议重复 3 次标准剂量的乙肝疫苗接种
甲乙肝联合疫苗	>12 岁青少年可接种 3 剂甲乙肝联合疫苗(含 20 μg 乙肝表面抗原)

2.二类疫苗

建议接触或感染 HIV 的婴儿接种轮状病毒疫苗;每年接种流感疫苗,但不接种活的增强流感疫苗(LAIV);建议临床上无症状,或症状较轻,CD4 阳性细胞>15%者接种水痘疫苗,2 剂水痘疫苗至少间隔 3 个月,但不建议接种麻腮风水痘(MMRV)的联合疫苗。HIV 感染患者最好在 cART 治疗≥3 个月,特别是 CD4$^+$T 细胞数量明显改善(≥15%),以及血浆病毒载量明显下降(<10^{3}copies/mL)时再进行预防接种。

(王佳丽)

参考文献

[1] 杨方英,吴婉英.肿瘤护理专科实践[M].北京:人民卫生出版社,2022.

[2] 张翠华,张婷,王静,等.现代常见疾病护理精要[M].青岛:中国海洋大学出版社,2021.

[3] 窦超.临床护理规范与护理管理[M].北京:科学技术文献出版社,2020.

[4] 娄玉萍,郝英双,刘静.临床常见病护理指导[M].北京:人民卫生出版社,2018.

[5] 万霞.现代专科护理及护理实践[M].开封:河南大学出版社,2020.

[6] 石晶,张佳滨,王国力.临床实用专科护理[M].北京:中国纺织出版社,2022.

[7] 王美芝,孙永叶,隋青梅.内科护理[M].济南:山东人民出版社,2021.

[8] 吴欣娟.临床护理常规[M].北京:中国医药科技出版社,2020.

[9] 于翠翠.实用护理学基础与各科护理实践[M].北京:中国纺织出版社,2022.

[10] 赵衍玲,梁敏,刘艳娜,等.临床护理常规与护理管理[M].哈尔滨:黑龙江科学技术出版社,2022.

[11] 李秋华.实用专科护理常规[M].哈尔滨:黑龙江科学技术出版社,2020.

[12] 杨春,李侠,吕小花,等.临床常见护理技术与护理管理[M].哈尔滨:黑龙江科学技术出版社,2022.

[13] 张苹蓉,卢东英.护理基本技能[M].西安:陕西科学技术出版社,2020.

[14] 吴雯婷.实用临床护理技术与护理管理[M].北京:中国纺织出版社,2021.

[15] 刘爱杰,张芙蓉,景莉,等.实用常见疾病护理[M].青岛:中国海洋大学出版社,2021.

[16] 高淑平.专科护理技术操作规范[M].北京:中国纺织出版社,2021.

[17] 王玉春,王焕云,吴江,等.临床专科护理与护理管理[M].哈尔滨:黑龙江科学技术出版社,2022.

[18] 王林霞.临床常见病的防治与护理[M].北京:中国纺织出版社,2020.

[19] 崔杰.现代常见病护理必读[M].哈尔滨:黑龙江科学技术出版社,2021.

[20] 王秀兰.外科护理与风险防范[M].哈尔滨:黑龙江科学技术出版社,2021.

[21] 孙立军,孙海欧,赵平平,等.现代常见病护理实践[M].哈尔滨:黑龙江科学技术出版社,2021.

[22] 于翠翠.实用护理学基础与各科护理实践[M].北京:中国纺织出版社,2022.

[23] 孙慧,刘静,王景丽,等.基础护理操作规范[M].哈尔滨:黑龙江科学技术出版社,2022.

[24] 赵芳.糖尿病患者胰岛素无针注射临床实践手册[M].北京:人民卫生出版社,2022.

［25］郭丽红.内科护理［M］.北京：北京大学医学出版社，2019.

［26］孙善碧，刘波，吴玉清.精编临床护理［M］.北京：世界图书出版公司，2022.

［27］李勇，郑思琳.外科护理［M］.北京：人民卫生出版社，2019.

［28］马英莲，荆云霞，郭蕾，等.临床基础护理与护理管理［M］.哈尔滨：黑龙江科学技术出版社，2022.

［29］狄树亭，董晓，李文利.外科护理［M］.北京：中国协和医科大学出版社，2019.

［30］顾宇丹.现代临床专科护理精要［M］.开封：河南大学出版社，2022.

［31］鲁昌盛.外科护理［M］.长沙：中南大学出版社，2019.

［32］王婷，王美灵，董红岩，等.实用临床护理技术与护理管理［M］.北京：科学技术文献出版社，2020.

［33］马雯雯.现代外科护理新编［M］.长春：吉林科学技术出版社，2019.

［34］贾爱芹，郭淑明.实用护理技术操作与考核标准［M］.北京：北京名医世纪文化传媒有限公司，2021.

［35］王佩佩，王泉，郭士华.护理综合管理与全科护理［M］.北京：世界图书出版公司，2022.

［36］于学娟.多样性护理方式在糖尿病护理中的应用研究［J］.中国医药指南，2022，20（5）：179-181.

［37］吕玉洁，江岱琪，李红丽，等.预见性护理联合加减养阴生津茶在头颈部肿瘤合并放射性口干症患者中的应用［J］.齐鲁护理杂志，2022，28（1）：66-68.

［38］黄月英，吴晓环，王舜萍.快速康复外科理念护理干预在输尿管上段结石并感染中的效果及对并发症和患者自理能力的影响［J］.当代医学，2022，28（5）：182-184.

［39］杨玲.作业流程重组联合细节把控管理对消毒供应室护理质量及医院感染的影响［J］.循证护理，2022，8（1）：106-109.

［40］陈瑞兰，卓瑞英，杨丽新.妊娠期合并糖尿病产妇实施妇产科护理干预方法的效果探讨［J］.糖尿病新世界，2022，25（20）：130-133.